A Practical Guide to Fetal Echocardiography
Normal and Abnormal Hearts
(Second Edition)

胎儿超声心动图实用指南
正常和异常心脏
(第 2 版)

〔美〕阿尔弗莱德·阿布汗默德

〔德〕拉宾·查欧里　　编著

李治安　主译

天津科技翻译出版公司

著作权合同登记号:图字:02-2011-127

图书在版编目(CIP)数据

胎儿超声心动图实用指南:正常和异常心脏/(美)阿布汗默德(Abuhamad, A.),(德)查欧里(Chaoui, R.)编著;李治安等译. —天津:天津科技翻译出版公司,2011.11

书名原文:A Practical Guide to Fetal Echocardiography:Normal and Abnormal Hearts

ISBN 978-7-5433-2951-5

Ⅰ.①胎…　Ⅱ.①阿…　②查…　③李…　Ⅲ.①胎儿—超声心动图—指南
Ⅳ.①R714.5-62

中国版本图书馆 CIP 数据核字 (2011) 第 211006 号

授权单位:Lippincott Williams & Wilkins Inc.
出 版 人:刘 庆
出　　版:天津科技翻译出版公司
地　　址:天津市南开区白堤路 244 号
邮政编码:300192
电　　话:022-87894896
传　　真:022-87895650
网　　址:www.tsttpc.com
印　　刷:天津泰宇印务有限公司
发　　行:全国新华书店
版本记录:787×1092　16 开本　24 印张　230 千字
　　　　　2011 年 11 月第 1 版　2011 年 11 月第 1 次印刷
　　　　　定价:98.00 元

(如发现印装问题,可与出版社调换)

译者名单

主　译　李治安　　　　首都医科大学附属北京安贞医院

译　者　(按姓氏拼音排序)

陈江华　　　　厦门大学附属中山医院

谷孝艳　　　　首都医科大学附属北京安贞医院

郭　君　　　　航天中心医院暨北京大学航天临床医学院

韩建成　　　　首都医科大学附属北京安贞医院

何怡华　　　　首都医科大学附属北京安贞医院

刘　琳　　　　首都医科大学附属北京安贞医院

马　宁　　　　首都医科大学附属北京安贞医院

孙　琳　　　　首都医科大学附属北京安贞医院

王　鸿　　　　南京军区福州总医院

吴青青　　　　首都医科大学附属北京妇产医院

吴　瑛　　　　深圳市人民医院(暨南大学第二临床医学院)

肖宝军　　　　北京市大兴区人民医院

杨　娅　　　　首都医科大学附属北京安贞医院

张　烨　　　　首都医科大学附属北京安贞医院

赵博文　　　　浙江大学附属邵逸夫医院

译者前言

　　胎儿超声心动图学是目前超声心动图学领域中极具潜力、具有重要临床价值、十分活跃的一个分支。胎儿心脏超声检查是目前其他任何影像学技术都难以替代的。这项技术的深入发展有利于我国优生优育政策的贯彻执行。通过产前胎儿心脏超声检查识别那些复杂、严重的致命性先天性心脏病,有利于及时干预及合理咨询,减少出生后对社会、家庭造成的不利影响。

　　国内胎儿超声心动图学领域经历了十几年的发展过程,在这一前沿领域活跃着一大批佼佼者,为我国胎儿超声心动图学的发展不懈努力,做出了杰出贡献。2007年4月在福州召开的"全国胎儿超声心动图基础与临床峰会"期间自发成立了"全国胎儿心脏超声检查协作组"。而后,其全体成员积极推进我国胎儿心脏超声检查规范化的工作,并结合我国国情,选择性汲取了目前多个国际性超声学会(协会)采用的指南精华,历时4年多,集思广益,反复讨论修改,于2011年10月正式推出我国"胎儿心脏超声检查规范化专家共识",以飨同道。

　　目前国内已有少数有关胎儿超声心动图学的专著问世,但对于推动这项先进技术的广泛深入的开展是远远不够的。天津科技翻译出版公司的朋友们为推动我国这项技术的开展,独具慧眼,推荐我们组织翻译阿尔弗莱德·阿布汗默德(Alfred Abuhamad)和拉宾·查欧里(Rabin Chaoui)编著的 *A Practical Guide to Fetal Echocardiography：Normal and Abnormal Hearts* 一书。两位作者是国际公认的胎儿超声心动图学和产前诊断领域的专家,本书荟萃了这一领域最新和最全面的参考资料,涵盖内容广泛,条理清晰,图片精美珍贵。本书分为两部分,第一部分包括正常的胎儿心脏超声,从多种成像平面了解正常的解剖、先天性心脏病筛查和预防、心脏畸形遗传问题,以及彩色-脉冲多普勒、三维超声和妊娠早期超声扫描等在胎儿超声心动图中的应用。第二部分对胎儿心脏畸形进行了详细讨论,系统介绍了每种心脏畸形的定义、疾病谱与发病率、灰阶超声、彩色多普勒、三维超声和妊娠早期超声筛查在每种心脏异常诊断中的应用,鉴别诊断,以及预后与转归。本书不仅适用于临床超声医生,同时也是妇产科、小儿心内科和心外科医生的良师益友。对我们所有译者来说,翻译的过程也是很好的学习过程,开卷有益,受益匪浅。正如约翰·霍宾斯(John C. Hobbins)教授在序言中说的那样,"本书必将成为胎儿心脏检查的经典教材"。

　　最后,我对全体译者表示真心的致谢:你们辛苦了,谢谢你们! 对天津科技翻译出版公司的朋友们为本书尽早面世所做的巨大努力表示诚挚的谢意!让我们大家在金秋之际共享收获的喜悦!

于 2011 年国庆节

序　言

种种原因让我无法拒绝被邀为本书作序。只有当我接到本书的草样时，才意识到手握一本尚需几个月才能付梓的书稿真是莫大的奖赏。从前听人说看一本小说以至于"爱不释手"，我常常感叹这话是如此地被滥用。而今天，这本书占据了我的整个周末，因为我真的欲罢不能，难以掩卷。

为什么呢？因为本书不仅包括了业内人士需要知道的胎儿心脏的各种异常，最重要的是，它告诉读者如何调整现有的设备最大限度地获取信息，以过滤和筛选心脏异常，并准确查明问题所在。本书的每章就如何优化图像，以及如何有选择地使用 M 型超声、脉冲多普勒、彩色多普勒、3-D 技术(TUI、STIC、反转模式、增强彩色血流等)等检查手段提供了有益的提示，有助于解决许多诊断难题。同时，为了让读者掌握要领，每章末尾都有要点总结。

本书按照逻辑顺序进行编排，从介绍心脏缺陷流行病学的综合信息，以及如何进行筛查开始，之后，有两章"怎么做"和"查找什么"介绍心脏的四个腔及流出道，接着逐章介绍彩色多普勒、脉冲多普勒、三维超声等，以及早期妊娠胎儿超声心动图的使用(以满足其产前诊断的新趋势)。最后若干章节涵盖了几乎所有的胎儿心脏异常状况，包括心肌病和心律失常。

本书的作者来自于两个强大的团队：最知名的临床医生以及国际公认的胎儿超声心动图和产前诊断等领域的专家。查欧里博士在欧洲接受过培训，阿布汗默德博士成长在美国。多年来，查欧里博士在此领域所做出的杰出贡献一直给我留下深刻印象。我与阿布汗默德博士的接触始于他在耶鲁大学做研究员的第一天。第二天，部门中的每一个人都知道他将成为该领域最有前途的明星。成为胎儿超声心动图专家一般有两条途径：小儿心脏科或产前科学。有少数人例外，如贝纳塞拉夫(Benaceraff)和让蒂(Jeanty)出身于放射学科。那些经由第一途径成为胎儿超声心动图专家的人，从一开始就沉浸在心脏动力学的所有方面的培训中：每天实践着儿科医疗以及胎儿心脏异常的检测。而阿布汗默德和查欧里博士是通过第二条途径，他们没有通过正规的课程培训，而是自学成才，成为胎儿超声心动图专家。本书每个章节的内容已经充分证实了这一点。

在我看来，本书必将成为胎儿心脏检查的经典教材。事实上，我，一个自己的书销量一般的作者，不愿意说"这可能是本时期有关超声波的最好的书籍之一"！

约翰·霍宾斯

前 言

我们非常高兴地推出第 2 版《胎儿超声心动图实用指南：正常和异常心脏》。这是一部紧张的工作与紧密合作完美结合的作品，着眼于重要且迅速发展的胎儿心脏病学领域。当我们决定展开这个项目时，我们努力确保本书提供针对这个课题的最新和最全面的参考资料，务求做到简单易懂，同时配有最翔实的插图。为了与胎儿成像技术的发展保持一致，我们汇集了彩色多普勒和三维超声在胎儿超声心动图中应用的详尽信息，以及深入讨论了胎儿早孕期各种心脏图像。为了保持本书的系统性和条理性，我们选择了艰辛的独立完成本书的途径。

本书分为两部分：第一部分涵盖了正常的心脏，主要集中详细地从多种成像平面了解正常的解剖，先天性心脏病筛查和预防，心脏畸形遗传问题，以及彩色－脉冲多普勒、三维超声和妊娠早期超声扫描等在胎儿超声心动图中的应用；第二部分按统一的格式对胎儿心脏畸形进行了详细讨论，系统介绍每种心脏畸形的定义、疾病谱与发病率，灰阶超声、彩色多普勒、三维超声和妊娠早期超声筛查在每种心脏异常诊断中的应用、鉴别诊断，以及预后与转归。示意图和超声影像图用来演示心脏异常，同时本书大量地使用表格列示各种心脏畸形的共同点和不同点。

先天性心脏病是最常见的一种先天性畸形，对新生儿的发病率和死亡率有着显著影响。以往先天性心脏病的产前诊断一直不理想，在很大程度上是由于心脏解剖的复杂性和胎儿心脏超声检查固有的困难。我们觉得本书为从事产前诊断工作的人员提供了一个全面的参考。我们真诚地希望本书能提高先天性心脏病的检出率，进而改善我们的小患者的转归。

这本书得以付梓要感谢大家的支持。首先且最重要的是要感谢我们的家人和朋友，他们的无私使得我们可以长时间工作以完成任务；感谢帕特里夏·加斯特(Patricia Gast)女士的艺术才华在这本书里以准确且精湛的绘画体现；感谢埃琳娜·辛科弗斯卡亚(Elena Sinkovskaya)博士，小儿心脏科医师，协助为本书审查了部分章节，并且提供了宝贵的意见；感谢凯里·琼斯(Kerry Jones)女士的敬业精神和优秀的行政支持；感谢科妮莉亚·腾施泰特(Cornelia Tennstedt)博士在心脏病理方面精湛的专业知识并且慷慨地为本书提供了解剖图像；感谢凯斯文·赫宁(Kai-Sven Heling)博士，查欧里(Chaoui)博士的临床合作伙伴，在胎儿超声心动图领域方面的多年合作，以及 Lippincott Williams & Wilkins 的专业编辑队伍。最后，我们要感谢 Skype 互联网软件，帮助我们轻松实现了每周几次跨越两大洲的沟通。

我们还要特别感谢在超声诊断领域的两位巨人，约翰·霍宾斯(John C. Hobbins)博士和雷纳·博尔曼(Rainer Bollmann)博士，他们给了我们超声的根基，并提供了指导和方向。

我们真诚地希望这本书有助于读者在学术和临床上获得成功。

阿尔弗莱德·阿布汗默德

拉宾·查欧里

目 录

第 1 章　先天性心脏病：发病率、危险因素及预防

先天性心脏病的发病率

先天性心脏病（Congenital heart disease, CHD）是最常见的重症先天性畸形[1]。半数的 CHD 是简单畸形，容易通过外科矫正，余下的一半在儿童期就死亡[1]。而且，在美国 CHD 是出生畸形中住院费用最高的[2]。CHD 的发病率取决于调查人口的年龄及对 CHD 的定义。早产儿中以动脉导管未闭及室间隔缺损最为常见。大样本量的研究显示活产儿 CHD 的发病率为 8‰~9‰[1]。在 CHD 的所有病例中，46% 的患者于出生后一周被诊断，88% 于出生后一年被诊断，98% 于出生后四年被诊断[1]。CHD 的发病率统计也受主动脉瓣二叶畸形的影响，据估计活产儿主动脉瓣二叶畸形的发病率为 10‰~20‰[3,4]。主动脉瓣二叶畸形能引起 CHD 患者较高的发病率及病死率[3]。另外，如果加上其他较轻的畸形，如永存左上腔静脉（占活产儿的 5‰~10‰）及孤立性房间隔膨出瘤（占活产儿的 5‰~10‰），会使 CHD 的发病率增加至出生人口的 50‰[5]。CHD 仍然是新生儿最常见的重症畸形；对它的产前诊断能为孕妇提供更好的孕期咨询并能改善新生儿出生状况。表 1-1 列出了 CHD 具体类型的发病率[6]。

先天性心脏病的危险因素

大多数患有 CHD 的胎儿并没有明确的危险因素[7]。尽管如此，对于有明确 CHD 危险因素的胎儿，一直以来要求行胎儿超声心动图检查。CHD 的危险因素可归为两大类：胎儿因素和母体因素（表 1-2）。CHD 与家族史或胎儿染色体异常的关系将在以下章节讨论。

胎儿危险因素

心外解剖畸形

胎儿心外畸形经常与 CHD 发生有关，因此

表 1-1　先天性心脏病的类型及发病率

缺损	每 1000 例活产儿中的发病率
VSD	3.570
PDA	0.799
ASD	0.941
AVSD	0.348
PS	0.729
AS	0.401
CoA	0.409
TOF	0.421
D-TGA	0.315
HRH	0.222
三尖瓣闭锁	0.079
Ebstein 畸形	0.114
肺动脉闭锁	0.132
HLH	0.266
永存动脉干	0.107
DORV	0.157
SV	0.106
TAPVC	0.094

VSD：室间隔缺损；PDA：动脉导管未闭；ASD：房间隔缺损；AVSD：房室间隔缺损；PS：肺动脉狭窄；AS：主动脉狭窄；CoA：主动脉缩窄；TOF：法洛四联症；D-TGA：D 型大动脉转位；HRH：右心发育不良；HLH：左心发育不良；DORV：右室双出口；SV：单心室；TAPVC：完全型肺静脉畸形引流。

(Modified from Hoffman JI, Kaplan S.The incidence of congenital heart disease. *Circ Res* 2004; 94:1890 – 1900, with permission.)

表1-2	先天性心脏病的危险因素

胎儿

染色体异常

心外解剖畸形

胎儿心律失常

常规超声怀疑心脏畸形

颈项透明层增厚

单绒毛膜的胎盘

母体

先天性心脏病的家族史

母体代谢异常（糖尿病，苯丙酮尿症）

母体致畸因素（与药物有关）

人工辅助受孕

母体肥胖

表1-3	心外畸形及与之相关的先天性心脏病发生率	
心外畸形		**CHD（%）**
非免疫性积液[8,9]		10~20
单脐动脉[10]		9.1
输尿管梗阻[11]		2.1
双肾发育不全[11]		42.8
单肾发育不全[11]		16.9
马蹄形肾[11]		38.8
肾脏发育不良[11]		5.4
特发性脑积水[12]		4.4
胼胝体发育不全[13]		14.8
气管食管瘘[14]		14.7
十二指肠闭锁[15]		17.1
空肠/回肠闭锁[16]		5.2
肛门闭锁[17]		11.7
脐膨出[18]		19.5
Cantrell 五联症[19]		77.8
Bechwith-Wiedemann 综合征[20]		92.3
膈疝[21]		9.6
MecRel-Gruber 综合征[22]		13.8
Dandy-Walker 综合征[23]		4.3

(Modified from Copel JA, Pilu G, Kleinman CS. Congenital heart disease and extracardiac anomalies: associations and indications for fetal echocardiography. *Am J Obstet Gynecol* 1986;154:1121 –1132, with permission.)

常需行胎儿超声心动图检查。发生 CHD 的危险性依赖于胎儿的具体畸形。超过一个器官的畸形会增加 CHD 的发生风险且经常伴随着染色体异常。胎儿体内非免疫性积液常与 CHD 的发生有关。有体内非免疫性积液的胎儿心脏解剖结构异常的发生率为 10%~20%[8,9]。表 1-3 列出了胎儿心外畸形及与之相关的 CHD 发生率[10-24]。

胎儿心律失常

胎儿心脏节律的紊乱可能与潜在的心脏结构异常有关。孤立性心脏期前收缩占胎儿心律失常的 90%[25]。总的来说，大约 1% 的胎儿心律失常与 CHD 有关[8]。另一方面，完全性心脏阻滞与约 50% 胎儿心脏结构异常有关，而随后的妊娠期母体可能存在 Sjögren 抗体[26]。关于胎儿心律失常的诊断及治疗将在第 25 章详细讨论。

常规超声可疑心脏畸形

常规超声检查时可疑心脏畸形是 CHD 最严重的危险因素之一。其中 40%~50% 的孕妇经证实存在 CHD[8,9]。就这一点及大多数有 CHD 的初生儿并没有已知危险因素这一事实而言，胎儿心脏的系统性超声检查不能只局限于有已知危险因素的孕妇。常规超声对 CHD 的检

查价值将在第 3 章讨论。

胎儿颈项透明层增厚

早孕晚期或中孕初期行胎儿颈项透明层（Nuchal translucency，NT）厚度测量是目前对染色体异常胎儿风险评估的有效方法。有些研究认为 NT 厚度增加与遗传综合征及大多数胎儿畸形（包括心脏畸形）有关[27,28]。心脏畸形的发生危险性随着 NT 厚度的增加而增加，但与 CHD 的具体类型没有特别关系[29]。在染色体正常的胎儿如果 NT 厚度大于或等于 3.5mm，提示 CHD 的患病率为 23‰，该比率高于有 CHD 家族史的妊娠[29,30]。因此，如果 NT 大于或等于

3.5mm，则行胎儿超声心动图检查是必要的。NT 大于或等于 3.5mm 能帮助早期诊断 CHD 的所有类型[31]。表 1-4 列出了染色体正常的胎儿 CHD 的患病率及 NT 厚度的关系[30]。

单绒毛膜胎盘

CHD 的发病率在单绒毛膜胎盘胎儿中明显增加[32,33]。即使在排除有双胎输血综合征（Twin-twin transfusion syndrome，TTTS）的心脏畸形的胎儿后，CHD 的危险性仍然有所增加[32]。一项包含 165 对单绒毛膜双胞胎的研究表明其中至少一胎有结构性 CHD 的总危险性为 9.1%[32]。在单绒毛膜-双羊膜腔双胞胎中危险性为 7%，而在单绒毛膜-单羊膜腔双胞胎中至少其中一胎的危险性为 57.1%[32]。如果一个胎儿有病变，那么双胎的另一个发生病变的危险性为 26.7%[32]。一项对 830 例单绒毛膜-双羊膜腔双胞胎进行的系统性回顾研究进一步证实在排除了 TTTS 的病例后，发生 CHD 的危险性仍增加[33]。在非 TTTS 胎儿中室间隔缺损最常见，而在 TTTS 胎儿中肺动脉狭窄及房间隔缺损的患病率更高。

母体因素

母体代谢性疾病

母体代谢性疾病（主要指糖尿病）明显影响 CHD 的发病率。糖尿病孕妇的胎儿 CHD 的发生率是正常孕妇胎儿的 5 倍[34]。室间隔缺损和大动脉转位是糖尿病孕妇的胎儿最常见的先天畸形[34]。早孕期胰岛素水平下降，糖化血红蛋白（HgA1c）水平升高亦与糖尿病孕妇胎儿先天畸形的危险性增加明显相关[35,36]。尽管部分研究证实糖化血红蛋白水平增加达到某一水平胎儿发生心脏畸形的危险性增加[35]，但也有研究并没有发现糖化血红蛋白某一确定值能满意预测 CHD 的发生[37]。因此糖化血红蛋白值高于正常值的孕妇均需行胎儿超声心动图检查[37]。

另一种与 CHD 相关的代谢异常是苯丙酮尿症。苯丙酮尿症患者应该了解胎儿 CHD 与母体苯丙酮尿水平升高的关系[38]。尤其是在成人苯丙酮尿症患者没有明显限制饮食时。胎儿器官形成时期母体苯丙酮尿水平如果超过 15mg/dL，则其发生先天性心脏病的概率升高 10~15 倍[39]。苯丙酮尿症患者胎儿的其他畸形包括小头畸形和生长障碍[38]。当母体出现代谢障碍时，为了减少 CHD 的发生率，在器官形成之前或形成过程中及时咨询和严格控制代谢是必要的。

母体有致畸剂（与药物有关的先天性心脏病）

母体服用药物对胎儿心脏发生时期的影响已经得到广泛研究，已有多种药物被指出是心脏的致畸因素。有证据表明这些致畸因素对 CHD 总的影响较小[40]。有文献认为母体应用锂、抗惊厥药、酒精、吲哚美辛、血管转换酶（Angiotensin-converting enzyme，ACE）抑制剂和选择性 5-羟色胺重摄取抑制剂（Selective serotonin reuptake inhibitors，SSRI）可能会增加新生儿心血管异常的发生率（表 1-5）。

早期研究锂治疗这一致畸因素对妊娠的影响时，发现其与胎儿 Ebstein 畸形的发生有明显相关性[41]。但是，更多近期对照研究发现，锂这一致畸因素并不会增加 CHD 的危险性。4 组病例对照研究对 208 例 Ebstein 畸形胎儿进行了分析，发现其与孕期母体摄入锂并没有明显相关性[42-45]。系列研究发现锂对胎儿没有明显危险性[46]。与先前的研究相比，这些研究提示锂

表1-4	染色体正常的胎儿先天性心脏病的患病率与颈项透明层厚度的关系

颈项透明层	CHD 患病率[a]
<2mm	1.9/1000[b]
2.0~2.4mm	4.8/1000[b]
2.5~3.4mm	6.0/1000[b]
≥3.5mm	23/1000[b]

[a] 研究样本中的患病率为 2.6/1000。
[b] 每 1000 例妊娠。
(From Bahado-Singh RO, Wapner R, Thom E, et al. Elevated first-trimester nuchal translucency increases the risk of congenital heart defects. *Am J Obstet Gynecol* 2005；19：1357-1361，with permission.)

表1–5	与药物有关的先天性心脏病		

药物	发生频率	常见心脏畸形
锂	少	Ebstein 畸形
乙内酰脲	中	混合畸形
三甲双酮	高	间隔缺损
丙戊酸	少	混合畸形
乙醇	高	间隔缺损
异维 A 酸	中	动脉圆锥畸形
吲哚美辛	中	动脉导管提前收缩
ACE 抑制剂(早孕期)	中	间隔缺损
ACE 抑制剂(中孕及晚孕期)	高	ACE 抑制剂胎儿病
SSRI(早孕期)	少	间隔缺损
SSRI(中孕及晚孕期)	中	PPHN

SSRI:选择性 5–羟色胺重摄取抑制剂;PPHN:新生儿持续性肺动脉高压。

这一致畸因素的危险性较低,基于这一点,孕期进行锂治疗的危险/收益比应该重新进行评估。

抗惊厥药,典型的药物包括苯妥英钠和丙戊酸钠,是孕期最常用的治疗癫痫及镇痛的药物。当孕期应用苯妥英钠时,先天畸形的发生率为2.2%~26.1%[47]。有研究显示苯妥英钠的致畸作用与因去除环氧化酶活力低产生的羊水内氧化代谢产物增加有关[48]。胎儿乙内酰脲综合征[即不同程度的发育不良、远端指(趾)骨骨化及颅面骨异常]已有报道[49]。CHD 常与这些综合征有关[50]。三甲双酮(一种抗癫痫药)主要用于治疗癫痫小发作,与先天畸形的高发生率有关。畸形包括颅面部畸形,发育异常,智力低下,肢体畸形,泌尿生殖系畸形[51]。心脏畸形非常常见,受累胎儿中隔缺损的发生率约为20%[51]。丙戊酸亦与先天畸形的发生有关,最严重的畸形为神经管畸形(1%~2%)[52]。尽管有报道认为应用丙戊酸会使胎儿 CHD 的危险性增加[53],但其机制并不明确[52,54]。

目前发现胎儿酒精综合征(例如面部异常,生长障碍,智力低下,心脏畸形)在孕期大量饮酒的孕妇中容易发生[55]。小鸡胚胎发育中乙醇对其心脏的致畸作用已经在人类相当的酒精水平孕妇中得到证实[56]。在胎儿酒精综合征患者中婴儿CHD 的发生率为 25%~30%,其中以室间隔缺损最为常见[55,57]。

维生素 A 的衍生物异维 A 酸是用于治疗囊肿性痤疮的药物。自从问世后,有文献报道其有致畸作用。其发生畸形的典型特征包括中枢神经系统、颅面部、腭弓及心血管畸形[58]。心脏畸形通常为圆锥肌起源异常[59,60]。致畸作用的发生机制可能与前列腺素合成酶代谢过程中产生的自由基功能有关[61]。

吲哚美辛为非类固醇类抗炎药物,用于治疗早产。在胎儿中,吲哚美辛可能会导致动脉导管的提前收缩 (见第 13 章)。新生儿的几种并发症包括少尿症、小肠结肠坏死及颅内出血,说明孕 32 周后应限制应用吲哚美辛[62]。吲哚美辛的心血管并发症包括动脉导管未闭的高发性,其需要外科结扎手术治疗[62]。

ACE 抑制剂是常用的治疗高血压的药物。若早孕期母体应用 ACE 抑制剂,则主要先天畸形的危险性明显增加,比其他抗高血压药物高2.7 倍[63]。其主要引起心血管系统 (危险率为3.72)及中枢神经系统(危险率为 4.39)畸形[63]。其中,房间隔及室间隔缺损是最常见的心脏畸形[63]。妊娠中孕期和晚孕期应用 ACE 抑制剂可能会引起 "ACE 抑制剂胎儿病"，包括羊水过少，宫内生长发育迟缓，头颅发育不良，肾衰，甚至死亡[64]。

SSRI 是新型的抗抑郁症药物，因在孕期治疗抑郁及焦虑而广为接受[65]。SSRI 具体药物包括西酞普兰（喜普妙），氟西汀（百忧解），帕罗西汀（帕若西汀）和舍曲林（左洛复）。早孕期应用 SSRI 类药物会增加先天性心脏病的危险性[66-68]。帕罗西汀是 SSRI 类药物中致心脏畸形作用最大的，尤其会引起房间隔、室间隔缺损[68]。包含 7 项研究的 Meta 分析显示早孕期应用帕罗西汀发生心脏畸形的总危险性为 74%[69]。美国食品和药品管理局、加拿大卫生部及药物生产商于 2005 年对医疗专业人员发出警告：早孕期孕妇应用帕罗西汀对婴儿有潜在的危险性[70]。但是，最近两个大样本对照实验并没有发现早孕期应用 SSRI 类药物会增加先天性心脏病或其他常见出生畸形的发生率[71-72]。单个 SSRI 可能会导致某些具体畸形的发生，但应该认识到这些畸形的发生很少见，绝对危险性也很小[71-72]。

妊娠 20 周后应用 SSRI 药物会增加新生儿持续性肺动脉高压（Persistent pulmonary hypertension of newborn，PPHN）的危险性[73]。应用 SSRI 类药物会使每千例新生儿的 PPHN 发生例数增加至 6~12 例，是未应用此类药物孕妇的新生儿的 6 倍[73]。发病机制可能为受累胎儿的肺内血清素累积[74]。血清素有收缩血管的作用及促进肺动脉平滑肌细胞有丝分裂的作用，导致平滑肌细胞增殖，而其是 PPHN 发生的组织学变化特征[75,76]。

进一步研究认为 SSRI 的应用应该个体化。医务人员及患者必须考虑 SSRI 治疗的收益及潜在危险，同时也要考虑 SSRI 治疗停止后再发抑郁症的危险性。

人工辅助生育技术

人工辅助生育的胎儿容易发生早产，低体重儿，发育小于其孕周[77]。增加多胎及单胎新生儿发病率[78]。出生畸形发生的依据某种程度上尚不清楚。系统性回顾研究及大量流行病学资料发现人工辅助生育［体外受精（In vitro fertilization，IVF）和（或）精子卵浆内注射技术（Intracytoplasmic sperm injection，ICSI）］的胎儿出生畸形的发生率增加 30%~40%[79]。另一项对体外受精胎儿和对照组胎儿出生后先天畸形进行的研究显示，IVF 新生儿 CHD 发生率是对照组的 4 倍，心脏畸形主要为房、室间隔缺损[80]。ICSI 胎儿 CHD 的发生率亦为对照组的 4 倍。

母体肥胖

肥胖的发生率正在呈指数增长，其定义为体重指数（Body mass index，BMI）大于或等于 $30kg/m^2$。神经管畸形与母体孕前肥胖有关[82]。有研究认为与体重正常孕妇相比，肥胖的孕妇其胎儿发生先天性心脏病的危险性增加[83,84]。这种危险性的增加相对较小：肥胖孕妇的危险性为 1.18 倍，而肥胖症（BMI>35 kg/m^2）的孕妇则为 1.40 倍。在增加的危险性中以房、室间隔缺损为主[84]。

先天性心脏病的预防

目前有证据表明补充叶酸能明显减少 CHD 的发生率[85-88]。一项随机对照实验评价了每日摄入 0.8mg 叶酸的作用，结果显示其能使心脏畸形的发生危险性降低 50%[85]。其他研究也表明孕妇在胎儿出生前服用叶酸能明显减少圆锥干畸形的发生[86,87]。

叶酸减少心脏畸形发生的机制目前还不清楚。亚甲基四氢根还原酶活力可能与之有关[89]。高半胱氨酸增加、亚甲基四氢根还原酶基因变化与 CHD 发生有关[89-91]。在一项对照实验中，高半胱氨酸水平在 CHD 婴儿的母体中明显升高[90]。目前资料表明叶酸在胎儿心脏胚胎发育中是一种活性物质，围妊娠期应用叶酸也能减少先天性心脏畸形的发生[92]。

要点：先天性心脏病：发病率、危险因素及预防

- CHD 的发病率为 8‰~9‰。

- 如果加上轻微的心脏畸形，如主动脉瓣二叶畸形、房间隔膨出瘤和永存左上腔静脉，则 CHD 总的发病率约为 50‰。

- 据报道在有非免疫性积液的胎儿中 CHD 的发生率为 10%~20%。

- 约 50% 完全性心脏传导阻滞的胎儿会发生 CHD。

- 常规超声筛查怀疑 CHD 是 CHD 的最高危险因素（40%~50%）。

- 多数 CHD 的胎儿没有明确妊娠危险因素。

- 颈项透明层厚度大于或等于 3.5mm 时需要行胎儿超声心动图检查。

- 单绒毛膜双胎的胎儿发生 CHD 的危险性增加。

- 糖尿病孕妇的胎儿发生 CHD 的危险性增加 5 倍，主要畸形包括室间隔缺损和大动脉转位。

- 若妊娠早期母体苯丙酮尿水平超过 15mg/dL，则发生 CHD 的危险性增加 10~15 倍。

- 锂对胎儿的危险性并没有先前报道的那么高。

- 妊娠早期应用抗惊厥药物对胎儿有明显的危险性。

- 在患胎儿酒精综合征的婴儿中 25%~30% 有 CHD。

- 妊娠早期应用 ACE 抑制剂会增加 CHD 的危险性。妊娠中期及晚期应用 ACE 抑制剂会导致 "ACE 抑制剂胎儿病"。

- 妊娠早期应用 SSRI 与 CHD 的增加有关。妊娠 20 周后应用 SSRI 的新生儿发生持续性肺动脉高压的危险性会增加 6 倍。

- IVF 孕妇的胎儿 CHD 的发生率增加 4 倍。

- 肥胖孕妇发生 CHD 的危险性轻度增加。

- 产前补充叶酸能够减少 CHD 的发生率。

（谷孝艳　译）

参考文献

1. Hoffman JIE, Christianson R. Congenital heart disease in a cohort of 19,502 births with long-term follow-up. *Am J Cardiol* 1978;42:641–647.
2. Yoon PW, Olney RS, Khoury MJ, et al. Contribution of birth defects and genetic diseases to pediatric hospitalizations. A population-based study. *Arch Pediatr Adolesc Med* 1997;151:1096–1103.
3. Ward C. Clinical significance of the bicuspid aortic valve. *Heart* 2000;83:81–85.
4. Keith JD. Bicuspid aortic valve. In: Keith JD, Rowe RD, Vlad P, eds. *Heart disease in infancy and childhood*. New York: Macmillan, 1978;728–735.
5. Woodrow Benson D. The genetics of congenital heart disease: a point of revolution. *Cardiol Clin* 2002;20:385–394.
6. Hoffman JI, Kaplan S. The incidence of congenital heart disease. *Circ Res* 2004;94:1890–1900.
7. Allan LD. Echocardiographic detection of congenital heart disease in the fetus: present and future. *Br Heart J* 1995;74:103–106.
8. Friedman AH, Copel JA, Kleinman CS. Fetal echocardiography and fetal cardiology: indications, diagnosis and management. *Semin Perinatol* 1993;17(2):76–88.
9. Crawford DC, Chita SK, Allan LD. Prenatal detection of congenital heart disease: factors affecting obstetric management and survival. *Am J Obstet Gynecol* 1988;159:352–356.
10. Abuhamad AZ, Shaffer W, Mari G, et al. Single umbilical artery: does it matter which artery is missing? *Am J Obstet Gynecol* 1995;173:728–732.
11. Greenwood RD, Rosenthal A, Nadas AS. Cardiovascular malformations associated with congenital anomalies of the urinary system. *Clin Pediatr* 1976;15:1101.
12. Burton BK. Recurrence risks for congenital hydrocephalus. *Clin Genet* 1979;16:47.
13. Parrish ML, Roessmann U, Levinsohn MW. Agenesis of the corpus callosum: a study of the frequency of associated malformations. *Ann Neurol* 1979;6:349.
14. Greenwood RD, Rosenthal A. Cardiovascular malformations associated with tracheoesophageal fistula and esophageal atresia. *Pediatrics* 1976;57:87.
15. Fonkalsrud EW, DeLorimier AA, Hays DM. Congenital atresia and stenosis of the duodenum. A review com-

piled from the members of the Surgical Section of the American Academy of Pediatrics. *Pediatrics* 1969;43:79.

16. DeLorimier AA, Fonkalsrud EW, Hays DM. Congenital atresia and stenosis of the jejunum and ileum. *Surgery* 1969;65:819.
17. Greenwood RD, Rosenthal A, Nadas AS. Cardiovascular malformations associated with imperforate anus. *J Pediatr* 1975;86:576.
18. Greenwood RD, Rosenthal A, Nadas AS. Cardiovascular malformations associated with omphalocele. *J Pediatr* 1974;85:818.
19. Toyama WM. Combined congenital defects of the anterior abdominal wall, sternum, diaphragm pericardium and heart: a case report and review of the syndrome. *Pediatrics* 1972;50:778.
20. Greenwood R, Sommer A, Rosenthal A, et al. Cardiovascular abnormalities in the Beckwith-Wiedemann syndrome. *Am J Dis Child* 1977;131:293.
21. Greenwood RD, Rosenthal A, Nadas AS. Cardiovascular abnormalities associated with congenital diaphragmatic hernia. *Pediatrics* 1976;57:92.
22. Opitz JM, Howe JJ. The Meckel syndrome (dysencephalia splanchnocystica, the Gruber syndrome). *Birth Defects* 1969;5(2):167.
23. Sawaya R, McLaurin RL. Dandy-Walker syndrome: clinical analysis of 23 cases. *J Neurosurg* 1981;55:89.
24. Copel JA, Pilu G, Kleinman CS. Congenital heart disease and extracardial anomalies: associations and indications for fetal echocardiography. *Am J Obstet Gynecol* 1986;154:1121–1132.
25. Creasy RK, Resnik R. *Maternal fetal medicine. Principles and practice,* 3rd ed. Philadelphia: WB Saunders, 1994;326.
26. Crawford D, Chapman M, Allan LD. The assessment of persistent bradycardia in prenatal life. *Br J Obstet Gynecol* 1985;92:941–944.
27. Souka AP, Krampl E, Bakalis S, et al. Outcome of pregnancy in chromosomally normal fetuses with increased nuchal translucency in the first trimester. *Ultrasound Obstet Gynecol* 2001;18:9–17.
28. Nicolaides KH. Nuchal translucency and other first-trimester sonographic markers of chromosomal abnormalities. *Am J Obstet Gynecol* 2004;191:45–67.
29. Atzei A, Gajewska K, Huggon IC, et al. Relationship between nuchal translucency thickness and prevalence of major cardiac defects in fetuses with normal karyotype. *Ultrasound Obstet Gynecol* 2005;26:154–157.
30. Bahado-Singh RO, Wapner R, Thom E, et al. Elevated first-trimester nuchal translucency increases the risk of congenital heart defects. *Am J Obstet Gynecol* 2005;19:1357–1361.
31. Makrydimas G, Sotiriadis A, Huggon IC, et al. Nuchal translucency and fetal cardiac defects: a pooled analysis of major fetal echocardiography centers. *Am J Obstet Gynecol* 2005;192(1):89–95.
32. Manning N, Archer N. A study to determine the incidence of structural congenital heart disease in monochorionic twins. *Prenat Diagn* 2006;11:1062–1064.
33. Bahtiyar MO, Dulay AT, Weeks BP, et al. Prevalence of congenital heart defects in monochorionic/diamniotic twin gestations: a systematic literature review. *J Ultrasound Med* 2007;11:1491–1498.
34. Rowland TW, Hubbell JP Jr, Nadas AS. Congenital heart disease in infants of diabetic mothers. *J Pediatr* 1973;83:815–820.
35. Miller E, Hare JW, Cloherty JP, et al. Elevated maternal hemoglobin A1c in early pregnancy and major congenital anomalies in infants of diabetic mothers. *N Engl J Med* 1981;304:1331–1334.
36. Yinen K, Aula P, Stenman U, et al. Risk of minor and major fetal malformations in diabetics with high haemoglobin A1c values in early pregnancy. *Br Med J* 1984;289:345–346.
37. Shields LE, Gan EA, Murphy HF, et al. The prognostic value of hemoglobin A1c in predicting fetal heart disease in diabetic pregnancies. *Obstet Gynecol* 1993;81:954–957.
38. Levy HL, Waisbren SE. Effects of untreated maternal phenylketonuria and hyperphenylalaninemia on the fetus. *N Engl J Med* 1983;309:1269.
39. Lenke RL, Levy HL. Maternal phenylketonuria and hyperphenylalaninemia: an international survey of the outcome of untreated and treated pregnancies. *N Engl J Med* 1980;303:1202.
40. Tikkanen J, Heinonen OP. Maternal exposure to chemical and physical factors during pregnancy and cardiovascular malformations in the offspring. *Teratology* 1991;43:591–600.
41. Schou M, Godfield MD, Weinstein MR, et al. Lithium and pregnancy. I: report from the Register of Lithium Babies. *BMJ* 1973;2:135–136.
42. Kallen B. Comments on teratogen update: lithium. *Teratology* 1988;38:597.
43. Edmonds LD, Oakley GP. Ebstein's anomaly and maternal lithium exposure during pregnancy. *Teratology* 1990;41:551–552.
44. Zalstein E, Xoren G, Einarson T, et al. A case-control study on the association between first trimester exposure to lithium and Ebstein's anomaly. *Am J Cardiol* 1990;65:817–818.
45. Sipek A. Lithium and Ebstein's anomaly. *Cor Vasa* 1989;31:149–156.
46. Jacobson SJ, Jones K, Johnson X, et al. Prospective multicenter study of pregnancy outcome after lithium exposure during first trimester. *Lancet* 1992;339:530–533.
47. Hanson JW, Buehler BA. Fetal hydantoin syndrome: current status. *J Pediatr* 1982;101:816–818.
48. Buehler BA, Delimont D, Van Waes M, et al. Prenatal prediction of risk of the fetal hydantoin syndrome. *N Engl J Med* 1990;322:1567–1572.
49. Meadow SR. Anticonvulsant drugs and congenital abnormalities. *Lancet* 1968;2:1296.
50. Nora JJ, Nora AH. The environmental contribution to congenital heart diseases. In: Nora JJ, Takao A, eds. *Congenital heart disease: causes and processes.* Mount Kisco, NY: Futura, 1984;15–27.
51. Briggs GG, Freeman RK, Yaffe SJ. *Drugs in pregnancy and lactation,* 4th ed. Philadelphia: Lippincott, Williams & Wilkins, 1994;845.
52. Centers for Disease Control, U.S. Department of Health and Human Services. Valproate: a new cause of birth defects-report from Italy and follow-up from France. *MMWR Morb Mortal Wkly Rep* 1983;32:438–439.
53. Thisted E, Ebbesen F. Malformations, withdrawal manifestations, and hypoglycaemia after exposure to valproate in utero. *Arch Dis Child* 1993;69(3 Spec No):288–291.
54. Lindhout D, Meinardi H. Spina bifida and in-utero exposure to valproate. *Lancet* 1984;2:396.
55. Jones KL, Smith DW, Ulleland CN, et al. Pattern of malformation in offspring of alcoholic mothers. *Lancet* 1973;1:7815.
56. Bruyere HJ Jr, Kapil RP. Cardioteratogenic dose of ethanol in the chick embryo results in egg white. *J Appl Toxicol* 1990;10(1):69–71.

57. Clarren SK, Smith DW. The fetal alcohol syndrome. *N Engl J Med* 1978;298:1063.
58. Lammer EJ, Chen DR, Hoar RM, et al. Retinoic acid embryopathy. *N Engl J Med* 1985;313:837–841.
59. Anonymous. Birth defects caused by isotretinoin-New Jersey. *MMWR Morb Mortal Wkly Rep* 1988;37: 171–172, 177.
60. Rosa FW. Retinoic acid embryopathy. *N Engl J Med* 1986;315:262.
61. Kubow S. Inhibition of isotretinoin teratogenicity by acetylsalicylic acid pretreatment in mice. *Teratology* 1992;45:55–63.
62. Norton ME, Merrill J, Cooper BAB, et al. Neonatal complications after the administration of indomethacin for preterm labor. *N Engl J Med* 1993;329:1602.
63. Cooper WO, Hernandez-Diaz S, Arbogast PG, et al. Major congenital malformations after first-trimester exposure to ACE inhibitors. *N Engl J Med* 2006;354:2443–2451.
64. Tabacova S, Little R, Tsong Y, et al. Adverse pregnancy outcomes associated with maternal enalapril antihypertensive treatment. *Pharmacoepidemiol Drug Saf* 2003;8:633–646.
65. Mann JJ. The medical management of depression. *N Engl J Med* 2005;353:1819–1834.
66. Cole JA, Ng EW, Wphross SA, et al. Paroxetine in the first trimester of pregnancy and the prevalence of congenital malformations [Abstract]. *Pharmacoepidemiol Drug Saf* 2006;15:S6.
67. Kallen B, Otterblad Olausson P. Antidepressant drugs during pregnancy and infant congenital heart defect [Letter]. *Reprod Toxicol* 2006;21:221–222.
68. SSRI antidepressant and birth defects. *Prescurie Int* 2006;15:222–223.
69. Bar-Oz B, Einarson T, Einarson A, et al. Paroxetine and congenital malformations: meta-analysis and consideration of potential confounding factors. *Clin Ther* 2007;5:918–926.
70. U.S. Food and Drug Administration. *FDA public health advisory, paroxetine.* Available at: http://www.fda.gov/cder/drug/advisory/paroxetine200512.htm. 2007.
71. Louik C, Lin AE, Werler MM, et al. First-trimester use of selective serotonin-reuptake inhibitors and the risk of birth defects. *N Engl J Med* 2007;26:2675–2683.
72. Alwan S, Reefhuis J, Rasmussen SA, et al. Use of selective serotonin-reuptake inhibitors in pregnancy and the risk of birth defects. *N Engl J Med* 2007;356:2684–2692.
73. Chambers CD, Hernandez-Diaz S, Van Marter LJ, et al. Selective serotonin-reuptake inhibitors and risk of persistent pulmonary hypertension of the newborn. *N Engl J Med* 2006;6:579–587.
74. Suhara T, Sudo Y, Yoshida K, et al. Lung as reservoir for antidepressants in pharmacokinetic drug interactions. *Lancet* 1998;9099:332–335.
75. McMahon TJ, Hood JS, Nossaman BD, et al. Analysis of responses to serotonin in the pulmonary vascular bed of the cat. *J Appl Physiol* 1993;1:93–102.
76. Runo JR, Loyd JE. Primary pulmonary hypertension. *Lancet* 2003;361:1533–1544.
77. Jackson RA, Gibson KA, Wu YW, et al. Perinatal outcomes in singletons following in vitro fertilization: a meta-analysis. *Obstet Gynecol* 2004;103:551–563.
78. Helmerhorst FM, Perquin DAM, Donker D, et al. Perinatal outcome of singletons and twins after assisted conception: a systematic review of controlled studies. *Br Med J* 2004;328:261.
79. Hansen M, Bower C, Milne E, et al. Assisted reproductive technologies and the risk of birth defects—a systematic review. *Hum Reprod* 2005;20:328–338.
80. Koivurova S, Hartikainen AL, Gissler M, et al. Neonatal outcome and congenital malformations in children born after in-vitro fertilization. *Hum Reprod* 2002;5:1391–1398.
81. Kurinczuk JJ, Bower C. Birth defects in infants conceived by intracytoplasmic sperm injection: an alternative interpretation. *Br Med J* 1997;315:1260–1266.
82. Kallen K. Maternal smoking, body mass index, and neural tube defects. *Am J Epidemiol* 1998;147: 1103–1111.
83. Watkins ML, Rasmussen SA, Honein MA, et al. Maternal obesity and risk for birth defects. *Pediatrics* 2003;111:1152–1158.
84. Cedegren MI, Kallen AJ. Maternal obesity and infant heart defects. *Obes Res* 2003;11:1065–1071.
85. Czeizel AE. Periconceptional folic acid containing multivitamin supplementation. *Eur J Obstet Gynecol Reprod Biol* 1998;78:151–161.
86. Shaw GM, O'Malley CD, Wasserman CR, et al. Maternal periconceptional use of multivitamins and reduced risk for conotruncal heart defects and limb deficiencies among offspring. *Am J Med Genet* 1995;59:536–545.
87. Scanlon KS, Ferencz C, Loffredo CA, et al. Preconceptional folate intake and malformations of the cardiac outflow tract. Baltimore–Washington Infant Study Group. *Epidemiology* 1998;9:95–98.
88. Botto LD, Mulinare J, Erickson JD. Occurrence of congenital heart defects in relation to maternal multivitamin use. *Am J Epidemiol* 2000;151:878–884.
89. Junker R, Kotthoff S, Vielhaber H, et al. Infant methylenetetrahydrofolate reductase 677TT genotype is a risk factor for congenital heart disease. *Cardiovasc Res* 2001;51:251–254.
90. Kapusta L, Haagman MLM, Steegers EAP, et al. Congenital heart defects and maternal derangement of homocysteine metabolism. *J Pediatr* 1999;135:773–774.
91. Westrom KD, Johanning GL, Johnston KE, et al. Association of the C677T methylenetetrahydrofolate reductase mutation and elevated homocysteine levels with congenital cardiac malformations. *Am J Obstet Gynecol* 2001;184:806–817.
92. Bailey LB, Berry RJ. Folic acid supplementation and the occurrence of congenital heart defects, orofacial clefts, multiple births, and miscarriage. *Am J Clin Nutr* 2005;81(suppl):1213S–1217S.

第 **2** 章 先天性心脏病的遗传因素

概　述

胎儿心脏结构在孕期的最初几周经历非常复杂的变化，至整个胎龄的第八周胎儿心脏解剖结构已经完全发育完成[1]。胎儿出现先天性心脏畸形主要是由胚胎发育过程中出现发育异常所导致。现今的理论证实基因因素（即遗传因素）对先天性心脏畸形的发生所起到的作用在既往的研究中存在明显低估的情况。最新的显微镜技术丰富了有关胎儿心脏早期发育的相关知识，并且对于我们了解先天性心脏畸形是怎样产生的有较大的帮助[2]。人类心血管畸形遗传因素的相关研究一直保持着较快的发展速度，临床上各种形式的遗传学方面的实验使得心脏畸形在遗传学方面异常的检出得以实现[3]。本章最后的在线资源会提供可下载的遗传学检验的相关表格。表 2-1 按时间顺序显示了胎儿心脏发展的里程碑，表 2-2 显示了与心脏发育特定阶段所对应的心脏畸形。

先天性心脏畸形与染色体数目异常

有关胎儿出生后的数据显示婴幼儿患有染色体异常的发病率为 5%~15%[4-6]。一项基于整个人群的 2102 例活产婴儿的病例对照研究发现，存在明确的心血管畸形者染色体异常的比例占到 13%[5]。在这项研究中，Down 综合征在心血管畸形婴幼儿中占到 10.4%，而其他三体异常的发病率均不足 1%[5]。三项针对 127 万例新生儿关于先天性心脏畸形患病率的研究所得出的数据与上述研究中所得出的数据非常

表 2-1	心脏各结构发育对应孕期时间表
发育表现	**孕期时间（自受精之日算起）**
血管发生簇	3 周早期
原始心管形成	3 周早期
心脏泵	3 周早期
原始心管融合	3 周早期
心管祥形成	3 周中期
心室内间隔形成	3 周中期/3 周晚期
原发隔形成	3 周末/4 周早期
心内膜垫形成	4 周末期
圆锥动脉干嵴	4 周末期/5 周早期
圆锥部室间隔	5 周早期/5 周中期
继发隔形成	5 周末期/6 周早期
心内膜垫的融合	6 周早期
膜部室间隔的闭合	7 周中期/7 周末期

(Adapted from O'Rahilly R, Müller F. *Human embryology and teratology*. New York：Wiley –Liss, 1992；107–117, with permission.)

近似[6]。多项研究显示患有心脏畸形的胎儿存在染色体核型异常的发生率较高，为 30%~40%[7-9]。患有先天性心脏畸形的胎儿其染色体异常的比例要远高于同期出生的胎儿，主要是因为非整倍体染色体数目异常的胎儿产前死亡率较高，21-三体综合征的发生率约为 30%，13-三体综合征约为 42%，18-三体综合征约为 68%，Turner 综合征约为 75%[10]。出生后婴儿先天性心脏畸形同时存在染色体异常者不仅仅是其发病率远远低于胎儿期该类疾病发病率，而且染色体异常的种类分布也存在不对称性，新生儿先天性心脏畸形合并染色体异常多倾向于

表 2-2	心脏发育不同时期发育异常所对应的先天性心脏畸形

时期	相关的心脏畸形
原始心管发育	致死性心脏畸形
心管袢形成	右位心 完全性内脏反位 心室反位 矫正型 TGA 内脏异位综合征
心室发育	RV 双出口 LV 双入口 单心室(R/L) 心室发育不良(R/L) 室间隔缺损
房间隔	共同心房 房间隔缺损(原发孔型,继发孔型,静脉窦型)
体静脉及肺静脉	左 SVC 入冠状静脉窦 双侧上腔静脉 IVC 离断及奇静脉连接 完全型肺静脉异位连接 部分型肺静脉异位连接 三房心
房室瓣	Ebstein 畸形 房室隔缺损 AV 瓣闭锁 瓣环发育不良
主动脉及肺动脉 流出道	共同动脉干 RV 双出口 LV 双入口 大动脉转位或异位 三尖瓣闭锁 TOF VSD IAA 三尖瓣骑跨 动脉导管缺如
主动脉弓	IAA 右位主动脉弓 锁骨下动脉迷走 TOF PDA 肺动脉干发育不良

TGA:大动脉转位;RV:右心室;LV:左心室;R:右;L:左;SVC:上腔静脉;IVC:下腔静脉;AV:房室;TOF:法洛四联症;VSD:室间隔缺损;IAA:主动脉弓离断;PDA:永存动脉导管。
(Adapted from Collins-Nakai R,McLaughlin P. How congenital heart disease originates in fetal life. *Cardiol Clin* 2002;20:367-383, with permission.)

唐氏综合征,即21-三体综合征[5,6],这种现象可能与 18-三体综合征、13-三体综合征及单 X 染色体异常具有较高的产前死亡率有关。

某些特定的心脏畸形较其他类型心脏畸形更常伴染色体异常,在这方面产前和产后的研究是一致的。一般来讲,右心系统的畸形与核型异常的相关性较低。大血管转位及内脏异位综合征等特殊的心脏畸形通常并不伴染色体异常。另一方面,有些特定的心脏畸形无论是胎儿还是新生儿都普遍存在染色体异常,如心内膜垫缺损,室间隔(膜周部)缺损,房间隔缺损,法洛四联症,右室双出口,左心发育不良等。表2-3 显示的是在三项大型注册研究[6]中的非复杂心脏畸形与其所对应的染色体数目异常的发病率。

伴有染色体异常的心脏畸形胎儿绝大部分伴有心外畸形,这种发病率为50%~70%[7,9]。心外畸形的存在往往是一种染色体异常综合征临床表现中的其中一种特定表征而并非只是单纯的一种畸形。对于仅存在心脏畸形的胎儿,其染色体异常的发生率与普通胎儿相比也是升高的(比率升高 15%~30%),因此这类胎儿的父母非常有必要进行遗传咨询[7,9,11]。

当发现胎儿存在染色体异常时,应进行超声心动图检查,关注常伴发核型异常的心脏畸形。胎儿出生后研究数据显示,染色体异常患儿同时合并心脏畸形的发病率分别如下:21-三体综合征为 40%~50%,Turner 综合征为 25%~35%,13-三体综合征及 18-三体综合征均超过 80%[12,13]。特定的心脏畸形通常对应特定的染色体异常。表 2-4 列出了最常见的染色体数目异常及其伴发的心脏畸形。

先天性心脏畸形与染色体缺失综合征

DiGeorge 综合征及腭-心-面综合征

DiGeorge 综合征及腭-心-面综合征是最

表 2-3	心脏畸形婴儿合并存在染色体异常情况		
	合并存在染色体异常		
心脏畸形	否	是	百分比
矫正型大动脉转位	16	0	0.0
D-TGA	969	9	0.9
无 VSD 型肺动脉闭锁	195	4	2.0
TAPVC	287	6	2.0
ASD+肺动脉瓣狭窄	117	5	4.1
HLHS	799	35	4.2
三尖瓣闭锁	132	6	4.3
肺动脉瓣狭窄	374	17	4.3
共同动脉干	217	10	4.4
主动脉瓣狭窄	235	11	4.5
主动脉弓离断	179	11	5.8
Ebstein 畸形	110	8	6.8
主动脉缩窄	403	32	7.4
单心室	91	9	9.0
VSD+主动脉缩窄	207	21	9.2
法洛四联症	1077	123	10.3
DORV	174	25	12.6
VSD	2134	474	18.2
ASD	868	319	26.9
VSD+ASD	447	207	31.7
AVSD	317	687	68.4

D-TGA:D-大动脉转位;VSD:室间隔缺损;TAPVC:完全型肺静脉异位连接;ASD:房间隔缺损;HLHS:左心发育不良综合征;DORV:右心室双出口;AVSD:房室隔缺损。

(Modified from Harris JA,Francannet C,Pradat P.The epidemiology of cardiovascular defects,part 2:a study based on data from three large registries of congenital malformations.*Pediatr Cardiol* 2003;24:222-235, with permission.)

为常见的遗传综合征,其共同表现为单倍染色体基因 22q11 的缺失。这类疾病在活产儿中的发病率为 1/4000[14]。22q11 基因缺失综合征的表型异常主要包括胸腺发育不良或不发育,心脏流出道发育异常,腭裂,腭咽发育不良以及面部发育缺陷[15]。22q11 基因缺失综合征的临床表现变异较大,但心血管畸形的存在可占到所有病例的 85%。免疫系统缺陷及语言发育延迟是该类综合征最为常见的临床表型[15,16]。其他异常主要包括由于甲状旁腺发育不良引起的新生儿低钙血症、喂养困难与行为异常、学习能力较差以及腭裂等[3]。当胎儿或者儿童被诊断为患有 22q11 基因缺失时,患儿父母非常有必要进行核型评估,因为目前发现该类患儿的父母有 6%~28% 存在该基因的缺失,而且将此遗传给后代的概率为 50%[16]。若父母双方均不存在该基因缺失,后代中的复发率仅为 1%。在确定是否为 22q11 基因缺失综合征时,除了对患者进行常规的核型分析之外,还应当应用原位杂交荧光染色法 (Fluorescence in situ hybridization,FISH)来寻找缺失基因,如图 2-1 所示。某些特定的先天性心脏畸形与 22q11 基因缺失更为相关。主动脉弓的离断、肺动脉闭锁型室间隔缺损、共同动脉干、圆锥部室间隔缺损最常伴有 22q11 基因缺失。表 2-5 列举了与 22q11 基因缺失可能相关的心脏畸形。胎儿产前一旦被检测出存在心脏畸形,且同时超声检测出胎儿存在胸腺发育不良或者胸腺缺如,则提示该胎儿存在 22q11 基因缺失的风险大大增加。在胸骨上段胸廓横断面(三血管气管切面)可见胸腺位于三血管的前方(图 2-2A)。从该平面可判断胸腺发育不良或者胸腺缺失的存在(图 2-2B)。但超声检查显示胸腺的存在并不能排除 22q11 缺失的可能[17]。

Williams-Beuren 综合征

Williams-Beuren 综合征,即通常所说的 Williams 综合征,其发生与染色体 7q11.23 微缺失相关。该遗传综合征在活产婴儿中的患病率约为 1/10 000[18]。其表型异常变异较大,但一般会包括以下几种比较常见的类型,如特征性小精灵面容,人格和认知功能障碍,婴儿期高钙血症,骨骼异常,肾脏及心脏结构异常等[18]。80%~90% 的该类患者存在心血管畸形,较常见的心血管异常为主动脉瓣上狭窄,

表2-4	染色体数目异常及与其相关的心脏畸形		
染色体异常	主要特征	合并CHD比例(%)	心脏畸形
9-三体综合征	产前及产后较为严重的生长发育迟缓，小头畸形，眼窝深陷，低位耳，严重智力缺陷；2/3死于婴儿期	65~80	PDA，LSVC，VSD，TOF/PA，DORV
13-三体综合征 (Patau综合征)	多指(趾)畸形、唇裂及腭裂、头皮缺损、眼间距缩短、小眼畸形或无眼畸形、虹膜缺损、前脑无裂畸形、头小畸形、聋/听力不佳、深度智力缺陷、肋骨畸形、脐膨出，肾脏异常，尿道下裂，隐睾症，子宫发育异常；80%死于生后第1年	80	ASD，VSD，PDA，HLHS，CoA，偏侧性心脏畸形
18-三体综合征 (Edwards综合征)	宫内生长迟缓，羊水过多，小颌畸形，短胸骨畸形，张力亢进，摇篮脚，重叠指(趾)，TEF，CDH，脐膨出，肾脏畸形，胆道闭锁，严重智力缺陷；90%死于生后第1年	90~100	ASD，VSD，PDA，TOF，DORV，CoA，BAV，BPV，多发瓣膜结节性发育不良
21-三体综合征 (唐氏综合征)	张力减退，伸展过度，内眦赘皮，猿线(通贯手)，第五指弯曲，指短，不同程度的智力缺陷，早衰	40~50	AVSD，VSD，ASD，TOF
X单染色体(Turner综合征，45，X)	手及足部淋巴水肿，乳头间距宽，蹼颈，原发性闭经，身材矮小，智力正常	25~35	CoA，BAV，主动脉瓣狭窄，HLHS，主动脉夹层
Klinefelter综合征 (47，XXY)	通常表现为外观正常，高大的身材，小睾丸，青春期发育延迟，常见的情感行为问题，不同程度的智力缺陷	50	MVP，静脉栓塞性疾病，PDA，ASD
8-三体镶嵌	骨骼/脊椎畸形，眼间距宽，鼻梁扁平，小颌骨，高上腭，隐睾症，肾脏畸形(50%)，较长生存率	25	VSD，PDA，CoA，TAPVC，共同动脉干

CHD：先天性心脏畸形；PDA：动脉导管未闭；LSVC：左上腔静脉；VSD：室间隔缺损；TOF/PA：法洛四联症同时合并肺动脉瓣闭锁；DORV：右心室双出口；ASD：房间隔缺损；HLHS：左心室发育不良综合征；CoA：主动脉缩窄；IUGR：宫内发育迟缓；TEF：气管食管瘘；CDH：先天性膈裂孔疝；BAV：主动脉瓣二叶畸形；BPV：肺动脉瓣二叶畸形；AS：主动脉瓣狭窄；AVSD：房室隔缺损；MVP：二尖瓣脱垂；PS：肺动脉瓣狭窄；TAPVC：完全型肺静脉异位连接。

(Source：Pierpont ME，Basson C，Woodrow Benson D，et al. Genetic basis for congenital heart defects: current knowledge. *Circulation* 2007;115:3015-3038.)

常合并肺动脉瓣上狭窄或周围肺动脉狭窄。这些心脏畸形的发生可能与弹性蛋白基因的缺失有关[19]。肺动脉瓣上狭窄及周围肺动脉狭窄的情况随着时间的进展有一定程度的改善，但绝大多数病例其主动脉瓣上狭窄程度随时间进展不断加重[19]。产前诊断为患有主动脉瓣上或

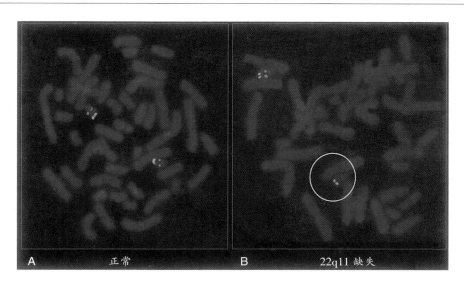

图 2-1　(A)正常的胎儿核型;图中绿色部分显示的为 22 号染色体,而 DiGeorge 判别区域已被特别标记出(红色)。(B)22q11 缺失胎儿,其中一条 22 号染色体(白圈内)便存在 DiGeorge 判别区域的缺失,这与 22q11 基因缺失的表现一致。(见彩图)(Courtesy of Professor Gundula Thiel.)

表 2-5　估测先天性心脏畸形中 22q11 基因缺失的比率	
心脏畸形	估测基因缺失存在比例(%)
主动脉弓离断	50~89
VSD	10
主动脉弓正常者[a]	3
主动脉弓异常者[b]	45
共同动脉干	34~41
法洛四联症(包括肺动脉瓣闭锁型室间隔缺损及肺动脉瓣缺如综合征)	10~40
孤立存在的主动脉弓异常	24
右心室双出口	<5
大动脉转位	<1

VSD:室间隔缺损。

[a] 左位主动脉弓及弓部分支正常类型。

[b] 包括右位主动脉弓和(或)存在弓部分支异常情况,颈椎位置异常和(或)肺动脉分支离断。

(Adapted from Pierpont ME,Bassson C,Woodrow Benson D,et al. Genetic basis for congenital heart defects:current knowledge. *Circulation* 2007;115:3015-3038;and Chaoui R,Kalache KD,Heling KS,et al. Abesent or hypoplastic thymus on ultrasound:a marker for deletion 22q11 in fetal cardiac defects. *Ultrasound Obstet Gynecol* 2002;20:546-552,with permission.)

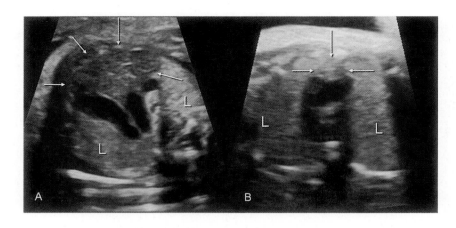

图 2-2 （A）32 周孕龄的正常胎儿：在上胸部横切面水平可见胸腺（白色箭头）位于三血管前方。（B）22q11 基因缺失的 30 周孕龄胎儿：胸腺发育不良（白色箭头）。L：右肺及左肺。

肺动脉瓣上狭窄的胎儿一定要做 FISH 检查以确定有无该基因的缺失。尽管绝大部分病例为新发的，但仍可能为有基因缺失的父母的常染色体显性遗传。若父母双方皆不是该异常基因携带者，则后代该病的复发风险比较小（<5%）[18,19]。

先天性心脏畸形与单基因病变

Noonan 综合征

Noonan 综合征是一种常染色体显性遗传性疾病，其在活产婴儿中的发病率为 1/1 000~1/2 500[20]。该遗传综合征在男性与女性中的发病率没有太大差别，主要临床特征为面部畸形、身材矮小、蹼状颈、骨骼畸形、隐睾症、血液病体质以及心脏畸形[20]。患有该病的胎儿有 80%~90%会累及心脏，其中 70%存在肺动脉瓣狭窄、20%存在肥厚型心肌病。肺动脉瓣狭窄主要是由肺动脉瓣瓣叶的发育不良引起而非由交界的融合导致，这种因瓣膜狭窄的情况在非 Noonan 综合征病例中非常罕见[18]。在 Noonan 综合征中还能观察到的其他心脏畸形主要包括房室隔缺损、房间隔缺损、法洛四联症、二尖瓣畸形及主动脉缩窄。

研究发现几乎半数以上的 Noonan 综合征患者存在染色体 12q24.1 片段上的基因 *PTPN11* 的突变，还有极少数患者存在 *SOS1* 基因突变和 *KRAS* 基因突变。若先前发现家庭成员中存在该基因突变，则产前对胎儿进行相关检查以发现该基因突变与否非常重要。染色体核型正常的胎儿若存在颈部透明层增厚或颈部囊状水瘤、颈褶增厚、单侧或双侧胸膜腔积液及水肿时，则应怀疑 Noonan 综合征存在的可能。心脏畸形的产生是渐进性发展的且其被产前诊断出的概率只有 27%[21]。

即使胎儿不存在 *PTPN11*、*KRAS* 及 *SOS1* 基因突变，也不能排除 Noonan 综合征，这由 Noonan 综合征的遗传异质性所决定。

Alagille 综合征

Alagille 综合征是常染色体显性遗传性疾病，其在活产婴儿中的发病率为 1/70 000~1/100 000[22]。该综合征的临床特征主要包括胆汁淤积，典型的面部特征，视觉系统、骨骼及心脏畸形[22]。基本上来讲，确诊该综合征的基本条件除包括至少上述三条基本临床特征外，还应该通过肝活检证实存在肝内胆管发育不全。约 90%该综合征胎儿的心脏受累，其中肺动脉分支狭窄占绝大部分，其他心脏畸形包括法洛四联症、肺动脉狭窄及主动脉缩窄。

研究证实 Alagille 综合征患者存在染色体 20p11.2 基因片段上 *JAG1* 基因的突变或缺失。在所有病例中，50%~60%的基因突变为新发病变。若家庭成员中先前发现存在该基因突变，则胎儿一定要进行产前基因检测。鉴于该遗传综合征的表现变异较大，对其表观型的严重程度很难做出预测[23]。

Holt-Oram 综合征

Holt-Oram 综合征也就是通常所谓的心-手综合征，是常染色体显性遗传性疾病，其为完全性基因外显但表达变异较大，活产婴儿的患病率约为 1/100 000[24]。该综合征的临床特征主要表现为胎儿心脏畸形同时伴有上肢畸形。所有的 Holt-Oram 综合征胎儿均有上肢桡骨畸形，这也是产前诊断所需要的条件。在该类综合征患者中，合并心脏畸形者占到 85%~95%。房间隔继发孔缺损及肌部室间隔缺损是最常见的心脏畸形[25]，传导系统障碍占 40%。

已有研究证实 Holt-Oram 综合征患者存在染色体 12q24.1 基因片段上 *TBX5* 基因的突变[24]。新发基因突变者占到 30%~40%。但是，若患者不存在 *TBX5* 基因的突变并不能排除此病。

表 2-6 列出了非染色体数目异常与其相关的先天性心脏畸形，表 2-7 列出了已知的与心脏畸形相关的基因。

先天性心脏疾病的家族遗传复发率

尽管现在对于影响胎儿心脏发育的确切因素尚未确定，但就以往的调查研究发现，大多数先天性心脏畸形的发生是由多因素引起的，同时有基因因素与环境因素的相互作用。一项针对先天性心脏畸形的儿童所进行的队列分析——巴尔的摩华盛顿婴儿研究揭示 30%的先天性心脏畸形患者存在基因异常改变，另外

70%的心脏畸形是孤立存在的，即为非遗传综合征性先天性心脏畸形的类型[26]。对于上述孤立性心脏畸形其家族复发率仅为 3%~5%[26]。基于多因素影响先天性心脏畸形的发病这一理论，孤立性心脏畸形在家族中复发率的高低主要与家族中患病成员的人数以及先证者所患心脏畸形的严重程度有关。大样本人群调查研究显示，生育过一个先天性心脏畸形子女但健康的非近亲父母其再生育患有心脏畸形子女的风险为 3%[27]，若生育过两个先天性心脏畸形的孩子，则其再生育子女患先天性心脏畸形的风险率提高至 10%[27,28]。表 2-8 列举了多因素相关的遗传性非综合征性先天性心脏畸形的复发率。

当先天性心脏畸形的分类主要以病原学机制来分而非解剖表型来划分的时候，基因因素在先天性心脏畸形的致病因素中所起的作用日益凸显[29,30]。基于整个人群的流行病学研究显示，兄妹中再发左心发育不良的比例为 13.5%，这与多因素影响发病的模式所体现的发病率有明显不同[31]。这些研究以及其他的相关研究均提示该类心脏畸形的发病风险的变异程度要高于以前所估计的，而且基因因素在这些孤立性先天性心脏畸形的发病中起到的作用要比以往所预测的更加突出。

总　结

本章复习了染色体异常、单基因异常与先天性心脏畸形之间的关系，列举了一些与基因异常相关的先天性心脏畸形以及临床上较为常见的几种遗传综合征。表 2-9 列举了多种先天性心脏畸形以及与之相关的各种遗传综合征。本章末尾的附加资源还提供了有关这一题目更加详尽的信息。

在过去的 10 年中，先天性心脏畸形的遗传学基础的研究取得了极大进展。尽管如此，但是对于先天性心脏畸形的直接致病因素尚不是十分清楚。新的基因检测技术极有可能拓展人们

表 2-6	代表性的非染色体数目异常及与其相关的先天性心脏畸形

染色体异常	主要临床特征	合并 CHD 的百分比(%)	心脏畸形
4p 缺失(Wolf-Hirschhorn 综合征)	显著的小头畸形，眼间距宽，广阔鼻桥(希腊头盔征)，嘴唇下翻，小颌畸形，耳前悬垂物，瘦长身材及修长的手指，严重的智力发育障碍及癫痫；1/3 死于婴儿期	50~65	ASD,VSD,PDA,主动脉闭锁，右位心，TOF，三尖瓣闭锁
5p 缺失(猫叫综合征)	猫叫样哭声，产前及产后生长发育障碍，圆脸，眼间距宽，内眦赘皮，通贯手，严重智力缺陷，长生存率	30~60	VSD,ASD,PDA
7q11.23 缺失(Williams-Beuren 综合征)	婴儿期低钙血症，骨骼及肾脏畸形，先天性认知缺陷，"社会型"人格，小精灵面容	53~85	瓣上型 AS 及 PS，PPS
8p 缺失综合征	小头畸形，生长受限，智力发育缺陷，眼窝深陷，耳畸形，小下巴，男性生殖器异常；长生存率	50~75	AVSD,PS,VSD,TOF
10p 缺失综合征	前额突出，斜眼裂，小低位耳，小颌畸形，腭裂，短颈，泌尿器官/生殖器异常，上肢畸形	50	BAV,ASD,VSD,PDA,PS,CoA,共同动脉干
11q 缺失(Jacobsen 综合征)	生长受限，发育延迟，智力缺陷，血小板减少症，血小板功能不良，眼间距宽，斜视，鼻梁扁平，上唇薄，前额突出	56	HLHS,瓣膜型 AS，VSD,CoA,Shone 综合征
20p12 缺失(Alagille 综合征)	胆管缺如，胆汁淤积，骨骼或视觉器官异常，宽额头，眼间距宽，下颌骨发育不良	85~94	外周 PA 发育不良,TOF,PS
22q11 缺失(DiGeorge，腭-心-面综合征，圆锥动脉干异常面容综合征)	眶距过宽，小颌畸形，低位后旋耳，"鱼嘴"，胸腺及甲状旁腺发育不良，低钙血症，喂养/语言/学习及行为功能障碍，免疫缺陷，腭/骨骼/肾脏发育异常	75	IAA-B,共同动脉干，孤立性主动脉弓异常,TOF,圆锥隔心室型室间隔缺损

CHD:先天性心脏畸形;ASD:房间隔缺损;VSD:室间隔缺损;PDA:动脉导管未闭;TOF:法洛四联症;AS:主动脉瓣狭窄;PS:肺动脉瓣狭窄;PPS:周围肺动脉狭窄;AVSD:房室隔缺损;BAV:主动脉瓣二叶畸形;CoA:主动脉缩窄;HLHS:左心发育不良综合征;PA:肺动脉;IAA-B:B 型主动脉弓离断。

(Modified from Pierpont ME,Basson C,Woodrow Benson D,et al. Genetic basis for congenital heart defects:current knowledge. *Circulation* 2007；115:3015-3038, with permission.)

表 2-7	与先天性心脏畸形相关的基因异常	
病变情况	**异常基因**	**在染色体上的位置**
非遗传综合征性 CHD		
家族性先天性心脏病(ASD,房室传导阻滞)	*NKX2.5(CSX)*	5q34-q35
D-TGA,DORV	*CFC1*	2q21
D-TGA	*PROSIT240*	12q24
法洛四联症	*ZFPM2/FOG2*	8q23
	NKX2.5	5q34-35
	JAG1	20p12
房室隔缺损	*CRELD1*	3p21
ASD/VSD	*GATA4*	8p23
内脏反位	*ZIC3*	Xq26
	CFC1	2q21
	ACVR2B	3p21.3-p22
	LEFTA	1q42.1
主动脉瓣上狭窄	*ELN*	7q11
遗传综合征		
Holt-Oram 综合征	*TBX5*	12q24
Alagille 综合征(PPS)	*JAG1*	20p12
Char 综合征(PDA)	*TFAP2B*	6p12
Noonan 综合征	*PTPN11*	12q24
	KRAS	12p1.21
	SOS1	2p21
CHARGE 合并症	*CHD7*	8q12
Ellis-van Creveld 综合征	*EVC,EVC2*	4p16
Marfan 综合征	*FBN1*	15q21.1
类 Marfan 综合征	*TGFBR2*	3p22
心脏-筋膜综合征	*KRAS*	12p12.1
	BRAF	7q34
	MEK1	15q21
	MEK2	7q32
Costello 综合征	*HRAS*	11p15.5

CHD:先天性心脏畸形;ASD:房间隔缺损;D-TGA:D-型大动脉转位;DORV:右心室双出口;VSD:室间隔缺损;
PPS:周围肺动脉狭窄;PDA:动脉导管未闭;CHARGE:先天性缺陷、心脏畸形、后鼻孔闭锁、生长发育受限、生殖器异常及耳畸形。

(Source:Pierpont ME,Basson C,Woodrow Benson D,et al.Genetic basis for congenital heart defects:current knowledge. *Circulation* 2007; 115:3015-3038.)

表 2-8	非综合征性先天性心脏病复发风险(父母正常,生育一个患病子女)

异常	复发率(%)
室间隔缺损	4.2
房间隔缺损	3
法洛四联症	2.5~3
肺动脉狭窄	2.7
主动脉缩窄	1.8
主动脉狭窄	2.2
大动脉转位	1~1.8
矫正型大动脉转位	5.8
房室隔缺损	3~4
左心发育不良	2.2
三尖瓣闭锁	1.0
Ebstein 畸形	1.0

(From Nora JJ, Berg K, Nora AH. Cardiovascular diseases: genetics, epidemiology and prevention. New York: Oxford University Press, 1991; 53–80, and Calcagni G, Digilio CM, Sarkozy A, et al. Familial recurrence of congenital heart disease: an overview and review of the literature. *Eur J Pediatr* 2007; 166:111–116, with permission.)

在这一领域的知识面,亦可能为心脏畸形的诊断、预防及治疗方面提供新的途径。

要点:先天性心脏病的遗传因素

- 先天性心脏畸形婴儿存在染色体异常的发病率为5%~15%。
- 先天性心脏畸形胎儿存在染色体异常的发病率为30%~40%。
- 与染色体异常最相关的特定心脏畸形主要包括房室隔缺损、房间隔缺损、室间隔缺损以及法洛四联症。
- 与染色体异常相关性最小的特定心脏畸形主要包括大动脉转位及内脏异位综合征。
- 21-三体综合征患者合并先天性心脏畸形的发病率为40%~50%,Turner 综合征为25%~35%, 13-三体及 18-三体综合征中高达 80%。
- 22q11 基因缺失综合征 (DiGeorge 综合征)胎儿心血管畸形的发病率高达85%。

表 2-9	先天性心脏缺损与相关的遗传综合征
肺动脉瓣狭窄	● Noonan 综合征 ● Alagille 综合征 ● Costello 综合征 ● Leopard 综合征 ● 8-三体综合征
肺动脉分支狭窄	● Alagille 综合征 ● Williams–Beuren 综合征
主动脉瓣狭窄	● Jacobsen 综合征(11q 缺失) ● 常染色体 13-, 18-三体 ● Noonan 综合征 ● Turner 综合征
主动脉瓣上狭窄	● Williams–Beuren 综合征
主动脉缩窄	● Turner 综合征
房间隔继发孔缺损	● Holt–Oram 综合征 ● Ellis–van Creveld 综合征
室间隔缺损	● Holt–Oram 综合征 ● 常染色体 21-, 18-, 13-三体 ● 22q11 缺失综合征
房室隔缺损	● 常染色体, 21, 18, 13-三体
法洛四联症	● 22q11 缺失综合征 ● Alagille 综合征 ● 猫眼综合征 ● 常染色体 21-, 18-, 13-三体 ● 其他
共同动脉干/主动脉弓离断	● 22q11 缺失综合征 ● 8-三体 ● 10p 缺失
右心室双出口	● 常染色体 9-, 13-, 18-三体 ● 2p, 12p 复制综合征
三尖瓣闭锁	● 多数散发
Ebstein 畸形	● 多数散发
完全型肺静脉异位连接	● 多数散发

(Source: Pierpont ME, Basson C, Woodrow Benson D, et al. Genetic basis for congenital Heart defects: current knowledge. *Circulation* 2007; 115:3015–3038.)

- 22q11 基因缺失综合征最常合并的心脏畸形包括法洛四联症、共同动脉干及主动脉弓发育异常(主动脉弓离断)。

- 7q11.23 基因缺失综合征(Williams-Beuren 综合征)胎儿心血管畸形的发病率高达 90%。

- 7q11.23 基因缺失综合征最常合并的心脏畸形包括主动脉瓣上狭窄及肺动脉瓣上狭窄。

- Noonan 综合征胎儿累及心脏发育的比率为 80%~90%,所合并心脏畸形绝大多数为肺动脉瓣狭窄及肥厚型心肌病。

- Alagille 综合征胎儿累及心脏发育的比率约为 90%,所合并的心脏畸形绝大多数为肺动脉分支狭窄。

- 诊断 Holt-Oram(心-手)综合征时需要明确诊断上肢桡骨畸形。

- Holt-Oram 综合征胎儿心血管畸形的发病率高达 85%~95%,其所合并的心脏畸形大多数为房间隔继发孔缺损及肌部室间隔缺损。

- 对于所有的先天性心脏畸形,有 70% 是孤立性心脏畸形,即非遗传综合征性先天性心脏畸形,另外有 30% 的心脏畸形合并有基因异常。

- 总体来说,非综合征性先天性心脏畸形的复发率仅为 1%~5%。

附加资源

- 在线人类孟德尔遗传定律(http://www.ncbi.nlm.nih.gov/omim/)
- 基因检测(http://www.genetests.org/)
- 遗传学联盟(http://www.geneticalliance.org/)

(何怡华 译)

参考文献

1. O'Rahilly R, Müller F. *Human embryology and teratology.* New York: Wiley-Liss, 1992;107–117.
2. Collins-Nakai R, McLaughlin P. How congenital heart disease originates in fetal life. *Cardiol Clin* 2002;20:367–383.
3. Pierpont ME, Basson C, Woodrow Benson D, et al. Genetic basis for congenital heart defects: current knowledge. *Circulation* 2007;115:3015–3038.
4. Hook EB. Contribution of chromosome abnormalities to human morbidity and mortality. *Cytogenet Cell Genet* 1982;33:101–106.
5. Ferencz C, Neill CA, Boughman JA, et al. Congenital cardiovascular malformations associated with chromosome abnormalities: an epidemiologic study. *J Pediatr* 1989;114:79–86.
6. Harris JA, Francannet C, Pradat P. The epidemiology of cardiovascular defects, part 2: a study based on data from three large registries of congenital malformations. *Pediatr Cardiol* 2003;24:222–235.
7. Copel JA, Cullen M, Green JJ, et al. The frequency of aneuploidy in prenatally diagnosed congenital heart disease: an indication for fetal karyotyping. *Am J Obstet Gynecol* 1988;158:409–413.
8. Schwanitz G, Zerres K, Gembruch U, et al. Prenatal detection of heart defects as an indication for chromosome analysis. *Ann Genet* 1990;33:78–83.
9. Eydoux P, Choiset A, Le Porrier N, et al. Chromosomal prenatal diagnosis: study of 936 cases of intrauterine abnormalities after ultrasound assessment. *Prenat Diagn* 1989;9:255–268.
10. Hook EB. Chromosome abnormalities and spontaneous fetal death following amniocentesis: further data and associations with maternal age. *Am J Hum Genet* 1983;35:110–116.
11. Berg KA, Clark EB, Astemborski JA, et al. Prenatal detection of cardiovascular malformations by echocardiography: an indication for cytogenetic evaluation. *Am J Obstet Gynecol* 1988;159:477–481.
12. Pierpont MEM, Moller JH. Chromosomal abnormalities. In: Pierpont MEM, Moller JH, eds. *The genetics of cardiovascular disease.* Boston: Nijhoff, 1987;13–24.
13. Wyllie JP, Wright MJ, Burn J, et al. Natural history of trisomy 13. *Arch Dis Child* 1994;71:343–345.
14. Devriendt K, Fryns JP, Mortier G, et al. The annual incidence of DiGeorge/velocardiofacial syndrome. *J Med Genet* 1998;35:789–790.
15. Perez E, Sullivan K. Chromosome 22q11 deletion syndrome: DiGeorge and velocardiofacial syndromes. *Curr Opin Pediatr* 2002;14:678–683.
16. Digilio MC, Angioni A, De Saints M, et al. Spectrum of clinical variability in familial deletion 22q11: from full manifestation to extremely mild clinical anomalies. *Clin Genet* 2003;63:308–313.
17. Chaoui R, Kalache KD, Heling KS, et al. Absent or hypoplastic thymus on ultrasound: a marker for deletion 22q11 in fetal cardiac defects. *Ultrasound Obstet Gynecol* 2002;20:546–552.
18. Manning N, Kaufman L, Roberts P. Genetics of cardiological disorders. *Semin Fetal Neonatal Med* 2005;10:259–269.

19. Ewart AK, Morris CA, Atkinson D, et al. Hemizygosity at the elastin locus in a developmental disorder: Williams syndrome. *Nat Genet* 1993;5:11–16.

20. Noonan JA. Noonan syndrome: an update and review for the primary pediatrician. *Clin Pediatr* 1994;33:548–555.

21. Menashe M, Arbel R, Raveh D, et al. Poor prenatal detection rate of cardiac anomalies in Noonan syndrome. *Ultrasound Obstet Gynecol* 2002;19:51–55.

22. Krantz ID, Piccoli DA, Spinner NB. Alagille syndrome. *J Med Genet* 1997;34:152–157.

23. McElhinney DB, Krantz ID, Bason L, et al. Analysis of cardiovascular phenotype and genotype-phenotype correlation in individuals with a JAG1 mutation and/or Alagille syndrome. *Circulation* 2002;106:2567–2574.

24. Basson CT, Cowley GS, Soloman SD, et al. The clinical and genetic spectrum of the Holt-Oram syndrome: heart-hand syndrome. *N Engl J Med* 1994;330:885–891.

25. Bossert T, Walther T, Gummert J, et al. Cardiac malformations associated with the Holt-Oram syndrome: report on family and review of the literature. *Thorac Cardiovasc Surg* 2002;50:312–314.

26. Ferencz C, Rubin JD, Loffredo CA, et al. *Epidemiology of congenital heart disease: the Baltimore-Washington Infant Study*. New York: Futura Publishing Company, 1993;1981–1989.

27. Nora JJ, Berg K, Nora AH. *Cardiovascular diseases: genetics, epidemiology and prevention*. New York: Oxford University Press, 1991;53–80.

28. Calcagni G, Digilio CM, Sarkozy A, et al. Familial recurrence of congenital heart disease: an overview and review of the literature. *Eur J Pediatr* 2007;166:111–116.

29. Maestri NE, Beaty TH, Boughman JA. Etiologic heterogeneity in the familial aggregation of congenital cardio-vascular malformations. *Am J Human Genet* 1989;45:556–564.

30. Bulbul ZR, Rosenthal D, Brueckner M. Genetic aspects of heart disease in the newborn. *Semin Perinatol* 1993;17(2):61–75.

31. Boughman JA, Berg KA, Astemborski JA, et al. Familial risks of congenital heart defect assessed in a popula-tion-based epidemiologic study. *Am J Med Genet* 1987;26:839–849.

第 3 章　先天性心脏病的产前筛查

概　述

先天性心脏病(CHD)是人类胎儿最常见的一种先天性畸形，并且在儿童期由先天性畸形致死的病例中，一半以上为先天性心脏病[1]。据报道，一些危险因素可导致 CHD 的发生，包括母体因素和胎儿因素两方面(见第 1 章)。已证实，胎儿超声心动图能够诊断大部分的心脏结构异常[2]，并且有 CHD 高危因素的孕妇应将其作为常规检查。然而，患有 CHD 的新生儿多数并无可预知的危险因素[2]。事实上，在所有行胎儿超声心动图检查的孕妇中，常规超声检查可疑 CHD 的孕妇发生 CHD 的概率最高(占 50%)[3]。为了能够提高 CHD 的产前诊断率，需要给所有的孕妇进行筛查。

目前，尽管胎儿超声心动图的准确性很高，但是孕中期 CHD 检出率仍不高[4]。美国一项随机实验研究显示，孕中期 CHD 的检出率在三级和非三级中心分别是 4/22(18%)和 0/17(0%)[5,6]。在欧洲一项随机对照研究中，也显示出相似的令人失望的较低检出率(18 周时为 15%)[7]。一项观察了 5 年时间(1999~2003 年)、包含 77 000 多例胎儿的研究表明，CHD 的产前检出率为 21%[8]。一项包含孕早期颈项透明层检查的大规模人群调查研究表明，CHD 的出生前检出率为 35%[9]。其他研究表明，CHD 的出生前检出率已有所提高，但仍有改进的余地。最近一项非选择性人群调查研究表明，大部分 CHD 的检出率为 57%，孤立性心脏异常的检出率是 44%[10]。美国一个研究中心总结了 1992~2002 年间的病例，在到小儿心脏科就诊的患儿中，在产前即诊断 CHD 的比例由 8%增加至 50%[11]。尽管这些研

究结果很鼓舞人心，但是孤立性 CHD 的检出率明显低于 50%的水平，并且低于其他部位先天性畸形的检出率。有证据证明，产前诊断出 CHD 的病例，新生儿的病死率有所改善，因此应努力提高 CHD 的产前检出率[12,13]。针对超声检查者和诊断者的教育和培训，已起到提高人群中 CHD 检出率的作用[14,15]。最近的研究指出，应用自动化的三维超声技术可明显降低超声检查对操作者的依赖[16-18]。当超声技术变得更加标准化和自动化时，对 CHD 的高度敏感和关注解剖的细节应成为超声检查的一部分。

四腔心切面

随着孕期常规超声检查的广泛应用，胎儿心脏四腔心切面已经成为筛查 CHD 的常用方法[19](图 3-1)。胎心四腔心切面具有许多特点，使其成为筛查 CHD 的一个非常好的切面，也是常规产科超声筛查的一部分[20,21]。在胎儿胸部横切面很容易获得四腔心切面，因此这不需要特殊的超声操作技术。在所有的胎位和孕 19 周以后胎儿进行的超声检查中，95%以上均能显示此切面[22]。

一些特殊的心脏畸形可能表现为胎儿四腔心切面正常，这表明常规应用四腔心切面筛查孕期 CHD 有很大的局限性。表 3-1 列出了四腔心切面正常的各种心脏畸形。表 3-2 列出了四腔心切面异常的各种心脏畸形。

只有符合以下表现者，考虑为四腔心切面(图 3-1)正常：

1. 胎位正常。
2. 心胸比例正常。
3. 双房大小基本相等，卵圆瓣位于左房。

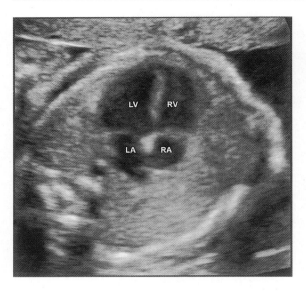

图 3-1 胎儿胸部横切面正常四腔心切面。LA:左心房;LV:左心室;RV:右心房;RV:右心室。

4. 双室大小和收缩力基本相等,右室心尖可见调节束回声。

5. 房、室间隔正常可见。

6. 房室瓣形态正常,并且三尖瓣在室间隔上的附着位置较二尖瓣更靠近心尖部。

关于胎儿心脏畸形的超声心动图表现会在随后章节进行详细讨论。

一些研究针对四腔心切面在胎儿期筛查 CHD 的有效性进行了评估[3,23-29]。这些研究在 CHD 人群患病率、目标孕妇的危险因素、操作者的专业经验、确定偏倚和研究设计等方面均有所不同。从而导致应用胎儿四腔心切面产前

筛查 CHD 的敏感度变异很大。一些临床因素可能影响满意四腔心切面图像的获得,包括孕妇肥胖、胎儿在宫腔的位置、孕龄以及母体有腹部外科手术病史[30]。一般来说,研究表明,四腔心切面在低危人群中检出 CHD 的敏感度较低[25,27-29]。甚至在同一个超声实验室,四腔心切面的敏感度在低危妊娠与高危妊娠间也有明显差异[31]。表 3-3 列出了一些评价四腔心切面筛查 CHD 有效性的研究数据。

基本检查的扩展

如果可行的话,流出道切面应作为胎儿心脏筛查的扩展切面,这是因为在大血管异常的胎儿中,只有 30% 的病例会出现四腔心切面异常图像[32]。基本筛查的扩展包括确定左室和右室流出道是否分别起自它们各自的心室。左室流出道切面由四腔心切面演变而来,可见主动脉起自左室,通常也称为五腔心切面(图 3-2)。经过适当培训和具有一定经验者五腔心切面的显示率为 90%[30]。五腔心切面可以显示左室流出道与膜性室间隔。膜性室间隔与主动脉前壁的连续性(图 3-2)是胎儿心脏检查的主要观察项目,因为连续性好便可排除主动脉骑跨,而主动脉骑跨是法洛四联症、共同动脉干和右室双出口的标志。右室流出道切面可由横断面四腔心切面向胎儿头侧

表 3-1	正常四腔心切面的心脏畸形
法洛四联症	
大动脉转位	
右室双出口	
小室间隔缺损	
共同动脉干	
轻度半月瓣狭窄	
主动脉弓异常	

表 3-2	四腔心切面异常的心脏畸形
二尖瓣/主动脉瓣闭锁	
三尖瓣/肺动脉瓣闭锁	
Ebstein 畸形/三尖瓣发育异常	
房室间隔缺损	
大室间隔缺损	
单心室(双入口)	
严重主动脉/肺动脉狭窄	
严重主动脉弓缩窄	
完全性肺静脉连接异常	
心肌病/心脏肿瘤	

表 3-3	四腔心切面和产前筛查 CHD			
作者(参考文献)/年份	例数	CHD 发生率	危险状态	敏感度(%)
Copel 等[3]/1987	1022	72/1000	高危	92
Sharland 和 Allan[23]/1992a	23 861	2.8/1000	低危	77
Vergani 等[24]/1992	5336	5.9/1000	低危	81
Achiron 等[25]/1992	5347	4.3/1000	低危	48
Bromley 等[26]/1992	–	–	混合	63
Wigton 等[27]/1993	10 004	3.6/1000	低危	38
Kirk 等[28]/1994	5111	10/1000	低危	47
Tegnander 等[29]/1995	7459	12/1000	低危	39
a 限于四腔心切面检出的常见心脏畸形。				

滑动超声探头来获得(图 3-3)。该切面可以显示肺动脉起自右心室并转向左侧,肺动脉分成左右肺动脉分支,肺动脉瓣活动自如,肺动脉内径稍宽于主动脉根部径。关于左、右室流出道的解剖

会在第 6 章进行详细讨论。

一般来说,研究表明,与四腔心切面相比,胎儿心脏基本检查扩展切面(流出道)筛查 CHD 的检出率更高。这可能与获得这些图像需要有一定专业技术水平有关。表 3-4 列出了多项研究结果,对比在四腔心切面基础上增加大动脉扩展切面筛查胎儿 CHD 的敏感性[25-29,33-38]。

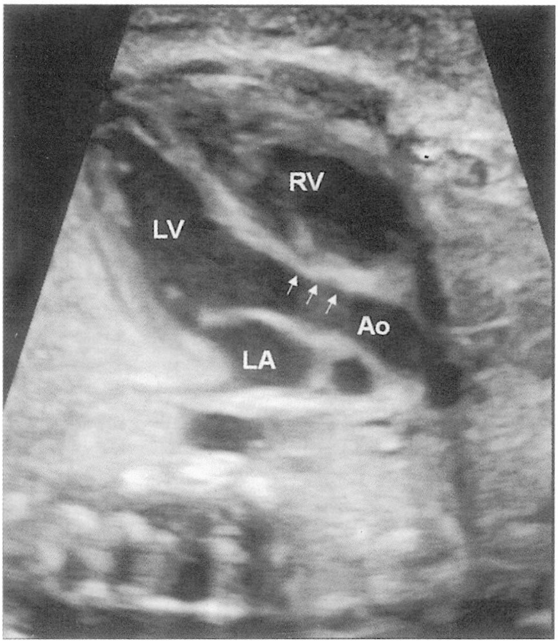

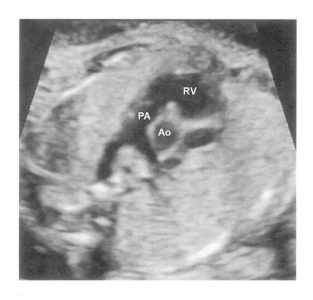

图 3-2　左室流出道切面(五腔心切面)显示主动脉起自左心室, 白色箭头示主动脉前壁与室间隔相连续。AO:主动脉;LA:左心房;LV:左心室;RV:右心室。

图 3-3　右室流出道切面显示肺动脉起自右心室,胎儿期肺动脉内径略宽于主动脉内径。AO:主动脉;PA:肺动脉;RV:右心室。

先天性心脏病的早孕期筛查

一些研究结果建议，在孕早期和孕中期的前期（孕 10~14 周），颈项透明层是一个筛查 CHD 的好方法[39-41]。颈项透明层增厚与主要的 CHD 的发生有密切关系[9]。早期研究报告指出，当颈项透明层测量值在第 99 百分位数或另一特殊测量指标顶臀长增大时，检出 CHD 的敏感度为 40%[39]。随后进行的一些研究结果显示敏感性更低，大致范围为 13%~36%[9,40-42]。研究结果之间的差异较大，可能与研究人群的高危水平、研究对象中包括一部分患颈部水囊状淋巴管瘤的胎儿、研究设计以及确定偏倚等有关。尽管最近的研究结果显示其敏感度相对较低，但颈项透明层的测量可望能增加 CHD 的检出率。因为若颈项透明层增厚，则提示需要有经验的超声工作者对胎儿心脏进行针对性评估。一项评估颈项透明层测量在 CHD 筛查中作用的分析结果表明，颈项透明层测量有益于产前 CHD 检测，估计检出率达 52%（95% 可信区间为 42~71），假阳性率为 5%[43]。颈项透明层应在孕 10~14 周期间测量，厚度大于或等于 3.5mm 时是行胎儿超声心动图检查的指征。表 3-5 列出了系列研究中的一部分。关于孕早期超声检出主要的 CHD 会在第 10 章和特殊心脏畸形相关章节中进行详细讨论。

要点：先天性心脏病的产前筛查

- 已证实胎儿超声心动图能够诊断大部分的胎儿心脏结构异常。
- 大多数患 CHD 的新生儿没有预知的危险因素。
- 孤立性 CHD 在普通人群的产前检出率仍保持在明显低于 50% 的水平，并且低于其他部位先天性畸形的检出率。
- 四腔心切面产前筛查 CHD 的敏感度变异范围较大。
- 在大血管异常的胎儿中，只有 30% 的病例会出现异常四腔心切面图像。
- 研究表明，与四腔心切面相比，流出

表3-4	四腔心切面和增加大血管切面(基本检查扩展)筛查先天性心脏病的对比研究				
作者(参考文献)/年份	研究设计	人群	四腔心切面的敏感度(%)	扩展检查的敏感度(%)	
Achiron 等[25]/1992	前瞻性	低危	48	78	
Bromley 等[26]/1992	回顾性	高-低危	63	83	
Wigton 等[27]/1993	回顾性	非选择性	33.3	38.9	
Kirk 等[28]/1994	前瞻性	低危	47	78	
Rustico 等[33]/1995	前瞻性	低危	未知	35.4	
Stumpflen 等[34]/1996	前瞻性	非选择性	未知	88.5	
Kirk 等[35]/1997	前瞻性	非选择性	未知	66	
Stoll 等[36]/2002	回顾性,病例对照	非选择性	未知	19.9	
Carvalho 等[37]/2002	前瞻性	非选择性	未知	76	
Tegnander 等[29]/1995	前瞻性	非选择性	未知	57	
Ogge 等[38]/2006	前瞻性	低危	60.3	65.5	

(Modified from Oggè G, Gaglioti P, Maccanti S, et al.; and Gruppo Piemontese for Prenatal Screening of Congenital Heart Disease. Prenatal screening for congenital heart disease with four-chamber and outflow-tract views: a multicenter study. *Ultrsound Obstet Gynecol* 2006; 28: 779-784, with permission.)

| 表 3-5 | 颈项透明层与先天性心脏病的产前筛查 |

作者(参考文献)/年份	例数	大部分 CHD 发生率	NT 阈值 (百分位数)	敏感度(%)	PPV(%)
Hyett 等[39]/1999	29 154	1.7/1000	99th	40	6.3
Michailidis 等[41]/2001	6606	1.7/1000	99th	27	4.1
Hafner 等[40]/2003	12 978	2.1/1000	95th	25.9	1.1
Bahado-Singh 等[42]/2005	8167	2.1/1000	95th	29.4	0.8
Simpson 等[9]/2007	34 266	1.5/1000	99th	13.5	3.3

PPV:阳性预测值。

(Modified from Simpson L, Malone F, Bianchi D, et al.; for the First and Second Trimester Evaluation of Risk Research Consortium. Nuchal translucency and the risk of congenital heart disease. *Obstet Gynecol* 2007; 109: 376–383, with permission.)

道切面筛查 CHD 的检出率更高。

· 颈项透明层增厚与主要的 CHD 的发生有密切关系。

· 颈项透明层应在孕 10~14 周期间测量,厚度大于或等于 3.5mm 时是胎儿超声心动图检查的指征。

(张烨　译)

参考文献

1. Hoffman JIE, Christianson R. Congenital heart disease in a cohort of 19,502 births with long-term follow-up. *Am J Cardiol* 1978;42:641.
2. Allan LD, Sharland GK, Milburn A, et al. Prospective diagnosis of 1,006 consecutive cases of congenital heart disease in the fetus. *J Am Coll Cardiol* 1994;23:1452.
3. Copel JA, Pilu G, Green J, et al. Fetal echocardiographic screening for congenital heart disease: the importance of the four-chamber view. *Am J Obstet Gynecol* 1987;157:648–655.
4. Garne E, Still C, Clementi M, and the Euroscan Group. Evaluation of prenatal diagnosis of congenital heart diseases by ultrasound: experience from 20 European registries. *Ultrasound Obstet Gynecol* 2001;17:386–391.
5. Ewigman BG, Crane JP, Frigoletto FD, et al. Effect of prenatal ultrasound on perinatal outcome. *N Engl J Med* 1993;329:821–827.
6. Personal Communication, Data from Radius trial, presented at International Perinatal Doppler Society, Toronto, 1994.
7. Westin M, Saltvedt S, Bergman G, et al. Routine ultrasound examination at 12 or 18 gestational weeks for prenatal detection of major congenital heart malformations? A randomized controlled trial comprising 36,299 fetuses. *BJOG* 2006;3:675–682.
8. Nikkila A, Bjorkhem G, Kallen B. Prenatal diagnosis of congenital heart defects: a population based study. *Acta Paediatr* 2006;96:49–52.
9. Simpson L, Malone F, Bianchi D, et al.; for the First and Second Trimester Evaluation of Risk Research Consortium. Nuchal translucency and the risk of congenital heart disease. *Obset Gynecol* 2007;109:376–383.
10. Tegnander E, Williams W, Johanses OJ, et al. Prenatal detection of heart defect in a non-selected population of 30,149 fetuses-detection rates and outcome. *Ultrasound Obstet Gynecol* 2006;27:252–265.
11. Mohan UR, Kleinman CS, Kern JH. Fetal echocardiography and its evolving impact 1992 to 2002. *Am J Cardiol* 2005;96:134–136.
12. Mahle WT, Clancy RR, McGaurn SP, et al. Impact of prenatal diagnosis on survival and early neurological morbidity in neonates with hypoplastic left heart syndrome. *Pediatrics* 2001;107:1277–1282.
13. Bonner D, Coltri A, Butera G, et al. Detection of transposition of the great arteries in fetuses reduces neonatal morbidity and mortality. *Circulation* 1999;99:916–918.
14. Tegnander E, Eik-Nes SH. The examiner's ultrasound experience has a significant impact on the detection rate of congenital heart defects at the second-trimester fetal examination. *Ultrasound Obstet Gynecol* 2006;28:8–14.
15. Hunter S, Heads A, Wyllie J, et al. Prenatal diagnosis of congenital heart disease in the northern region of England: benefits of a training program for obstetric ultrasonographers. *Heart* 2000;84:294–298.
16. Abuhamad A. Automated multiplanar imaging: a novel approach to ultrasonography. *J Ultrasound Med* 2004;23(5):573–576.

17. Abuhamad A, Falkensammer P, Zhao Y. Automated sonography: defining the spatial relationship of standard diagnostic fetal cardiac planes in the second trimester of pregnancy. *J Ultrasound Med* 2007;26:501–507.
18. Abuhamad A, Falkensammer P, Reichartseder F, et al. Automated retrieval of standard diagnostic fetal cardiac ultrasound in the second trimester of pregnancy: a prospective evaluation of the software. *Ultrasound Obstet Gynecol* 2008;31(1):30–36.
19. Allan LD, Crawford DC, Chita SK, et al. Prenatal screening for congenital heart disease. *Br Med J* 1986;292:1717.
20. *American Institute of Ultrasound in Medicine practical guidelines for the performance of obstetric ultrasound examinations.* Laurel, MD: American Institute of Ultrasound in Medicine, 2007.
21. International Society of Ultrasound in Obstetrics and Gynecology. Cardiac screening examination of the fetus: guidelines for performing the 'basic' and 'extended basic' cardiac scan. *Ultrasound Obstet Gynecol* 2006;27:107–113.
22. Shultz SM, Pretorius DH, Budorick NE. Four-chamber view of the fetal heart: demonstration related to menstrual age. *J Ultrasound Med* 1994;13:285–289.
23. Sharland GK, Allan LD. Screening for congenital heart disease prenatally. Results of a 2 1/2-year study in the South East Thames Region. *Br J Obstet Gynecol* 1992;99:220–225.
24. Vergani P, Mariani S, Ghidini A, et al. Screening for congenital heart disease with the four-chamber view of the fetal heart. *Am J Obstet Gynecol* 1992;167:1000–1003.
25. Achiron R, Glaser J, Gelernter, et al. Extended fetal echocardiographic examination for detecting cardiac malformations in low risk pregnancies. *Br Med J* 1992;304:671.
26. Bromley B, Estroff JA, Sanders SP, et al. Fetal echocardiography: Accuracy and limitations in a population at high and low risk for heart defects. *Am J Obstet Gynecol* 1992;166:1473–1481.
27. Wigton TR, Sabbagha RE, Tamura RK, et al. Sonographic diagnosis of congenital heart disease: comparison between the four-chamber view and multiple cardiac views. *Obstet Gynecol* 1993;82:219–224.
28. Kirk JS, Riggs TW, Comstock CH, et al. Prenatal screening for cardiac anomalies: the value of routine addition of the aortic root to the four chamber view. *Obstet Gynecol* 1994;84(3):427–431.
29. Tegnander E, Eik-Nes SH, Johansen OJ, et al. Prenatal detection of heart defects at the routine fetal examination at 18 weeks in a non-selected population. *Ultrasound Obstet Gynecol* 1995;5:372–380.
30. DeVore GR, Medaris AL, Bear MD, et al. Fetal echocardiography: factors that influence imaging of the fetal heart during the second trimester of pregnancy. *J Ultrasound Med* 1993;12:659–663.
31. Ott WJ. The accuracy of antenatal fetal echocardiography screening in high- and low-risk patients. *Am J Obstet Gynecol* 1995;172:1741–1749.
32. Paladini D, Rustico M, Todros T, et al. Conotruncal anomalies in prenatal life. *Ultrasound Obstet Gynecol* 1996;8:241–246.
33. Rustico MA, Benettoni A, D'Ottavio G, et al. Fetal heart screening in low-risk pregnancies. *Ultrasound Obstet Gynecol* 1995;6:313–319.
34. Stumpflen I, Stumpflen A, Wimmer MA, et al. Effect of detailed fetal echocardiography as part of routine prenatal ultrasonographic screening on detection of congenital heart disease. *Lancet* 1996;348:854–857.
35. Kirk JS, Comstock CH, Lee W, et al. Sonographic screening to detect fetal cardiac anomalies: a 5-year experience with 111 abnormal cases. *Obstet Gynecol* 1997;89:227–232.
36. Stoll C, Dott B, Alembick Y, et al. Evaluation and evolution during time of prenatia diagnosis of congenital heart diseases by routine fetal ultrasonographic examination. *Am Genet* 2002;45:21–27.
37. Carvalho JS, Mavrides E, Shinebourne EA, et al. Improving the effectiveness of routine prenatal screening for major congenital heart defects. *Heart* 2002;88:387–391.
38. Oggè G, Gaglioti P, Maccanti S, et al.; and Gruppo Piemontese for Prenatal Screening of Congenital Heart Disease. Prenatal screening for congenital heart disease with four-chamber and outflow-tract views: a multicenter study. *Ultrasound Obstet Gynecol* 2006;28:779–784.
39. Hyett J, Perdu M, Sharland G, et al. Using fetal nuchal translucency to screen for major congenital cardiac defects at 10–14 weeks of gestation: population based cohort study. *BMJ* 1999;318:81–85.
40. Hafner E, Schuller T, Metzenvauer M, et al. Increased nuchal translucency and congenital heart defects in a low-risk population. *Prenat Diagn* 2003;23:985–989.
41. Michailidis GD, Economides DL. Nuchal translucency measurement and pregnancy outcome in karyotypically normal fetuses. *Ultrasound Obstet Gynecol* 2001;17:102–105.
42. Bahado-Singh RO, Wapner R, Thom E, et al. Elevated first-trimester nuchal translucency increases the risk of congenital heart defects. *Am J Obstet Gynecol* 2005;192:1357–1361.
43. Wald NJ, Morris JK, Walker K, et al. Prenatal screening for serious congenital heart defects using nuchal translucency: a meta-analysis. *Prenat Diagn* 2008;28:1094–1104.

第 **4** 章 胎儿心脏的常用解剖标志

胎儿内脏位置

超声评估胎儿心脏的第一步是判断胎儿内脏的位置(胎儿器官的偏向性),判定胎儿内脏的位置是为了准确评价心室与心房的位置,并且应该成为胎儿超声检查的一部分。内脏位置包括三种类型:正位、反位和不定位(表 4-1)。内脏正位是指体内血管、器官的排列位置正常。内脏反位只占所有人群的 0.01%,是指相对于内脏正位的血管与器官的镜像。内脏反位与复杂先天性心脏病(CHD)的发病率轻微增加相关,发病率为 0.3%~5%[1]。此外,据报道在内脏反位的病例中, 大约 20% 的患者有 Kartagener(卡塔格奈)综合征,主要表现为纤毛功能失调,伴随反复性呼吸道感染和生育能力下降[2]。不定位(内脏异位)是指内脏畸形异位,与内脏正位与反位都不同,多伴发于复杂先天性心脏病,静脉回流异常,肠道扭转和肠梗阻,脾脏、胆道和支气管异常。内脏不定位发病率很低, 估计在每 10 000 个婴儿中仅有 1 例[3]。内脏异位包括两种:右位异构和左位异构。右位异构的病例表现为无脾,身体两侧均呈右侧形态结构;左位异构的病例表现为多脾,身体两侧均呈左侧形态结构。第 22 章将对胎儿内脏异位进行详细讨论。

虽然现在判定胎儿位置的方法主要依赖于胃和心脏分别在腹部和胸腔的位置,但仍需要仔细注意横膈以下降主动脉与下腔静脉的位置关系,扩张肠管的存在,胆囊的存在,脾脏存在与位置(图 4-1)。一般认为横膈以下降主动脉与下腔静脉的位置关系可以作为判定右位

| 表 4-1 | 内脏位置类型 |

位置	表现	
	右侧	左侧
正位(正常)	形态学右房	形态学左房
	大部分肝叶	胃
	下腔静脉	降主动脉
	三叶肺	两叶肺
	短动脉上支气管	长动脉下支气管
反位	形态学左房	形态学右房
	胃	大部分肝叶
	降主动脉	下腔静脉
	两叶肺	三叶肺
	长动脉下支气管	短动脉上支气管
不定位(内脏异位)	不确定	不确定

和左位异构的依据。

技术

1. 判定胎头在子宫内的位置,以及先露的部分(例如头位、臀位)。

2. 通过获得胎儿脊柱矢状位确定胎儿在子宫内位置(纵向位:胎儿的脊柱平行于母体的脊柱;横位:胎儿的脊柱垂直于母体的脊柱;斜向位:胎儿的脊柱斜向母体的脊柱)(图 4-2)。

3. 通过步骤 1 和 2 确定胎儿方位后,确定胎儿左侧相对于母体腹部的位置 [胎儿左侧位于母体前方(靠近探头);母体后方(靠近后侧子宫壁);母体右侧(靠近母体右侧子宫壁);母体左侧(靠近母体左侧子宫壁)](图 4-2)。

4. 胎儿腹部横切面由探头从低位胸椎长轴切面旋转 90° 获得。胎儿胃泡位于腹部左侧,

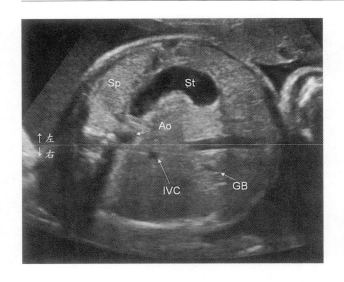

图 4-1　胎儿腹部横切面显示左侧和右侧解剖结构。St：胃；Ao：降主动脉；Sp：脾脏；GB：胆囊；IVC：下腔静脉。

降主动脉位于左后方，下腔静脉位于右前方（图 4-2A）。向胎儿胸腔方向滑动探头，即可显示四腔心切面。胎儿心尖朝向胎儿胸腔的左侧（图 4-2B）。确定胃、降主动脉、心尖位于胎儿左侧，下腔静脉位于胎儿右侧，即可认为内脏正位。

另有研究描述了在超声检查中确定胎儿位置的其他方法。Cordes 等[4]描述了一项技术，将探头放在一个标准的位置，在胎儿的矢状切面使胎儿头部在显示器右侧，作为起点，随后顺时针旋转探头 90°来获得从尾侧向头侧的横切面。另一种方法由 Bronshtein 等[5]报道，即经腹部扫描的右手规则和经阴道扫描的左手规则（图 4-3）。检查者握拳，手掌代表胎儿的脸部，拇指指示胎儿心脏和胃部的方向。

胎儿胸部解剖

胸腔的前方是胸骨，后方是胸椎骨，两侧为肋骨。锁骨、第一肋骨和第一胸椎体构成胸腔的上界，膈肌为下界。

肋骨来源于胎儿胚胎期胸椎发育过程中的肋骨间质。肋骨软骨化开始于 6.5 周，在胚胎期末一个完好的肋软骨胸廓形态即可形成。肋软骨内骨化大多发生在孕早期[6]。发育完成的胸部骨骼系统包括 12 个胸椎，12 对肋骨和肋软

骨，以及胸骨。在前面，上面的 7 对肋软骨与胸骨连接，第 8、9、10 对肋软骨分别与上一个肋软骨相连接（上下之间连接，但不连接胸骨）。第 11、12 对肋骨呈游离漂浮状，不与前方关节相连[7]。在后面，肋骨连接在胸椎上。虽然成年人的肋骨倾斜向下，但在胎儿期，肋骨在胸腔内呈水平位。观察胎儿肋骨方位，在胸部、腹部的横切面可观察到单独一对肋骨的长段（图 4-1 和图 4-2）。

心脏占据胸腔中纵隔的中间部分。它的前方被胸骨的下 2/3 和第二至第六肋软骨覆盖。心脏的两侧和后面是肺脏，下面是膈肌。胸降主动脉及食管在心脏的后方。胸腺位于前上纵隔，在前方的胸骨及后方的大血管之间。胎儿的心脏在胸腔内呈水平位，胸腔横切面和心脏四腔心切面几乎在同一平面[8]。随着生长发育，心尖向下摆动，出生后心脏在胸腔内更垂直些。与四腔心切面相应的是胎儿第四肋骨[9,10]。当获得胸、腹腔横切面时，依据胎儿肋骨进行超声的好处将在第 5 章中进一步讨论。

心脏外表面有一些沟槽可区分心房与心室（图 4-4）。房室沟或者冠状沟（图 4-4A，C）区分心房与心室。这些沟内有冠状动脉窦和冠状动脉主干。前室间沟内有左冠状动脉的前降支走行，从前面区分左右心室。后室间沟内有后降

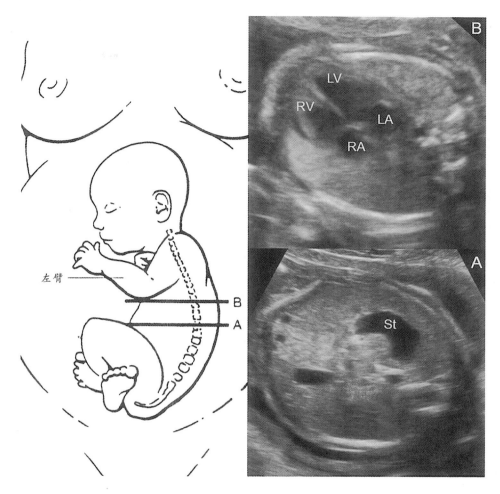

左臂

图 4-2　确定胎儿在子宫内的方位;胎头位于子宫底,臀先露。胎儿体位呈长轴纵向,脊柱位于母体左侧,胎儿的左侧朝前。A 平面由探头从低位胸椎矢状切面旋转 90°获得。腹部前方标记为胃(St),提示胎儿内脏正位。B 平面由 A 平面探头向头侧滑动获得,心脏位于前方,心尖指向胎儿的左侧。RV:右心室;LV:左心室;RA:右心房;LA:左心房。

支及心中静脉(图 4-4B)。心房外面由房间沟分隔(没有显示)。在成年人这些沟槽由脂肪组织填充。

　　右肺及左肺占据大部分胸腔,心脏位于中间位置。右肺包括三叶:上叶、中叶及下叶,有一短的动脉上主支气管。左肺包括两叶:上叶和下叶,有一长的动脉下主支气管。每一肺叶有次级支气管。每一肺叶又进一步分成小叶。每一叶内的不同肺段由三级细支气管供应。每一个单独的肺叶在超声下是无法显示的,除非合并胸腔积液。

胎儿心轴

　　在心脏四腔心切面水平的胸腔横切面,可以很容易地获得胎儿的心轴。从脊柱到前胸壁画出一条直线,可将胸腔平分为二等分。心轴是室间隔与这条线之间的角度(图 4-5)。正常心轴在正中线偏左侧 45°角,与孕周无关[11](图 4-5 和图 4-6A)。对于心轴异常的定义,各家研究结果略有不同。笔者建议心轴大于 65°或者小于 25°均为异常。一项研究将心轴异常定义

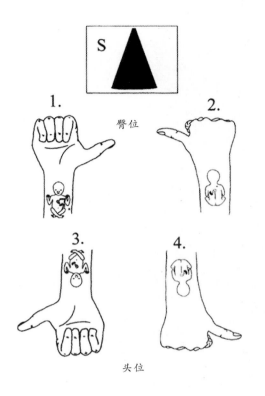

图 4-3 图示胎儿后背朝后(1 和 3)和朝前(2 和 4)。经腹探查超声声束直接由头顶部向骶尾部扫查。右手掌代表胎儿的脸部，胎儿的心脏和胃泡位置与检查者的拇指方向一致。(Modified from Bronshtein M, Gover A, Zimmer EZ. Sonographic definition of the fetal situs. *Obstet Gynecol* 2002;99 (6): 1129 –1130, with permission.)

为小于 28°或大于 59°，这对于发现先天性心脏病或者胸腔内异常的敏感性为 79%[12]。胎儿心脏异常多合并心轴偏小或增大[12]。一项研究发现，心脏异常胎儿中心轴向左偏移大于 75°者占 76%[13]。在心轴左偏的病例中，法洛四联症(图 4-6 C)、主动脉缩窄和 Ebstein 畸形(图 4-6 D)是最常见的心脏疾病。而右室双出口、房室间隔缺损和单心房是心轴右偏的最常见心脏疾病[12-14]。胎儿心轴异常还会出现在腹壁缺损的病例，例如脐膨出(59%出现心轴偏移)和腹裂(14%出现不正常的心轴偏移)[15]。图 4-6 B-D 显示了 3 例胎儿心轴异常，接近 90°。

目前合并心脏异常胎儿的心轴发生异常的特殊胚胎学形成机制并不十分清楚，据推测，可能与胚胎期早期球室袢过度旋转有关[11,12,15]。在一些罕见的复杂先天性心脏病病例，心尖很难辨认。第 10 章描述了孕早期的胎儿心轴情况。

胎儿心脏位置

胎儿心脏的位置是指心脏在胸腔的位置，与心轴无关。右位心指心脏位于右侧胸腔(图 4-7 至图 4-9)，中位心是指心脏位于胸腔的中央(图 4-10)，左位心则是指心脏位于左侧胸腔(图 4-6)。这些术语描述了心脏在胸腔的位置，但是没有关于胎位、心轴、心脏解剖或者房室组织等方面的信息。心脏位置异常与心轴异常是可以单独发生的，因此应该分别诊断(例如右位心伴心轴左偏)。

三级转诊中心的右位心发病率为 0.22% ~ 0.84%，并且多数病例伴有先天性心脏病[16,17]。在文献中另有两个术语被用于描述心脏位于右侧胸腔：右移心和右旋心。右移心是右位心的一种形式，是指心脏位于右侧胸腔，并且心尖居内侧或者朝左(图 4-7 和图 4-8)。这种情况多由心外因素所致，比如左侧胸腔占位性病变，包括膈疝(图 4-8A)、左肺肿物(图 4-8B)、胸膜腔积液(图 4-7)、右肺不发育(图 4-8C)或者右肺发育不全 (即弯刀综合征)(图 4-8D)。右移心是暂时的心脏位于右侧胸腔，当心外畸形被治疗后，有希望恢复正常位置。当心脏位于右侧胸腔并且心尖朝右时称为右旋心(图 4-9)。右旋心的心房反位或不定位，通常伴有先天性心脏病，多数合并房室连接不一致(图 4-9)[18]。

左位心通常是指内脏位置异常时，心脏仍在左侧胸腔的正常位置。左位心可伴心房正位(正常解剖)、反位或者不定位。心轴向左偏移角度过大在法洛四联症、主动脉缩窄及 Ebstein 畸形中可见(图 4-6)。心脏左移位是指心脏位置更加移向左侧胸腔，多与右侧占位性疾病有

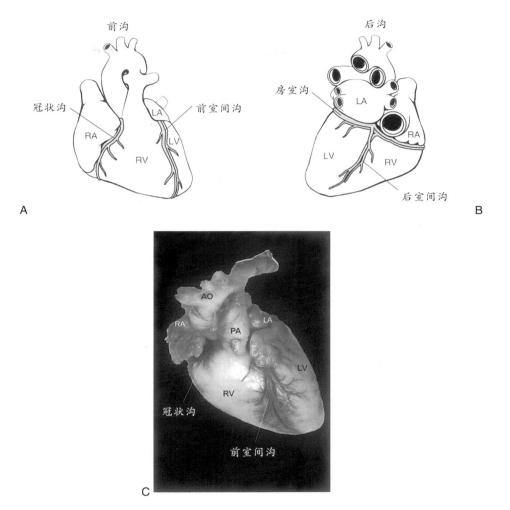

图 4-4 心脏表面分隔心房心室的沟槽的示意图,图 A 是前面观,图 B 是后面观。图 C 是孕 22 周胎儿心脏样本,显示前沟和冠状沟。LA:左心房;RA:右心房;LV:左心室;RV:右心室;PA:肺动脉;AO:主动脉。(**C** 见彩图)

关(图 4-6B)。

中位心是指心脏位于不典型位置,居胸腔中心,其心尖朝向胸腔中部(图 4-10)。中位心伴先天性心脏病,主要是心室动脉连接异常,例如大动脉转位和右室双出口。双肺容积扩大(如喉闭锁)也常合并中位心(图 4-10B)。

胎儿心脏大小

胎儿心脏大致占据胸腔的 1/3。胎儿心脏大小可以简单地通过在四腔心切面测量的心脏周长或者面积与胸腔的周长或者面积的比例来评估(图 4-11)。心胸(C/T)周长比在孕期比较恒定,孕 17 周时平均值为 0.45,整个孕期平均值为 0.5[19]。C/T 周长比的平均值在孕期的前半程随孕周缓慢增长,由第 11 周的 0.38 增长到 20 周的 0.45,正常胎儿的比值均不超过 0.5[20]。C/T 面积比也是评估心脏大小的一个可选方法,正常值在孕期比较恒定,平均值为 0.25~0.35[21]。

当 C/T 面积比大于 2 个标准差时,定义为胎儿心脏扩大(图 4-6D),包括心脏和心外畸形

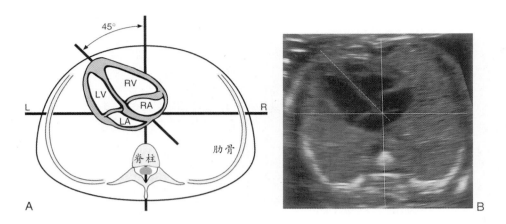

图 4-5 胎儿胸腔的四腔心切面心轴测量的示意图，以及相对应的超声切面图。LA：左心房；RA：右心房；LV：左心室；RV：右心室；L：左侧；R：右侧。

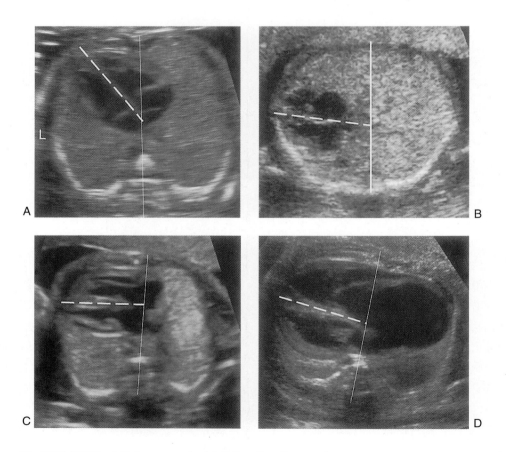

图 4-6 （A）正常胎儿图像，心轴为 45°。与之对比的是三个心轴异常（接近 90°）的胎儿图像（B-D）。（B）右肺病变使心脏向左侧移位伴心轴偏斜。（C）法洛四联症胎儿四腔心切面正常，但是心轴偏斜。（D）Ebstein 畸形引起胎儿心脏扩大。L：左侧。

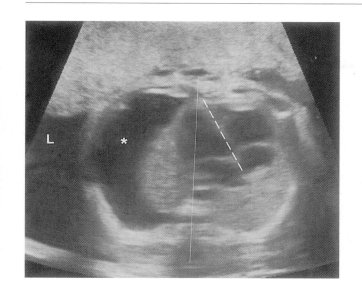

图 4-7　胎儿胸腔横切面显示合并左侧胸腔积液(星号),图示心脏位置位于右侧胸腔,但心尖朝向左侧(右移心)。

等各种不同病因[21]。全收缩期的三尖瓣反流伴有右房扩大是常见的发病特点,几乎见于 90% 的胎儿心脏扩大病例[21]。胎儿水肿也是常见的心脏扩大伴发的表现,在某些病例组中发生率

高达 50%[21]。表 4-2 列举了导致胎儿心脏扩大的常见病因。

C/T 周长比增大也可以出现在胸腔容积减少而不是心脏扩大的病例中。因此,将测量的

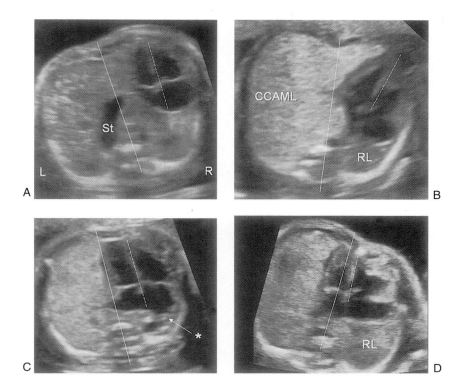

图 4-8　右移心的其他四种情况。(A)左侧先天性膈疝。(B)左肺先天性肺囊性腺瘤样畸形(CCAML)。在 A 和 B 中心脏向右侧胸腔移位。(C)非常罕见的右肺发育不良(星号)。(D)罕见的右肺发育不良,即弯刀综合征。St:胃。

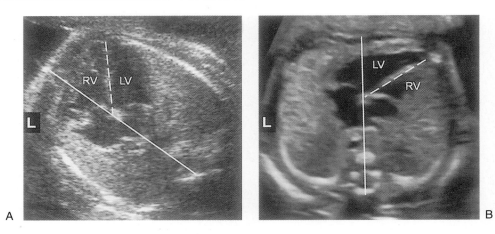

图 4-9 右旋心：心脏位于右侧胸腔，并且心轴朝右。(A)胎儿心房反位，前方心室为右心室(镜像旋转)。(B)胎儿为大动脉转位合并右旋心，心脏旋向右侧，前方心室为左心室。L：左侧。

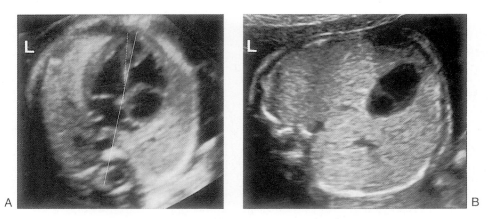

图 4-10 胎儿中位心：心脏位于胸腔的中心。(A)孤立性中位心，不合并心脏畸形。(B)喉闭锁胎儿的胸部图像，心脏被挤压在两侧扩张的肺之间。L：左侧。

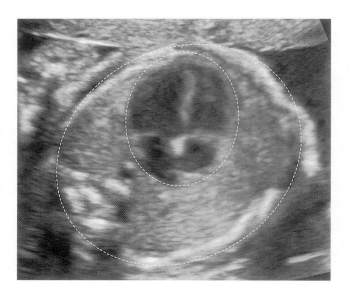

图 4-11 在四腔心切面分别测量心脏和胸腔的周长，得到胎儿心胸周长比。分别测量心脏和胸腔的面积从而得到胎儿心胸面积比。

表 4-2	胎儿心脏扩大的常见病因
病因学	
心脏因素	Ebstein 畸形
	三尖瓣发育异常
	房室间隔缺损
	持续性胎心律失常(心脏传导阻滞)
	扩张型心肌病
	动脉导管提前收缩
心外因素	动静脉畸形,如骶尾部畸胎瘤,Galen 静
	脉瘤和胎盘绒毛膜血管瘤
	双胎输血综合征中的受体胎儿
	严重胎儿贫血
	未控制的母体糖尿病

胸腔周长与孕周相比较作为评估中的一部分是非常重要的。胸腔容积减少可以由某些致死性骨骼发育异常或者严重的肺发育不良等因素导致。典型的胸腔周长减少常常预后较差。

心腔与流出道的空间关系

图 4-12 显示了胸腔内胎儿心脏表面的右前观(A)、前面观(B)、左后观(C)和后面观(D)。右心房占据心脏的右前位置(图 4-12A)。右心室位于心脏前面,由前面观,右室占据了胎儿心脏前面的大部分位置(图 4-12B)。左心室位于心脏表面左后方位置(图 4-12C)。左心房位于后面,在脊柱之前(图 4-12D)。图 4-13 为三个胸骨长轴解剖切面示意图,从胎儿心脏右侧切到左侧,显示心腔与流出道的空间关系。图 4-14 和图 4-15 是相应平面 A 和 B 的超声图像。右心室及其最前流出道(肺动脉)是靠近前胸壁的最前面的心脏腔室(图 4-14 和图 4-15)。左心室及其流出道(主动脉)占据胎儿心脏的中段(图 4-15)。左心房从肺静脉接受血液,是靠近胎儿脊柱最靠后的心脏腔室。肺动脉从右心室发出,跨过主动脉,降到胸腔后面。它分为左右肺动脉和动脉导管。主动脉在从左

室发出后和形成弓部之前,其长轴平行于左心室,角度朝前,指向胎儿右侧肩膀,而后沿着脊柱左侧向下走行。有三条动脉从主动脉弓发出:头臂干(无名动脉),左颈总动脉,左锁骨下动脉。两个心室流出道长轴相互垂直(图 4-13B,C),是胎儿超声心动图重要的解剖标志。胎儿心脏解剖评估将在以后章节中详细阐述。

顺序分段分析

在评估胎儿心脏解剖关系时,一个顺序的分段诊断方法有助于更加清晰而简洁地描述心脏异常。分段分析包括三个解剖节段:心房,心室和动脉干。每一个解剖节段又可以分为右侧和左侧部分。房室瓣膜分隔心房与心室,半月瓣分隔心室与动脉干。同时,体静脉和肺静脉的连接关系作为第四个解剖节段也需要进行评估。因此,心腔是通过形态学结构特点来判定的,而不是通过解剖位置来判定。血流方向也有助于判定房室和心室大动脉之间的连接关系。表 4-3 列出了顺序分段分析法评估胎儿心脏的简要步骤。对于心腔、动脉干和瓣膜结构的详细解剖学评估将在随后的章节中阐述。

要点:胎儿心脏的常用解剖标志

• 内脏正位是指体内血管与器官排列位置正常。

• 内脏反位是指血管与器官的排列关系相对于正位呈镜像表现,常伴随先天性心脏病的发病率轻度增加,20% 病例伴 Kartagener(卡塔格奈)综合征。

• 内脏不定位(内脏异位)是指内脏异位和畸形,通常伴有 CHD。

• 横膈下主动脉与下腔静脉位置是判定右侧或左侧异构的非常可靠的依据。

• 胎儿心脏四腔心切面可以由第四肋水平胸部横切面获得。

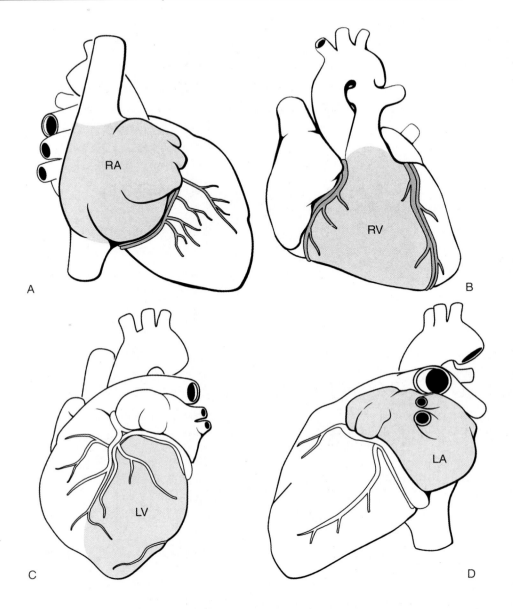

图 4-12 图示从右前(A)、前面(B)、左后(C)和后面(D)的角度观察胎儿心脏各腔室在心脏表面的解剖部位。RA:右心房; RV:右心室;LV:左心室;LA:左心房。

• 笔者将心轴正常值定义为左侧胸腔 25°~65°。

• 右位心是指心脏位于右侧胸腔。

• 右移心是右位心的一种形式,指心脏位于右侧胸腔,而心尖居内侧或者偏左侧。

• 右旋心是指心脏位于右侧胸腔,并伴有心尖朝右。

• 左旋心指心脏位置正常,但内脏位置往往异常。

• 左移心是指心脏更偏向左侧胸腔,通常多与(右侧)占位性病变有关。

• 中位心是指心脏位于不典型位置,心尖朝向胸腔中部。

• 心胸周长比在孕期比较恒定, 孕17

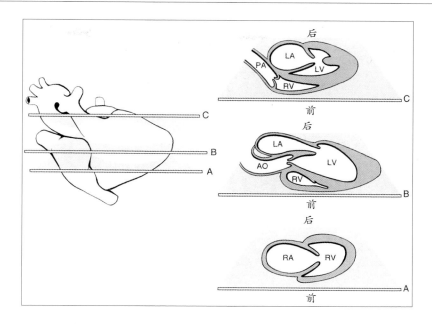

图 4-13　从心脏的右侧向左侧(分别为 A，B 和 C)的解剖切面图(胸骨旁长轴)，显示心腔与流出道之间的空间关系(见正文)。PA:肺动脉;AO:主动脉;RA:右心房;RV:右心室;LA:左心房;LV:左心室。

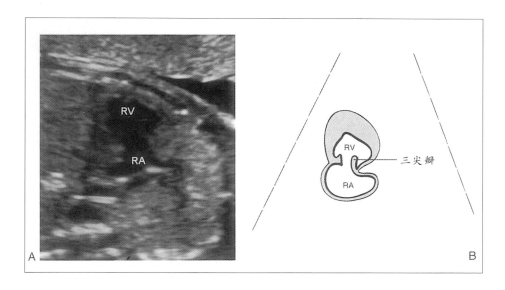

图 4-14　心脏右侧胸骨旁长轴切面显示右心室和右心房。RV:右心室;RA:右心房。

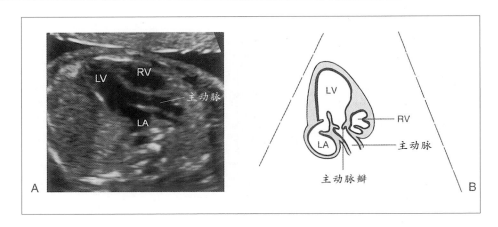

图 4–15 心脏中间位的胸骨旁长轴切面显示左心室流出道，流出道位于心脏的中间位置，左房位于后方。LA：左心房；LV：左心室；RV：右心室。

表4–3 胎儿心脏顺序分段分析法的步骤
1. 确定内脏位置
2. 确定心房排列关系(形态学右房和左房)
3. 确定房室(AV)连接关系(AV瓣)
4. 确定心室排列关系(形态学右室和左室)
5. 确定心室大动脉连接关系(半月瓣)
6. 确定大动脉排列关系(主动脉和肺动脉)
7. 确定体静脉和肺静脉连接关系

周时平均值为0.45，整个孕期平均值为0.5。

• 心胸面积比也是评估心脏大小的一个可选方法，正常值在孕期比较恒定，平均值为0.25~0.35。

• 全收缩期三尖瓣反流伴有右房扩大是心脏扩大的常见发病特点，几乎见于90%的胎儿心脏扩大病例。

• 心胸周长比增大也可以由骨骼发育异常和肺发育不全导致的肺容积减小引起。

• 右室是最靠前的心腔，左房是最靠后的心腔。

• 右房位于右前方，左室位于左后方。

• 胎儿心脏顺序分段分析法包括三个解剖节段：心房，心室和动脉干。

（张烨 译）

参考文献

1. DeVore GR, Sarti DA, Siassi B, et al. Prenatal diagnosis of cardiovascular malformations in the fetus with situs inversus viscerum during the second trimester of pregnancy. *J Clin Ultrasound* 1986;14:454–457.
2. Holzmann D, Ott PM, Felix H. Diagnostic approach to primary ciliary dyskinesia: a review. *Eur J Pediatr* 2000;159(1–2):95–98.
3. Salomon LJ, Baumann C, Delezoide AL, et al. Abnormal abdominal situs: what and how should we look for? *Prenat Diagn* 2006;26:282–285.
4. Cordes TM, O'Leary PW, Seward JB, et al. Distinguishing right from left: a standardized technique for fetal echocardiography. *J Am Soc Echo* 1994;7:47–53.
5. Bronshtein M, Gover A, Zimmer EZ. Sonographic definition of the fetal situs. *Obstet Gynecol* 2002;99(6): 1129–1130.
6. O'Rahilly R, Muller F. *Human embryology and teratology.* New York: Wiley-Liss, 1992;241.
7. Agur AM. *Grant's atlas of anatomy.* Baltimore: Williams and Wilkins, 1991;8–9.
8. Snider RA, Serwer GA. *Echocardiography in pediatric heart disease.* St. Lous: Mosby, 1990;23.
9. Isaacson G, Mintz MC, Crelin ES. *Atlas of fetal sectional anatomy with ultrasound and magnetic resonance imaging.* New York: Springer-Verlag, 1986;64.

10. Abuhamad AZ, Sedule-Murphy SJ, Kolm P, et al. Prenatal ultrasonographic fetal rib length measurement: Correlation with gestational age. *Ultrasound Obstet Gynecol* 1996;7:193–196.
11. Comstock CH. Normal fetal heart axis and position. *Obstet Gynecol* 1987;70:255.
12. Crane JM, Ash K, Fink N, et al. Abnormal fetal cardiac axis in the detection of intrathoracic anomalies and congenital heart disease. *Ultrasound Obstet Gynecol* 1997;10:90–93.
13. Smith RS, Comstock CH, Kirk JS, et al. Ultrasonographic left cardiac axis deviation: a marker for fetal anomalies. *Obstet Gynecol* 1995;85:187–191.
14. Comstock CH, Smith R, Lee W, et al. Right fetal cardiac axis: clinical significance and associated findings. *Obstet Gynecol* 1998;91:495–499.
15. Boulton SL, McKenna DS, Cly GC, et al. Cardiac axis in fetuses with abdominal wall defects. *Ultrasound Obstet Gynecol* 2006;28:785–788.
16. Bernasconi A, Azancot A, Simpson JM, et al. Fetal dextrocardia: diagnosis and outcome in two tertiary centres. *Heart* 2005;91:1590–1594.
17. Walmsley R, Hishitani T, Sandor GGS, et al. Diagnosis and outcome of dextrocardia diagnosed in the fetus. *Am J Cardiol* 2004;94:141–143.
18. Winer-Muram HT, Tonkin ILD. The spectrum of heterotaxic syndromes. *Radiol Clin North Am* 1989;27:1147–1170.
19. Paladini D, Chita SK, Allan LD. Prenatal measurement of cardiothoracic ratio in evaluation of heart disease. *Arch Dis Child* 1990;65:20–23.
20. Tongsong T, Tatiyapornkul T. Cardiothoracic ratio in the first half of pregnancy. *J Clin Ultrasound* 2004;32(4):186–189.
21. Chaoui R, Bollmann R, Goldner B, et al. Fetal cardiomegaly: echocardiographic findings and outcome in 19 cases. *Fetal Diagn Ther* 1994;9(2):92–104.

右心房

右心房位于左心房的右前方。右心房的后部(静脉窦)为光滑的房壁,接受上下腔静脉和冠状静脉窦的汇入(图5-1)。右心房的前部排列着粗大的肌束,称为梳状肌(图5-1)。右心房的光滑部和粗糙部由被称为界嵴的嵴状隆起所分隔(图5-1),其向下走行,平行于上下腔静脉开口的连线。下腔静脉于右房的最底部汇入,紧邻房间隔(图5-1)。下腔静脉瓣(Eustachian瓣),即心内膜活瓣,位于下腔静脉的开口(图5-1)。下腔静脉瓣在胎儿期具有重要的功能,其引导下腔静脉内来源于静脉导管的高氧含量血液进入卵圆孔,由尾侧向头侧流

动。偶尔,下腔静脉瓣在胎儿超声心动图四腔心切面显示,位置靠后,易被误认为卵圆孔瓣。冠状静脉窦收集心脏自身回流的静脉血,行于房室沟的后方,在房间隔下部下腔静脉开口附近入右心房[1](图5-1和图5-2)。冠状静脉窦的开口处有冠状静脉窦瓣(Thebesian瓣)(图5-1)。上腔静脉进入右心房的前部,无静脉瓣。窦房结位于右心房上壁的心外膜处,上腔静脉的下方(图5-1)。房室结位于右心房底部,冠状静脉窦开口附近。右心耳略呈金字塔状,基底部较宽(图5-1和图5-3)。希阿利网(Chiari network)是另外一种胚胎残余组织,呈细丝带状,偶尔可在右心房内三尖瓣环水平看到。表5-1列举了右心房的解剖学特点。

房间隔分隔左右心房。房间隔由原发隔和

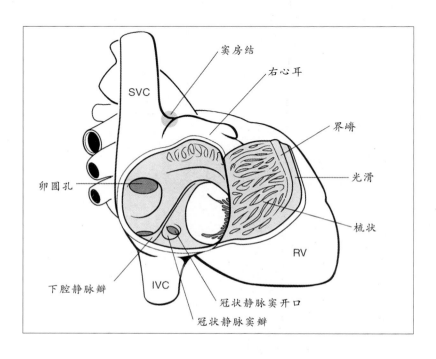

图 5-1 右心房内部解剖结构。后壁光滑,前壁粗糙。可见下腔静脉(IVC)、上腔静脉(SVC)和冠状静脉窦的开口。详细见正文。RV:右心室。

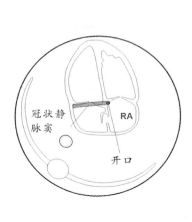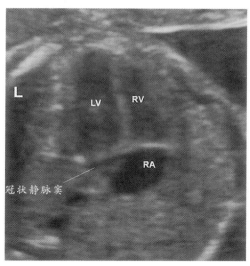

图 5-2　在四腔心切面稍偏尾侧的平面,胎儿胸部横切面显示右心房(RA)底部的冠状静脉窦开口。RV:右心室;LV:左心室;L:左侧。

继发隔构成。卵圆孔为继发隔上的孔道(图 5-4)。原发隔是胚胎第一个发育的房间隔,形成卵圆孔瓣。房间隔缺损根据缺损在房间隔的位置进行分类。缺损位于房间隔下 1/3 时为原发孔型缺损,缺损位于房间隔中 1/3 时为继发孔型缺损,缺损位于房间隔后部和上部时称为静脉窦型缺损。

三尖瓣

　　三尖瓣的作用是在右心室收缩期阻止血液从右心室反流至右心房。三尖瓣有三个瓣叶,根据它们在右室内的方位进行命名,分别称为前叶,隔叶和后叶。瓣叶由腱索固定,腱索可以阻止瓣叶在收缩期脱入心房侧。腱索附着在三组乳头肌上。前乳头肌为三组乳头肌中最大的一组,在超声上容易显示,位于右心室心尖部,接纳来自前叶和后叶的腱索附着(图 5-5)。后乳头肌位于后侧壁,接纳来自后叶和隔叶的腱索附着(图 5-5)。间隔侧乳头肌接纳来自隔叶和前叶的腱索附着。在右心室内,从瓣叶发出的腱索可直接附着在室间隔上,这也是右室独特的解剖学特征(图 5-5和图 5-6)。三尖瓣在室间隔上附着的位置较二尖瓣更靠近心尖侧[2](图 5-4)。这一解剖学特征对于识别心室的位置和房室瓣畸形有重

图 5-3　右心房(RA)、上腔静脉(SVC)及下腔静脉(IVC)矢状旁位观。可以见到右心耳的宽基底部,这在四腔心切面是无法显示的。Sp:脊柱;Inf:下;Ant:前。

表 5-1	右心房的解剖学特征

位置靠前,在左心房的右侧
后部光滑,前部肌小梁丰富
接受上下腔静脉及冠状静脉窦的血流
内有窦房结和房室结
右心耳呈宽基底的金字塔状

2 列出了右心室的解剖学特征。

左心房

左心房位于心脏的后部,邻近脊柱,接受左右肺静脉的汇入。所有四条肺静脉,上、下肺静脉各一对,将心脏和肺组织连接在一起,在左心房的上后侧壁汇入其内(见第4章图 4-4B)。在四腔心切面,可见四条肺静脉中的两条:两条下肺静脉,呈缝隙样开口于左心房的后壁(图 5-7)。两条下肺静脉在降主动脉和食管的两侧汇入左心房(图 5-7)。左心房呈圆形,除左心耳外左房壁光滑,左心耳狭小、呈指状,其内有较多的梳状肌。卵圆孔瓣位于左心房内,从右向左搏动(图 5-4)。胎儿时期,左右心房大小几乎相等(图 5-4)。图 5-8 显示胎儿胸部四腔心切面水平的横断面解剖标本。表 5-3 列出了左心房的解剖学特征。

二尖瓣

在心室的收缩期,二尖瓣阻止血流从左心

要作用。与二尖瓣不同,肺动脉瓣下圆锥将三尖瓣和肺动脉瓣隔开,导致二者之间无纤维连续(图 5-5)。

右心室

右心室是距前胸壁最近的心腔,解剖学上位于胸骨的后方。右心室由三部分构成:流入道、心尖部(许多肌小梁)和流出道(光滑)(图 5-5)。右心室主要的超声表现特征为粗大的调节束(间隔-室壁肌束)占据心尖部(图 5-5)。当与左心室相比较时,在超声心动图四腔心切面,右心室室壁回声较高。右心室室壁呈曲线状围绕室间隔,形态呈新月形。在胎儿期,右心室和左心室在大小上几乎相等(图 5-4)。表 5-

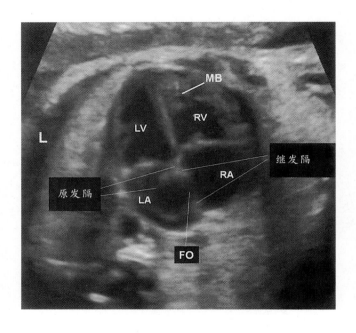

图 5-4 胎儿心脏四腔心切面显示右心房(RA)、左心房(LA)、右心室(RV)和左心室(LV)。右心室心尖部可见典型粗大的调节束(MB)。心房之间的间隔由原发隔和继发隔构成。原发隔形成卵圆孔瓣,卵圆孔(FO)是继发隔中部的开口。L:左侧。

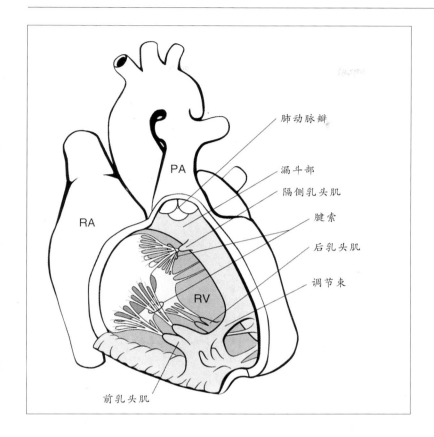

图 5-5 右心室(RV)内部解剖结构。右心室由流入道、心尖部和流出道三部分构成。三尖瓣由三个瓣叶和三组乳头肌构成。调节束占据右心室心尖部。详细见正文。RA:右心房;PA:肺动脉。

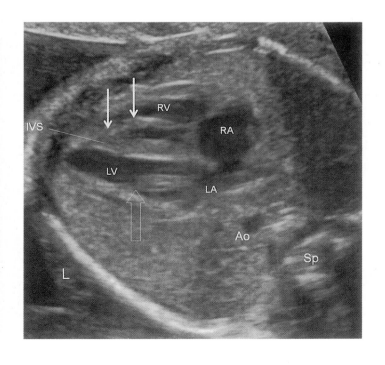

图 5-6 四腔心切面水平胎儿心脏轴位观。可以看到三尖瓣腱索在右室壁和心尖部的附着点(两个实心箭头)。左心室内的空心箭头指示二尖瓣乳头肌在左室游离壁的附着部位。RA:右心房;LA:左心房;IVS:室间隔;Ao:主动脉;Sp:脊柱;L:左侧。

表 5-2	右心室的解剖学特征

流入道和心尖部肌小梁丰富

新月形,心腔位于最前方,位于胸骨后

流出道(漏斗部)较光滑

调节束位于心尖部

房室瓣为三瓣叶

三尖瓣在室间隔的附着部位较二尖瓣更靠近心尖部

室壁可接纳腱索的直接附着

有三组乳头肌

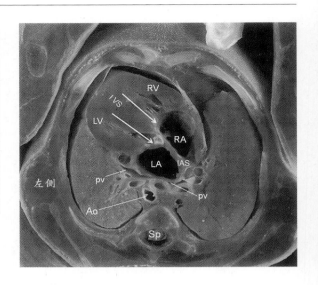

图 5-8　胎儿心脏四腔心切面胸部横断面解剖标本显示右心房(RA),左心房(LA),右心室(RV),左心室(LV),室间隔(IVS)和房间隔(IAS)。可以看到相对于二尖瓣(MV)而言,三尖瓣(TV)在室间隔上的附着点更靠近心尖侧(箭头)。肺静脉(PV)从后方进入左心房。Sp:脊柱;Ao:降主动脉。(见彩图)

室反流入左心房。二尖瓣由前叶和后叶组成,后叶与室间隔无附着。从每个瓣叶发出的腱索附着在前外侧和后内侧乳头肌上,乳头肌附着在左心室的游离壁上,这也是与右心室相鉴别的重要特征(图5-9)。前叶有时也称为隔侧或

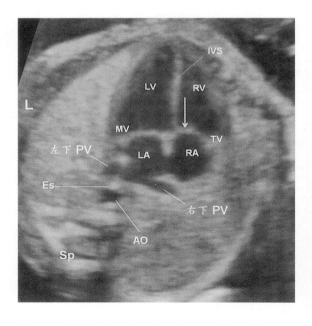

图 5-7　胎儿心脏心尖四腔心切面显示右心房(RA),左心房(LA),右心室(RV),左心室(LV)和室间隔(IVS)。可以看到与二尖瓣(MV)相比较,三尖瓣(TV)在室间隔上的附着点更靠近心尖侧(箭头)。在心尖四腔心切面中,与侧位观相比较(图5-6),房室间隔相对较薄。在左心房的后部可见右下肺静脉和左下肺静脉(PV)分别位于降主动脉(AO)和食管(Es)的两侧。

前内侧叶,主要附着在前外侧乳头肌上,与主动脉瓣之间有纤维连续(图5-10)。后叶有时也称为后外侧叶,主要附着在后内侧乳头肌上。与右室壁不同,左室壁不接受来自二尖瓣腱索的直接附着(图5-6)。

左心室

左心室呈圆锥形,位于右心室的后方。左心室占据胎儿心脏左侧表面的大部分。解剖学上,左心室较右心室更窄、更长[2]。在胎儿期,左室壁的回声较右室壁低,但是左室壁较光滑,没有间隔-室壁肌束。与右心室不同,左心室的流入道和流出道在解剖学上关系紧密,由二尖瓣前叶分隔(图5-10)。

心室之间由室间隔分隔。心尖部间隔(近心尖部)在起源上是肌性的,基底部间隔(近房室瓣处)是膜性的。表5-4列出了左心室的解剖学特征。

表5-3	左心房的解剖学特征

位于心脏后部,脊柱前方
前部和后部均光滑
接受四条肺静脉的血流
左心耳峡小、呈指状、壁粗糙

四腔心切面

扫查技术

1. 确定胎位,详见第4章。

2. 获取胎儿腹部横断面。在良好的胎儿腹部横断面中,每一侧腹壁均应该显示一根完整的肋骨(图5-11A)。当两侧腹壁可见多根肋骨时,图像即为斜断面,而不是横断面(图5-11B)。

3. 从胎儿腹部横断面,滑动探头至胎儿胸部,直至显示四腔心切面(见第4章图4-2)。最佳的四腔心切面需显示以下解剖结构:每侧胸壁均显示一根完整的肋骨,左心房后壁显示两条下肺静脉和心脏的心尖部(图5-7)。表5-

5列出了四腔心切面的解剖学特征。

四腔心切面的类型

根据胎儿与超声声束的相应方位,胎儿心脏四腔心切面有三种类型(图5-12)。当胎儿在子宫内其左前胸壁靠近探头时,可以得到心尖四腔心切面(图5-7)。心尖四腔心切面中,声束几乎与室间隔平行,声束首先接触到胎心的心尖部。当胎儿右后胸壁靠近探头时,可以得到心底四腔心切面 (图5-13)。在心底四腔心切面中,超声声束从胎儿右肩下方进入。声束与室间隔几乎平行,声束首先触及胎心的基底部。当胎儿的脊柱既不位于前方也不位于后方,而是与子宫侧壁邻近时,可以得到长轴或轴位四腔心切面图像(图5-6)。此时,超声声束几乎与室间隔垂直。

要详细评价胎儿四腔心切面显示的解剖结构,则需要不止一种类型的四腔心切面。这常需要使声束从母体腹部的对侧对胎儿心脏进行成像来完成[3]。通过这种方法可以得到心尖四腔心切面和长轴或轴位四腔心切面,或者心底四腔心切面和长轴或轴位四腔心切面图像。心尖观可以更好地显示心尖部、心室、房室

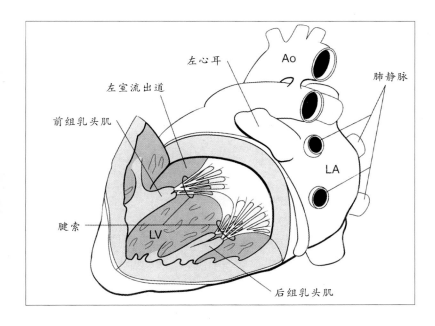

图5-9 左心室内部解剖结构。二尖瓣由两个瓣叶和两组乳头肌构成。可以看到二尖瓣前(前内侧)叶紧邻左室流出道。详细见正文。Ao:主动脉;LA:左心房。

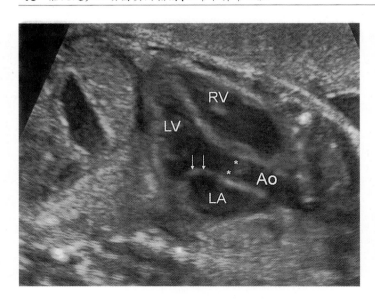

图 5-10　胎儿心脏五腔心切面显示二尖瓣前叶（箭头）和主动脉瓣（星号）的解剖比邻关系。LV：左心室；LA：左心房；RV：右心室；Ao：主动脉。

表 5-4	左心室的解剖学特征

呈锥形，位于心脏的后侧方，流入道光滑

二叶房室瓣（二尖瓣）

流入道和流出道解剖关系密切（二尖瓣和主动脉瓣）

两组粗大的乳头肌附着在左心室的游离壁上

没有调节束

室壁不直接接受腱索的附着

瓣、心房的长轴以及心室的大小。然而，房室间隔的最大面积在心尖观中常得不到很好的显示。这是由于在心尖观中，声束的长轴方向与间隔平行，使其看起来较实际上变薄，导致错误诊断。心底观可以很好地显示心房和房室瓣。长轴或轴位观能够很好地显示房室间隔，心房和心室壁，以及间隔的厚度。

在四腔心切面上，偶尔可见心腔内点状强回声，大部分位于左室内的乳头肌上（图 5-14A）。点状强回声可为单发或多发，也可以位于右心室（图 5-14B）或左右心室均有。心腔内点状强回声的临床意义目前尚有争论，尤其在胎儿期为单一发现时[4-7]。作者建议当怀孕

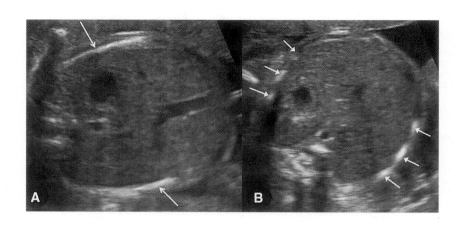

图 5-11　（A）胎儿腹部胃水平横断面，可以看到腹部侧壁上（箭头）显示一根肋骨的大部分，这确保了图像为腹部近完美的横断面；（B）胎儿腹部胃水平斜断面观，可以看到腹部侧壁上显示了多个肋骨的一部分（箭头）。

表5-5	正常四腔心切面解剖学特征

心脏位于胸腔内,大小正常

胎儿胸部横断面显示胸部侧壁均可见一个完整的肋骨

降主动脉位于胎儿脊柱的左前方

心尖呈45°角指向胎儿左上胸部

心房大小相等

房间隔中部可见卵圆孔,卵圆孔瓣位于左心房内

两条下肺静脉在左心房的后壁呈裂隙状开口

开放的房室瓣

三尖瓣隔瓣附着于室间隔的位置较二尖瓣更靠近心尖侧

心室的大小和收缩功能相等

室间隔完整

调节束位于右心室心尖部

期间唐氏综合征检查为高危时,若发现心腔内点状强回声,应该进行基因检查,或者进行特定的心脏检查以排除相关的心脏畸形。点状强回声的发生率在不同的种族之间略有差异,亚洲妈妈的胎儿发生率较高[8]。这种种族差异在建议患者进行唐氏综合征相关检查时应该考虑到。

四腔心切面显示心脏的流入道。许多的心脏异常在四腔心切面具有异常表现。第3章表3-1和表3-2列出了心脏异常分别与正常或异常心脏四腔心切面的关系。

心脏的短轴观

扫查技术

心脏短轴观也被称为胸骨旁短轴观,可以通过以下方法获得:

1. 确定胎位(见第4章)。

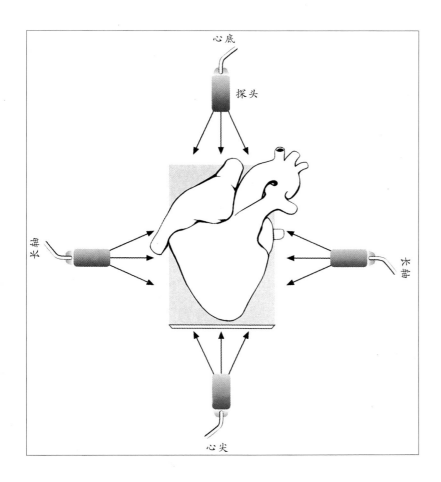

图 5-12 心脏四腔心切面平面。声束与胎儿胸部的方位决定显示的四腔心切面的类型。详细见正文。

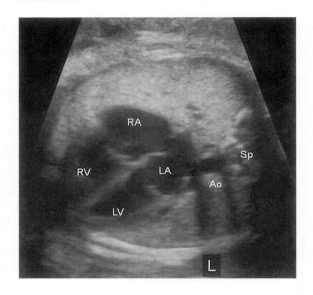

图 5-13 胎儿心脏心底部四腔心切面。可以看到胎儿脊柱位于图像的前方，超声束从胎儿右后胸壁进入。LV：左心室；LA：左心房；RV：右心室；RA：右心房；Ao：主动脉；L：左侧；Sp：脊柱。

2. 获取胎儿心脏四腔心切面（见前述）。

3. 从四腔心切面平面（图5-15，A平面），转动探头90°得到心脏短轴断面（图5-15，B

平面）。

为了避免胎儿上肢所致的声影，可以对探头进行细微的调整。从左心室心尖部至肺动脉分叉的一系列短轴切面通过前后（心尖至心底）轻微调整探头的角度即可得到（图5-16）。可以看到心脏的短轴观是在胸部的斜切面上得到的。

短轴观的解剖学特征

心脏的短轴观可以详细评价心腔的空间位置关系。这些切面对于评价心室大小、室壁情况和间隔的厚度很有帮助。大血管及其分支的方位也可以通过心底部短轴观进行准确评价（在第6章讨论）。

在多数的心尖短轴观（图5-16A），左心室呈圆形，位于右心室的后方（图5-17）。与肌小梁较多的右心室心尖部相比较，左心室壁则较光滑。左室的乳头肌可以在偏后（心底）的切面上看到（图5-16B）。左心室的后内侧乳头肌和前外侧乳头肌可以在同一个成像平面的8点钟和5点钟方位分别显示（图5-18）。在此成像平面，室间隔肌部将心室分为两个心腔。二尖瓣

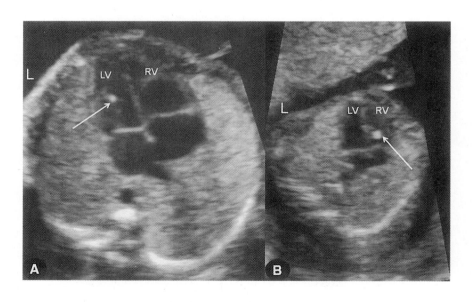

图 5-14 （A）单发心内点状强回声位于左室的一组乳头肌上（箭头）。（B）单发心内点状强回声位于右室的一组乳头肌上（箭头）。LV：左心室；RV：右心室。

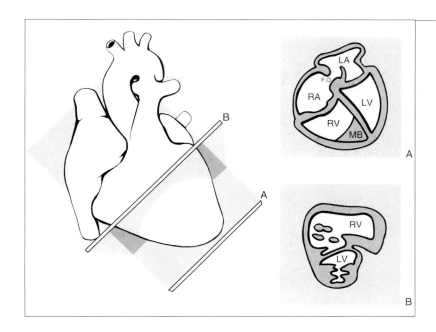

图 5-15　心脏短轴观成像技术。从心脏四腔心切面平面(A平面),旋转探头 90°可以得到心脏的短轴观 (胸骨旁观)(B 平面)。LA:左心房;LV:左心室;FO:卵圆孔;RA:右心房;RV:右心室;MB:调节束。

和三尖瓣在更靠后(心底)的成像平面上显示(图 5-16C)。二尖瓣包括前叶和后叶,呈新月形,为鱼嘴样外观(图 5-19)。三尖瓣较二尖瓣更靠近心尖部,因此在显示二尖瓣的同一平面上可以显示部分三尖瓣(图 5-19)。

图 5-16 中的 D 平面和 E 平面分别代表右

室流出道和心底水平的短轴观。这些平面在第6 章中会详细讨论。

要点:心腔

● 右心房接纳上腔静脉、下腔静脉和冠

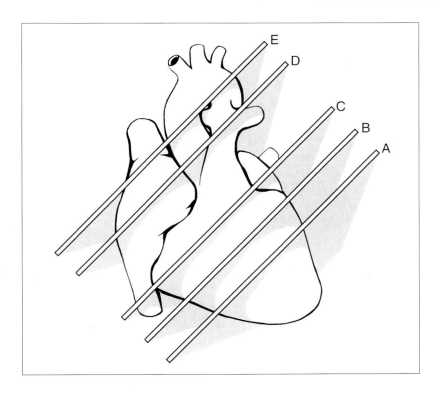

图 5-16　心脏短轴观 (胸骨旁)。一系列的短轴观可以通过从前向后轻微调整探头的角度得到。

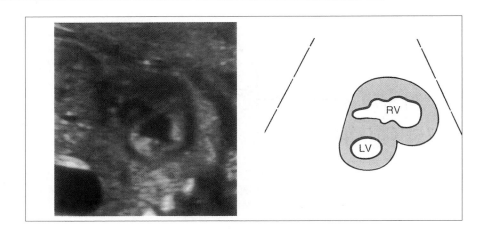

图 5-17　心尖短轴观。左心室呈圆形，位于右心室的后方。与肌小梁丰富的右室心尖相比较，左室壁较光滑。LV：左心室；RV：右心室。

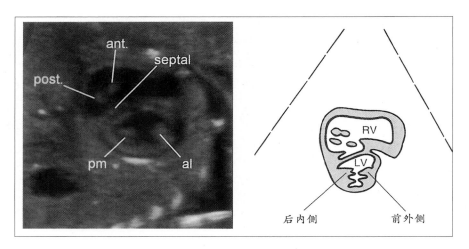

图 5-18　左心室乳头肌水平短轴观。后内侧(pm)乳头肌和前外侧(al)乳头肌(PM)分别在 8 点和 5 点钟位置显示。可以看到三尖瓣的三个瓣叶：前叶(ant)，后叶(post)和隔叶(septal)。

状静脉窦的血流。

- 下腔静脉瓣位于下腔静脉开口，引导静脉导管的血流进入卵圆孔。
- 三尖瓣有三个瓣叶和三组乳头肌。
- 从三尖瓣发出的腱索可以直接附着在右室壁上。
- 三尖瓣在室间隔的附着部位较二尖瓣更靠近心尖部。
- 右心室是最靠近胸前壁的心腔。

- 右心室的流入道和心尖部肌小梁丰富，调节束位于右心室心尖部。
- 肺动脉瓣下圆锥分隔肺动脉瓣和三尖瓣。
- 左心房是最靠心脏后部的心腔。
- 左心房接纳四条肺静脉，两条下肺静脉可以在四腔心切面上显示。
- 左心房内显示卵圆孔瓣，其从右向左搏动。

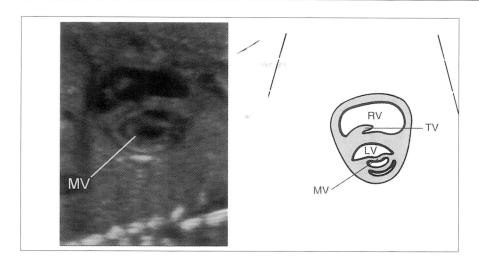

图 5-19 房室瓣水平短轴观。二尖瓣(MV)(前叶和后叶)为新月形,呈鱼嘴样外观。由于三尖瓣(TV)更靠近心尖部,在此平面上只显示了一小部分三尖瓣。RV:右心室;LV:左心室。

- 二尖瓣包括两个瓣叶和两组乳头肌,两组乳头肌分别附着在左心室的游离壁。
- 二尖瓣前叶和主动脉瓣之间有纤维连续。
- 左室壁无二尖瓣腱索的直接附着。

- 良好的胎儿心脏四腔心切面,每一侧胸壁均可以显示一根完整的肋骨。
- 四腔心切面显示心脏的流入道。
- 在短轴观,二尖瓣表现为新月形,呈鱼嘴样外观。

(韩建成 译)

参考文献

1. Chaoui R, Heling KS, Kalache KD. Caliber of the coronary sinus in fetuses with cardiac defects with and without left persistent superior vena cava and in growth-restricted fetuses with heart-sparing effect. *Prenat Diagn* 2003;23(7):552–557.
2. Chaoui R. The examination of the normal fetal heart using two-dimensional echocardiography. In: Yagel S, Silvermann N, Gembruch U, eds. *Fetal cardiology*. London, New York: Martin Dunitz, 2003;141–149.
3. Abuhamad AZ. *A practical guide to fetal echocardiography*. Philadelphia: Lippincott–Raven Publishers, 1997;35.
4. Benacerraf BR. The role of the second trimester genetic sonogram in screening for Down syndrome. *Semin Perinatol* 2005;29(6):386–394.
5. Filly RA, Benacerraf BR, Nyberg DA, et al. Chorioid plexus cyst and echogenic intracardiac focus in women at low risk for chromosomal anomalies. *J Ultrasound Med* 2004;23(4):447–449.
6. Coco C, Jeanty P, Jeanty C. An isolated echogenic heart focus is not an indication for amniocentesis in 12,672 unselected patients. *J Ultrasound Med* 2004;23(4):489–496.
7. Smith-Bindman R, Hosmer W, Feldstein VA, et al. Second-trimester ultrasound to detect fetuses with Down syndrome: a meta- analysis. *JAMA* 2001;285(8):1044–1055.
8. Borgida AF, Maffeo C, Gianferarri EA, et al. Frequency of echogenic intracardiac focus by race/ethnicity in euploid fetuses. *J Matern Fetal Neonatal Med* 2005;18(1):65–66.

第 6 章 大血管

肺动脉

肺动脉(主肺动脉,肺动脉主干)起源于心脏前部的右心室。肺动脉与主动脉呈交叉关系,从右心室发出后指向胎儿的左肩方向。肺动脉向后方走行, 与主动脉交叉后进入胸腔,分为左肺动脉、右肺动脉和动脉导管。动脉导管在胎儿期持续存在, 连接肺动脉和降主动脉。肺动脉分为左、右肺动脉是其区别于升主动脉的重要解剖标志。左肺动脉继续向后、向下走行,跨过左主支气管进入左侧肺门;右肺动脉与主肺动脉呈直角,在其进入右侧肺门之前,走行于主动脉弓下方、左房顶部的上方和上腔静脉的后方。在右心室收缩期,肺动脉半月瓣阻止血液返回右心室。肺动脉半月瓣最靠近前胸壁,在胸骨左缘附近,由三个半月瓣构成:右瓣、左瓣(隔瓣)和前瓣。解剖学上,肺动脉半月瓣与三尖瓣之间由肺动脉瓣下圆锥分隔。这种解剖分隔使右室流入道和流出道无法在长轴观同一个切面上呈现。在胎儿期,由于动脉导管的持续存在,肺循环的压力与体循环的压力相近。出生之前,肺动脉血管树管壁肌层的厚度与体循环血管肌层厚度相近。胎儿出生以后, 由于动脉导管闭合后肺动脉压力下降,肺动脉血管树肌层的厚度逐渐变薄。

主动脉

解剖学上,主动脉分为四个部分:升主动脉、主动脉弓、胸主动脉和腹主动脉。升主动脉发自左心室,位于心脏中心部位及肺动脉的右侧。主动脉向前方成角,自左心室发出之后与左室长轴平行,指向胎儿的右肩。在心脏内,升主动脉前后分别以室间隔和二尖瓣前叶为界。升主动脉前壁和室间隔之间的连续为十分重要的解剖结构。在法洛四联症或右心室双出口时,可见主动脉骑跨以及正常的连续中断。由于主动脉瓣和二尖瓣前叶之间存在纤维连续,左心室流入道和流出道可以在同一长轴超声成像切面上显示。升主动脉在离开心脏之前经过左、右心房之间和肺动脉的下方,从心脏发出之后向后方弯曲移行为主动脉弓。主动脉弓横跨在右肺动脉和支气管的上方,称为正常左位弓。主动脉弓发出三条动脉分支:头臂动脉(无名动脉), 左侧颈总动脉和左侧锁骨下动脉。头臂动脉进一步分为右侧颈总动脉和右侧锁骨下动脉。因此,主动脉弓大部分血液供应头、颈和上肢。主动脉弓的血管分支是其区别于导管弓的重要解剖特点,导管弓与降主动脉连接无血管分支。胸主动脉位于左心房的后方,与食管相邻,而腹主动脉位于中线(脊柱)偏左侧。在左心室舒张期,主动脉半月瓣阻止血液返回左心室。主动脉半月瓣有三个瓣叶:右冠瓣、左冠瓣(分别发出右冠状动脉和左冠状动脉)和无冠瓣(后瓣)。半月瓣和房室瓣的解剖位置关系见图 6-1。血流从各自的心室经肺动脉瓣和主动脉瓣流出时之间的角度几乎为 90°, 这种重要的解剖方位在大动脉转位和右室双出口时不存在。

扫查技术

胎儿心脏的方位和扫查切入点有别于出生后的扫查。此部分,我们将依赖不同诊断切

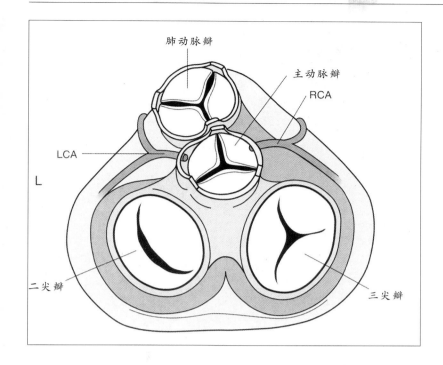

肺动脉瓣

主动脉瓣

RCA

LCA

L

二尖瓣

三尖瓣

图 6-1 半月瓣和房室瓣的解剖位置关系。可以看到肺动脉瓣位于主动脉瓣的前方偏左侧，主动脉瓣位于心脏的中央，左右房室瓣之间。右冠状动脉和左冠状动脉（RCA，LCA）分别起自右冠瓣和左冠瓣后方的升主动脉。L：左侧。

面的解剖学显示方法，这种方法与胎儿的解剖长轴（脊柱）有关，而非心脏本身的长轴。因此，横断面是从超声探头与胎儿胸壁的方位为横断面或接近横断面时得到的。而矢状切面是从超声探头与胎儿胸壁的方位为矢状位或矢状旁位时得到的。若心脏各断面观既不是横断面亦不是矢状面图像，则称为斜位观。一些作者认为这是一种适用于胎儿最好的成像方法[1,2]。

横断面扫查技术

- 腹部横断面（见第 4 章）；
- 四腔心切面（见第 5 章）；
- 五腔心切面；
- 三血管切面；
- 动脉导管横断面；
- 主动脉弓横断面；
- 三血管气管切面（主动脉弓和动脉导管弓横断面）。

1. 确定胎儿的方位（见第 4 章）。

2. 获取胎儿心脏四腔心切面观（见第 5 章）。

3. 从四腔心切面（图 6-2A），通过将探头轻轻向胎儿的头侧倾斜或向胎儿头侧旋转探

头的内侧面即可显示左室流出道切面（主动脉），即五腔心切面（图 6-2B）。

4. 从四腔心切面，通过将探头向胎儿头侧滑动并保持胸部横断面方位，可以获得三血管切面（图 6-2C）。

5. 从三血管切面，通过将探头向头侧稍微倾斜，可以得到动脉导管的横断面（图 6-2D）。

6. 从动脉导管的横断面，通过将探头稍微向胎儿的头侧滑行，即可得到主动脉弓的横断面（图 6-2E）。

7. 从主动脉弓的横断面，通过向尾侧和左侧稍微调整探头的角度，可以获得三血管气管切面（图 6-2F）。

五腔心切面

五腔心切面可以在四腔心切面头侧的横断面上得到，同时需轻微向胎儿的头侧调整探头的角度（图 6-2B），可以充分显示升主动脉（图 6-3）。主动脉流出道代表了五腔心切面的第五个组成部分。五腔心切面可以显示左心室-大动脉的连接以及膜周部和肌部室间隔。升主动脉起自两组房室瓣之间心脏的中央部（图 6-1），方向为从左向右指向胎儿的右

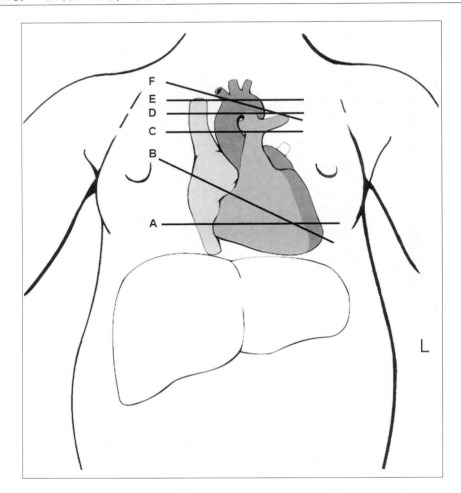

图 6-2　用于诊断的胎儿横断面解剖位置关系。A：四腔心切面；B：五腔心切面；C：三血管切面；D：动脉导管横断面；E：主动脉弓横断面；F：三血管气管切面。L：左侧。详见正文。

肩。室间隔和主动脉前壁之间存在较大的角度（图 6-3 和图 6-4），在锥干畸形中，这种重要的解剖结构常常消失（二者呈平行关系）。升主动脉在移行为主动脉弓部之前走行于两个心房之间。五腔心切面的重要解剖特点为主动脉后壁和二尖瓣前叶之间相连续（纤维-纤维连续），主动脉前壁和室间隔之间相连续（纤维-肌性连续）（图 6-5）。这种连续在主动脉骑跨时中断（见第 17 章）。五腔心切面显示了左室流入道、流出道和肌小梁部，以及部分右心室的小梁部（图 6-5）。三尖瓣和右室流入道在五腔心切面上不显示。两条上肺静脉在五腔心切面汇入左心房的后壁（图 6-5）。

三血管切面

三血管切面可以在胎儿上胸部的横断面上得到（图 6-2C）。三血管切面显示主肺动脉的斜断面，升主动脉和上腔静脉的横断面（图 6-6）。这三条血管呈斜线排列，肺动脉在最前面，上腔静脉在最后，主动脉居中（图 6-6）。肺动脉最大，上腔静脉最小。不建议在此平面测量肺动脉，因为此断面为肺动脉的斜断面。肺动脉起源于心脏的前部，向后方脊柱的左侧成角（图 6-6）。肺动脉分为左、右肺动脉（图 6-6）。左肺动脉与肺动脉主干相延续，而右肺动脉呈直角从主干发出，走行于升主动脉和上腔静脉的后方（图 6-6）。在三血管切面的后方，降主动脉位于脊柱的

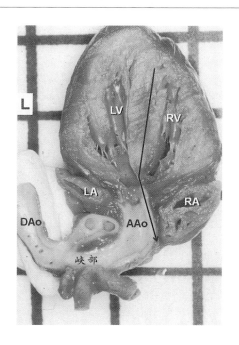

图 6-3　胎儿心脏五腔心切面解剖标本显示室间隔和升主动脉（AAo）前壁之间存在较宽大的角度。在这个切面中，升主动脉显示完整。LV:左心室;RV:右心室;LA:左心房;RA:右心房;DAo:降主动脉;L:左侧。（见彩图）

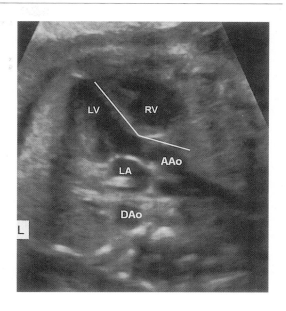

图 6-4　胎儿心脏五腔心切面显示室间隔和升主动脉（AAo）前壁之间存在较大的角度。这种重要的解剖特点在锥干畸形中常缺失。LV:左心室;RV:右心室;LA:左心房;DAo:降主动脉;L:左。

左侧，较小的奇静脉位于脊柱的右侧，在高分辨率成像时，可见两个主支气管位于食管的偏前方（图 6-6）。气管在三血管切面中不显示，因为其位置在纵隔的较高位置。三血管切面有助于评价锥干畸形。异常表现包括血管大小、走行、排列、数目，以及降主动脉的位置[3]。彩色多普勒可以用来评价大血管的血流状态。三血管切面在诊断不同心脏畸形的作用将在各章节详述。

动脉导管横断面

　　在三血管切面的基础上将探头轻微向头侧倾斜即可得到动脉导管横断面（图 6-2D）。此切面显示动脉导管连接主肺动脉和位于脊柱左侧的降主动脉（图 6-7）。升主动脉和上腔静脉的横断面在图像的右侧（图 6-7）。血管的斜行排列以及血管的大小与三血管切面上显示的相似（见三血管切面）。气管和食管位于中线后部（图 6-7）。偶尔可见奇静脉汇入上腔静

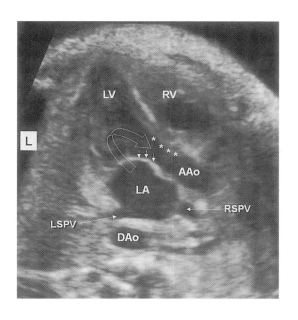

图 6-5　胎儿心脏五腔心切面显示主动脉后壁和二尖瓣前叶之间相连续（小箭头），主动脉前壁和室间隔之间相连续（星号）。在这个切面上同时显示左室流入道和流出道（空心箭头）。右上肺静脉（RSPV）和左上肺静脉（LSPV）在此切面进入左房后壁。RV:右心室;LA:左心房;DAo:降主动脉;L:左侧。

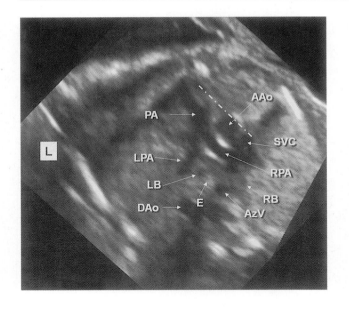

图 6-6　胎儿心脏三血管切面显示肺动脉（PA）、升主动脉（AAo）和上腔静脉（SVC）在上胸部呈斜行排列（见虚线），PA 最靠前方，SVC最靠后方，AAo 在二者之间。PA 分为左肺动脉（LPA）和右肺动脉（RPA）。RPA 从主肺动脉呈直角发出，走行于升主动脉和上腔静脉的后方。E：食管；RB：右主支气管；LB：左主支气管；AzV：奇静脉；DAo：降主动脉；L：左侧。

脉的后方。正常情况下，奇静脉在中孕期显示率约为 50%，在晚孕期的显示率约为 98%[4]。图 6-8 解剖标本显示了动脉导管、升主动脉和上腔静脉的位置关系。

主动脉弓横断面

　　将探头从导管弓横断面轻微向头侧滑动可获得主动脉弓横断面（图 6-2E），此断面显示主动脉横弓部，其为胸部最靠上方的大血

管。在这个切面中，可以看见两条血管：主动脉横弓部和上腔静脉（图 6-9）。主动脉横弓起自中胸部，胸骨与脊柱之间（与三血管切面的主肺动脉形成对照），从右前到左后斜行跨过中线。上腔静脉位于主动脉弓的右侧（图 6-9）。在胸部的背侧，可以见到气管和食管位于脊柱的前方（图 6-9）。彩色多普勒血流成像显示由前向后的血流方向。由于此平面仅仅显

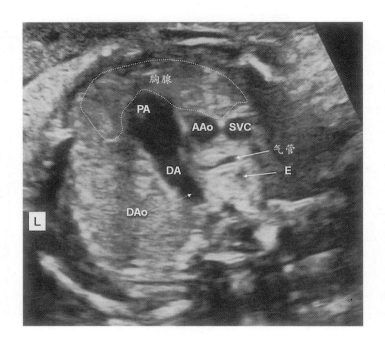

图 6-7　动脉导管横断面显示动脉导管连接肺动脉（PA）和脊柱左侧的降主动脉（DAo）。在图像的右侧可以看到升主动脉（AAo）和上腔静脉（SVC）。胸腺在三条血管的前方，由虚线标记。E：食管；L：左侧。

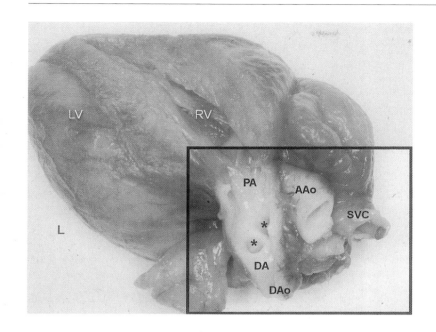

图 6-8　动脉导管横断面解剖标本显示肺动脉（PA）、升主动脉（AAo）和上腔静脉（SVC）的关系。星号表示左、右肺动脉的起始部位。DAo：降主动脉；LV：左心室；RV：右心室；L：左侧。（见彩图）

示两条血管，因此，对于异常结构不应误诊。将探头向左尾侧倾斜可以得到三血管气管切面。胸腺在此切面上显示地最为清楚，位于纵隔的前上部（图 6-9）。与肺组织相比较，胸腺表现为低回声，当胎儿的脊柱靠近子宫后壁时，胎儿的胸腺边界显示得很清楚。胸腺缺失或发育不良与存在 22q11.2 微小缺失有关[5]。

已建立了胎儿胸腺大小的正常值[6,7]。

三血管气管切面（动脉导管和主动脉弓横断面）

三血管气管切面比三血管切面更靠近头侧，在主动脉弓横断面基础上，将探头朝左尾侧调整角度，可以得到三血管气管切面（图 6-2F）。此切面显示主动脉弓和导管弓二者呈锐

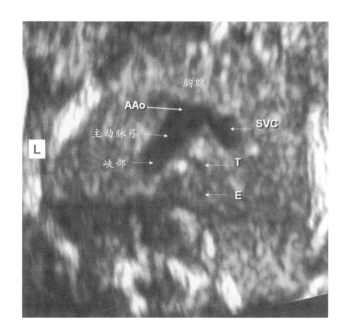

图 6-9　主动脉弓横断面观显示主动脉呈斜行，从胸部右前方跨过中线至左后方。上腔静脉（SVC）在主动脉弓的右侧。胸腺位于前方。气管（T）和食管（E）为中线结构，位于脊柱的前方。AAo：升主动脉；L：左侧。

角一起汇入降主动脉[8]（图6-10和图6-11）。两个血管弓位于脊柱和气管的左侧，这是一个重要的解剖特点，因为正常情况下，在气管的右侧是看不到血管的。此切面可以显示上腔静脉的横断面，位于主动脉弓的右侧[8]（图6-10和图6-11）。三根血管呈斜线排列，导管弓最大，位置也较靠前，主动脉位置居中，上腔静脉位置靠后（图6-11）。彩色多普勒显示两个弓部血管的血流都是由前向后的。图6-12显示了主动脉弓和导管弓在解剖标本上的位置关系，在此标本中上腔静脉已被切除。

矢状位切面扫查技术

- 上下腔静脉切面；
- 主动脉弓切面；
- 导管弓切面。

1. 确定胎儿的体位（见第4章）。

2. 得到胸部胎儿脊柱的矢状切面。

3. 通过将探头从右侧矢状旁切面向左侧矢状旁切面滑动，即可得到三个超声切面：上下腔静脉（图6-13A），主动脉弓（图6-13B），和导管弓（图6-13C）。

4. 当胎儿的脊柱在前方或侧方时，三个

切面很难显示。而且，为了得到主动脉弓和导管弓切面，常常需要根据血管的走行轻轻调整探头的角度。导管弓可以从两个平面获得，即矢状位和矢状旁位的方法。

上下腔静脉切面

上下腔静脉切面也称为双腔心切面，从右侧矢状旁位可以得到此图像（图6-13A）。此切面显示下腔静脉和上腔静脉从右房后部汇入（图6-14）。呈宽基底的右房耳位于前方（图6-14）。部分左心房和右肺动脉的横断面位于右房的后方（图6-14）。左心房和右心房由房间隔的上部分隔（图6-14）。上腔静脉由左右头臂静脉汇合形成，位于右肺动脉的前方、升主动脉的后侧方（图6-14）。如果图像显示清楚，在此切面上可以显示奇静脉跨过右侧支气管汇入上腔静脉的后方。由于静脉导管和肝上段下腔静脉融合，下腔静脉在汇入右房时明显增宽（图6-14）。下腔静脉和右心房的结合处可见下腔静脉瓣（Eustachian瓣）（图6-14）。部分胸腺位于前方，以前胸壁和上腔静脉为界（图6-14）。上、下腔静脉切面由于血流方向和超声声束方向相互垂直，因此彩色多普勒和脉冲多普勒显示困难。

主动脉弓切面

滑动探头至左侧矢状旁位，可以得到主动脉弓切面（图6-13B）。在此切面中，主动脉起自心脏中央，呈锐角环形弯曲（主动脉弓），类似拐杖状（图6-15）。三个动脉分支从主动脉弓的上方发出：头臂动脉（无名动脉）、左侧颈总动脉和左侧锁骨下动脉。头臂动脉进而分为右侧颈总动脉和右侧锁骨下动脉。头臂动脉的前上方偶见粗大的无名静脉（纵隔内较大的血管）。部分胸腺位于上纵隔前部。小部分左心房位于升主动脉和降主动脉之间，在右心房的后方（图6-15）。房间隔处可见卵圆孔，卵圆瓣向左心房侧开放。右肺动脉和右支气管的横断面位于主动脉弓下后部（图6-15）。在此切面上，主动脉峡部位于左侧颈总动脉和动脉导管之间（图6-15）。多数的主动

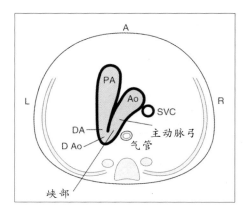

图6-10 三血管气管切面示意图显示主动脉弓和导管弓（DA）共同汇入脊柱和气管左侧的降主动脉（DAo）。此断面显示上腔静脉（SVC）位于主动脉弓的右侧。L：左侧；A：前方；R：右侧。

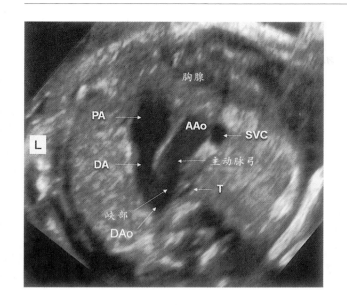

图 6-11　三血管气管切面显示主动脉弓和导管弓(DA)共同汇入脊柱和气管(T)左侧的降主动脉(DAo)。PA：肺动脉；AAo：升主动脉；L：左侧。

脉缩窄都在主动脉峡部形成。

动脉导管弓切面

从主动脉弓切面进一步向左侧滑动探头可以得到动脉导管弓切面(图 6-13C)。动脉导管弓切面可以从矢状位或矢状旁位获得（图 6-16A，B)，两种成像方法显示的心内解剖结构是不同的。在两种成像方法中，动脉导管弓起自

心脏的前部，呈较宽的大角度弯曲形态，几乎垂直于降主动脉(图 6-17 和图 6-18)。动脉导管的形态类似曲棍球棒。动脉导管弓与降主动脉相连接，无任何血管分支。左肺动脉位于下方。

在矢状位平面，脊柱位于正中矢状位图像的后部，升主动脉的斜断面位于中央，左心房以二尖瓣前叶为界在主动脉下方，可见降主

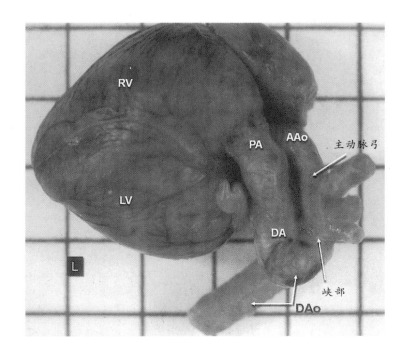

图 6-12　三血管气管切面解剖标本显示主动脉弓和导管弓(DA)共同汇入脊柱和气管（T）左侧的降主动脉(DAo)。由于上腔静脉被切除，因此在此标本上未见上腔静脉。PA：肺动脉；AAo：升主动脉；RV：右心室；LV：左心室；L：左侧。（见彩图)

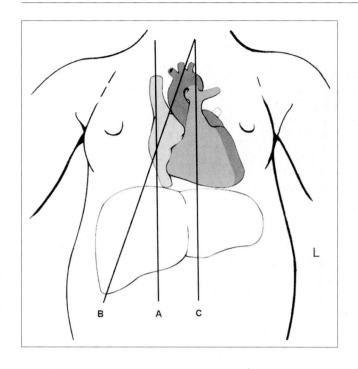

图 6-13 胎儿心脏矢状位诊断切面的解剖位置关系。A：上下腔静脉切面。B：主动脉弓切面。C：导管弓切面。L：左侧。详见正文。

动脉的全貌（图 6-17）。右心室、肺动脉瓣和主肺动脉位于图像的前方（图 6-17）。矢状位不显示右心房和三尖瓣。

动脉导管弓的矢状旁位图像显示左心房、右心房、右心室、三尖瓣和主肺动脉围绕呈横断面的主动脉（图 6-18）。主动脉的横断面位于右心室的后方，左心房顶部的前方（图 6-18）。

肺动脉瓣位于主动脉瓣的前上方（图 6-18）。

胎儿期一些解剖特点有助于鉴别动脉导管弓与主动脉弓。主动脉弓形态上近似圆弧形，起自心脏的中央部，其位置靠上，在移行为降主动脉之前有三个动脉分支。相反，动脉导管弓近于成角曲线形态，更靠前胸部，无血管分支。在胎儿心血管系统中，导管弓具有最

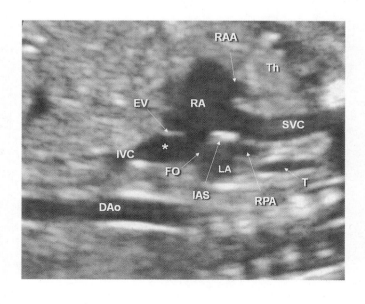

图 6-14 下腔静脉（IVC）和上腔静脉（SVC）切面显示 IVC 和 SVC 都汇入右心房（RA）的背侧。在 RA 的后方可见部分左心房（LA）和右肺动脉（RPA）。由于静脉导管和肝上段下腔静脉汇合，IVC 在汇入右房时（星号）明显增宽。在 IVC 和右房结合处可见下腔静脉瓣（EV）。IAS：房间隔；FO：卵圆孔；RAA：右心耳；T：气管；Th：胸腺；DAo：降主动脉。

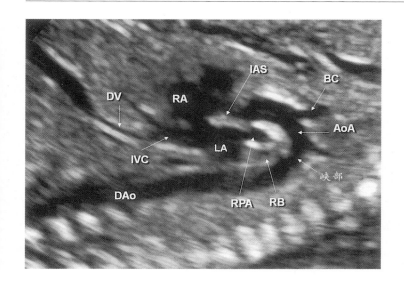

图 6-15 主动脉弓（AoA）切面显示主动脉从心脏的中央部发出，形成半环形弯曲。左心房（LA）、右肺动脉（RPA）和右支气管（RB）位于后方。RA：右心房；IAS：房间隔；BC：头臂干；DAo：降主动脉；IVC：下腔静脉；DV：静脉导管。

高的收缩期峰值流速。

斜断面的扫查技术

- 右室流出道切面（短轴）；
- 左室长轴切面；
- 心室短轴切面（见第 5 章）。

1. 确定胎位（见第 4 章）。

2. 获得胎儿正中矢状位平面。

3. 从胸部正中矢状位断面，调整探头得到从胎儿右髂骨至左肩的斜断面，便可显示右室流出道切面（图 6-19A）。

4. 从胸部正中矢状位断面，调整探头得到从胎儿左髂骨至右肩的斜断面，便可显示左室长轴切面（图 6-19B）。

右室流出道切面

在右室流出道切面中，右室流入道和流出

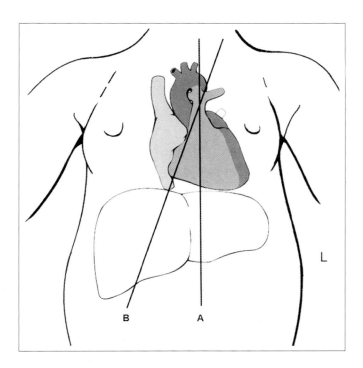

图 6-16 导管弓切面的两个长轴切面间的解剖关系。A：矢状位成像方法。B：矢状旁位成像方法。L：左侧。详见正文和图 6-17 及图 6-18。

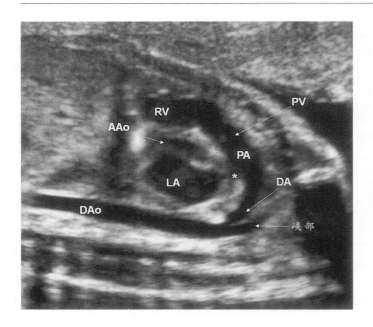

图 6-17　矢状位显示导管弓。升主动脉（AAo）斜断面位于中央，左心房（LA）在下方，降主动脉（DAo）完全显示。动脉导管（DA）和主动脉峡部呈 Y 形融合汇入降主动脉。星号表示左肺动脉起始处。RV：右心室；PA：肺动脉；PV：肺动脉瓣。

道几乎呈直角显示在同一个平面上（图 6-20）。右心室的漏斗部几乎占据心脏前方大部分，同时显示三尖瓣的前叶和隔叶（图 6-20）。带有肺动脉前瓣的主肺动脉跨过主动脉分为右肺动脉和动脉导管（图 6-20）。右肺动脉在主动脉的下方向右侧走行（图 6-20）。图像上可见主动脉瓣的横断面。左心房位于主动脉的后方，在图像清晰的条件下，可以显示卵圆瓣（图 6-20）。

左室长轴切面

在左室长轴切面中，同时显示左室流入道和流出道（图 6-21）。可见主动脉前壁与室间隔相连续，主动脉后壁的近端与二尖瓣前叶相连续。可见室间隔膜周部和肌部（图 6-21）。左室流入道和流出道之间的角度较右室流入道和流出道的角度更小（图 6-21）。在图像的前方可见流出道水平的部分右心室（图 6-21）。在图像质量良好的情况下，在心脏的后方，可以显示降主动脉、右肺动脉、右支气管和食管的断面或斜断面。部分胸腺位于主动脉前壁和前胸壁之间（图 6-21）。较大的无名静脉（头臂静脉）偶尔显示在胸腺的下缘。

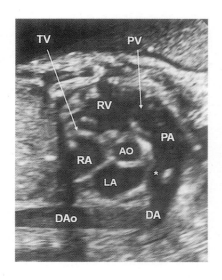

图 6-18　矢状旁位显示导管弓。左心房（LA），右心房（RA），右心室（RV），三尖瓣（TV）和肺动脉（PA）包绕在主动脉（Ao）断面的周围。星号表示左肺动脉。PV：肺动脉瓣；DAo：降主动脉；DA：动脉导管。

要点：大血管

● 肺动脉（主干）在心脏的前部起自右心室，跨过主动脉，从右室发出后，向胎儿左肩方向走行。

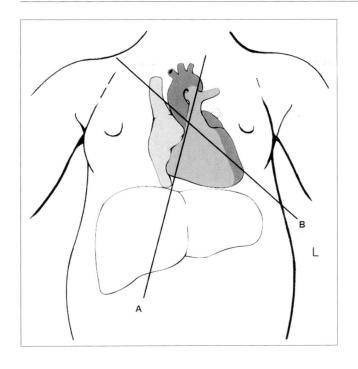

图 6-19　右室流出道（A）和左室长轴切面（B）的解剖方位。L:左侧。详见正文。

● 肺动脉分为左、右肺动脉是其区别于升主动脉的显著解剖学特点。

● 升主动脉从心脏中央部、肺动脉的右侧发自左心室。

● 升主动脉向前方成角，向胎儿右肩方向走行，从心脏发出后与左室长轴方向平行。

● 主动脉弓血管分支是其区别于动脉导管弓重要的解剖学特征，动脉导管弓直接与降主动脉相连接，无血管分支。

● 五腔心切面重要的解剖结构是主动

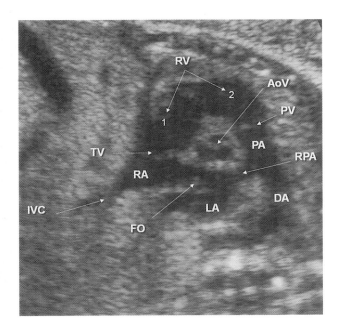

图 6-20　右室流出道切面。右室流入道(1)和流出道(2)在同一平面相互垂直的方位上显示。带有肺动脉瓣（PV）的肺动脉主干（PA）在跨过主动脉瓣（AoV）时分为右肺动脉（RPA）和动脉导管（DA）。左心房（LA）位于主动脉的后方。FO:卵圆孔;RA:右心房;RV:右心室;TV:三尖瓣;IVC:下腔静脉。

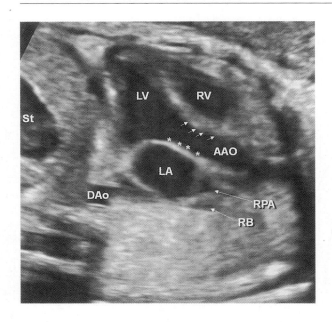

图 6-21　左室（LV）长轴切面显示升主动脉（AAo）的前壁和室间隔（小箭头）相连续，二尖瓣前叶（箭头）与主动脉后壁相连续。前方可见流出道水平的部分右心室（RV）。在心脏的后方，可见降主动脉（DAo）、右肺动脉（RPA）和右支气管（RB）。LA：左心房；St：胃。

脉后壁与二尖瓣前叶相连续，主动脉前壁与室间隔相连续。

- 升主动脉前壁与室间隔之间呈宽大角度，在大动脉转位时常常观察不到此重要的解剖征象。
- 三血管切面的三个血管呈斜行排列，肺动脉位于最前方，上腔静脉位于最后方，主动脉位于二者之间。
- 主动脉弓横断面是胸部最靠上方的血管。

- 主动脉弓横断面位于胸部正中，从右前向左后呈斜向走行。
- 在三血管气管切面中，主动脉弓和动脉导管弓位于脊柱和气管的左侧，在正常的心血管解剖结构中，其右侧无其他任何血管，这也是一个重要的解剖标志。
- 与主动脉弓相比，动脉导管弓形态更近似成角曲线，起始部位靠前，无血管分支。
- 在胎儿的心血管系统中，动脉导管弓的收缩期峰值流速最高。

（韩建成　译）

参考文献

1. Abuhamad A. *A practical guide to fetal echocardiography.* Philadelphia: Lippincott–Raven Publishers, 1997;41–60.
2. Chaoui R, Bollmann R, Hoffmann H, et al. [Sonoanatomy of the fetal heart. Proposal of simple cross-sectional planes for the non-cardiologists]. *Ultraschall Klin Prax* 1991;6:59–67.
3. Yoo SJ, Lee YH, Cho KS. Abnormal three-vessel view on sonography: a clue to the diagnosis of congenital heart disease in the fetus. *Am J Roentgenol* 1999;172:825–830.
4. Belfar HL, Hill LM, Peterson C, et al. Sonographic imaging of the fetal azygous vein. Normal and pathologic appearance. *J Ultrasound Med* 1990;9(10):569–573.
5. Chaoui R, Kalache KD, Heling KS, et al. Absent or hypoplastic thymus on ultrasound: a marker for deletion 22q11.2 in fetal cardiac defects. *Ultrasound Obstet Gynecol* 2002;20:546–552.
6. Zalel Y, Gamzu R, Mashiach S, et al. The development of the fetal thymus: an in utero sonographic evaluation. *Prenat Diagn* 2002;22(2):114–117.
7. Cho JY, Min JY, Lee YH, et al. Diameter of the normal fetal thymus on ultrasound. *Ultrasound Obstet Gynecol* 2007;29:634–638.
8. Jeanty P, Chaoui R, Tihonenko I, et al. A review of findings in fetal cardiac section drawings. Part 3: the 3-vessel-trachea view and variants. *J Ultrasound Med* 2008;27:109–117.

第 **7** 章　彩色多普勒胎儿超声心动图

概　述

彩色和脉冲多普勒超声在 20 年前就被引入到临床，并且很快被应用到胎儿超声心动图中[1-7]。目前彩色和脉冲多普勒超声几乎可以应用到产科超声检查涉及的所有中端和高端超声设备。进行胎儿心脏超声成像时，一些检查者建议仅在高危情况时使用彩色多普勒，比如怀疑有解剖或者功能性心脏异常时。另外的检查者建议常规使用彩色多普勒，将其作为每个胎儿心脏评估的组成部分，常规使用可以提高检查的准确性和速度[8-10]。但是，通常大家一致认为，如果在对胎儿进行全面详细检查，胎心检查只是常规一部分内容时，禁止使用彩色多普勒。最近一项国际妇产科超声协会的共识是，彩色多普勒超声检查是胎儿超声心动图的重要组成部分，建议强制使用，可以有选择地使用能量多普勒[11]。我们建议检查胎儿心脏时可以自由使用彩色多普勒，而且彩色多普勒应该作为胎儿超声心动图的一部分。

在本书中，会在相关的章节中介绍如何使用彩色多普勒来诊断心脏畸形。表 7-1 总结了彩色多普勒可以提供的正常和异常心脏的临床信息。本章主要介绍胎儿成像中彩色多普勒的优化，以及彩色多普勒超声检查的心脏解剖切面。

胎儿心脏检查的彩色多普勒优化

如果超声设备的设置合理，胎儿心脏的彩色多普勒检查结果准确性会提高。检查者在应用彩色多普勒之前，应该熟悉超声设备的特征。在心脏超声检查时，若彩色多普勒应用不当，可能导

表 7-1	彩色多普勒提供的临床信息

彩色多普勒提供的信息	临床意义
显示血流信息(是/否)	在感兴趣区显示血流信号(如通过一个闭锁或者发育不良的瓣膜口的血流)
	更好地显示较微小结构(如通过狭窄的肺动脉或通过室间隔缺损的血流)
	在孕早期显示心脏结构
显示血流方向(前向/反向)	显示主动脉弓、肺动脉、动脉导管、卵圆孔、左上腔静脉等血管内的前向或反向血流
检测到异常血流信号(层流/湍流等)	通过小室间隔缺损的分流，三尖瓣口反流，主动脉瓣或肺动脉瓣狭窄引起的动脉内湍流，肺动脉闭锁时冠状动脉心室瘘等
显示小血管	肺静脉，肺动脉分支，异常弯曲的动脉导管，异常的血管，如 MAPCA，LSVC，扩张的奇静脉等
优化取样容积放置位置得到满意的多普勒频谱图	瓣膜的狭窄或关闭不全，小血管多普勒频谱，胎儿静脉(静脉导管，肺静脉，下腔静脉，奇静脉，肺静脉异位引流)

VSD: 室间隔缺损；MAPCA: 大的主动脉-肺动脉的侧支血管；LSVC: 左上腔静脉。

致假阴性或者假阳性的诊断。在此将讨论胎儿心脏超声检查中彩色多普勒成像的优化步骤。

彩窗(Color Box)大小

最优的彩色多普勒成像是质量和帧频的折中。如果激活彩窗，会降低超声成像的帧频。因为胎儿心脏小，结构复杂，在宫内快速运动，所以当使用彩色多普勒检查胎儿心脏时，快速帧频和可接受的图像质量至关重要。我们建议使用最小的彩窗，以保持尽可能高的帧频(图7-1和图7-2)。帧频大于20~25帧/s，肉眼观察就会成"实时"图像。成像质量可以通过优化速度范围、壁滤波器、余辉、增益和彩色线密度等进一步提高。

速度标尺

速度标尺或者脉冲重复频率(PRF)用来确定感兴趣区域或者彩窗内的平均速度范围。使用彩色多普勒检查房室瓣、半月瓣和大血管时，选择高速度范围(>±30cm/s)。图7-3A显示了不当使用低速度标尺的设置，其导致色彩混叠，好像心腔内的"湍流"。逐渐提高彩色速度标尺到一个合适的水平，如图7-3B所示，则图像质量提高。低到中速度标尺(10~20cm/s)适合于肺静脉和下腔静脉测量，因为这些血管血流速度慢。

彩色滤波器

彩色滤波器可以消除壁运动和其他低速度的信号。因此，评估房室瓣和主动脉血流时，应该选择高滤波器，而评估肺动静脉时应该选择低彩色滤波器。

彩色余辉

彩色余辉使得当前图像可以覆盖前面的图像信息，叠加心脏周期不同时段的彩色信号，减少脉冲的印痕。对于胎儿心脏评估，一般选择低彩色余辉设定。

彩色增益

彩色增益指的是屏幕显示的色彩量，与灰阶增益功能相似。如果胎儿心脏成像中彩色增益设定过高就会产生伪像(图7-4A,B)。增益设定中等也可能导致色彩叠加到感兴趣结构的边缘，尤其在检查房室瓣时，会误以为是室间隔缺损的血流。因此，心脏成像时彩色增益开始应该设定为低，然后慢慢调高，直到达到最优的彩色信息。

彩色多普勒图像分辨率和彩色线密度

彩色多普勒图像分辨率与轴向和横向分辨率有关，因为它与彩色多普勒线的数量和选取

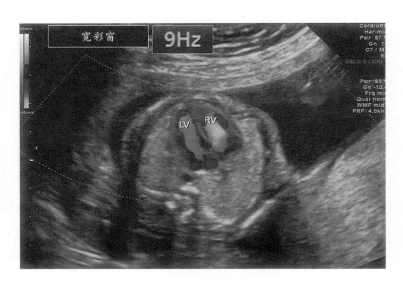

图7-1 彩色多普勒心尖四腔心切面显示，当选择大的彩窗时，帧频较低，为9 Hz(9帧/s)。帧频过低会妨碍胎儿心脏彩色多普勒显示。和图7-2比较。LV:左心室;RV:右心室。(见彩图)

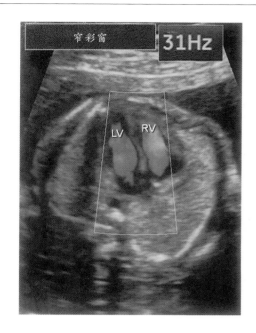

图 7-2　和图 7-1 同一个胎儿的彩色多普勒心尖四腔心切面,这里选择合适的彩窗大小,刚好可以覆盖四腔图,帧频是 31 Hz(31 帧/s),可以提供必要的彩色信息。LV:左心室;RV:右心室。(见彩图)

彩窗的取样容积有关。彩色分辨率的提高导致帧频下降。因此必须在彩色图像质量和帧频两者间折中。如果检查外周肺血管或者在

孕早期做胎儿超声心动图,则感兴趣区域(彩窗)常常很小,我们建议选择高彩色分辨率。这两种情况都可以选择最小的彩窗,以便得到最高的帧频。

心脏检查条件的设置和检查步骤

上述提到的优化彩色多普勒胎儿心脏检查的条件都可以储存在超声仪器上,设为"低和高速度",就可以快速启用设置进行相应检查。以下是使用彩色多普勒进行胎儿心脏逐步检查的建议:

1. 调整目标区域的二维图像,比如四腔心切面。

2. 在与血流方向平行的角度来对心脏做超声检查。

3. 优化二维图像(深度和扇面宽度的最小化)来得到高帧频图像。降低二维增益使图像稍微变暗。

4. 激活彩色多普勒,选择提供目标信息的最小彩窗。

5. 用彩色多普勒评估房室瓣和半月瓣,调整以下参数:

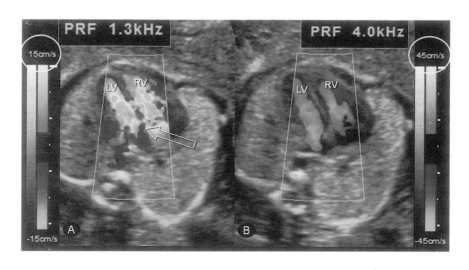

图 7-3　速度标尺[脉冲重复频率(PRF)]对于彩色多普勒显示的影响。(A)彩色多普勒速度标尺过低(±15cm/s)来评估房室瓣的血流(高速度血流),导致色彩混叠,误诊为湍流(空心箭头)。(B)适当提高彩色速度标尺到±45cm/s,可精确显示舒张期四腔心切面血流。LV:左心室;RV:右心室。(见彩图)

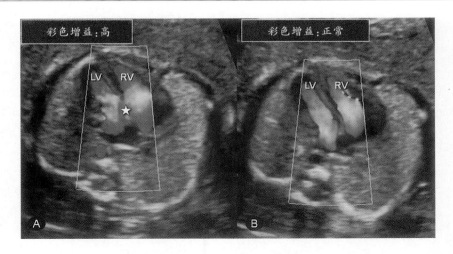

图7-4 彩色增益对于彩色多普勒显示的影响。(A)舒张期四腔心切面彩色增益过高,导致彩色重叠在间隔上,误诊为房室间隔缺损(星号)。(B)降低彩色增益到合适的低水平,显示正常的血流方式,没有彩色重叠。LV:左心室;RV:右心室。(见彩图)

a. 提高彩色壁滤波器和脉冲重复频率(速度标尺)。

b. 降低彩色余辉,选择低至中的分辨率。

c. 提高彩色增益,直至彩色多普勒信号在感兴趣区域显示良好。

d. 在检查不同心脏切面时,保持检查方向与血流方向平行。

6. 评估肺静脉和小血管时,降低壁滤波器和脉冲重复频率,提高彩色增益和余辉。

彩色多普勒胎儿超声心动图

在心脏成像中使用彩色多普勒可以帮助确认正常解剖结构,也可以全面描述复杂心脏畸形的解剖结构。在一篇彩色多普勒应用的综述中,可以看出三个心脏切面,即四腔心切面、五腔心切面和三血管气管切面,就足以描述大多数心脏异常。

下面的章节将会描述在胎儿标准断面上应用彩色多普勒可以提供的解剖信息。

上腹部

使用彩色多普勒检查上腹部可以使用横断面或矢状旁切面。在横断面,如果平面稍微向上倾斜,则彩色多普勒可以很好地显示肝静脉、脐静脉、静脉导管汇入下腔静脉的区域(图7-5A)。在矢状旁切面,彩色多普勒可以显示脐静脉的路径,静脉导管,下腔静脉及其汇入右心房的路径(图7-5B)。这个切面也可以用来显示怀疑内脏异位的静脉异常 (见第22和第23章),并且排除静脉导管发育不全。这是用脉冲多普勒检查静脉导管的理想切面。

四腔心切面

应用彩色多普勒观察四腔心切面,最好的方法是从心尖(图7-6A)或者心底扫描(图7-6B)。这些切面可以同时显示左右心房和心室,房间隔和室间隔,以及降主动脉的横断面。可以很容易观察血液从心房到心室经过二尖瓣和三尖瓣的舒张期充盈,典型表现是室间隔两侧大小相等的两条红色(经心尖扫描)或者蓝色(经心底扫描)的血流束。正常情况下,收缩期房室瓣的房侧看不到彩色多普勒信号,除非有二尖瓣或者三尖瓣反流。表7-2列出了在四腔心切面彩色多普勒可以识别出的典型心脏异常。

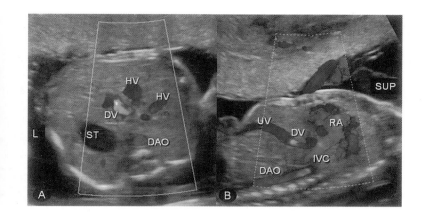

图 7-5　使用彩色多普勒评估上腹部：横断面 (A) 和纵切面 (B)。(A) 可以看出肝静脉 (HV) 和静脉导管 (DV) 的合流。(B) 可见脐静脉 (UV) 到静脉导管 (DV) 的路径和下腔静脉 (IVC) 到右心房 (RA) 的路径。DAO：降主动脉；ST：胃；L：左；SUP：上。(见彩图)

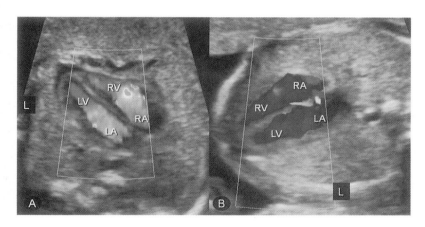

图 7-6　彩色多普勒四腔心切面最好从心尖 (A) 或者心底 (B) 角度观察，可以用红色 (A) 或者蓝色 (B) 来显示心室充盈。这些方位血流走向几乎和超声角度平行。LV：左心室；RV：右心室。RA：右心房；LA：左心房；L：左。(见彩图)

五腔心切面

五腔心切面是彩色多普勒一个非常重要的检查切面，可以同时显示左心室的流入道和流出道。可以看见主动脉根部在左心室的起源并确认为层流。五腔心切面既可以从心尖视角显示升主动脉内血流为蓝色 (图 7-7A)，也可以从心底视角 (胎儿右侧) 显示升主动脉内血流为红色 (图 7-7B)。正常胎儿彩色多普勒五腔心切面显示室间隔与主动脉的连续性，收缩期主动脉瓣口没有湍流，也可以显示通过主动脉瓣的舒张期反流信号。表 7-3 列出了彩色多普勒五腔心切面可以识别出的典型心脏异常。

短轴或者三血管切面

短轴或者三血管切面可以在彩色多普勒上看到从右心室起源的肺动脉。心尖视角超声扫描可以用蓝色显示肺动脉血流，没有湍流通过肺动脉瓣，分为右、左肺动脉 (图 7-8)。如果平面稍微倾斜，可显示肺动脉与动脉导管的连接。

三血管气管切面

彩色多普勒三血管气管切面是评定胎儿心脏非常重要的切面之一[9]。这个切面可以显示肺动脉，动脉导管，主动脉横弓，主动脉峡部以及上腔静脉，主动脉弓和导管弓形成 "V 字形" 征象，指向后方脊柱的左侧 (图 7-9)。气管位于大血管右侧和上腔静脉后侧，气管壁回声明显。这个重要的切面也可以提供收缩期和舒张期左右心室流出道血流相关的信息。彩色多普勒可以快速评定大血管的大小。肺动脉比主动脉横弓稍大，位置更向前。彩色多普勒对湍流、反向血流、血管大小比例失调，甚至一个血管的缺失或者离断都可以很容易地评定[9]。彩

表7-2	舒张期四腔心切面彩色多普勒：异常征象和可能存在的心脏异常	
彩色血流征象	**可能的心脏疾病**	**相应的附图**
两组房室瓣间可见很小的穿过隔的血流连接	室间隔缺损	15-11B,15-13,15-15
两组房室瓣连接两个宽度比例失常的心室，左室较窄	主动脉缩窄	12-6,12-10
两组房室瓣开口于一个心室	心室双入口（单心室）	16-4
一组共同房室瓣将双房血液引入双心室	房室间隔缺损	15-27 至 15-30
只有右侧流入道，左侧流入道缺失或极少量血流	左心室发育不良综合征，二尖瓣闭锁	11-11,11-18,11-20
只有左侧流入道，右侧流入道缺失或极少量血流	三尖瓣闭锁合并VSD，室间隔完整的肺动脉闭锁	16-11,13-13
AV：房室；VSD：室间隔缺损。		

色多普勒三血管气管切面在早孕期是非常有帮助的，可以很容易地确定大血管的大小、位置和血流方式。表7-4列出了彩色多普勒三血管气管切面可以识别出的典型心脏异常。

主动脉弓和导管弓长轴切面

主动脉弓和导管弓可以在彩色多普勒长轴矢状旁切面上显示（图7-10）。主动脉弓在彩色多普勒上显示三个分支。通常很难调整常规的彩色多普勒来同时显示主动脉弓和它的

分支，因为速度范围不同。由于高的敏感性和彩色显示一致性，常常用能量多普勒或者双向高分辨率彩色多普勒来显示主动脉弓及其分支。导管弓显示肺主动脉及动脉导管，在某些切面也可以看到左肺动脉。通过腹部角度可以更容易地看到胎儿的导管弓面，也可以在收缩期确认动脉导管的层流血流。

肺静脉

有4条肺静脉，两条上肺静脉和两条下肺

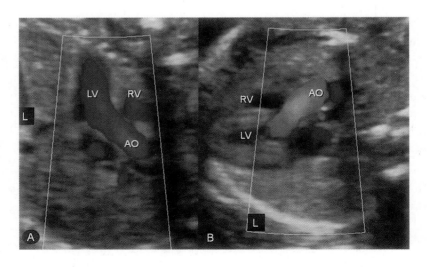

图7-7　彩色多普勒五腔心切面最好从心尖(A)或者水平(B)角度观察，在这两个角度升主动脉血流几乎和超声方向平行。LV：左心室；AO：主动脉；RV：右心室；L：左。（见彩图）

表7-3	舒张期和收缩期彩色多普勒五腔心切面:异常征象或可能存在的心脏异常	
彩色血流征象	**可能的心脏疾病**	**相应的附图**
室间隔完整伴有湍流	主动脉瓣狭窄	11-8,11-12
主动脉瓣口无血流通过	主动脉瓣闭锁	11-23
	左心室发育不良综合征	
室间隔缺损合并主动脉发自左心室	膜周部室间隔缺损	15-15
	主动脉缩窄	
	主动脉弓离断	
室间隔缺损合并主动脉骑跨	法洛四联症	17-5,17-9,17-16,18-7
	肺动脉闭锁合并室间隔缺损	
	肺动脉瓣缺如综合征	
	共同动脉干(右室双出口)	
较粗大的血管起自左侧心室	大动脉转位	20-6,20-8,20-9
(合并或不合并 VSD)		
舒张期主动脉瓣反流(非常少见)	共同动脉干	18-8
	瓣膜发育异常(如18-三体)	
	左室心内膜弹力纤维增生症	
	心肌病	
	主动脉-左室通道	
	Marfan 综合征	
VSD:室间隔缺损。		

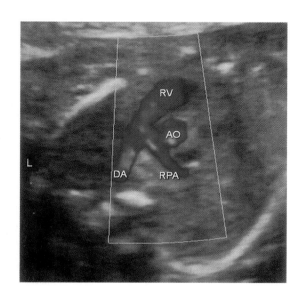

图7-8　彩色多普勒三血管切面显示主肺动脉(PA)和左右肺动脉分支〔这里可以看到右肺动脉(RPA)〕,在中间的主动脉,PA 和动脉导管(DA)的连接。RV:右心室;L:左。(见彩图)

静脉,在左心房后部从左右两侧进入左房。通常很难在胎儿彩色多普勒上同时显示 4 条肺静脉[12]。使用彩色多普勒,可以从心尖视角用红色显示出右下肺静脉和左下肺静脉,它们从后部进入左心房(图 7-11A)。右下肺静脉可以很容易观察,它的走行好像是沿着房间隔的方向延伸。左下肺静脉的走行直接指向卵圆孔(图 7-11A)。在俯卧位时右上肺静脉显示为蓝色(图 7-11B)。新的多普勒技术的应用,比如能量多普勒超声或者动态血流技术对于观察肺静脉非常有帮助,尤其是超声的角度是垂直方向的时候。

能量多普勒和敏感数字双向能量多普勒

彩色多普勒利用血管内的红细胞流动产

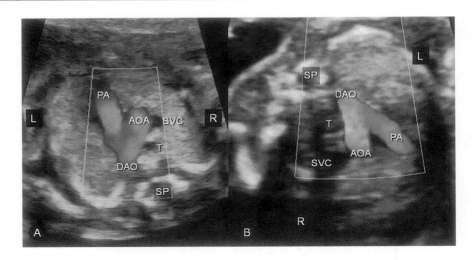

图7-9　彩色多普勒三血管气管切面的两种最优显示方法：如果胎儿是仰卧位，从心尖扫描(**A**)；如果胎儿是俯卧位，从左背面(**B**)扫描。主动脉横弓(AOA)和肺动脉(PA)进入降主动脉(DAO)。SVC：上腔静脉；T：气管；SP：脊柱；L：左；R：右。（见彩图）

表7-4	舒张期和收缩期三血管气管切面彩色多普勒：异常征象或可能存在的心脏异常	
彩色血流征象	**可能的心脏疾病**	**相应的附图**
主动脉弓和肺动脉内均为前向血流，但是扩张的肺动脉内为湍流	肺动脉狭窄	13-4,13-5
主动脉弓和肺动脉内均为前向血流，但是扩张的主动脉弓内为湍流	主动脉狭窄	11-8
主动脉弓和肺动脉内均为前向血流，但是肺动脉狭窄	法洛四联症中的肺动脉狭窄，Ebstein 畸形，DORV，三尖瓣闭锁合并 VSD，其他	17-6,17-10,17-11
主动脉弓和肺动脉内均为前向血流，但是主动脉弓狭窄	主动脉缩窄	12-7,12-10
肺动脉内为前向血流，但是主动脉弓不连续	主动脉弓离断或重度缩窄	
肺动脉内为前向血流，但是主动脉弓细小或为逆向血流	左心发育不良综合征	11-19,11-23
主动脉弓内为前向血流，但是肺动脉细小或为逆向血流	肺动脉闭锁伴室间隔完整或合并室间隔缺损	13-14
只有一个大血管内为前向血流，另一血管未显示	D-TGA，cc-TGA，DORV 合并大血管异位，有些合并肺动脉闭锁和 VSD（另一个血管可能在大血管后方）	20-6,20-9
PA：肺动脉；DORV：右室双出口；VSD：室间隔缺损；D-TGA：D 型-大动脉转位；cc-TGA：矫正型大动脉转位。		

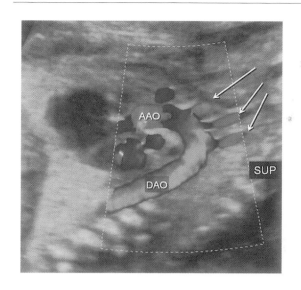

图 7-10　主动脉弓的彩色多普勒腹面图，显示升主动脉（AAO），主动脉横弓伴 3 支头臂血管根部（箭头），以及降主动脉（DAO）。SUP：上方。（见彩图）

生的频移生成彩色图像。这种频移依赖于超声波束和血管内血流方向的角度，这就产生了很大的限制，尤其是当观察的血管结构和血流方向成一定角度时。血管内红细胞的信号强度产生的多普勒信号幅度，可以生成不依赖角度的彩色图像[13,14]。这种技术就是"能量多普勒超声"。能量多普勒比常规彩色多普勒有许多优

势：

- **敏感性提高**：因为分析的是多普勒的信号幅度而不是频移，所以在观察小血管和低速血流时，能量多普勒比常规彩色多普勒敏感性要高 3~5 倍。

- **改进噪声鉴别**：能量多普勒中噪声信号编码为均匀的颜色（图 7-12C）。因此如果调高增益，用噪声填充整个图像，则血管信号仍可以区分开。

- **增强边缘确认**：能量多普勒显示血流时能更好地确认边缘。因为如果彩色信号部分外溢，则缺少移动的红细胞，所以信号幅度降低，不再显示。

- **不依赖超声角度的血流检测**（图 7-12C，白箭头）：能量多普勒可以检测与声束成直角的血流。血流正性和负性成分的幅度可以相加，形成更强的信号。

一些研究已证实在胎儿心脏检查和三维重建时可采用能量多普勒[13,14]。胎儿心脏应用能量多普勒的缺点是缺少血流方向的信息和有无湍流的信息。结合多普勒频移和信号幅度，多普勒信号数字宽带评估可以用来提供一种非常敏感的工具，称为高级动态血流成像技术或者"高分辨率(HD)血流成像"（图 7-12D）。

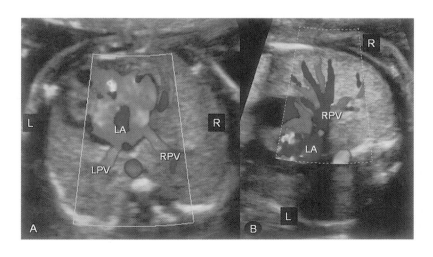

图 7-11　彩色多普勒心尖四腔心切面显示(**A**)右下肺静脉(RPV)和左下肺静脉(LPV)连接进入左心房。(**B**)右上肺静脉(RPV)进入左心房的右外侧图像。L：左；R：右。（见彩图）

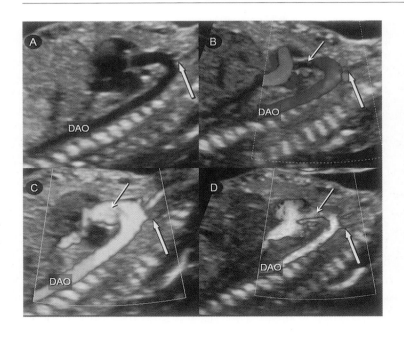

图7-12 主动脉弓和头臂血管（黄箭头）的二维矢状旁切面(A)，(常规)彩色多普勒(B)，能量多普勒(C)和双向高分辨率血流(D)。(B)彩色多普勒信息缺少主动脉弓和头臂血管全部的血流状况[由于超声角度（白箭头），部分主动脉弓和头臂血管彩色信息缺失]。(C)能量多普勒血流信息是一致的，可显示层流，并确定头臂血管的填充。(D)显示最敏感的多普勒特征，主动脉弓和头臂血管边界清晰。DAO：降主动脉。(见彩图)

这种较新的技术优于常规彩色多普勒，因为它有高的分辨率，很好的侧向分辨率和高的敏感性[15]。图7-12显示了2-D，彩色多普勒，能量多普勒和高分辨率血流成像观察到的主动脉弓。检查者可以选择高分辨率血流成像的双向彩色血流图或单一色彩的血流图。

要点：彩色多普勒胎儿超声心动图

- 建议在胎儿超声心动图中使用彩色多普勒。
- 彩色优化对于显示最好的图像至关重要。
- 彩色取样窗越小，帧频越高。

- 房室瓣和半月瓣的彩色预设包括高速度标尺，高滤波器，低增益，低彩色余辉。
- 肺静脉和其他小血管的彩色预设包括低速度标尺，低滤波器，高增益，高彩色余辉。
- 使用彩色多普勒时，超声波束与血流方向平行会优化图像质量。
- 彩色多普勒三血管气管切面是评估胎儿心脏最具信息量的切面之一。
- 能量多普勒利用血管内红细胞的信号强度产生的多普勒信号幅度，可以不依赖超声角度产生彩色图像。
- 对于小血管，能量多普勒和双向数字多普勒（高分辨率）彩色成像可更加敏感地展示血管路径，且不会出现彩色混叠。

（马宁 译）

参考文献

1. De Vore GR, Horenstein J, Siassi B, et al. Fetal echocardiography. VII. Doppler color flow mapping: a new technique for the diagnosis of congenital heart disease. *Am J Obstet Gynecol* 1987;156:1054–1064.
2. Sharland GK, Chita SK, Allan LD. The use of colour Doppler in fetal echocardiography. *Int J Cardiol* 1990;28:229–236.
3. Gembruch U, Chatterjee MS, Bald R, et al. Color Doppler flow mapping of fetal heart. *J Perinat Med* 1991;19:27–32.
4. Copel JA, Morotti R, Hobbins JC, et al. The antenatal diagnosis of congenital heart disease using fetal echocardiography: is color flow mapping necessary? *Obstet Gynecol* 1991;78:1–8.
5. De Vore GR. Color Doppler examination of the outflow tracts of the fetal heart: a technique for identification

of cardiovascular malformations. *Ultrasound Obstet Gynecol* 1994;4:463–471.

6. Chaoui R, Bollmann R. [Fetal color Doppler echocardiography. Part 1: General principles and normal findings]. *Ultraschall Med* 1994;15:100–104.

7. Chaoui R, Bollmann R. [Fetal color Doppler echocardiography. Part 2: Abnormalities of the heart and great vessels]. *Ultraschall Med* 1994;15:105–111.

8. Chaoui R. Color Doppler sonography in the assessment of the fetal heart. In: Nicolaides K, Rizzo G, Hecher K, eds. *Placental and fetal Doppler.* Abingdon, UK: Parthenon, 2000;171–186.

9. Chaoui R, McEwing R. Three cross-sectional planes for fetal color Doppler echocardiography. *Ultrasound Obstet Gynecol* 2003;21:81–93.

10. Abuhamad A. Color and pulsed Doppler in fetal echocardiography. *Ultrasound Obstet Gynecol* 2004;24:1–9.

11. Lee W, Allan L, Carvalho JS, et al.; ISUOG Fetal Echocardiography Task Force. ISUOG consensus statement: what constitutes a fetal echocardiogram? *Ultrasound Obstet Gynecol* 2008;32(2):239–242.

12. Chaoui R, Lenz F, Heling KS. Doppler examination of the fetal pulmonary venous circulation. In: Maulik D, ed. *Doppler ultrasound in obstetrics and gynecology.* New York: Springer Verlag, Heidelberg, 2003;451–463.

13. Chaoui R, Kalache KD. Three-dimensional power Doppler ultrasonography of the fetal cardiovascular system. In: Maulik D, ed. *Doppler ultrasound in obstetrics and gynecology.* New York: Springer Verlag, Heidelberg, 2003.

14. Chaoui R, Kalache KD, Hartung J. Application of three-dimensional power Doppler ultrasound in prenatal diagnosis. *Ultrasound Obstet Gynecol* 2001;17:22–29.

15. Heling KS, Chaoui R, Bollmann R. Advanced dynamic flow—a new method of vascular imaging in prenatal medicine. A pilot study of its applicability. *Ultraschall Med* 2004;25(4):280–284.

多普勒基础

彩色多普勒和脉冲多普勒超声的概念源于多普勒效应,发生多普勒效应的基础是光波和声波相对于观察者由远到近频率的变化[1]。当一定频率的超声波检测一根血管时,所反射的频率或者频移与血管内流动的红细胞的速度(血流的速度)成正比(图 8-1),与超声束和血管的夹角的 cos 值成正比,而且与发射超声束的频率成正比(图 8-1)。因此频移可以反映但并非测量实际的血流速度。

频谱多普勒超声,即多普勒频移以频谱图的形式显示(图 8-2)。在这种模式中,纵轴表示频移,横轴代表在心动周期中对应频移的时间(图 8-2)。因此,在心动周期的任意一点可以很容易测量频移。

在临床实践中,多普勒速度的测量可以被用来评价下游血流的阻力[2]。理论基础是平均血流量与平均压成正比,与下游的平均阻力成反比,即 Qm=Pm/Rm。然而,这个概念只适用于稳定的无搏动的流体条件。在医用的设置中,

血流是搏动的,血管阻抗而不是血管阻力阻碍血流[3]。下游血流的阻力仅仅是血管阻抗的一部分,血管阻抗依赖于脉冲频率,血流惯性,血管壁的膨胀性,以及波的反射[3]。在实验室的设计中,血管阻抗的测量是可行的。多普勒血流指数与搏动血流的阻抗、压力的波动性以及血管阻力有很好的相关性[4]。因此,多普勒频移为研究下游血管床阻抗提供了重要信息。

多普勒频谱的定量分析

许多多普勒血流指数用于频谱的定量分析[5-7]。多普勒血流指数是在同一心动周期中获得的频移比值,不受声束角度的影响。图 8-3 中列出了在产科 3 个最常用的多普勒血流指数。虽然多普勒血流指数广泛用于评价胎儿的外周循环,但是心脏水平的多普勒频谱定量分析大多还是基于频率绝对值的测量,与多普勒指数不同,这是有角度依赖的。在胎儿超声检查时,为了得到较准确的多普勒信号指数,取样容积需放在瓣膜开放时瓣尖水平,超声束与血流束之间角度在 15°~20°,在胎儿呼吸暂停瞬

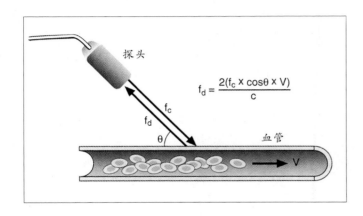

$$f_d = \frac{2(f_c \times \cos\theta \times V)}{c}$$

探头

f_c

f_d

θ

血管

V

图 8-1 超声的多普勒效应。当超声波检测血管时,所反射的超声波的频移(f_d)分别与超声波的发射频率(f_c)、血管内血流的速度(V)、超声束和血管的夹角(θ)的 cos 值成正比,与声速(C)成反比。

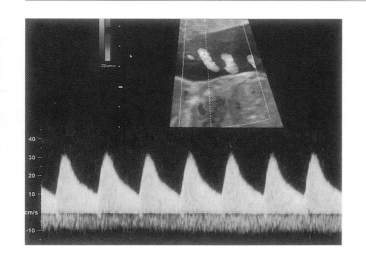

图 8-2　脐动脉频谱多普勒。纵轴表示频移（速度标尺）（cm/s），横轴代表在心动周期中与频移变化相应的时间变化。在频谱图中可以反映瞬时超声频移的变化。（见彩图）

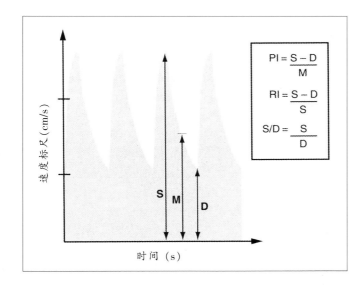

$$PI = \frac{S - D}{M}$$

$$RI = \frac{S - D}{S}$$

$$S/D = \frac{S}{D}$$

图 8-3　产科常用的多普勒血流指数。S：收缩期峰值流速；D：舒张末期流速；M：平均流速；PI：搏动指数；RI：阻力指数；S/D：S/D 或者 A/B 比例。

间取频谱图，进行多项测量。分别在不同心动周期进行数据的测量，以保证结果的可重复性。彩色多普勒常被用来引导取样容积放置的位置，通常将其放在血流束色彩较明亮的部位，以确保测量的准确性。表 8-1 中列出了进行多普勒检查时的方法。下面列出在多普勒超声心动图中常用的一些参数的测量：

峰值流速　频谱图中的最大流速（cm/s）（图 8-4）。

达峰时间（Time-to-peak velocity, TPV）从频谱起始点到达到最大流速时的时间，也称为加速时间（s）（图 8-4）。

表 8-1	脉冲多普勒优化步骤

将取样容积放在目标瓣膜瓣尖水平
使血流方向与声束夹角小于 20°
取样容积放置在彩色血流束最明亮的部位
在胎儿呼吸末取频谱图
得到多个测量值

减速时间　从频谱图峰值点沿下降支到达基线的时间（s）（图 8-4）。

时间-速度积分（Time-velocity integral, TVI）测量频谱图一个心动周期下包络的面积

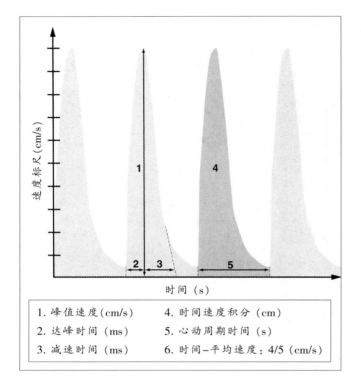

图 8-4　超声心动图中多普勒频谱图的测量。详见文内。

1. 峰值速度（cm/s）　　4. 时间速度积分（cm）
2. 达峰时间（ms）　　　5. 心动周期时间（s）
3. 减速时间（ms）　　　6. 时间-平均速度：4/5（cm/s）

(cm)（图 8-4）。

时间-平均速度（Time-averaged velocity，TAV）　TVI 除以时间(cm/s)（图 8-4）。

E/A 比　用于定量跨房室瓣血流。E 峰代表心室早期充盈峰值速度，A 峰代表心房收缩时峰值速度（图 8-5）。

充盈时间　心动周期中心室舒张期时间（ms）（见图 8-5）。

射血时间　心动周期中心室收缩期时间（ms）（见图 8-5）。

反向血流百分比　用于下腔静脉频谱分析。代表反向血流(心房收缩)时间速度积分除以整个前向血流的时间速度积分并乘以 100（图 8-6）。

S/A　用于静脉导管频谱的测量。S 代表收缩期最大流速，A 代表心房收缩的波谷(图 8-7)。

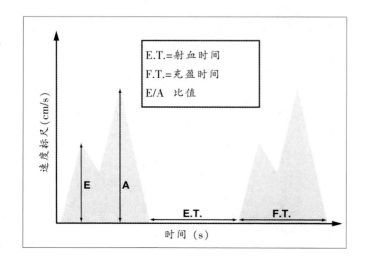

E.T.=射血时间
F.T.=充盈时间
E/A　比值

图 8-5　E/A 比值：用于跨房室瓣血流的多普勒定量分析。E 峰代表心室早期充盈峰值速度，A 峰代表心房收缩期峰值速度。充盈时间代表心室舒张期时间（ms），射血时间代表心室收缩期时间(ms)。

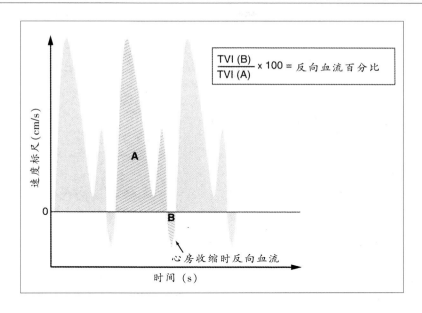

图 8-6　下腔静脉多普勒频谱定量分析。反向血流百分比为反向血流(心房收缩)(B)时间速度积分除以整个前向血流的时间速度积分(A)并乘以 100。

胎儿心血管生理

胎儿血液循环特点与成人存在很多不同。胎儿左右心系统循环是平行而不是序列进行的。右心室输出量大于左心室[8,9]。胎儿的卵圆孔和动脉导管开放使血液绕开肺脏从右心进入左心系统。从右心室射出的大部分血液经动脉导管进入胸降主动脉,只有少量血液经肺动脉分支进入肺循环[10]。大约 50% 的血液通过降主动脉经脐动脉到达胎盘[11]。在胎盘完成氧化过程后,富含氧分的血液经脐静脉回到胎儿体内。约 50% 的血液进入静脉导管,其余血液进入门脉系统和肝静脉[11]。静脉导管和左肝静脉中的血液进入下腔静脉,入右房,然后直接通过卵圆孔进入左心房。血液从左心房进入左心室,然后在收缩期射入主动脉。在卵圆孔和动脉导管水平的右向左分流,对心脏血流模式有很大

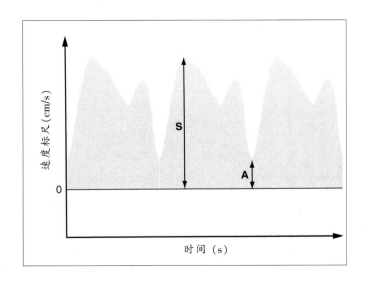

图 8-7　静脉导管多普勒频谱定量分析。S/A:S 代表收缩期最大流速,A 代表心房收缩时的波谷。

影响,影响着各器官血流和氧分的分布。该分流机制保证了富含氧分的血液进入冠状动脉和头颈部血液循环。

右心室血流量大于左心室,二者流量比约1.3:1[12]。整个心脏输出量约1735mL/min,因此可以通过血流量估计胎儿体重,均值为553±153mL/(min·kg)[13]。随胎儿孕龄增大,心脏每搏量呈指数样增加。右心室每搏量从孕20周时0.7mL增加至7.6mL。左心室每搏量从孕20周时0.7mL增加至5.2mL[14]。在人体的多普勒超声研究证实,胎儿循环也遵循 Frank-Starling 定律,即当心室前负荷增加时心室的每搏量就会增加[15]。

在孕期胎儿各个脏器的逐渐发育影响血流的分布和血管阻抗的大小[8]。随着孕期的发展,心室顺应性增加,总外周阻力减低,前负荷增加,心输出量增加[8]。左心室顺应性增加比右心室顺应性增加得快[8]。在胎儿时期,肺动脉阻力较高,肺动脉压几乎就是体循环压[16,17]。分流至肺血管床的血流比例较少,在孕期结束时迅速增加[9,16]。胎儿时期的心输出量受心室前负荷和顺应性的影响[8]。每搏量和心输出量的计算方法见图 8-8 和图 8-9。

房室瓣

多普勒技术

在心尖或心底四腔心切面,确定声束与跨房室瓣的血流束方向间角度小于 20°。利用彩色多普勒血流显像识别通过房室瓣口的血流束。将取样容积放在心室侧,即二尖瓣或三尖瓣开放时瓣尖水平,也就是通过房室瓣口血流信号色彩最明亮的部位。

多普勒波形

图 8-10 为通过房室瓣口血流信号的典型波形。该波形与心室的舒张期相对应,为双时相。第一个峰叫做 E 峰,对应心室舒张早期;第二个峰叫做 A 峰,对应心室舒张晚期(心房收缩)。因为二尖瓣与主动脉瓣之间存在纤维连续,通过二尖瓣的血流多普勒波形收缩期部分反映的是主动脉血流(见图 8-10B)。而在流经三尖瓣口的多普勒波形中没有反映肺动脉血流(见图 8-10A)。因为在肺动脉瓣下圆锥肌把肺动脉瓣和三尖瓣分开。E/A 比值用于跨房室瓣口血流多普勒定量分析(见图 8-5)。

通过房室瓣的血流多普勒波形依赖于心室肌的顺应性以及前后负荷[18,19]。E/A 比值可以反映心室的舒张功能,与出生后不同的是,胎儿期 A 峰的峰值流速是大于 E 峰的,这可能与胎儿期心肌的僵硬度较高有关[20]。这使得胎儿期心房的收缩功能对心室充盈具有更加重要的意义。随着孕周的增加,心室肌的僵硬度逐渐下降,E/A 比值由孕早期的 0.53±0.05 增加至孕晚期的 0.70±0.02[21,22]。到分娩前 E/A 比值可以达到 0.82±0.04 左右。随孕周增加 E/A 比值增加的趋势表明血流从舒张晚期转变到舒张早期。这种血流变化是由于心室肌顺应性增加,心室松弛增加,或是胎盘血管的阻力下降使得心脏的后负荷减低。所有以上这些变化均是随着孕

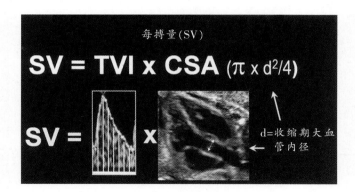

图 8-8　左、右心室的每搏量(SV)等于左或右心室流出道的时间流速积分(TVI)分别乘以主动脉或肺动脉的横截面积(CSA)。横截面积等于主动脉或肺动脉内径的平方除以 4 的商乘以 π。

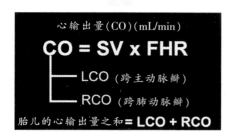

图 8-9 心输出量(CO)(mL/min)等于每搏量(SV)乘以胎心率(FHR)。胎儿的心输出量等于右心室输出量(RCO)和左心室输出量(LCO)的和。AO:主动脉;PA:肺动脉。

周增加而出现的。比较二尖瓣与三尖瓣的多普勒波形,无论在舒张早期还是舒张晚期,通过三尖瓣的血流峰值流速均大于二尖瓣的流速。这与以往研究所证实的一样,胎儿期通过三尖瓣的血流量要多于通过二尖瓣的。这一证据也支持在胎儿期右心系统占主导地位。宫内发育过程中,主导地位转向左心系统始于妊娠末期。E/A 比值是衡量心室前负荷与顺应性的指标,图 8-11 和图 8-12 分别显示跨二尖瓣与三尖瓣的正常 E/A 比值。

异常表现

二尖瓣发育不良的左心发育不良综合征会出现二尖瓣口的舒张期充盈的多普勒波形异常

变小,主动脉严重狭窄时也有相同表现。三尖瓣口的异常波形见于室间隔完整型肺动脉闭锁同时合并右心发育不良。房室瓣口多普勒波形异常也常见于心肌肥厚或者扩张。收缩期房室瓣口常见的异常为瓣膜反流。二尖瓣反流多见于与严重的主动脉狭窄相伴的心内膜弹力纤维增生症,或是一些左心发育不良的疾病。容量负荷过重可伴三尖瓣反流。三尖瓣反流相当常见,详见第 14 章。

半月瓣

多普勒技术

主动脉 观察心尖或心底四腔心切面时,旋转探头略朝头部方向,获得主动脉由左心室发出的切面(即五腔心切面)。调整探头方向,使得声束的方向与胎儿主动脉血流方向的夹角在 20° 以内。应用彩色多普勒技术确认跨主动脉瓣口的血流。调整取样容积,置于主动脉内,放在主动脉瓣环远端处,血流最明亮的部分(图 8-13)。

肺动脉 首先获得胎儿的五腔心切面,然后旋转或者倾斜探头直到能够清楚看到肺动脉由右心室发出处。调整探头方向,使得探头的方向与胎儿肺动脉血流方向的夹角在 20° 以内。应用

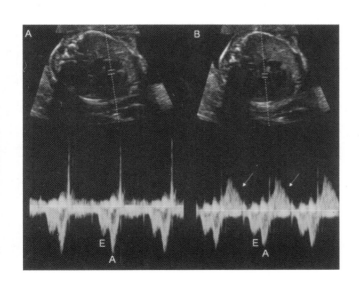

图 8-10 跨房室瓣的多普勒波形呈双相,第一时相反映早期的心室充盈(E),第二时相反映心房收缩(A)。B 图示跨二尖瓣的血流多普勒波形收缩期部分,反映的是主动脉血流(箭头),这是由于二尖瓣与主动脉瓣之间存在纤维连续。A 图示跨三尖瓣血流频谱,其中未见肺动脉血流成分。(见彩图)

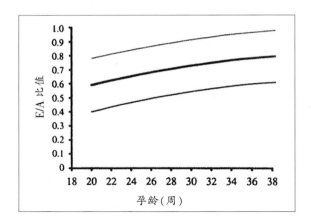

图 8-11 二尖瓣口的 E/A 比值正常值 （95%可信区间）随孕周变化曲线。(Reproduced from Arduini D, Rizzo G, Romanini C. *Fetal cardiac function*. New York：Parthenon，1995；38-39，with permission.)

彩色多普勒技术确认通过肺动脉瓣口的血流。调整取样容积，置于肺动脉内，放在肺动脉瓣环远端处，即血流最明亮的部分(图 8-14)。第 13 章将讨论动脉导管的正常或异常多普勒频谱。

多普勒波形

图 8-13 和图 8-14 分别显示的是跨主动

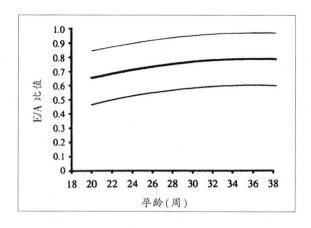

图 8-12 三尖瓣口的 E/A 比值正常值 （95%可信区间）随孕周变化曲线。(Redproduced from Arduini D, Rizzo G, Romanini C. *Fetal cardiac function*. New York：Parthenon，1995；38-39，with permission.)

脉瓣和肺动脉瓣的典型多普勒波形。收缩期峰值流速及达峰时间是常用的进行定量测定的指标(见图 8-4)。这些多普勒指标反映的是心室收缩性能、动脉压力及后负荷情况[26,27]。其中收缩期峰值流速反映的是心室收缩功能、瓣环大小以及前后负荷情况[28,29]，而达峰时间则反映平均动脉压[30]。随着孕周的增加，主动脉及肺动脉内的血流收缩期峰值流速及达峰时间是逐渐增加的[31-34]。主动脉收缩期峰值流速要大于肺动脉流速[25,35]。原因在于肺动脉瓣环略大，或是经过脑循环后主动脉后负荷下降[25,36]。而肺动脉内的达峰时间要短于主动脉，提示胎儿期肺动脉内的平均动脉压要高于主动脉内压力[37]。图 8-15 和图 8-16 分别显示主动脉和肺动脉内的正常峰值流速和达峰时间。

异常表现

在严重的主动脉狭窄或主动脉缩窄时可见异常的跨主动脉瓣的多普勒波形。当存在肺动脉狭窄或肺动脉反流时会观察到异常跨肺动脉瓣的多普勒波形。

下腔静脉

多普勒技术

获得胎儿胸腹部的矢状切面，进行彩色多普勒观察。滑动探头得到右矢状旁切面，可以看到下腔静脉入右房处(图 8-17)。下腔静脉可以在两个部位观察，下腔静脉入右房处以及肾静脉和静脉导管于下腔静脉开口处之间的部分。这两处测量值之间存在着很好的相关性，测量时注意选择部位使声束方向与血流方向之间的夹角最小[38]。

多普勒波形

图 8-18 显示下腔静脉的多普勒波形。该波形呈三相波，第一时相代表了心房舒张及心室收缩，第二时相代表心室舒张早期，第三时相代表舒张晚期及心房收缩[38,39]。典型的图像

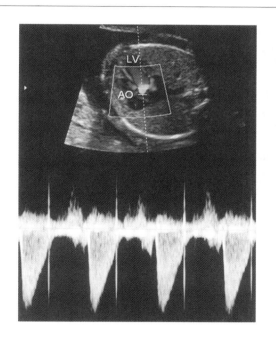

图 8-13 跨主动脉瓣多普勒波形。详见文内。LV:左心室;AO:主动脉。(见彩图)

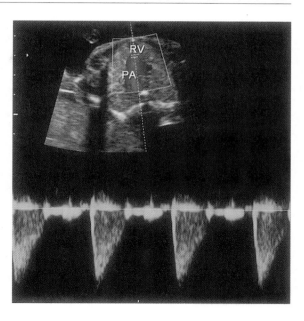

图 8-14 跨肺动脉瓣多普勒波形。详见文内。RV:右心室;PA:肺动脉。(见彩图)

显示舒张晚期下腔静脉的血流是反向的[38-40]。反向血流百分比,即心房收缩期的时间流速积分除以整个前向血流的时间流速积分,是进行下腔静脉多普勒血流定量分析常用的指标[39](见图 8-6)。这一血流参数是反映舒张末期右心房与右心室之间压力阶差的指标。这

一指标取决于心室的顺应性以及右心室舒张末压[38,41-43]。下腔静脉反向血流百分比随孕周增加呈线性负相关。由孕 20 周时的平均 14.7±2.55% 下降至出生前的平均 4.7±2.55%[38]。这一变化的原因可能是心室的顺应性增加以及外周阻力随孕周增加而下降所致。虽然下腔

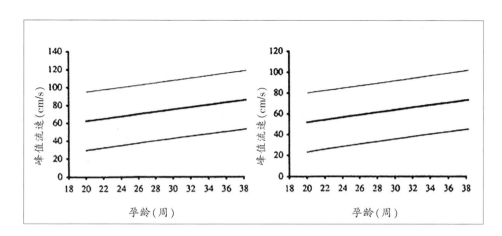

图 8-15 主动脉瓣口(左图)和肺动脉瓣口(右图)的收缩期峰值流速正常值(95%可信区间),随孕周增加的变化情况。(Reproduced from Arduini D, Rizzo G, Romanini C. *Fetal cardiac function*. New York:Parthenon,1995;38-39,with permission.)

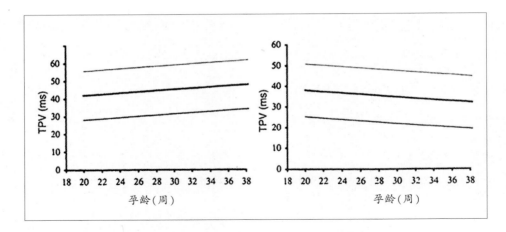

图 8-16 主动脉瓣口的(左图)和肺动脉瓣口的(右图)血流达峰时间(TPV)正常值(95%可信区间)，随孕周增加的变化情况。(Reproduced from Rizzo G, Arduini D, Romanini C, et al. Doppler echocardiographic assessment of time to peak velocity in the aorta and pulmonary artery of small for gestational age fetuses. *Br J Obstet Gynaecol* 1990;97;603-607, with permission.)

静脉的前向血流与上腔静脉无明显差别，但在心房收缩期的反向血流下腔静脉部分要大于上腔静脉[39]。图 8-19 显示正常情况下，下腔静脉反向血流百分比随孕周增加而减少的变化情况。

异常表现

下腔静脉多普勒波形的异常表现出现在严重的宫内发育迟缓的情况，表现为舒张晚期的反向血流增加(图 8-20)。

静脉导管

多普勒技术

在膈肌水平上获得胎儿腹部的冠状切面，调整探头直到观察到下腔静脉入右房处。将彩色多普勒叠加到灰阶成像上，可以确认在下腔静脉汇入右房前，连接脐静脉与下腔静脉的静脉导管 (图 8-21A)。在静脉导管处常可观察到湍流，并可见到与静脉导管相邻的左肝静脉。如图 8-21B 显示，在靠近胎儿腹部的矢状旁切面上也可以看到静脉导管。一个比较简便的观察静脉导管的方法是沿着胎儿

腹围部行横切面和斜切面扫查(图 8-21C)。首先在胎儿腹围部取得横切面，然后将彩色多普勒叠加到灰阶成像上，沿着脐静脉走行调整探头角度略向头部，可以观察到有色彩混叠的静脉导管分支出自脐静脉，并向上腹部

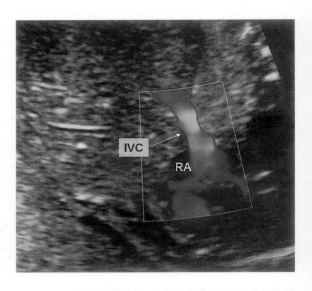

图 8-17 右侧矢状旁切面彩色多普勒显示下腔静脉(IVC)入右房(RA)处血流。这一切面声束与下腔静脉血流方向平行，是观察下腔静脉的理想切面。(见彩图)

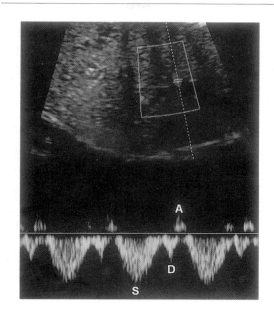

图 8-18　下腔静脉的多普勒波形呈三相波。第一时相为心室收缩(S)；第二时相为舒张早期(D)；第三时相(图中反向血流)为心房收缩(A)。(见彩图)

延伸(图 8-21C)。

多普勒波形

　　图 8-22 是静脉导管内的多普勒波谱，波谱呈双相，第一个峰值出现在收缩期，为 S 峰；第二峰在舒张早期，为 D 峰，而波谷对应的是心房收缩期，为 A 峰[44]。与下腔静脉不同的，在正常胎儿中，静脉导管内在整个心动周期内均为前向血流[40]。静脉导管仅有 2cm 长，2mm 宽，

是一支小静脉[45,46]。正因为其较小的管径，使得管腔内的血流速度较快进入右房并通过卵圆孔[47]。在孕 18 周时峰值流速约为 65 cm/s，到出生前可达到 75 cm/s[47]。由于血流峰值流速的测量受角度的影响，因此有其他的计量数据来测量静脉导管内的血流。如 S/A，S-A/S 这两个比值均应用的是收缩期和心房收缩时的血流速度[48,49](图 8-7)。这两个比值随孕周增加而变化，能够较好地反映右室的前负荷变化。图 8-23 是静脉导管内正常 S/A 随孕周的变化情况。

异常表现

　　在严重的宫内发育迟缓时静脉导管多普勒波形异常，主要表现为心房收缩时相血流速度减低或缺失，甚至出现反向血流(图 8-24)。在右心有阻塞性病变时也可见到静脉导管内的异常波形。

肺静脉

多普勒技术

　　肺静脉可在其汇入左房处观察到。心底四腔心切面可以观察到右下肺静脉，在水平四腔心切面观察到左下肺静脉(图 7-11)。彩色多普勒可见左下和右下肺静脉与声束平行的血流。此时多普勒的取样容积应放在肺实质与左房间的肺静脉内。

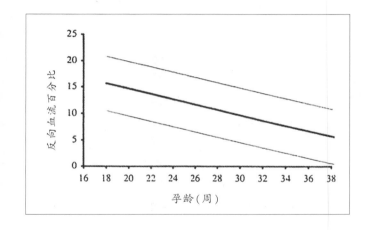

纵轴：反向血流百分比　横轴：孕龄(周)

图 8-19　下腔静脉反向血流所占比例随孕周变化的正常值（95% 可信区间）。(Reproduced from Rizzo G, Arduini D, Romanini C. Inferior vena cava flow velocity waveforms in appropriate - and small -for - gestational-age fetuses. *Am J Obstet Gynecol* 1992；166：1271-1280, with permission.)

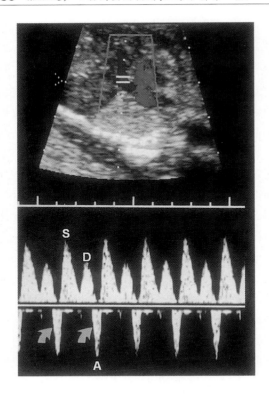

图 8-20　严重发育迟缓的胎儿下腔静脉多普勒波形。可见心房收缩期反向血流增快(A)(箭头)。S 波代表心室收缩期，D 波代表舒张早期。(见彩图)

多普勒波形

肺静脉的流速反映整个心动周期中左心房压力变化情况。其波形是与静脉导管相似的三相波，反映收缩期的 S 峰及随后的舒张期的 D 峰，而心房收缩时产生的 A 峰出现在波谷(图8-25)。

异常表现

在左心发育不良综合征出现心房间交通狭窄时能够观察到异常的肺静脉波形，呈现舒张晚期的反向血流(参见图 11-25)。在胎儿期出现异常的静脉连接时，典型的肺静脉三相波形可能消失。

胎儿宫内发育迟缓时心脏适应性

胎儿宫内发育迟缓 (Intrauterine growth restriction，IUGR) 会导致胎儿心脏出现严重异常，包括前后负荷的变化，心室顺应性和心肌收缩力的改变。由于胎盘阻抗的增加导致右心室后负荷增加[50]。而由于脑储备反射(brain sparing reflex)使得脑循环阻抗减低导致左心室后负荷减低[50]。这种后负荷的变化使得心脏的输出血量在左右心室之间出现再分配[50]。由于 IUGR 时血容量减低，心室充盈减低使得双侧房室瓣水平的前负荷均减低[32,51-53]。表现为二尖瓣口和三尖瓣口的 E/A 比值、A 波峰值以及时间速度积分均下降[32,51,52]。但是也有报道指出在一些受累的胎儿中，E/A 比值没有变化[53]。这些矛盾

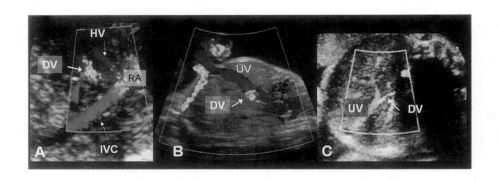

图 8-21　静脉导管(DV)的彩色多普勒图像。A 图是胸部冠状切面显示静脉导管(DV)汇入下腔静脉(IVC)，注入右心房。此切面上亦可以看到肝静脉。B 图是矢状旁切面，显示静脉导管(DV)发自脐静脉(UV)。C 图显示腹部横断面，静脉导管(DV)发自脐静脉(UV)。可见三幅图中静脉导管内的混叠血流。(见彩图)

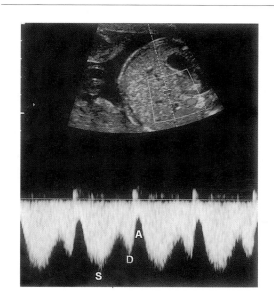

图 8-22 静脉导管内的多普勒波形为双相波。第一相为收缩期的 S 波，第二相为舒张期的 D 波。波谷 A 波为心房收缩波。（见彩图）

的报道可能是由于研究人群的不同或者是结果的内在的变异性。虽然 IUGR 时 E/A 比值的减低主要是由于前负荷的下降，但整体舒张功能受损与细胞水平上子宫肌层松弛功能不全有关[54,55]。A 波的时间速度积分与整个房室瓣口波形的时间速度积分比值是衡量心室顺应性的指标，在 IUGR 时也是减低的[8,50]。其中右心室受累程度要高于左心室[8,50]。

在胎儿 IUGR 时，常可观察到半月瓣水平收缩期峰值流速减低[56]。这可能是右心室前负荷下降，后负荷增加所致[56]。IUGR 时跨主动脉瓣口血流的达峰时间增加提示主动脉平均压下降[31]。相反，在 IUGR 中肺动脉的收缩期达峰时间减低，则是由于肺动脉及外周血管阻抗增加所致[31]。

严重的 IUGR 出现心肌收缩力减低亦有报道。心室的射血力，即心室收缩功能的指数是不受前后负荷影响的，但在胎儿发育迟缓时左右室的射血力均减低[57]。与对照组比较，心室射血力减低的 IUGR 胎儿，分娩时间缩短，心率不稳定发生率高，出生时血的 pH 值较低。经脐

穿刺证实的酸中毒与心脏的射血力具有明显的相关性，证实了心脏射血力与 IUGR 严重程度的相关性[57]。在一些严重的宫内发育迟缓的胎儿中，由于肌钙蛋白 T 增高证实心肌细胞的损伤的存在[50]。体循环静脉压升高,心脏输出血量的再分配以及右心后负荷增加、三尖瓣反流的发生率增高均是胎儿发育迟缓恶化的表现[50]。表明发育受限的胎儿静脉系统近心端多普勒波形的异常提示心肌细胞损伤以及体循环静脉压的升高[50]。

在低氧血症及胎盘功能不全适应性机制中，胎儿心脏扮演着重要角色。在胎儿发育迟缓自然病史中，血流动力学变化的前后顺序的研究表明，脐动脉和大脑中动脉是首先受到影响的血管[54]。而后出现的是右心舒张指数异常以及收缩功能指数的异常，最终左心室的舒张与收缩功能均出现异常[54]。由于左心室输出量要保证脑循环和冠脉循环的供血，因此左室收缩功能是最后出现异常。

胎儿 IUGR 时，外周循环多普勒变化直接与胎儿心脏的适应性相关。目前 IUGR 的监测包括大脑中动脉和脐动脉的外周动脉循环以及

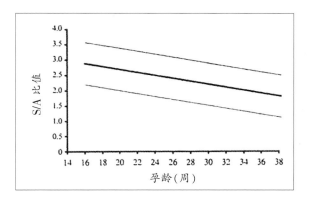

图 8-23 静脉导管内 S/A 正常值（95%可信区间）随孕周的变化。(Reproduced from Rizzo G, Pietropolli A, Bufalino L, et al. Ductus venosus systolic to atrial peak velocity ratio in appropriate and small for gestational age fetuses. *J Matern Fetal Invest* 1993;3:198, with permission.)

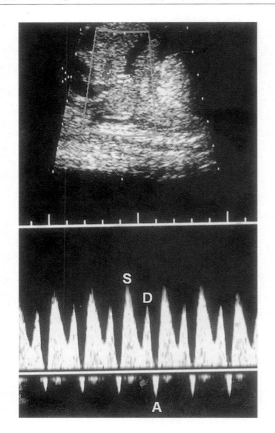

图 8-24 严重宫内发育迟缓的胎儿静脉导管内多普勒波形。可见心房收缩期逆向血流(A 峰)。S 峰代表心室收缩,D 峰代表舒张早期。(见彩图)

中心静脉(静脉导管、下腔静脉)的多普勒观测,还有胎心分娩力描记图(cardiotocography)。再加上心脏多普勒可以更好地对 IUGR 胎儿进行监测,但目前还缺少前瞻性的临床研究来评价其价值。但显而易见,中心静脉循环的变化反映胎儿不同发育阶段的适应性变化,常伴有心肌的受损与功能不全。

要点:脉冲多普勒超声心动图

- 多普勒频移直接与目标血管的血流速度、超声束与血管的夹角的 cos 值、发射超声束的频率成正比。

- 多普勒频移可以提供下游血管床血流阻抗的信息。

- 大多数心脏多普勒波形定量分析依赖于频率绝对值,是角度依赖性的。

- 胎儿左右心循环是平行的,而不是序列性的,右心室输出量大于左心室。

- 静脉导管内的血液优先经卵圆孔进入左心房。

- 胎儿右心室容量大于左心室。

- 随着孕期的发展,心室顺应性增加,总外周阻力减低,前负荷增加,心输出量增加。

- 在胎儿时期,肺动脉阻力较高。

- 房室瓣口血流多普勒波形呈双相波形。

- 胎儿期 A 峰的峰值流速是大于 E 峰的。

- 流经半月瓣口的收缩期峰值流速及达峰时间是常用的进行定量测定的指标。

- 下腔静脉多普勒波形呈三相。

- 正常胎儿舒张晚期下腔静脉的血流

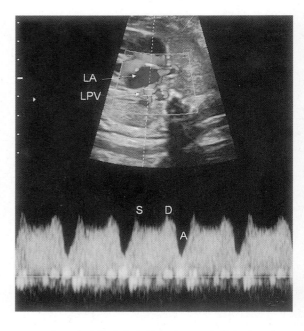

图 8-25 跨肺静脉的多普勒波形。多普勒波形为三相,与静脉导管(DV)的波形相似。S 波代表心室收缩期,D 波代表舒张期,A 波代表心房收缩期,出现在波谷。LPV:左肺静脉;LA:左心房。(见彩图)

是反向的。

- 静脉导管多普勒呈双相波形。
- 正常胎儿静脉导管内血流在整个心动周期内均为前向血流。
- 肺静脉的血流速度频谱反映左心房在整个心动周期的压力变化。
- 肺静脉多普勒波形是与静脉导管相似的三相波。

- 在宫内发育迟缓胎儿,右心室后负荷增加,左心室后负荷下降。
- 胎儿宫内发育迟缓时,双侧心室的前负荷均降低。
- 宫内发育迟缓时,胎儿心脏的适应性序列变化是先出现右心舒张功能异常、随后是右心收缩功能异常,最终左心室的舒张与收缩功能均出现异常。

（马宁 译）

参考文献

1. Doppler C. Über das farbige Licht der Doppelsterne und einiger anderer Gestirne des Himmels. *Abh Königl Böhm Ges Wiss* 1843;2:466.
2. Schulman H, Winter D, Farmakides G, et al. Doppler examinations of the umbilical and uterine arteries during pregnancy. *Clin Obstet Gynecol* 1989;32(4):738–745.
3. Nichols WW, O'Rourke MF. *McDonald's blood flow in arteries*. London: Edward Arnold, 1990:283.
4. Adamson SL, Langille BL. Factors determining aortic and umbilical blood flow pulsatility in fetal sheep. *Ultrasound Med Biol* 1992;18(3):255–266.
5. Gosling RG, King DH. Ultrasound angiology. In: Harcus AW, Adamson J, eds. *Arteries and veins*. Edinburgh: Churchill-Livingstone, 1975.
6. Pourcelot L. Applications clinique de l'examen Doppler transcutane. In: Pourcelot L, ed. *Velocimetric ultrasonore Doppler*. Paris: INSERM, 1974;213.
7. Stuart B, Drumm J, FitzGerald DE, et al. Fetal blood velocity waveforms in normal pregnancy. *Br J Obstet Gynaecol* 1980;87:780.
8. Chang CH, Chang FM, Yu CH, et al. Systemic assessment of fetal hemodynamics by Doppler ultrasound. *Ultrasound Med Biol* 2000;26:777–785.
9. Mielke G, Norbert B. Cardiac output and central distribution of blood flow in the human fetus. *Circulation* 2001;103:1662–1668.
10. Itskovitz J. Maternal-fetal hemodynamics. In: Maulik D, McNellis D, eds. *Reproductive and perinatal medicine*. VIII. Doppler ultrasound measurement of maternal-fetal hemodynamics. Ithaca: Perinatology, 1987;13.
11. Griffin D, Cohen-Overbeek T, Campbell S. Fetal and uteroplacental blood flow. *Clin Obstet Gynecol* 1983;10(3):565–602.
12. Reed KL, Meijboom EJ, Sahn DJ, Scagnelli SA, Valdes-Cruz LM, Schenker L. Cardiac Doppler flow velocities in human fetuses. *Circulation* 1986;73:41–46.
13. de Smedt MCH, Visser GHA, Meijboom EJ. Fetal cardiac output estimated by Doppler echocardiography during mid- and late gestation. *Am J Cardiol* 1987;60:338–348.
14. Kenny JF, Plappert T, Doubilet P, et al. Changes in intracardiac blood flow velocities and right and left ventricular stroke volumes with gestational age in the normal human fetus: a prospective Doppler echocardiographic study. *Circulation* 1986;74(6):1208–1216.
15. Reed KL, Sahn DJ, Marx GR, et al. Cardiac Doppler flows during fetal arrhythmias: physiologic consequences. *Obstet Gynecol* 1987;70(1):1–6.
16. Mielke G, Benda N. Blood flow velocity waveforms of the fetal pulmonary artery and the ductus arteriosus: reference ranges from 13 weeks to term. *Ultrasound Obstet Gynecol* 2000;15:213–218.
17. Hong Y, Choi J. Doppler study on pulmonary venous flow in the human fetus. *Fetal Diagn Ther* 1999;14:86–91.
18. Stoddard MF, Pearson AC, Kern MJ, et al. Influence of alteration in preload on the pattern of left ventricular diastolic filling as assessed by Doppler echocardiography in humans. *Circulation* 1989;79:1226–1236.
19. Labovitz AJ, Pearson AC. Evaluation of left ventricular diastolic function: clinical relevance and recent Doppler echocardiographic insights. *Am Heart J* 1987;114:836–851.
20. Romero T, Covell J, Friedman WF. A comparison of pressure-volume relations of the fetal, newborn, and adult heart. *Am J Physiol* 1972;222:1285.
21. Wladimiroff JW, Huisman TWA, Stewart PA. Fetal cardiac flow velocities in the late 1st trimester of pregnancy: a transvaginal Doppler study. *J Am Coll Cardiol* 1991;17(6):1357–1359.
22. Van der Mooren K, Barendregt LG, Wladimiroff JW. Fetal atrioventricular and outflow tract flow velocity waveforms during normal second half of pregnancy. *Am J Obstet Gynecol* 1991;165(3):668–674.
23. Reed KL, Sahn DJ, Scagnelli S, et al. Doppler echocardiographic studies of diastolic function in the human fetal heart: changes during gestation. *J Am Coll Cardiol* 1986;8:391–395.
24. Wladimiroff JW, Stewart PA, Burghouwt MT, et al. Normal fetal cardiac flow velocity waveforms between 11 and 16 weeks of gestation. *Am J Obstet Gynecol* 1992;167:736–739.
25. Allan LD, Chita SK, Al-LGhazali W, et al. Doppler echocardiographic evaluation of the normal human fetal heart. *Br Heart J* 1987;57:528–533.
26. Bennett ED, Barclay SA, Davis AL, et al. Ascending aortic blood velocity and acceleration using Doppler ultrasound in the assessment of left ventricular function. *Cardiovasc Res* 1984;18:632–638.

27. Sabbah HN, Khaja F, Brymer JF, et al. Noninvasive evaluation of left ventricular performance based on peak aortic blood acceleration measured with a continuous-wave Doppler velocity meter. *Circulation* 1986;74:323–329.
28. Gardin, JM. Doppler measurements of aortic blood flow velocity and acceleration: load-independent indexes of left ventricular performance? *Am J Cardiol* 1989;64:935–936.
29. Bedotto JB, Eichhorn EJ, Grayburn PA. Effects of left ventricular preload and afterload on ascending aortic blood velocity and acceleration in coronary artery disease. *Am J Cardiol* 1989;64:856–859.
30. Kitabatake A, Inoue M, Masato A, et al. Noninvasive evaluation of pulmonary hypertension by a pulsed Doppler technique. *Circulation* 1983;68(2):302–309.
31. Severi FM, Rizzo G, Bocchi C, et al. Intrauterine growth retardation and fetal cardiac function. *Fetal Diagn Ther* 2000;15:8–19.
32. Rizzo G, Arduini D, Romanini C. Doppler echocardiographic assessment of fetal cardiac function. *Ultrasound Obstet Gynecol* 1992;2:434–445.
33. Groenenberg IAL, Stijnen T, Wladimiroff JW. Flow velocity waveforms in the fetal cardiac outflow tract as a measure of fetal well-being in intrauterine growth retardation. *Pediatr Res* 1990;27:379–382.
34. Machado MVL, Chita SC, Allan LD. Acceleration time in the aorta an pulmonary artery measured by Doppler echocardiography in the midtrimester normal human fetus. *Br Heart J* 1987;58:15–18.
35. Reed KL, Anderson CF, Shenker L. Fetal pulmonary artery and aorta: two-dimensional Doppler echocardiography. *Obstet Gynecol* 1987;69:175–178.
36. Comstock CH, Riggs T, Lee W, Kirk J. Pulmonary-to-aorta diameter ratio in the normal and abnormal fetal heart. *Am J Obstet Gynecol* 1991;165:1038–1044.
37. Machado MVI, Chita SC, Allan LD. Acceleration time in the aorta and pulmonary artery measured by Doppler echocardiography in the midtrimester normal human fetus. *Br Heart J* 1987;58:15–18.
38. Rizzo G, Arduini D, Romanini C. Inferior vena cava flow velocity waveforms in appropriate- and small-for-gestational-age fetuses. *Am J Obstet Gynecol* 1992;166:1271–1280.
39. Reed KL, Appleton CP, Anderson CF, et al. Doppler studies of vena cava flows in human fetuses: insights into normal and abnormal cardiac physiology. *Circulation* 1990;81:498–505.
40. Huisman TWA, Stewart PA, Wladimiroff JW. Flow velocity waveforms in the fetal inferior vena cava during the second half of normal pregnancy. *Ultrasound Med Biol* 1991;17:679–682.
41. Reuss ML, Rudolph AM, Dae MW. Phasic blood flow patterns in the superior and inferior venae cavae and umbilical vein of fetal sheep. *Am J Obstet Gynecol* 1983;145:70–78.
42. Wexler L, Berger DH, Gabe IT, et al. Velocity of blood flow in normal human venae cavae. *Circ Res* 1968;23:349–359.
43. Brawley RK, Aldham NH, Vasko SS, et al. Influence of right atrial pressure on instantaneous vena caval blood flow. *Am J Physiol* 1966;211:347–353.
44. Soregaroli M, Rizzo G, Danti L, et al. Effects of maternal hyperoxygenation on ductus venosus flow velocity waveforms in normal third-trimester fetuses. *Ultrasound Obstet Gynecol* 1993;3:115–119.
45. Chako AW, Reynolds SR. Embryonic development in the human of the sphincter of the ductus venosus. *Anat Rec* 1953;115:151–173.
46. Barclay AE, Franklin KJ, Prichard MM. The mechanism of closure of the ductus venosus. *Br J Radiol* 1942;15:66–71.
47. Kiserud T, Eik-Nes SH, Blass HGK, et al. Ultrasonographic velocimetry of the fetal ductus venosus. *Lancet* 1991;338:1412–1414.
48. Rizzo G, Pietropolli A, Bufalino L, et al. Ductus venosus systolic to atrial peak velocity ratio in appropriate and small for gestational age fetuses. *J Matern Fetal Invest* 1993;3:198.
49. DeVore GR, Horenstein J. Ductus venosus index: a method for evaluating right ventricular preload in the second-trimester fetus. *Ultrasound Obstet Gynecol* 1993;3:338–342.
50. Makikallio K, Vuolteenaho O, Jouppila P, et al. Ultrasonographic and biochemical marker of human fetal cardiac dysfunction in placental insufficiency. *Circulation* 2002;105:2058–2063.
51. Reed KI, Anderson CF, Shenker L. Changes in intracardiac Doppler blood flow velocities in fetuses with absent umbilical artery diastolic flow. *Am J Obstet Gynecol* 1987;157:774–779.
52. Forouzan I, Graham E, Morgan MA. Reduction of right atrial peak systolic velocity in growth-restricted discordant twins. *Am J Obstet Gynecol* 1996;175:1033–1035.
53. Hecher K, Campbell S, Doyle P, et al. Assessment of fetal compromise by Doppler ultrasound investigation of the fetal circulation: arterial, intracardiac, and venous blood flow velocity studies. *Circulation* 1995;91:129–138.
54. Figueras F, Puerto B, Martinez JM et al. Cardiac function monitoring of fetuses with growth restriction. *Eur J Obstet Gynecol Reprod Biol* 2003;110:159–163.
55. Silverman HS, Ninomiya M, Blanck G, et al. A mechanism for impaired posthypoxic relaxation in isolated cardiac myocites. *Circ Res* 1991;69:196–208.
56. Groenenberg IAL, Wladimiroff JW, Hop WCJ. Fetal cardiac and peripheral flow velocity waveforms in intrauterine growth retardation. *Circulation* 1989;80:1711–1717.
57. Rizzo G, Capponi A, Rinaldo D, et al. Ventricular ejection force in growth-retarded fetuses. *Ultrasound Obstet Gynecol* 1995;5:247–255.

第 9 章

三维胎儿超声心动图:基础及新技术应用

概　述

三维超声(3D 超声或容积超声)引入到产科超声成像是一大技术进步。与传统二维(2D)超声不同,3D 超声提供了目标解剖区的容积数据,包含了大量的 2D 图像。3D 超声技术发展有赖于先进的机械及电子探头的发展,它能够通过探头内的元件的扫描获得容积数据,并且在计算机快速处理后能够在毫秒级时间内显示所获得的数据。所获得的 3D 容积数据可以在屏幕上以 2D 图像的形式进行多平面的显示,也能以空间结构的方式显示,并可同时显示其内外解剖结构的特点。3D 超声有着众多的显而易见的优势,但无论图像的采集、显示以及 3D 容积数据的操作都需要丰富的经验。在产科超声检查中,由于胎儿在子宫内位置的多变性,使得这项技术应用更加困难,并且限制了该技术在临床的应用,尤其是应用于胎儿心脏这样复杂的解剖结构时。在这一章中,我们将着重探讨 3D 超声在胎儿心脏检查中基础和高阶应用方法。3D 超声在评价胎儿各种心脏畸形中的应用价值将在本书的后面章节中进行讨论。

三维容积数据的采集

3D 容积数据获取的第一步是要有高质量的 2D 超声图像,因为 3D 容积的质量取决于 2D 图像的质量。操作者应该保证优质的 2D 图像,按表 9-1 所示步骤来扫描胎儿心脏,3D 容积数据的获取始于 2D 超声检查。采集 3D 容积数据时,起始的 2D 切面称之为"参考切面"。

在常用的机械式 3D 探头使用中,容积的高质量的图像是在参考切面和与参考切面平行的切面获得,而与参考切面垂直或斜切而重建的图像质量就大大下降。参考切面应该根据心脏感兴趣区的不同来选定。四腔心切面最适合作为 3D 容积的参考切面来评价胸部横切面,包括心腔、大动脉起源、三血管和三血管气管切面。另一方面,主动脉、动脉导管弓和静脉连接最好由胎儿胸部矢状切面的 3D 容积获得。图像采集时最好在仰卧位(脊柱在后)时来获取,以避免肋骨和脊柱声影的遮挡。

在进行三维容积数据采集时应着重考虑下列 3 个重要因素:①感兴趣区大小(ROI——3D 取样框);②扫描角度;③获得图像的分辨率或质量。

ROI 取样框　ROI 决定 3D 容积的 2 个参数:高度和宽度,分别对应于 x 轴和 y 轴(图 9-1)。操作者应该使用最小的取样框来包络目标容积的所有解剖结构。能包含胎儿心脏和血管连接的所有解剖结构的取样框尽可能小些以便确保最快的采集速度,同时使产生的伪像最小化。

采集角度　采集角度是探头内扫描元件的扫查角度,其可在 3D 容积采集前由操作者进

表 9-1	优化二维胎儿心脏的超声检查的步骤
● 在超声仪器中使用胎儿心脏预设条件	
● 在屏幕中使用最小的深度	
● 缩小扇宽度	
● 调整聚焦区域到胎儿心脏水平	
● 使心脏产生一定角度以避免胎儿骨骼声影	

行 3D 预设及调整。采集角度指的是容积的深度，对应于 z 轴（图 9-1）。选择三维容积角度时，要对目标器官解剖结构和容积获取的方式有基本的了解。目前基于设备厂商和特殊探头的不同，容积采集使用的扫描角度从 10°到 120°不等。矩阵探头目前只能提供有限的扫描角度，空间-时间关联成像（Spatio-temporal image correlation, STIC）的采集角度一般采用 20°~35°。静态 3D 容积采集角度在 35°~45°之间，对于胎儿胸部扫查，显示下至胃泡上至主动脉弓（锁骨）的信息已经足够。确保 3D 容积采集的最小角度可以加快采集速度，减少伪像，优化 3D 容积图像质量。

采集质量 采集质量是指容积内获得的平面数量（图 9-2）。在 3D 静态采集时，质量分为低、中、高（图 9-2），而在 STIC 采集图像质量由采集的时间长短决定，分为 7.5s、10s、12.5s 或 15s（图 9-2）。ROI 大小、采集角度以及质量应根据 3D 容积的显示方式的不同和显示目标结构的不同而做适当调整，以获得最好的结果。

3D 容积的多平面显示提供了感兴趣区内和采集角度的信息。图 9-3 多平面显示中，A 平面（左上）是参考切面，它是 3D 容积中初始的解剖 2D 切面，显示容积内 ROI 的大小。B 平面（右上）是与 A 平面垂直的重建切面，显示了容积采集角度。当观察 3D 容积的多平面显示时，操作者可以很好地评价所研究的目标器官感兴趣区的大小以及采集角度（图 9-3）。Deng[1]提出关于 3D 术语的命名。在此我们讨论目前关于 3D 采集的一些最新观点。

静态三维（直接容积扫描：非门控性）

原理

静态三维容积采集是指三维容积的非门控性静态采集模式（图 9-4）。所获得的容积包含了大量的 2D 静态图像而无时间或空间运动。目前这种方式是妇科及产科进行容积采集的最常用模式，也是胎儿器官 3D 评价最常用的模式。在研究心腔结构及大动脉起源时四腔心切面是静态三维容积采集的最佳参考切面。在研究主动脉或者是肺动脉弓时矢状旁切面为参考切面。

优点

胎儿心脏静态 3D 采集的优点包括：它的

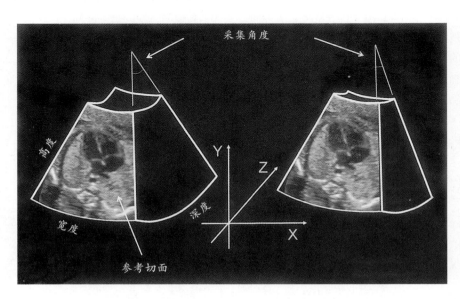

图 9-1 在容积采集之前，参考切面通过在感兴趣区设置取样框来选择。取样框的大小定义为容积的宽度（x 轴）和高度（y 轴）。容积采集角度是它的深度（z 轴）。这幅图显示，两个容积采集的宽度和高度相同，而深度（采集角度）不同。参考切面（四腔心切面）位于取样框的中心。为了更好地显示，将参考切面置于图像的最前端。

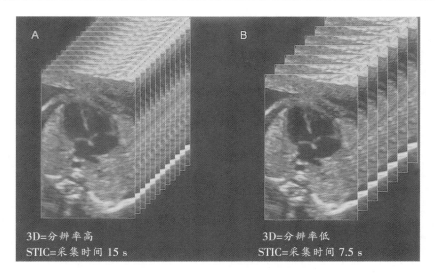

图 9-2 三维容积的分辨率取决于采集前二维图像的分辨率和采集取样框内的层数(平面数)。当分辨率在 3D 静态采集(A)设为高时,以及 STIC 采集(A)时间长时,会采集到大量的层数。B 图示 3D 静态采集设为低分辨率时,STIC 采集时间亦短。

采集速度(0.5~2s)以及容积的易操作性,另外静态 3D 采集时,无论是感兴趣区还是扫描角度,能够获取较大的容积,产生最少的伪像。静态三维容积采集可以同彩色、能量多普勒或者二维灰阶血流成像(B-Flow)相结合来评价容积

内的血流情况。我们推荐使用能量多普勒或 B-Flow[2-4]。因为它们的显示色彩一致,容积采集时血管搏动所造成的运动伪像可大大减小[3,5]。

缺点

静态三维容积采集的不足之处是不能评价

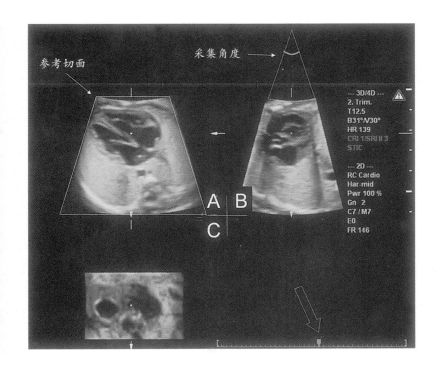

图 9-3 空间-时间关联成像(STIC)在四腔心切面获得的正交垂直切面显像。参考切面显示在左上(A),选定容积的高度及宽度。右上(B)平面显示采集角度 30°,同时显示了采集伪像信息(运动伪像)。左下(C)平面显示了 STIC 容积的时间轴,箭头指向心动周期中正交显像时确切时间。通过移动取样线可以显示收缩和舒张期。(见彩图)

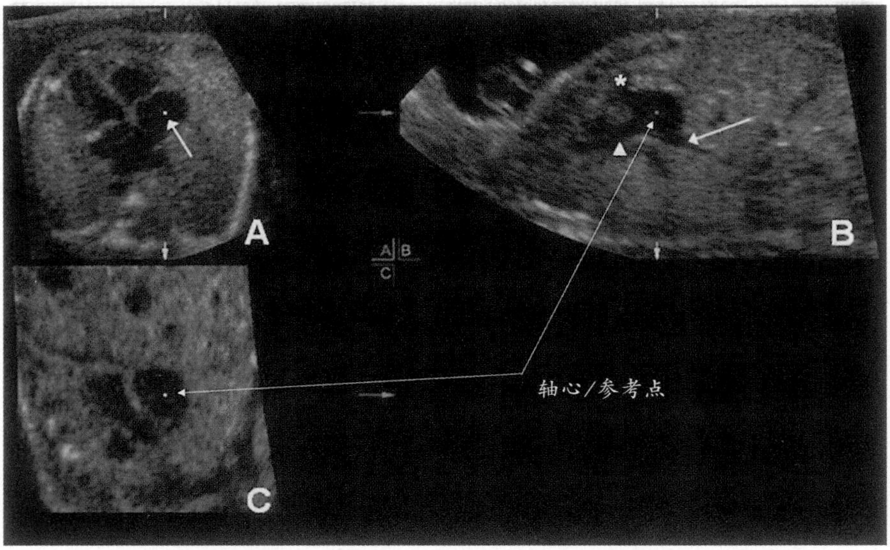

图 9-4 通过采集胎儿四腔心切面水平胸部横断面(参考切面-A 平面)获得静态三维容积。B 平面和 C 平面是两个与 A 平面垂直的平面。参考点(轴心)被放置在 A 平面的右房处(A 平面的短箭头，B 和 C 平面的长箭头)，图像显示的是在 3 个正交平面的右房解剖图像。显示了右心耳(星号)、下腔静脉(小箭头)和上腔静脉(三角箭头)进入右房(B 平面)。(见彩图)

心脏周期时相、瓣膜运动以及心肌收缩。

空间-时间关联成像（STIC）(间接容积扫描，运动门控：脱机四维显示)

原理

STIC 数据采集是间接的运动门控的脱机模式，基于心脏运动同时产生的组织位移而抽取心动周期不同时相的信息。这一概念最早在 1996 年[6]提出，几年后应用于临床超声[7-9]。STIC 容积数据采集时间在 7.5~15s，采集角度在 15~40° 之间。获得的容积进行内部数据处理，根据收缩峰值计算胎心率，然后根据心动周期不同的时相重新排列容积图像，从而形成单心动周期的电影动态图像。

STIC 容积采集优化参数包括清晰的二维参考切面，最大限度地减小胎儿骨骼声影响；ROI 尽可能地缩小仅包括心腔即可；在中孕期采集角度在 20°~25° 之间；在胎动较少的情况下尽量增加取样时间，范围 7.5~15s 之间。这些参数将会提高获得容积的时间与空间分辨率，并且能够最大限度地增加帧频(图 9-2)。

优点

STIC 容积采集的优点包括：可以评价心房和心室壁运动以及瓣膜的活动。容积采集的四维(4D)信息可在数秒内获得，有利于它在临床中的应用。一旦感兴趣区的图像质量优良，STIC 容积可以很容易地获得。STIC 容积采集可以在二维灰阶图像基础上联合应用其他成像模式，比如：彩色、能量或者高分辨率血流显像以及 B-Flow。

缺点

STIC 容积采集的缺点包括：相对长的采集时间，因此胎动或母亲呼吸运动会造成很大的影响，使得容积数据内出现伪像。

实时三维(直接容积扫描，实时，在机四维)

原理

实时三维采集可以使用机械探头获取，但是在目前技术条件下旋转马达是获取大角度的容积采集并取得较高分辨率的限制因素[10]。目前以及未来实时三维心脏容积采集将使用矩阵三维探头获取实时动态三维的评价。

优点

产后研究表明，实时三维超声在先天性心脏病的诊断中优于传统的二维超声[11-14]。它的主要优点是不需要对心率进行门控，对搏动心脏进行实时容积显示，不需要对数据进行转换或后处理。其他优点包括：能够在屏幕上即刻显示二维和实时三维容积图像。新近研究显示，彩色多普勒可应用于实时三维图像采集中[15]。这项技术可以在多种先天性心脏畸形（比如室间隔缺损、瓣膜狭窄和反流）的分析中描述三维彩色血流形态、方向以及传播情况[15,16]。

缺点

尽管这项技术在未来有很好的应用价值，但是目前由于取样容积大小的限制经常无法对心脏和大血管进行整体的评价，并且探头的费用较高[17]。

容积的显示和操作

获取容积的显示和操作有不同的选择方式：①从容积中提取的 2D 中显示，称之为多平面显示或多平面重建；②所获取容积的内外三维空间图像，称之为容积重建。

容积显示二维图像

二维单平面或多平面正交显示

原理　多平面模式对三维容积的显示是建立在 3 个互相垂直的二维图像基础上，通常称之为 A 平面、B 平面和 C 平面（图 9-3 和图 9-4）。A 平面位于左上角是图像采集的参考切面，B 平面和 C 平面是根据容积内参考点而形成的 2 个垂直切面（图 9-3 和图 9-4）。操作者可以在屏幕上显示所有 3 个切面，2 个切面或单独 1 个切面。多平面显示经常用于 3D 静态和 STIC 容积采集。STIC 显示方式可以慢速循环播放动态图像或者对心脏周期特定时相详细分析时可

在任何时间进行停帧（图 9-3 空心箭头所示）。参考点是多平面显示方式时 3 个切面相交的交点，可以对容积进行操作。我们推荐一个简单的方法，通过移动 A 平面或 B 平面的参考点到目标心脏解剖结构，然后通过 x、y 或 z 轴的微调来进行显示。例如图 9-4 所示，显示 3 个垂直平面右房结构，它是通过将参考点移至 A 平面右房内获得的。如前所述，多平面显示方式 3D 容积的标准化显示是将 A 平面脊柱旋转至 6 点钟位置并使心尖位于左上胸部[18]（图 9-5，表 9-2）。一旦获取的四腔心切面的静态或 STIC 容积标准化后，如前所述，便可以获得其他心脏诊断切面[19]。表 9-3 列出了在中孕期胎儿心脏四腔心切面的不同诊断切面的空间关系[19]。

优点　多平面显示方式优点包括：与二维切面显示相似，根据二维解剖所获得的容积的操作相对简单，能够同时从 3 个垂直切面显示心脏畸形，通过对获得的 STIC 容积进行旋转，操作者不但可以序列地显示众多诊断切面，比如腹部切面、四腔心切面、五腔心切面和三血管气管切面（图 9-6D~G），而且能够显示心脏周期中不同时相的各切面（图 9-6B，C）。应用 3D 静态和 STIC 容积扫描对胎儿心脏流出道的显示方法被描述为"自旋技术"，即沿 x 轴和 y 轴的旋转[20]。彩色多普勒 STIC 容积扫描评价正常和异常心脏的潜在优势在富有经验人的前瞻性研究中得到证实[21]。在几乎所有的病例中均采集成功。其中 35 例正常心脏中 31 例，27 例异常心脏中 24 例[21]能够显示 3 个横切面（四腔心切面、五腔心切面和三血管气管切面）。

缺点　二维图像显示的不足之处，与实时检查相比较，主要与重建切面相关。采集过程中伪像可以使 2D 重建平面产生错误信息。我们建议获得多个胎儿心脏容积数据以提高脱机分析的准确性。

在胎儿心脏畸形中的应用　2D 图像显示可以应用在所有心脏畸形评价中，它可以通过慢速播放容积数据来实时对胎儿心脏进行检查

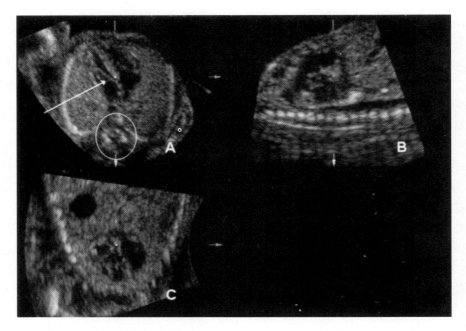

图 9-5 静态三维胎儿四腔心切面水平容积采集(参考切面–A 平面)。胎儿胸部 3D 容积标准化采集,是通过沿着 Z 轴旋转 A 平面使脊柱位于图像 6 点方向,使胎儿心尖位于左上象限。进一步标准化采集沿着 Z 轴旋转 B 平面和 C 平面,使脊柱分别处于水平和垂直位,并且使轴心位于 A 平面的心脏十字交叉处(箭头)。详见文内及表 9-2。(见彩图)

(图 9-6)。当仔细观察心脏十字交叉水平收缩与舒张期时,有助于对房室间隔缺损的检出(图 9-7)。3 个垂直平面的交叉参考点可用于确认室间隔的缺损,如图 15-17 所示。参考点同样可以显示在大动脉转位病例中大动脉的平行起源关系[20]。理想的主动脉弓的切面可以通过胎儿胸部矢状旁切面的重建以确定主动脉弓缩窄,将在第 12 章中阐述,图 9-6 显示的是一

表 9-2　胎儿胸部三维容积的标准化(头位 °)
容积采集
● 参考切面:四腔心切面水平的胸部横切面。确保每侧肋骨完整显示
● 取样框:调节取样框宽度以确保胎儿胸部包括在内,取样框的边缘放置在紧贴胎儿皮肤外侧
● 采集角度:调整角度足够宽以包全下至胃上至下颈部区域
容积显示
1. 沿 z 轴旋转 A 平面(四腔心切面)使脊柱位于图像 6 点方向,使胎儿心尖位于左上胸部
2. 将参考点移动至 A 平面脊柱处(椎体)。这将使 B 和 C 平面显示脊柱的长轴
3. 沿 z 轴旋转 C 平面(冠状切面),直至中胸部脊柱切面处于垂直位
4. 沿 z 轴旋转 B 平面(矢状切面),直至中胸部脊柱切面(心脏后方)成水平位
5. 使 A 平面轴心位于心脏十字交叉处,位于三尖瓣隔叶与室间隔附着处
ᵃ 臀位时,沿 y 轴旋转三维容积 180°,然后按上述操作进行。
(From Abuhamad A. Standardization of 3-dimensional volumes in obstetric sonography: a required step for training and automation. *J Ultrasound Med* 2005;24:397–401, with permission.)

表 9-3	心脏平面 1-3 与四腔心参考切面空间关系和断层超声成像(TUI)	
心脏平面	与四腔心切面的空间关系	TUI 层间距离 (mm)[a]
1	平行位移：-3.84mm Y 旋转：26.5	0.56
2	平行位移：-9.00mm	1
3	平行位移：+14.0mm	2
[a] 对每一心脏诊断平面 TUI 输出设置为 7 个平面。 心脏平面 1=左室流出道；心脏平面 2=右室流出道；心脏平面 3=腹围。 (From Abunamad A, Falkensammer P, Reichartseder F, et al. Automated retrieval of standard diagnostic fetal cardiac planes in the second trimester of pregnancy: a prospective evaluation of software. *Ultrasound Obstet Gynecol* 2008;31:30–36, with permission.)		

个正常的胎儿。

多平面断层超声成像

原理　断层超声成像(Tomographic ultrasouad imaging, TUI)，或称作多层分析，是一种多平面图像显示模式，多个平行的 2D 图像同时显示容积内某区域一系列解剖图像(图 9-8)。显示平面的数量、层间距离以及每层解剖区的厚度可以进行调节(对比图 9-8 和图 9-9)。目标解剖区域内每层图像的具体位置在 TUI 显像的左上图显示(图 9-8A)。

优点　断层超声成像类似计算机断层扫描和磁共振图像，具有矢状面、横切面、冠状面多个平面的优势，能够提供心脏解剖的整体图像。

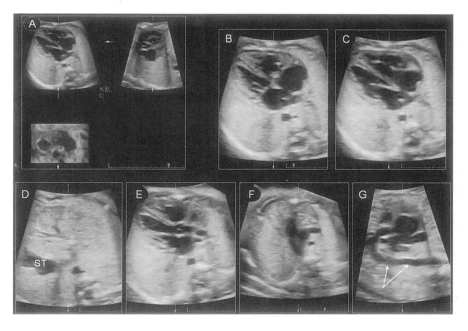

图 9-6　空间-时间关联成像(STIC)操作。(A)原始 STIC 数据在一个正交切面显示。四腔心切面(单切面)收缩期 (B)房室瓣关闭，舒张期(C)房室瓣开放。通过旋转容积显示上腹部胃脏(ST)(D)，略斜的五腔心切面(E)，上胸部三血管气管切面(F)，重建的主动脉弓长轴切面(G)。重建的切面质量较低；可见 G 平面降主动脉的运动伪像(G 平面的箭头)。(见彩图)

大多数胎儿心脏畸形累及心脏的多个节段。一个整体的检查应该包括对不同平面的分析，而在使用 TUI 模式时可以将其显示在同一幅图像中。TUI 评价心脏异常的优势已在 103 例确诊的先天性心脏畸形病例中得到了确认[22]。19~23 孕周平均层间距离 2.7mm［标准差（SD），0.3］，30 至 33 周平均层间距离 4.0mm（SD，0.4），在所有的病例中就都能得到了一个完整的序列切面[22]。3D 静态和 STIC 容积模式诊断性心脏切面的自动显示算法的初始切面如 A 平面所示[23]。这项自动超声显示技术可以使胎

儿超声心动图检查标准化和简单化，减少了传统 2D 超声模式对操作者的技术的依赖性。TUI 是自动化超声的一个重要组成部分，通过多平面的显示来了解胎儿心脏固有的解剖变异（心轴、心脏在胸腔的位置、胸腔的大小）（图 9-8 和图 9-9）。在一项对胎儿大动脉转位 STIC 容积自动软件的评价中，所有胎儿均可见心室动脉连接异常[24]。

缺点 TUI 模式是多个切面的重建，因此成像缺乏实时性。而且采集取样框的大小限制了解剖信息的显示。TUI 的另一个缺点是平行

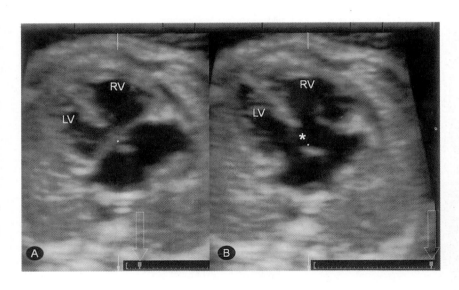

图 9-7 胎儿房室间隔缺损的空间-时间关联成像。在 A 平面，由于瓣叶关闭，缺损显示不清。通过移动取样线（空心箭头），在 B 平面瓣叶开放时室间隔缺损（星号）清晰可见。LV：左心室；RV：右心室。（见彩图）

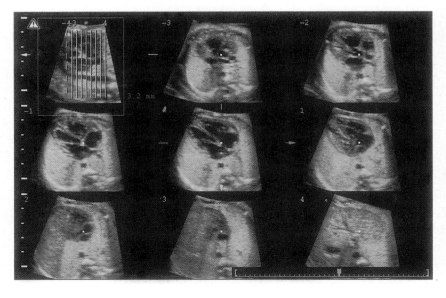

图 9-8 胎儿心脏灰阶 STIC 容积断层超声成像。在左上图，A 平面显示互相平行的竖线，代表 8 个切面（-4 至 +4）。平面间的距离和平面的总数由检查者选定。-4 平面被隐藏在了起始平面 A 之后。（见彩图）

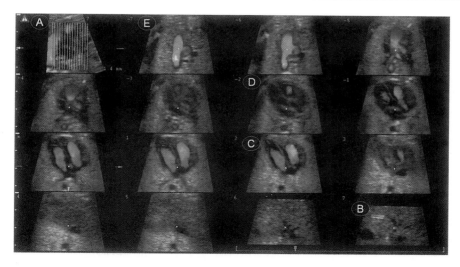

图 9-9　胎儿心脏彩色多普勒 STIC 容积断层超声成像。A 平面中 15 条平行的竖线代表下自腹部上至胸腔的 15 个平面。B 显示上腹部，C 显示四腔心切面，D 显示五腔心切面，E 显示三血管气管切面。(见彩图)

切面的显示可能不是诊断所需要的切面，特别是在心脏畸形中。在这些病例中，TUI 评价时需结合对 x 或 y 轴的旋转来进行。

在胎儿心脏畸形中的应用　由于大多数心脏畸形累及心脏的多个部位，因此 TUI 可以多个切面显示心脏畸形。比如本书其他章节中提到的左心发育不良(见图 11-23)、主动脉弓离断(图 12-11)、法洛四联症(图 17-10)、肺动脉瓣缺如综合征(图 17-27)以及大动脉转位(图20-3 和图 20-9)。

容积重建显示

容积重建指对所获得的容积进行外部或内部表面的显示。在表面容积重建成像时，在所获得的容积内设置取样框，有一个参考的边界(重建切面的方向，经常由彩色线条显示)，代表表面成像的方向(图 9-10)。操作者可以调节表面成像的方向以及容积内目标解剖区域的取样框厚度。

有多种表面重建模式，均是基于不同临床需求及阈值。

表面模式显示

在经典模式里，表面重建模式与 3D 超声同义，能够显示胎儿近乎完美的面部图像。在 3D 或STIC 模式，心腔的表面以及其与血液的边界可容易显示。这种显示可以直面显示一些胎儿心脏内感兴趣区。图 9-10 和图 9-11 描述表面模式在胎儿心脏临床中的应用，相关区域内取样框正确的放置以及重建方位的设置。有文献报道分析重建切面对显示房室瓣畸形 (瓣膜发育不良或房室间隔缺损)和大动脉畸形(大动脉转位)意义[25]。表面重建模式所得到的新平面能够帮助理解心脏结构的空间位置关系，临床上适合的切面尚有待于进一步研究[25]。

在胎儿心脏畸形中的应用　表面模式可以显示典型的胎儿心脏三维切面，如图 9-10 所示。其可以应用在四腔心切面或包含在一个 3D 图像内的心脏畸形显示。本书中心脏畸形的三维表面模式显示，包括主动脉重度狭窄(图 11-13A)、左心发育不良综合征(图 11-24)、房室间隔缺损(图 15-31)、Ebstein 畸形(图 14-8)、心室双入口(图 16-6)，三尖瓣闭锁合并室间隔缺损(图 16-14)。

透明最小模式

透明最小模式可以应用在静态或 STIC 采集中，其显示类似于 X 线或磁共振投影，增强

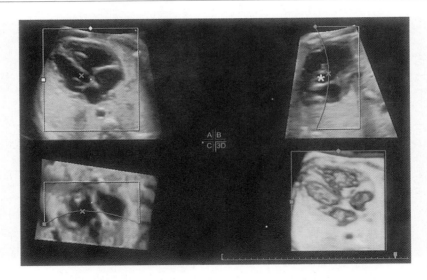

图 9-10 空间-时间关联成像表面重建模式，四腔心切面（三维图像，右下图）。为了获得右下三维四腔心切面图像，3D 重建取样框应放置在心脏之上，如图 B 所示重建线为从头端至骶端（星号），放置在升主动脉之下。参考切面（A）为四腔心切面。（见彩图）

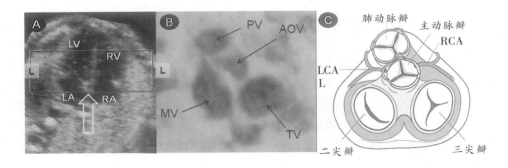

图 9-11 空间-时间关联成像表面重建模式显示 B 图心底切面房室瓣和半月瓣。为了获得这个三维（3D）切面，重建取样框应放置在四腔心切面上，重建线（空心箭头）放置在心房（A）。参考切面（A）由四腔心切面获得。C 图是心脏瓣膜的解剖示意图。RV：右心室；RA：右心房；LV：左心室；LA：左心房；LCA：左冠状动脉；RCA：右冠状动脉；TV：三尖瓣；MV：二尖瓣；AOV：主动脉瓣；PV：肺动脉瓣；L：左。（A,B 见彩图）

无回声的结构（暗颜色）并且对周围有回声结构进行模糊处理（图 9-12）[26]。在这种模式下空间的细微解剖关系显示受限，但是对于无回声的结构如心腔和大血管的解剖结构的显示很有帮助。

在胎儿心脏畸形中的应用 最小模式可以用来显示如心腔或大血管解剖结构的薄层切面。图 9-12A 显示正常心脏的大血管交叉关系，图 9-12B 显示大动脉转位胎儿大血管的平行关系。图 19-9 显示右室双出口，图 22-14B 显示内脏反位。目前这种模式的临床应用有限。

反转模式

反转模式可以应用在静态或 STIC 重建模式中。反转模式，顾名思义是将容积内有回声的成分进行反转，换句话说，它是最小模式所显示信息的反转。当应用于胎儿心脏时，液体充盈空间如心腔变得明亮，而室壁及血管壁或肺脏消失（图9-13）。在屏幕上显示的灰度可以通

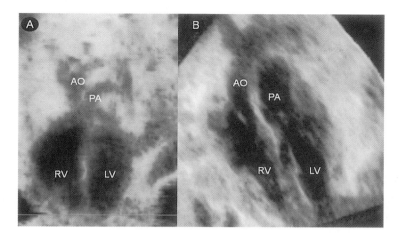

图 9-12 透明最小模式显示正常胎儿心脏 (A) 和完全性大动脉转位心脏 (B)。(A)前面观通过投影同时显示右室和左室以及正常起源的主动脉和肺动脉的交叉关系。(B)同样的切面显示 D 型大动脉转位时，平行起源自错位心室的大动脉。RV：右心室；LV：左心室；PA：肺动脉；AO：主动脉。(见彩图)

过增加或降低灰-黑阈值来进行改变（图 9-13）。由于胎儿肋骨和脊柱影响所产生的伪像可以通过电子切割去除掉(图 9-13)。由反转模式得到的重建图像和能量多普勒或 B-Flow 所获得的图像类似。然而反转模式的优点是，由于比能量多普勒有更高的帧频和分辨率，因此图像质量更高。图 9-13 显示反转模式应用于胎儿心脏时的推荐操作步骤。

在胎儿心腔畸形中的应用 反转模式可以被用来创建心腔和大血管的"数字铸型"[27]。已有研究报道其在胎儿心内及心外含液性结构显像的价值[28,29]。反转模式同样可以显示大血管的空间关系(图 9-14)。反转模式已经应用于许多心脏畸形，如右室双出口(图 19-10)，共同动

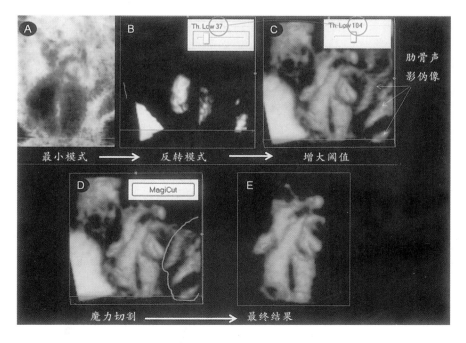

图 9-13 反转重建模式的显示步骤：以图 9-12A 容积作实例(A)。首先反转模式被激活(B)，显示低回声信息，而周围的结构消失。最小阈值增加直至目标解剖细节被显示(C)。在 C 平面可见肋骨声影伪像(箭头)。激活电子切割，将伪像去除(D)，从而得到最后的 E 平面显示。(见彩图)

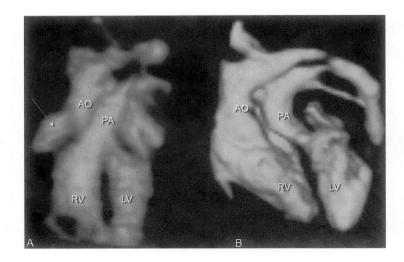

图 9-14　反转模式显示正常心脏的正面观(图 9-13 所重建)，显示了正常的大动脉交叉关系(A)和完全性大动脉转位大动脉的平行走行(B)。A 平面中可见右心耳(箭头)。RV：右心室；LV：左心室；PA：肺动脉；AO：主动脉。(见彩图)

脉干(图 18-11)，大动脉转位(图 20-11A)，室间隔完整的肺动脉闭锁(图 13-17B)以及其他。在图 9-14A 中，正常心脏正面观显示大动脉的正常交叉和右心耳。

三维彩色多普勒和玻璃体模式

彩色多普勒、能量多普勒和高分辨血流显像(类似于双向能量多普勒)都可以与 3D 静态和 STIC 联合应用。这种重建方式可以选择只显示彩色信息或只显示二维信息或同时显示两者，称作"玻璃体模式"(图 9-15)。

在胎儿心脏畸形中的应用　玻璃体模式和彩色多普勒显示有助于先心病中大血管关系的显示，尤其是与心动周期相关的血流异常[2-4,30]。

心脏玻璃体模式彩色多普勒的应用包括四腔心切面显示收缩期与舒张期血流的异常。同样可以应用在对大血管的冠状切面显示其空间关系(图 17-11A 正常图像)和心脏及上腹部大血管的侧面观(图 9-15)。本书的后面章节将介绍 3D 彩色、能量多普勒和高分辨率血流显像的重建在以下病例中的显示：重度主动脉狭窄(图 11-13B)，下腔静脉离断脐静脉连接(图 22-14A)，法洛四联症(图 17-11B)，右位主动脉弓(图 21-10)，左心发育不良主动脉弓及导管弓血流异常(图 11-21B)，肺静脉异位引流(图 23-20 和图 23-21A)，主动脉弓缩窄(图 12-12)肺动脉闭锁的主-肺动脉侧支(图 17-20)

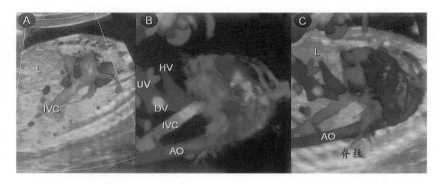

图 9-15　(A)彩色多普勒二维超声显示下腔静脉(IVC)长轴。(B)三维(3D)容积采集彩色多普勒显示"3D 彩色多普勒模式"，显示血管而不显示周围组织。除了 A 平面上显示的血管之外，投影模式显示降主动脉、心脏、肝血管。(C)3D 容积玻璃体模式重建，同时显示 3D 彩色多普勒和脊柱、肝脏和邻近结构的 3D 灰阶信息。AO：主动脉；DV：静脉导管；UV：脐静脉；HV：肝静脉。(见彩图)

和室间隔缺损收缩期及舒张期直视图(图15-19)。在这里要强调的是,本书中许多玻璃体模式的图像由于是静态图像,不能够显示收缩期及舒张期的血流情况,因而得到的信息是不完全的。

三维 B-Flow 模式

B-Flow 是不依赖于多普勒效应的血流成像模式。这项技术可以直接显示血细胞的反射回声,由于是无角度依赖性的,因此可以在声束与血管垂直时成像。B-Flow 的另一特点是只显示血流的信息,其他临近组织的信息无法显示。在应用 B-Flow 获取的三维容积中其内的血管成像是无角度依赖的(图 9-16)[31]。与反转模式相似,但是它更适合显示血管之间的关系,小血管也是如此,比如肺静脉和异位起源的小血管异常的病例[31]。如图 21-11B、图 21-15B、图23-21B 中显示。

结 论

三维超声已然是胎儿超声心动图有价值的补充。它有多种采集和显示的模式,对理解正常及异常心脏解剖结构无疑大有帮助。在本书中,读者将看到三维超声应用在心脏畸形的典型图片。

三维超声的应用已经延伸到了远程应用,对基层单位来说复杂的胎儿超声心动图,可以发送3D 容积资料由有经验的操作者远程会诊[32,33]。新的应用模式可以计算心腔容积和胎儿的每搏量和射血分数[34-36]。未来的发展包括更适合产科扫查的矩阵探头,将会开启实时 3D超声的大门。结合实时 3D 超声的自动软件,未来胎儿心脏检查会更简单化,对先天性心脏病的检出率将大大提高。

要点:三维胎儿超声心动图

- 三维超声心动图包含了目标解剖区大量的二维图像。

- 三维容积采集的第一步是优化二维超声检查,因为三维容积的质量取决于二维超声检查的质量。

- 参考切面被定义为进行三维容积采集的起始切面。

- ROI 决定一个三维容积的两个参数,高度和宽度,相当于 x 轴和 y 轴。

- 在包含胎儿心脏和血管连接的全部解剖结构的基础上,尽量缩小 ROI 的大小可以大大缩短采集时间,同时减少容积内的伪像。

- 采集角度指的是容积的深度,相当于

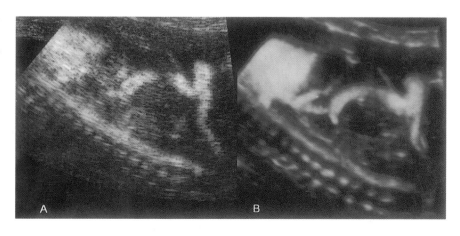

图 9-16 B-Flow 模式显示血管,无角度依赖性。A 平面显示胸腹部矢状切面应用 B-Flow。B 平面,应用空间-时间关联成像(STIC)和 B-Flow 三维重建显示小血管及其空间关系。这些图片与图 9-15 所示解剖结构切面相似。(B 见彩图)

z轴。

- 减小采集角度可以加快采集速度，减少伪像并且优化3D容积的质量。

- 在多平面显示中A平面（左上）代表参考切面，即三维容积采集的2D初始切面，代表ROI区各切面的大小。

- 在多平面显示中B平面（右上）是重建的与A平面垂直的平面，代表容积采集的角度。

- 静态3D采集指的是3D容积非门控静态采集模式。

- 胎儿心脏静态3D采集的优点是，它的采集速度（0.5~2s）和容积的易操作性。

- STIC数据采集是间接的运动门控的脱机模式，基于心脏运动同时产生的组织位移而抽取心动周期不同时相的信息。

- STIC容积采集的优点是可以评价心房和心室壁运动以及瓣膜的活动。

- STIC容积采集的缺点是采集的时间相对较长，因此胎动或母亲呼吸运动会造成很大的影响，使得容积数据内出现伪像。

- 实时三维心脏容积采集最好使用矩阵三维探头，其可以进行实时动态三维的评价。

- 多平面显示经常用于3D静态和STIC采集。

- TUI或称作多平面分析，是多平面成像的修正模式，可同时显示大量平行的二维图像，序列显示一个解剖区容积的切面。

- 容积重建可获得容积内部或外部表面的显示。

- 表面模式可以显示胎儿心脏多个感兴趣区的直视图。

- 透明最小模式显示类似于X线或磁共振投影成像，增强无回声的结构（暗颜色），并且对周围有回声结构进行模糊处理。

- 反转模式，顾名思义是将容积内有回声的成分进行反转。

- B-Flow是非多普勒依赖性的血流显像模式；它直接显示了血细胞的反射，因此是无角度依赖性的。

（何怡华 李治安 译）

参考文献

1. Deng J. Terminology of three-dimensional and four-dimensional ultrasound imaging of the fetal heart and other moving body parts. *Ultrasound Obstet Gynecol* 2003;22:336–344.
2. Chaoui R, Kalache KD, Hartung J. Application of three dimensional power Doppler ultrasound in prenatal diagnosis. *Ultrasound Obstet Gynecol* 2001;17:22–29.
3. Chaoui R, Kalache KD. Three-dimensional power Doppler ultrasound of the fetal great vessels. *Ultrasound Obstet Gynecol* 2001;17:455–456.
4. Chaoui R, Schneider MBE, Kalache KD. Right aortic arch with vascular ring and aberrant left subclavian artery: prenatal diagnosis assisted by three-dimensional power Doppler ultrasound. *Ultrasound Obstet Gynecol* 2003;22:661–663.
5. Chaoui R, Kalache KD. Three-dimensional color power imaging: principles and first experience in prenatal diagnosis. In: Merz E, ed. *3D ultrasonography in obstetrics and gynecology*. Philadelphia: Lippincott Williams & Wilkins, 1998;135–142.
6. Nelson TR, Pretorius DH, Sklansky M, et al. Three-dimensional echocardiographic evaluation of fetal heart anatomy and function: acquisition, analysis, and display. *J Ultrasound Med* 1996;15:1–9.
7. Falkensammer P. *Spatio-temporal image correlation for volume ultrasound. Studies of the fetal heart.* Zipf, Austria: GE Healthcare, 2005.
8. DeVore GR, Falkensammer P, Sklansky MS, et al. Spatiotemporal image correlation (STIC): new technology for evaluation of the fetal heart. *Ultrasound Obstet Gynecol* 2003;22:380–387.
9. Goncalves LF, Lee W, Chaiworapongsa T, et al. Four-dimensional ultrasonography of the fetal heart with spatiotemporal image correlation. *Am J Obstet Gynecol* 2003;189:1792–1802.
10. Arzt W, Tulzer G, Aigner M. Real time 3D sonography of the normal fetal heart–clinical evaluation. *Ultraschall Med* 2002;23(6):388–391.
11. Acar P, Laskari C, Rhodes J, et al. Determinants of mitral regurgitation after atrioventricular septal defect surgery: a three-dimensional echocardiographic study. *Am J Cardiol* 1999;83:745–749.
12. Acar P, Dulac Y, Roux D, et al. Comparison of transthoracic and transesophageal three-dimensional echocardiography for assessment of atrial septal defect diameter in children. *Am J Cardiol* 2003;91:500–502.
13. Acar P, Saliba Z, Bonhoeffer P, et al. Influence of atrial septal defect anatomy in patient selection and assessment of closure by the CardioSEAL device: a three-dimensional transesophageal echocardiography. *Eur Heart J* 2000;21:573–581.

14. Marx GR, Fulton DR, Pandian NG, et al. Delineation of site, relative size and dynamic geometry of atrial septal defect by real-time three-dimensional echocardiography. *J Am Coll Cardiol* 1995;25:482–490.
15. Hata T, Shu-Yan D, Eisuke I, et al. Real-time three-dimensional color Doppler fetal echocardiographic features of congenital heart disease. *J Obstet Gynecol Res* 2008;34:670–673.
16. Marx GR. The real deal: real-time 3-D echocardiography in congenital heart diseases. *Pediatr Cardiol Today* 2003;1:9–11.
17. Acar P, Dulac Y, Taktak A, et al. Real-time three-dimensional fetal echocardiography using matrix probe. *Prenat Diagn* 2005;25:370–375.
18. Abuhamad A. Standardization of 3-dimensional volumes in obstetric sonography: a required step for training and automation. *J Ultrasound Med* 2005;24:397–401.
19. Abuhamad A, Falkensammer P, Reichartseder F, et al. Automated retrieval of standard diagnostic fetal cardiac planes in the second trimester of pregnancy: a prospective evaluation of software. *Ultrasound Obstet Gynecol* 2008;31:30–36.
20. Devore GR, Polanco B, Sklansky MS, et al. The 'spin' technique: a new method for examination of the fetal outflow tracts using three-dimensional ultrasound. *Ultrasound Obstet Gynecol* 2004;24:72–82.
21. Chaoui R, Hoffmann J, Heling KS. Three-dimensional (3D) and 4D color Doppler fetal echocardiography using spatiotemporal image correlation (STIC). *Ultrasound Obstet Gynecol* 2004;23:535–545.
22. Paladini D, Vassallo M, Sglavo G, et al. The role of spatio-temporal image correlation (STIC) with tomographic ultrasound imaging (TUI) in the sequential analysis of fetal congenital heart disease. *Ultrasound Obstet Gynecol* 2006;27(5):555–561.
23. Abuhamad A, Falkensammer P, Zhao Y. Automated sonography: defining the spatial relationship of standard diagnostic fetal cardiac planes in the second trimester of pregnancy. *J Ultrasound Med* 2007;26:501–507.
24. Rizzo G, Capponi A, Cavicchioni O, et al. Application of automated sonography on 4-dimensional volumes of fetuses with transposition of the great arteries. *J Ultrasound Med* 2008;27:771–776.
25. Chaoui R, Hoffmann J, Heling KS. Basal cardiac view on 3D/4D fetal echocardiography for the assessment of AV valves and great vessels arrangement. *Ultrasound Obstet Gynecol* 2004;22:228.
26. Espinoza J, Goncalves LF, Lee W, et al. The use of the minimum projection mode in 4-dimensional examination of the fetal heart with spatio-temporal image correlation. *J Ultrasound Med* 2004;23:1337–1348.
27. Goncalves LF, Espinoza J, Lee W, et al. A new approach to fetal echocardiography: digital casts of the fetal cardiac chambers and great vessels for detection of congenital heart disease. *J Ultrasound Med* 2005;24:415–424.
28. Goncalves LF, Espinoza J, Lee W, et al. Three- and four-dimensional reconstruction of the aortic and ductal arches using inversion mode: a new rendering algorithm for visualization of fluid-filled anatomical structures. *Ultrasound Obstet Gynecol* 2004;24:696–698.
29. Lee W, Goncalves LF, Espinoza J, et al. Inversion mode: a new volume analysis tool for 3-dimensional ultrasonography. *J Ultrasound Med* 2005;24:201–207.
30. Goncalves LF, Espinoza J, Romero R, et al. A systematic approach to prenatal diagnosis of transposition of the great arteries using 4-dimensional ultrasonography with spatiotemporal image correlation. *J Ultrasound Med* 2004;23:1225–1231.
31. Volpe P, Campobasso G, Stanziano A, et al. Novel application of 4D sonography with B-flow imaging and spatio-temporal image correlation (STIC) in the assessment of the anatomy of pulmonary arteries in fetuses with pulmonary atresia and ventricular septal defect. *Ultrasound Obstet Gynecol* 2006;28:40–46.
32. Vinals F, Poblete P, Giuliano A. Spatio-temporal image correlation (STIC): a new tool for the prenatal screening of congenital heart defects. *Ultrasound Obstet Gynecol* 2003;22:388–394.
33. Vinals F, Mandujano L, Vargas G, et al. Prenatal diagnosis of congenital heart disease using four-dimensional spatiotemporal image correlation (STIC) telemedicine via an Internet link: a pilot study. *Ultrasound Obstet Gynecol* 2005;25:25–31.
34. Meyer-Wittkopf M, Cole A, Cooper SG, et al. Three-dimensional quantitative echocardiographic assessment of ventricular volume in healthy human fetuses and in fetuses with congenital heart disease. *J Ultrasound Med* 2001;20:317–327.
35. Esh-Broder E, Ushakov FB, Imbar T, et al. Application of free-hand three-dimensional echocardiography in the evaluation of fetal cardiac ejection fraction: a preliminary study. *Ultrasound Obstet Gynecol* 2004;23:546–551.
36. Messing B, Rosenak D, Valsky DV, et al. 3D inversion mode combined with spatiotemporal image correlation (STIC): a novel technique for fetal heart ventricle volume quantification [Abstract]. *Ultrasound Obstet Gynecol* 2006;28:397.

概　述

胎儿心脏畸形的产前诊断通常在妊娠中期和晚期。20 年前[1]首次报道了一例孕龄 11 周的胎儿心脏畸形，随后相继报道了妊娠早期末和中期初采用经阴道和经腹探查胎儿心脏畸形[2-6]。随着高分辨率经阴道和经腹探头的出现，妊娠早期优质的胎儿心脏声像图足以满足心脏畸形的超声诊断(图 10-1 和图 10-2)。在妊娠早期，颈项透明层的风险评估及其他超声标志的广泛应用对早期胎儿超声心动图检查具有重要意义。在妊娠早期颈项透明层检查时，如果胎儿染色体异常，通常合并心脏缺陷[7]。此外，并且颈项透明层增厚是心脏畸形的一个危险因素[7-10]。

文献报道的孕龄检查窗口期各不相同，孕龄检查窗口期即胎儿超声心动图检查的最早时机。一些学者认为在 16 周之前进行定向的

胎儿心脏检查是最早时期[2]，另外一些学者则认为 11 周~13^{+6} 周颈项透明层筛查期为最早的胎儿心脏检查期[3]。然而，大多数医师还是认为在妊娠早期和中期之初(10~16 周)进行定向胎儿心脏检查为最早的时期[4]。

随着大量可靠的妊娠早期胎儿超声心动图资料的增多，目前很多专业中心都认为胎儿超声心动图检查是胎儿心脏病学的一部分。本书中，我们在各章节均探讨了妊娠早期胎儿心脏畸形。本章不仅探讨了早期胎儿超声心动图检查的指征和局限性，还探讨了与早期胎儿心脏检查相关的基础和方法。

经阴道和经腹检查的对比

经阴道检查可以提供较好的图像分辨力和图像质量。人们普遍认为妊娠早期的经阴道超声检查要优于经腹超声检查。但是，经阴道检查

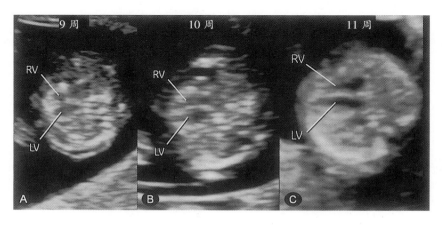

图 10-1　经阴道超声显示孕龄分别为 9^{+4} 周 (A)、10^{+3} 周 (B)、11^{+2} 周 (C) 的 3 个正常胎儿的横位四腔心切面。侧向声束扫查可以很清楚地显示室间隔将心室分为右室和左室。妊娠 11 周以后，获得清晰的图像质量即可进行胎儿心脏超声诊断。

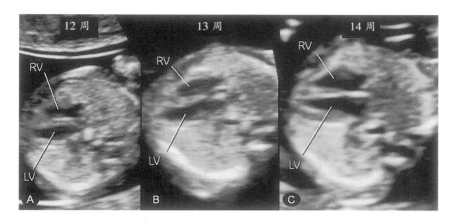

图 10-2　孕龄分别为 12⁺⁴ 周(A)、13 周(B)、14⁺⁴ 周(C)的 3 个正常胎儿横位四腔心切面。(A)经阴道超声探查孕龄 12 周的胎儿图像。(B,C)经腹部探查(探头频率 4~8MHz)孕龄为 13 周和 14 周对胎儿图像。多数孕龄在 12 周和 13 周的胎儿超声心动图检查都可以在经阴道和经腹超声之间进行转换。LV:左心室;RV:右心室。

胎儿心脏的弊端包括检查前探头的准备和消毒以及操作者需具备的一些技能[4]。经阴道检查时,探头的倾斜角度会受到一定的限制,操作者既要熟练应用探头又要了解子宫形态,以便必要时经胎儿的胸腔来观察心脏。经阴道超声观察的最佳胎位是低位横位,这就是为什么在妊娠 13 周前(头臀长<70mm)是经阴道检查胎儿心脏的最佳方法。这时子宫很小,胎儿常呈横位。妊娠 13 周后胎儿通常为纵轴位,高分辨力经阴道探头的探查深度减低限制了对心脏的观察。根据我们的经验,经阴道超声进行胎儿心脏检查是可行的,而且在大多数孕龄 12 周和 13 周(头臀长 60~70mm)的胎儿超声心动图检查是可靠的。孕龄 13 周后,胎儿处于仰卧位时,采用先进的超声探头经腹探查能获得高质量的图像。

以上是我们推荐的胎儿超声心动图检查的孕龄、母体的体型和子宫内胎儿的体位。在某些检查中需将经阴道和经腹超声相结合来进行胎儿超声心动图检查。

心脏灰阶超声和彩色多普勒超声

妊娠早期均能获得可靠的胎儿腹部横切面(图 10-3)和四腔心切面(图 10-4)的二维灰阶声像图。在适当的条件下,最早于妊娠 12 周就能在四腔心切面基础上清晰地显示胎儿心脏结构的异常 (图 10-5)。许多胎儿超声心动图检查时,由于左、右室流出道的内径太细,所以观察左、右室流出道的解剖方位并不可靠。在横切面基础上,通过改变声束的角度和校准大血管则能较好地显示血管腔(图 10-6)。

妊娠早期彩色和能量多普勒在心脏成像方面具有很大优势,不仅可以显示血流情况,还可以显示血流方向。心尖部或心底部四腔心切面彩色和能量多普勒的血流充盈是对灰阶成像很好的补充。我们认为妊娠早期四腔心切面的彩色多普勒对区别正常与异常胎儿心脏是很有必要(图 10-7 和图 10-8)。然而,上胸部横切面包括三血管气管切面和导管横切面的彩色和能量多普勒要优于仅用二维超声所提供的信息 (图 10-9)。主动脉弓和动脉导管弓能够较容易地辨认其解剖位置、大小、开放程度及血流方向。三血管气管切面的流出道异常以及右位主动脉弓都可以清晰地显示。妊娠早期的彩色和能量多普勒在显示主动脉弓和动脉导管弓时也优于灰阶成像(图 10-10),并且可以显示左肺静脉和右肺静脉引流至左房(图 10-11)。

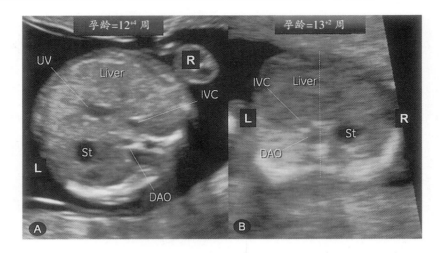

图 10-3 (A)高分辨力经阴道超声显示 1 例孕龄为 12⁺⁴ 周的胎儿上腹部横切面。胃泡(St)和降主动脉(DAO)位于左侧，上腔静脉和肝脏位于右侧。脐静脉(UV)显示清晰。常规观察上腹部横切面可排除腹腔脏器的位置异常。(B)采用高分辨力经腹超声探查 1 例孕龄 13⁺² 周上腹部横切面显示右侧异构，降主动脉(DAO)，下腔静脉(IVC)和肝脏在左侧。降主动脉和下腔静脉位于同侧(称为并列)，提示为右侧异构不定位(参见第 22 章)。此胎儿存在复杂心脏异常。L：左侧；R：右侧。

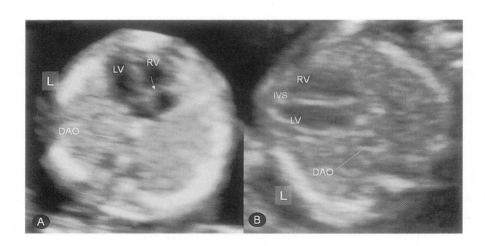

图 10-4 经腹超声显示 2 例孕龄分别为 13 周正常胎儿心尖(A)和轴向(B)四腔心切面。A 图中三尖瓣隔叶(箭头所示)距离心尖更近。在心尖或轴向四腔心切面都可见降主动脉(DAO)在轴向或横断面时室间隔显示最清楚(B)。LV：左心室；RV：右心室；L：左侧。

妊娠早期的胎儿心脏轴

在妊娠中期和晚期，对胎儿心脏轴的评价是胎儿超声心动图检查的一部分。正常的心脏轴为胎儿正中线偏左 45°，范围约 45°±20°[11]。

对妊娠中晚期胎儿的研究表明心脏轴的异常与先天性心脏病存在一定的相关性[12,13]。然而，目前一些特殊的胚胎发育异常引起的心脏畸形的胎儿心脏轴异常，其原因并不明了。发生机制可能与早期胚胎基因学心球与心室襻的过度旋转有关[11,12]。

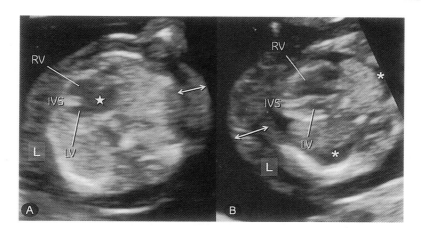

图 10-5　孕龄 12 周的 2 例异常胎儿心脏横位四腔心切面。图 A 胎儿心脏右室与左室之间显示一个较大的房室间隔缺损(星号所示)。图 B 胎儿左心发育不良时左室明显缩小。2 例胎儿均有皮下水肿(双箭头)。图 B 胎儿显示胸腔积液(星号所示)。图 A 胎儿为 21-三体综合征,图 B 胎儿为 13-三体综合征。IVS:室间隔;L:左。

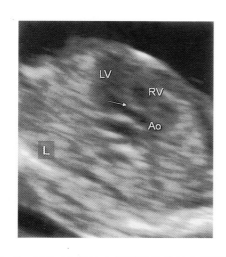

图 10-6　孕龄 13 周的 1 例正常胎儿的左室流出道。箭头处为主动脉(AO)前壁与室间隔的连接。当声束垂直于升主动脉管腔走行时它显示最佳。LV:左心室;RV:右心室;L:左。

妊娠早期胎儿心脏轴的判定对诊断先天性心脏病时很有帮助,但在这一孕龄窗口期胎儿心脏的显像有一定局限性。我们根据 100 例孕龄在 11~15 周胎儿心脏轴测量的回顾性分析得出心脏轴在 40°和 60°之间[14](图 10-12)。正常胎儿在孕龄 11~12 周与孕龄 14~15 周相比,其心脏轴测值更大(即左旋转)[14]。妊娠早期测

心脏轴时,彩色或能量多普勒对辨认室间隔很有帮助,对间隔的辨认能够引导胎儿心室间隔线与身体中轴线的准确测量(图 10-13)。我们在研究中发现,100 例胎儿有 4 例存在心脏轴异常,其中 1 例为右位心同时合并单心室及内脏异位,3 例为心脏轴左偏(>60°)。所有 3 例心脏轴左偏的胎儿均合并先天性心脏病,包括左心发育不良、法洛四联症、房室间隔缺损。图 10-14 的 2 例胎儿妊娠早期心脏轴测量发现心脏轴左偏。

妊娠早期胎儿超声心动图的利与弊

妊娠早期发现的胎儿心脏畸形不同于妊娠中晚期。妊娠早期诊断的一些胎儿心脏畸形多与胎儿水肿和染色体异常有关,从而使得胎儿在妊娠中期前就已死亡了。妊娠早期与中晚期发现的心脏畸形相比,妊娠早期的胎儿心脏畸形更为复杂,并与染色体异常更相关。妊娠早期的胎儿超声心动图检查对那些存在高危心脏畸形的患者有一定的帮助。因为如果在妊娠早期发现胎儿心脏重大畸形,孕妇就可以选择是否终止妊娠,从而明显降低胎儿死亡的危险。

早期胎儿超声心动图检查的缺点包括即使

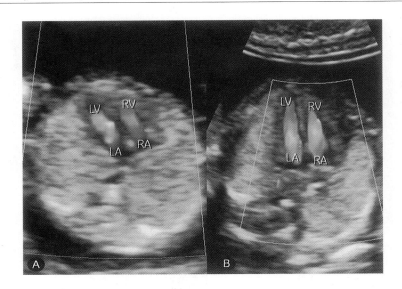

图 10-7 经腹部(A)和经阴道(B)超声检查 1 例孕龄为 12 周的胎儿心尖四腔心切面。彩色多普勒显示舒张期血流从右心房(RA)和左心房(LA)分别进入右心室(RV)和左心室(LV)。在图 A 和图 B 中彩色多普勒提供的信息非常相似,但是经阴道(B)超声的分辨力还是略高于经腹部超声。在妊娠早期怀疑胎儿心脏异常时,经阴道超声能提供一些额外的信息。(见彩图)

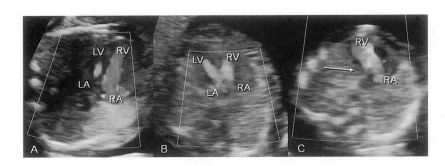

图 10-8 心尖四腔心切面显示 3 例孕龄在 12~13 周胎儿心脏异常的彩色多普勒血流成像。图 A 为 1 例主动脉缩窄显示左右心室内径存在明显差异,左室内径显著缩小。图 B 为 1 例房室间隔缺损显示心脏中间的十字交叉消失(房室间只有一束血流信号)。图 C 为 1 例左心发育不良综合征(箭头所示处为发育不良的左心室)显示单心腔内(右心室)有彩色血流填充。RV:右心室;LV:左心室;RA:右心房;LA:左心房。(见彩图)

妊娠早期检查胎儿心脏正常也需要在妊娠中期复查, 以及一些心脏畸形如室间隔缺损,瓣膜狭窄,肺静脉异位引流等其他疾病在妊娠中期比早期显示得更为清晰。另外早期胎儿超声心动图检查要求操作者具备丰富的经验和技巧。一例完整的胎儿超声心动图检查应将经腹超声结合经阴道超声,因此耗时较长。

如果胎儿没有水肿,但发现存在增厚的颈项透明层或心外畸形,我们认为应该在序列检查时针对是否存在心脏畸形,从而降低假阳性率和假阴性率。妊娠早期胎儿超声心动图检查的假阳性率包括由于灰阶超声的脱失或彩色多普勒伪像导致的室间隔缺损。当胎儿存在永存左上腔静脉或冠状静脉窦扩张时疑似房室间隔缺损,或是由于三尖瓣反流引起的左右心室大小不等,这些情况都可以在妊娠中期得以

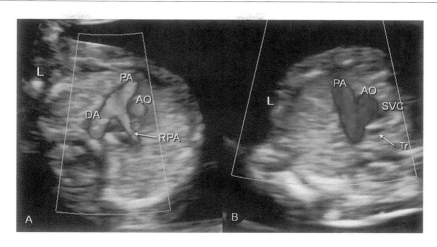

图 10-9　2 例孕龄在 13 周的正常胎儿在高分辨率能量和彩色多普勒显示下的动脉导管弓横切面(A)以及三血管气管切面(B)。在妊娠早期,三血管气管切面在诊断胎儿心脏异常时非常有帮助,在大血管解剖关系和血流方向等方面它能提供重要的信息。PA:肺动脉;AO:主动脉;SVC:上腔静脉;DA:动脉导管弓;RPA:右肺动脉;Tr:气管;L:左。(见彩图)

解决。而且,如果经阴道探头的方位判断错误,就有可能对胎儿的腹部方位诊断有误。假阴性率包括肺动脉轻微狭窄的法洛四联症,大动脉转位,房室间隔缺损,室间隔缺损,左心或右心发育不良综合征,主动脉弓缩窄和离断。大血管内血流模式的异常通常都与心脏畸形有关。

妊娠早期胎儿超声心动图检查指征

　　已知的胎儿超声心动图检查的指征都可以用于妊娠早期胎儿心脏检查。但是,根据我们的

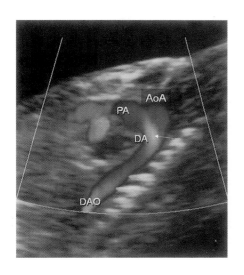

图 10-10　彩色多普勒血流成像显示孕龄 13 周的正常胎儿的导管弓及主动脉弓。动脉导管与降主动脉连接处显示为高速血流(箭头)。PA:肺动脉。(见彩图)

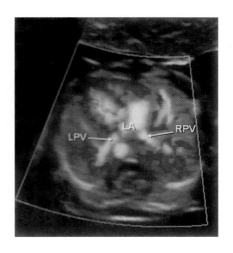

图 10-11　高分辨力能量多普勒显示孕龄 12 周的正常胎儿四腔心切面,左肺静脉(LPV)和右肺静脉(RPV)引流入左心房(LA)。(见彩图)

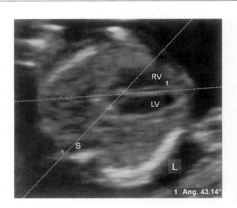

图 10-12 孕龄 13 周的正常胎儿心脏轴。四腔心切面通过放置两条线形成的夹角来测量心脏轴；第一条线起自后方脊柱(S)终止于前胸中部，将胸腔分为两个大小相等的腔隙(长破折号)，第二条线通过室间隔(短破折号)。本图中的心脏轴为43°(正常范围)。RV：右心室；LV：左心室；L：左。

经验用于妊娠早期胎儿超声心动图检查的指征是有限的，主要包括增厚的颈项透明层，以及妊娠早期发现的心外重大畸形。随着妊娠早期超声的临床应用，增厚的颈项透明层是最常用的指征(参见第 3 章关于颈项透明层的相关内容)。如果发现胎儿颈项透明层增厚，我们最好同时进行胎儿超声心动图的检查，而不是到妊娠第 15 周至 16 周时再进行胎儿心脏畸形的筛查。在妊娠早期发现静脉导管血流反向，二尖瓣或三尖瓣反流，都应该进行胎儿超声心动图检查[15]。

安全方面

超声心动图检查在检查过程中是安全的。但是，检查过程中传导的超声能量并不是完全无害的，并且可能存在的生物学效应会在将来得以证实[16]。只有当存在明确指征时再进行胎儿超声心动图检查，并且应该在低的-合理的-可完成诊断的原则(ALARA)下，采用最低的超声生物学效应来获取最有效的诊断信息[17,18]。多普勒超声尤其是脉冲多普勒，与灰阶或彩色多普勒相比其能量更高。因此，在妊娠早期灰阶或彩色多普勒显示异常时再选择脉冲多普勒。同时限定超声检查时间并遵守安全原则。我们认为彩色多普勒检查录像回放，在图像冻结后，可以通过回放获取单帧图像并储存。这种技术可以限制胎儿在彩色多普勒检查中的曝露时间。所以，当疑似胎儿心脏复杂畸形时应平衡好这种潜在风险与诊断之间的关系。

要点：妊娠早期胎儿超声心动图检查

● 大多数医生认为妊娠早期和中期初(第 10~16 周) 是早期胎儿超声心动图检查的时间窗。

● 妊娠早期经阴道检查胎儿心脏的最

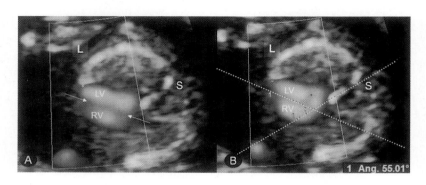

图 10-13 孕龄 12 周的正常胎儿四腔心切面的能量多普勒成像。(A)显示四腔心切面左右心腔内明亮的彩色信号被黑色暗区分隔，黑色暗区代表室间隔(箭头所示)。(B)显示妊娠早期应用能量(或彩色)多普勒可以帮助辨认室间隔，有助于心脏轴的测量。S：脊柱；L：左。(见彩图)

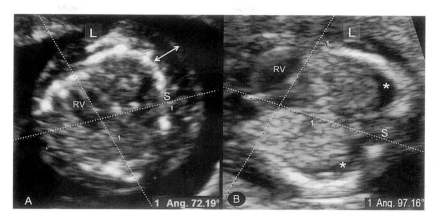

图 10-14 2 例孕龄 13 周的先天性心脏病胎儿测量心脏轴左偏。A 图的胎儿为法洛四联症，B 图的胎儿为左心发育不良。2 例胎儿心脏畸形的心脏轴分别为 72° 和 97°。A 图中双箭头所示处为胎儿水肿。B 图中星号所示处为双侧胸腔积液。RV：右心室；S：脊柱；L：左。

佳胎位是低位横位。

● 根据我们的经验，大多数孕龄 12 周和 13 周（头臀长在 60~70mm）时经阴道检查胎儿心脏是可行、可靠的。

● 妊娠早期观察胎儿心脏流出道的最佳图像为超声束与流出道走行垂直。

● 彩色和能量多普勒对妊娠早期胎儿心脏检查具有很大优势，除了能够显示血流方向以外，还能显示血流的其他信息。

● 彩色和能量多普勒的上胸部横切面包括三血管气管切面和导管横切面检查时，

要优于单独应用二维超声心动图检查来评价胎儿心脏情况。

● 11~15 周孕龄的胎儿心轴是 40°~60° 之间。

● 与中晚期妊娠相比，早孕期诊断的心脏畸形更复杂，与染色体异常关系更密切。

● 早孕期胎儿超声心动图的弊端是早期即使胎心正常，中期也需要再重复胎心检查。

● 只有存在明确医学指证时，才应进行早期胎儿超声心动图检查，并且超声的曝露时间尽量短。

（刘琳 李治安 译）

参考文献

1. Gembruch U, Knopfle G, Chatterjee M, et al. First-trimester diagnosis of fetal congenital heart disease by transvaginal two-dimensional and Doppler echocardiography. *Obstet Gynecol* 1990;75:496–498.
2. Bronshtein M, Zimmer EZ, Milo S, et al. Fetal cardiac abnormalities detected by transvaginal sonography at 12–16 weeks gestation. *Obstet Gynecol* 1991;78:374–378.
3. Becker R, Wegner RD. Detailed screening for fetal anomalies and cardiac defects at the 11–13-week scan. *Ultrasound Obstet Gynecol* 2006;27:613–618.
4. Yagel S, Achiron R. First and early second trimester fetal heart screening. In: Yagel S, Silvermann N, Gembruch U, eds. *Fetal cardiology*. London: Martin Dunitz, 2003;160–168.
5. Achiron R, Weissman A, Rotstein Z, et al. Transvaginal echocardiographic examination of the fetal heart between 13 and 15 weeks' gestation in a low-risk population. *J Ultrasound Med* 1994;13:783–789.
6. Simpson JM, Jones A, Callaghan N, et al. Accuracy and limitations of transabdominal fetal echocardiography at 12–15 weeks of gestation in a population at high risk for congenital heart disease. *BJOG* 2000;107:1492–1497.
7. Hyett J, Perdu M, Sharland G, et al. Using fetal nuchal translucency to screen for major congenital cardiac defects at 10–14 weeks of gestation: population based cohort study. *BMJ* 1999;318:81–85.
8. Makrydimas G, Sotiriadis A, Huggon IC, et al. Nuchal translucency and fetal cardiac defects:a pooled analysis of major fetal echocardiography centers. *Am J Obstet Gynecol* 2005;192:89–95.
9. Huggon IC, Ghi T, Cook AC, et al. Fetal cardiac abnormalities identified prior to 14 weeks' gestation. *Ultrasound Obstet Gynecol* 2002;20:22–29.

10. Lynn S, Malone F, Bianchi D, et al.; for the First and Second Trimester Evaluation of Risk Research Consortium. Nuchal translucency and the risk of congenital heart disease. *Obset Gynecol* 2007(109, Pt 1):376–383.
11. Comstock CH. Normal fetal heart axis and position. *Obstet Gynecol* 1987;70:255.
12. Crane JM, Ash K, Fink N, et al. Abnormal fetal cardiac axis in the detection of intrathoracic anomalies and congenital heart disease. *Ultrasound Obstet Gynecol* 1997;10:90–93.
13. Smith RS, Comstock CH, Kirk JS, et al. Ultrasonographic left cardiac axis deviation: a marker for fetal anomalies. *Obstet Gynecol* 1995;85:187–191.
14. Sinkovskaya ES, Horton S, Berkley EMF, et al. Fetal cardiac axis in the first and early second trimester of pregnancy. Paper presented at: 19th World Congress on Ultrasound in Obstetrics and Gynecology, September 2009, Hamburg.
15. Matias A, Huggon I, Areias JC, et al. Cardiac defects in chromosomally normal fetuses with abnormal ductus venosus blood flow at 10–14 weeks. *Ultrasound Obstet Gynecol* 1999;14:307–310.
16. Abramowicz JS, Fowlkes JB, Skelly AC, et al. Conclusions regarding epidemiology for obstetric ultrasound. *J Ultrasound Med* 2008;27:637–644.
17. American Institute of Ultrasound in Medicine. *Medical ultrasound safety.* Laurel, MD: AIUM, 1994; reapproved 2002.
18. Duck FA. Is it safe to use diagnostic ultrasound during the first trimester? *Ultrasound Obstet Gynecol* 1999;13:385–388.

主动脉狭窄和重度主动脉狭窄

定义、疾病谱和发病率

主动脉狭窄是指主动脉瓣环水平的狭窄导致的左室流出道梗阻 (图 11-1)。根据主动脉瓣梗阻部位的不同将狭窄分为主动脉瓣、主动脉瓣下或主动脉瓣上狭窄。主动脉瓣狭窄是产前最常见的一种类型,而其他两种类型在产前超声诊断相对少见,特别是狭窄孤立存在时更少见。

主动脉瓣狭窄时表现为瓣膜发育不良或者三瓣叶的交界处融合,二叶畸形,单叶畸形或瓣叶交界处无融合。主动脉狭窄分为单一的轻微

功能障碍即轻度主动脉狭窄(图 11-1A),以及到严重的功能障碍即重度主动脉狭窄。重度主动脉狭窄可以导致左室功能障碍、心内膜纤维弹性组织增生和左心发育不良(图 11-2A)。图 11-2 显示重度主动脉狭窄伴有心内膜纤维弹性组织增生的解剖标本。表 11-1 列出了轻度和重度主动脉狭窄的不同特点。

主动脉狭窄占结构性心脏病变的 3%~6%,男性多于女性,男女之比为 3:1~5:1[1-3]。胎儿期单一的轻度主动脉狭窄比较少见,重度主动脉狭窄更常见,由于异常的四腔心结构,因此也更容易检出重度主动脉狭窄[4](图 11-1B 和图 11-2)。主动脉瓣二叶畸形可以在产前检出,其发病率为 1%,表明该病是最常见的先天性心脏病之一。如果没有主动脉狭窄,其血流动力

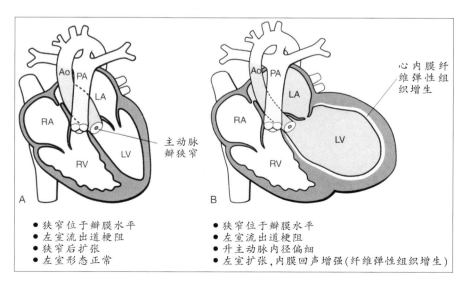

- 狭窄位于瓣膜水平
- 左室流出道梗阻
- 狭窄后扩张
- 左室形态正常

- 狭窄位于瓣膜水平
- 左室流出道梗阻
- 升主动脉内径偏细
- 左室扩张,内膜回声增强(纤维弹性组织增生)

图 11-1 主动脉狭窄 (A) 和重度主动脉狭窄 (B)。RV:右心室;LV:左心室;RA:右心房;LA:左心房;PA:肺动脉;AO:主动脉。

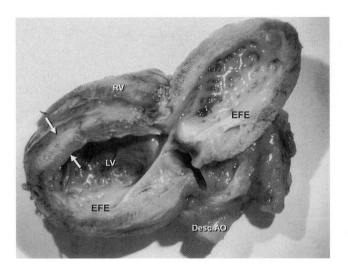

图 11-2 重度主动脉狭窄的解剖标本。左室侧壁显示增厚,心内膜回声增强(箭头)。Desc AO:降主动脉;RV:右心室;EFE:心内膜纤维弹性组织增生。(见彩图)

学是不会发生改变的[5]。

超声所见

灰阶超声(轻度主动脉狭窄)

由于大部分轻度主动脉狭窄的病例胎儿四腔心切面正常,因此在产前很难检出(图 11-3)。产后发现典型的左室心肌肥大,偶尔能在妊娠晚期检出。五腔心切面显示升主动脉狭窄后扩张(图 11-4)。主动脉瓣水平显示瓣叶增厚,瓣尖呈圆顶状,收缩期瓣叶不能完全开放(图 11-4)。主动脉瓣水平的横断面(右室短轴切面)显示瓣尖的数量和瓣膜融合部增厚[5](图11-5)。

彩色多普勒(轻度主动脉狭窄)

轻度主动脉狭窄的诊断主要是应用常规彩色多普勒显示通过主动脉瓣的血流信号呈涡流(图 11-6)。脉冲多普勒显示收缩期峰值流速大于 200cm/s(图 11-7)。三血管切面的彩色多普勒显示通过正常主动脉内径的前向涡流信号(图 11-8)。

灰阶超声(重度主动脉狭窄)

重度主动脉狭窄的四腔心切面显示左室扩大,左室收缩功能减低(图 11-9)。左室壁的心内膜回声增强是纤维弹性组织增生的一种征象。由于二尖瓣反流导致左房扩大。五腔心

表 11-1	轻度和重度主动脉狭窄的不同特征	
	轻度主动脉狭窄	**重度主动脉狭窄**
主动脉瓣	增厚	增厚
收缩期主动脉流速	前向涡流	前向涡流
左室大小	正常	扩大
左室收缩功能	正常	减低
左室壁回声	正常	回声增强(纤维弹性组织增生)
二尖瓣血流	前向	舒张期短暂和二尖瓣反流
主动脉窦部血流	前向血流	部分反向血流
卵圆孔	右向左分流	当二尖瓣反流时为左向右分流

LV:左心室。

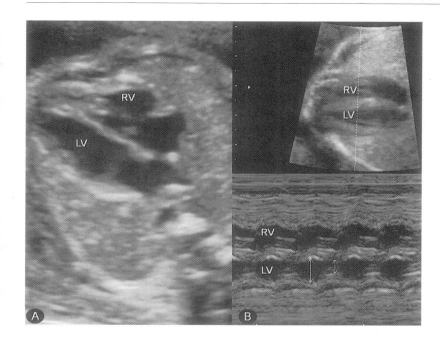

图 11-3　轻度主动脉狭窄显示四腔心切面正常（A），M 型超声显示左室和右室收缩功能正常（B）。

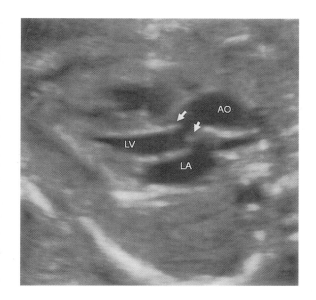

图 11-4　胎儿轻度（单纯的）主动脉狭窄时升主动脉平行的矢状长轴切面显示升主动脉狭窄后扩张。收缩期主动脉瓣开放不完全呈圆顶状（箭头所示处）。图 11-3 中显示该胎儿的四腔心切面。LA：左心房；LV：左心室。

切面显示主动脉根部狭窄，瓣叶运动幅度减低（图 11-10）。升主动脉显示狭窄后扩张或狭窄（图 11-10）。

彩色多普勒（重度主动脉狭窄）

彩色多普勒四腔心切面可以显示舒张期左右心室的充盈，以及收缩期的二尖瓣反流信号（图 11-11）。重度主动脉狭窄时左室内充盈减少，并卵圆孔处为左向右分流。重度主动脉狭窄时五腔心切面可见升主动脉内的前向血流，同时在收缩晚期和舒张期升主动脉内的逆向血流信号。重度主动脉狭窄时脉冲多普勒显示舒张期二尖瓣充盈时间缩短，频谱呈异常单峰（图 11-11）。妊娠中期通过主动脉瓣口的峰值流速增高（>200cm/s），但是也可能会减低（80~200cm/s 之间）。随诊观察如果收缩期主动脉瓣口流速减低提示左室功能减低[6]。重度主动脉狭窄时三血管切面彩色多普勒血流成像显示收缩晚期和舒张期主动脉峡部逆向血流信号。

妊娠早期

已有报道妊娠早期胎儿轻度主动脉狭窄[7]。作者通过对比收缩期正常肺动脉瓣流速（30cm/s），主动脉瓣流速相对增高（>100cm/s）而诊断了 2 例胎儿轻度主动脉狭窄（图 11-12）。其中 1 例胎儿表现为主动脉根部狭窄后扩张（图 11-12）。妊娠早期胎儿超声心动图检查发

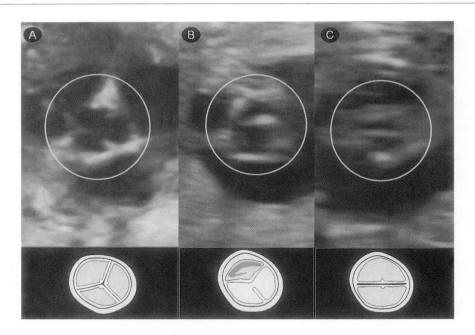

图 11-5 主动脉根部短轴切面。(A)正常主动脉瓣的三个瓣叶。(B)胎儿轻度主动脉狭窄时瓣叶增厚，融合。(C)胎儿主动脉瓣二叶畸形合并室间隔缺损和主动脉缩窄。

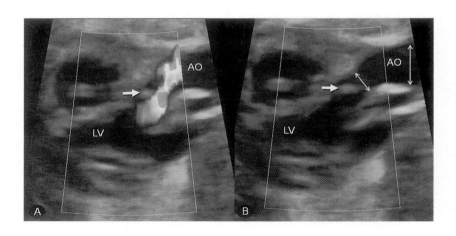

图 11-6 轻度主动脉狭窄的胎儿，彩色多普勒(A)和二维超声(B)显示的左室流出道长轴切面。(A)收缩期彩色多普勒显示升主动脉(AO)内血流信号呈湍流(白色箭头)。(B)与图 A 相对应的二维超声图像，显示增厚的主动脉瓣开放受限(白色箭头)，狭窄后扩张(双向箭头)。图 11-5B 中显示为增厚的主动脉根部横切面。LV：左心室。(A 见彩图)

现的重度主动脉瓣狭窄很容易发现左室壁回声增强，收缩功能减低。

三维超声

三维容积超声的断层图像可以根据不同解剖位置的多平面扫查，显示主动脉狭窄的不同特点。空间-时间关联成像(STIC)可以对心室结构和心脏的收缩功能进行评价，同时能够监测疾病的发展过程。表面成像模式结合 STIC 技术可以显示狭窄的主动脉瓣的直视平面图(en face plane)。妊娠晚期其图像显示更为清楚，但会受到肋骨声影的遮挡。应用反转模式显示心室容积有助于区分左右心室及收缩力。

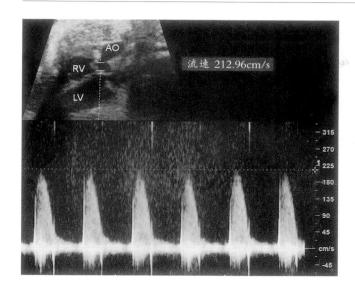

图 11-7　轻度主动脉狭窄的胎儿脉冲多普勒显示主动脉峰值流速达 212cm/s。LV：左心室；RV：右心室；AO：主动脉。（见彩图）

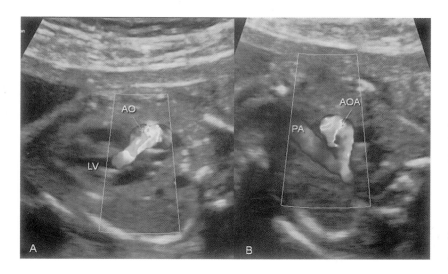

图 11-8　轻度主动脉狭窄的胎儿五腔心切面 (A) 和三血管气管切面 (B) 的彩色多普勒显示主动脉内呈湍流信号。同一胎儿的主动脉瓣短轴和主动脉长轴切面分别见图 11-5B 和图 11-6。LV：左心室；AO：主动脉；AOA：升主动脉；PA：肺动脉。（见彩图）

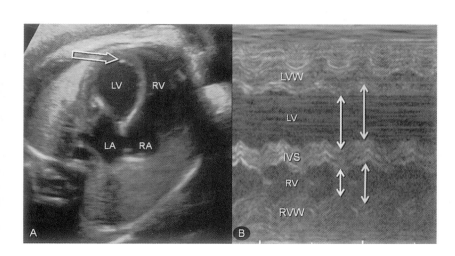

图 11-9　重度主动脉狭窄的胎儿四腔心切面 (A) 和 M 型超声 (B)。图 A 显示左室扩张呈球形，箭头所示处为左室壁强回声点表明心内膜纤维弹性组织增生。(B)M 型超声显示与右室相比，左室运动幅度减低，左室收缩期（白色箭头）和舒张期（黄色箭头）内径几乎相等。IVS：室间隔；LVW：左室壁；RVW：右室壁；RA：右心房；LA：左心房。(B 见彩图)

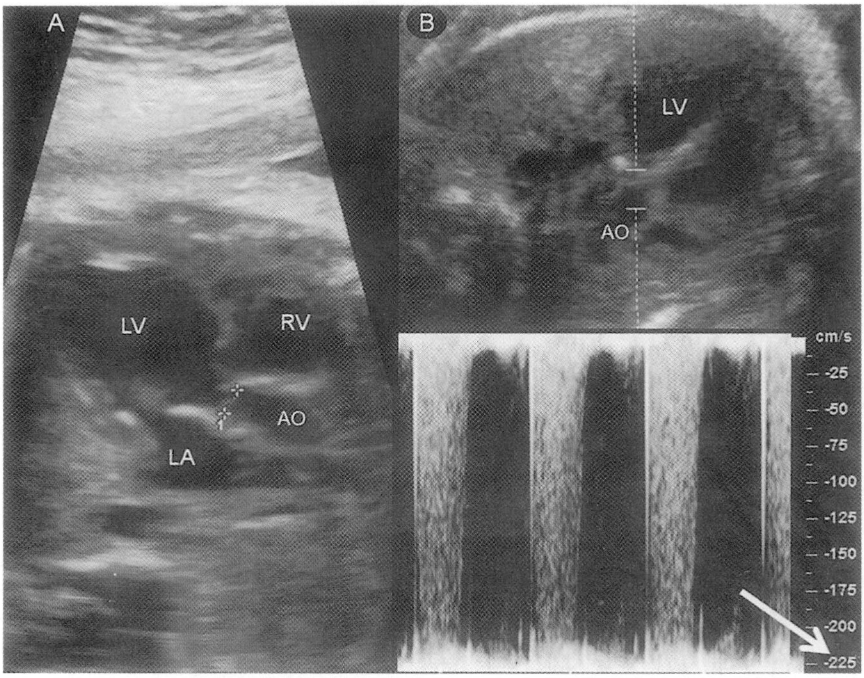

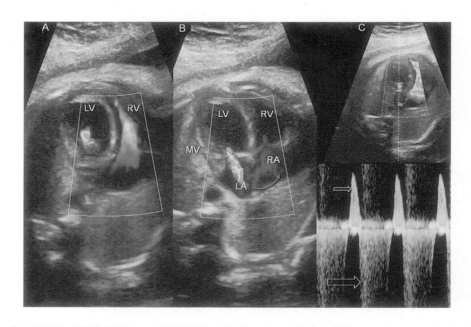

图 11-10 重度主动脉狭窄胎儿的五腔心切面(A)和升主动脉内脉冲多普勒(B)显示左室明显扩大,并功能障碍,主动脉根部狭窄,升主动脉狭窄后扩张。脉冲多普勒(B)显示升主动脉内前向血流信号呈湍流,最大流速 225cm/s(箭头)。与左心发育不良不同,重度主动脉狭窄的主动脉内通常仍为前向血流。LA:左心房;RV:右心室。

图 11-11 胎儿重度主动脉狭窄通过二尖瓣的彩色多普勒(A,B)和脉冲多普勒(C)。图 A 显示与右室相比,舒张期左室充盈血流信号减少。图 B 显示二尖瓣重度反流,卵圆孔处血流信号为左向右分流(弯形箭头)。图 C 显示舒张期二尖瓣频谱呈单峰(小箭头)以及全收缩期的重度二尖瓣反流(大箭头)。LA:左心房;RA:右心房。(见彩图)

图 11-13 为 2 例重度主动脉缩窄胎儿的三维超声容积图。

心内及心外并发畸形

约有 20% 主动脉狭窄的患者合并有其他心脏畸形,包括室间隔缺损、主动脉缩窄以及出生后动脉导管未闭[8]。一些主动脉狭窄的患者可以发展为左心发育不良。主动脉狭窄其中罕见的一类为 Shone 综合征,即左室流入道和流出道梗阻但左室收缩功能正常。产前 Shone 综合征表现为二尖瓣口狭窄,血流充盈减少,收缩功能正常。偶尔合并室间隔缺损及主动脉瓣狭窄和主动脉弓缩窄。

主动脉狭窄合并心外畸形和染色体异常比较少见。如果进行核型分析,则要检查是否存在 Williams-Beuren 综合征(7q11.23 缺失,见表 2-6),表中列出了与主动脉狭窄有关的染色体异常。主动脉狭窄合并的心外畸形有肾脏畸形,颈项透明层增厚或水肿提示 Turner 综合征(见表 2-4)。

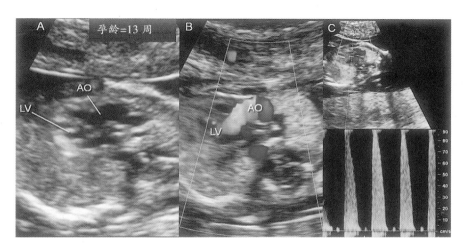

图 11-12　妊娠 13 周胎儿轻度主动脉狭窄的经阴道超声图。(A)显示为升主动脉扩张。(B)显示为彩色多普勒血流信号呈湍流。(C)显示为脉冲多普勒的主动脉流速增快。此胎儿妊娠 25 周时的超声发现分别见图 11-5B 和图 11-6。(B,C 见彩图)

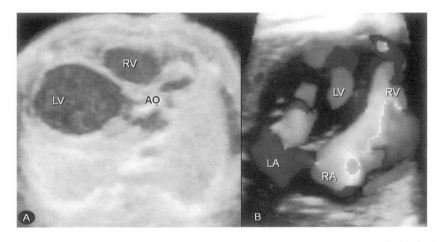

图 11-13　2 例胎儿重度主动脉狭窄的三维超声心动图。(A)应用表面模式显示左室(LV)扩大,主动脉根部(AO)狭窄。(B)为 STIC 玻璃体模式显示与右室相比,扩大的左室舒张期充盈受限。LA:左心房;RA:右心房。(见彩图)

鉴别诊断

轻度主动脉狭窄

其他心脏畸形如法洛四联症、肺动脉闭锁合并室间隔缺损、永存动脉干等都可见主动脉瓣口流速增快或呈湍流。完全型大动脉转位的五腔心切面显示一条大血管(肺动脉)根部扩张,就好像主动脉狭窄后扩张一样。由于母体自身抗体的原因,胎儿心脏阻滞也会出现主动脉狭窄。在妊娠中期,不能以主动脉的彩色和多普勒显示正常就排除轻度主动脉狭窄。

重度主动脉狭窄

重度主动脉狭窄和左心发育不良综合征的某些类型具有一定的相关性,在鉴别诊断时,要考虑是否存在左心发育不良[9]。左室扩大,收缩功能减低见于孤立性心内膜纤维弹性组织增生、扩张型心肌病或主动脉-左室通道。然而,这些疾病与重度主动脉狭窄相比极为少见。矫正型大动脉转位房室连接异常时,左室内径减小。与重度主动脉狭窄不同,上述疾病的房室瓣和心室充盈正常。

预后与转归

轻度主动脉狭窄的预后较好,出生后仍为轻度狭窄。出生后治疗包括感染性心内膜炎的预防,限制运动以及紧密随诊观察瓣膜功能不良的进程[10]。外科治疗包括瓣膜球囊成形术,某些瓣膜球囊成形术效果不佳的需要行外科连合部切开术。在某些病例中需要进行主动脉瓣置换。主动脉瓣替换可以选择肺动脉瓣(Ross-Kono术),同种移植或人工瓣膜。

胎儿主动脉狭窄应该每隔2周到4周进行随访,其目的是为了观察病情的进展及恶化程度[11](图11-14)。许多文献报道从妊娠早期到中期以及妊娠中期到晚期主动脉狭窄可以发展成为左心发育不良综合征[6,7,9,12,13]。左室收缩功能减低,左室壁回声增强,收缩期主动脉峰值流速增高都是病情进展和预后恶化的指征。

近来,一些医院可以进行宫内导管介入治疗来改善胎儿主动脉狭窄的发育过程[14-17]。研究人员注意到重度主动脉狭窄的解剖特征并不能预测左心结构的发育衰竭,而通过卵圆孔的血流方向(左向右分流)和左室舒张期的充盈(二尖瓣频谱呈单峰)却是预测妊娠晚期左心功能发育衰竭较敏感参数[17,18]。作者认为这些参数可以用来筛选胎儿进行介入治疗[18]。关于这一话题的精彩的讨论在其他地方有相关介绍[19]。

要点:主动脉狭窄

- 主动脉瓣膜水平的狭窄导致左室流出道梗阻称为主动脉狭窄。

- 主动脉狭窄根据梗阻部位的不同分为主动脉瓣、主动脉瓣下或主动脉瓣上狭窄。

- 产前主动脉狭窄最常见的类型是主动脉瓣狭窄。

- 主动脉瓣二叶畸形是最常见的先天性心脏病之一,约占人群的1%。

- 五腔心切面可见升主动脉狭窄后扩张。

- 收缩期主动脉瓣峰值流速通常大于200cm/s。

- 大多数轻度主动脉狭窄的四腔心切面显示正常。

- 重度主动脉狭窄的四腔心切面显示左室扩大。

- 重度主动脉狭窄时,左室充盈减少,卵圆孔处显示左向右分流信号。

- 随诊时主动脉收缩期峰值流速减低则意味着左室功能减低。

- 约20%的患儿存在合并畸形,包括室间隔缺损、主动脉弓缩窄以及出生后动脉导管未闭。

- 心外畸形和染色体异常少见。

- 主动脉狭窄与Williams-Beuren综合征有关。

- 妊娠中期彩色和多普勒显示主动脉血流正常不能排除轻度主动脉狭窄。

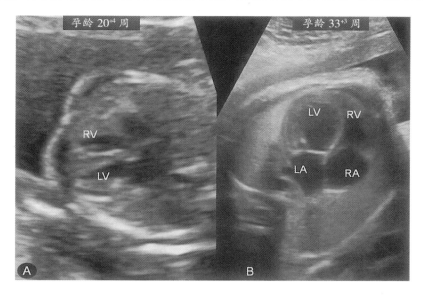

图 11-14　轻度主动脉狭窄发展为重度主动脉狭窄。(**A**)妊娠 20 周时为轻度主动脉狭窄,二尖瓣关闭不全,心室大小及收缩功能正常。(**B**)随访至 33 周显示左心室(LV)扩大,收缩功能减低,伴有早期心内膜纤维弹性组织增生。RV:右心室;LA:左心房;RA:右心房。

- 轻度主动脉狭窄的预后较好。
- 在妊娠晚期,通过卵圆孔的血流方向(左向右分流)和舒张期左室充盈(二尖瓣血流呈单峰)是评价左心功能的敏感参数。

左心发育不良综合征

定义、疾病谱和发病率

左心发育不良(Intrauterine growth restriction, HLHS)是一类心脏复杂畸形,包括左室及左室流出道的重度发育不良(图 11-15),导致心脏输出系统的梗阻。HLHS 分为两种类型,其中一种类型为二尖瓣和主动脉瓣闭锁,左房与左室之间无连接,左室严重发育不良或近缺如(图 11-16A,B)。另一种类型为二尖瓣发育不良,主动脉瓣闭锁,左室回声增强,呈球形,收缩功能减低(图 11-16C)。图 11-17 为 1 例左心发育不良综合征的解剖标本。

据报道,HLHS 发病率约占活产新生儿的 0.1‰~0.25‰[20]。HLHS 约占所有先天性心脏病

的 3.8%,男婴约占 70%[1,21]。尽管 HLHS 是在宫内诊断最常见的先天性心脏病之一[4],仍有很大一部分胎儿被误诊。报道显示左心异常的先天性心脏病约占 2%~13%[22]。

超声表现

灰阶超声

HLHS 的四腔心切面显示左室变小,收缩功能减低(图 11-18)。右室构成心脏的心尖部(图 11-18)。但是,左室大小各不相同,可以缺如,变小,正常甚至扩大(图 11-16),但左室收缩功能均明显减低。大多数 HLHS 的主动脉瓣闭锁,二尖瓣开放但发育不良,左室外形呈球形并运动减低,由于心内膜纤维弹性组织增生导致左室内膜回声增强(图 11-16C)。与右房相比,左房内径相对较小,卵圆瓣反常活动,从左房摆向右房。由于主动脉发育不良(<3mm)导致五腔心切面左室流出道显示不清。三血管切面显示肺动脉主干代偿性扩张,紧邻上腔静脉,主动脉横弓显示不清或发育不良(图 11-19)。

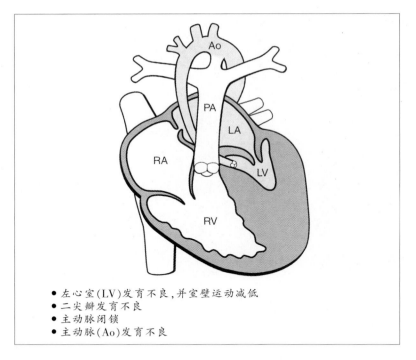

- 左心室(LV)发育不良,并室壁运动减低
- 二尖瓣发育不良
- 主动脉闭锁
- 主动脉(Ao)发育不良

图 11-15　左心发育不良综合征。RA:右心房;RV:右心室;PA:肺动脉;LA:左心房。

彩色多普勒

彩色多普勒显示左室充盈减少甚至缺失(图 11-18B)。在二尖瓣开放的病例中可见二尖瓣反流。由于左房压力的增高,卵圆孔处显示为典型的左向右分流信号(图 11-20)。彩色多普勒的五腔心切面未见血流信号通过闭锁的主动脉瓣。三血管切面彩色多普勒显示主动脉峡部和主动脉横弓的血流信号逆向(图 11-19B)。主动脉弓长轴切面,彩色多普勒显示肺动脉血流经动脉导管逆向供应主动脉根部(图 11-21B)。

妊娠早期

妊娠早期 11~14 周即可观察 HLHS,主要表现是二尖瓣和主动脉瓣闭锁,左室缺如或严重发育不良(图 11-22)。妊娠早期和中期即可发展为 HLHS。特别需要注意的是颈项透明层

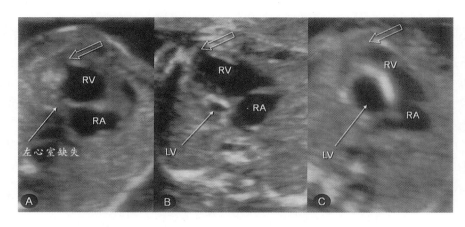

图 11-16　左心发育不良综合征(HLHS)时可表现为左心室缺如或发育不良(A,B),或左心室扩张,或正常(C)。所有病例中的心尖均由右心室构成 (空心箭头)。

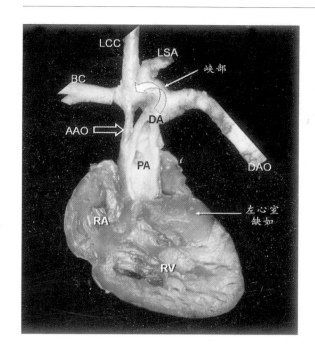

图 11-17　胎儿左心发育不良的解剖标本。四腔心切面显示左心室(LV)缺如。与扩张的主肺动脉相比,升主动脉(AAO)发育不良。血流逆向经动脉导管(DA)供应主动脉弓(弯箭头)。RA:右心房;RV:右心室;DAO:降主动脉;BC:头臂动脉;LCC:左颈总动脉;LSA:左锁骨下动脉。(见彩图)

测量时,如果四腔心切面正常并不能排除在以后妊娠过程中发展为 HLHS。根据作者的经验,

在妊娠早期是可以诊断 HLHS。然而,有 1 例胎儿在妊娠 12 周时发现主动脉瓣狭窄,但左室大小正常,至妊娠 19 周时发展为 HLHS。其他作者也报道了类似病例[7]。

三维超声

三维超声心动图结合彩色多普勒可以显示HLHS 各种解剖异常[23,24](图 11-23)。另外,四腔心切面的三维容积重建可以突出显示发育不良的左侧心腔大小,而且心脏基本切面能较好地评价发育不良的主动脉根部和二尖瓣环(图11-24)。

心内及心外并发畸形

HLHS 合并染色体异常的发病率约 4%~5%[4,25],例如 Turner 综合征,13-三体综合征,18-三体综合征等。据报道患有 HLHS 的婴幼儿中有 10%~25%[26,27]合并心外畸形,相关的基因综合征有 Turner 综合征,Noonan 综合征,Smith-Lemli-Opitz 综合征和 Holt-Oram 综合征[26,28]。患有 HLHS 的胎儿会出现宫内发育迟缓,可能与心脏输出量减少 20% 有关[29]。

鉴别诊断

鉴别诊断包括导致左室缩小的心脏畸形。其中最常见的鉴别诊断是主动脉缩窄,主要是

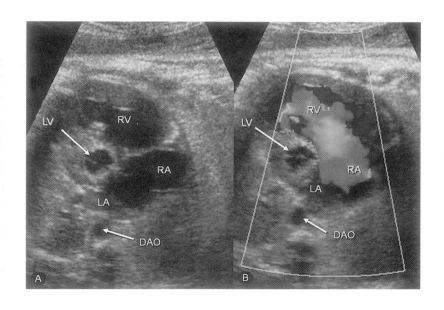

图 11-18　1 例妊娠 22 周胎儿左心发育不良综合征的四腔心切面。二维超声(A)和彩色多普勒(B)显像。左室缩小,左室壁肥厚(A),舒张期左室内未见血流信号充盈(B)。DAO:降主动脉;RV:右心室;RA:右心房;LA:左心房。(B 见彩图)

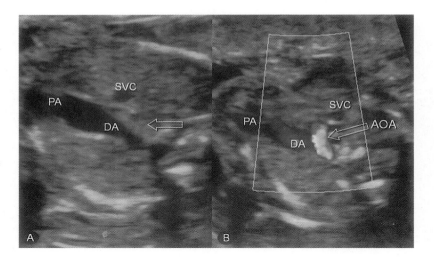

图 11-19　二维超声(A)和彩色多普勒超声(B)显示左心发育不良胎儿的三血管气管切面。图 A 中二维超声未见升主动脉(空心箭头)。图 B 中的彩色多普勒血流显像能够帮助显示动脉导管(DA)血流信号逆向进入主动脉弓(AOA)(空心箭头)。PA:肺动脉;SVC:上腔静脉。(B 见彩图)

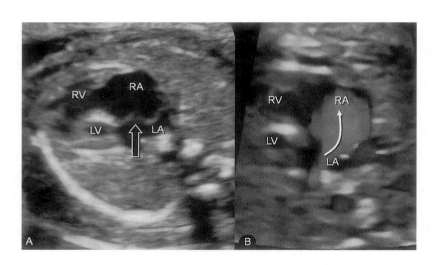

图 11-20　1 例孕龄 21 周左心发育不良胎儿的四腔心切面,二维超声(A)和彩色多普勒超声(B)。由于卵圆孔处左向右分流导致房间隔凸向右心房(RA)(黑色空心箭头)。图 B 彩色多普勒显示卵圆孔处左向右分流信号(白色箭头)。LA:左心房;LV:左心室;RV:右心室。(B 见彩图)

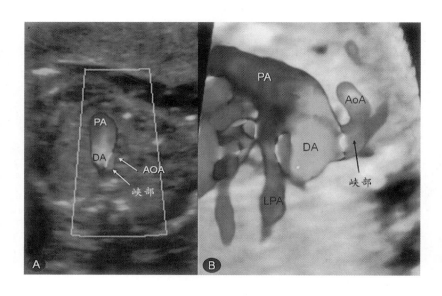

图 11-21　(A)彩色多普勒显示三血管气管切面主动脉横弓逆向血流信号。(B)三维超声的玻璃体成像模式显示胎儿矢状面动脉导管弓(DA)逆流,经主动脉峡部进入主动脉弓。LPA:左肺动脉;PA:肺动脉。(见彩图)

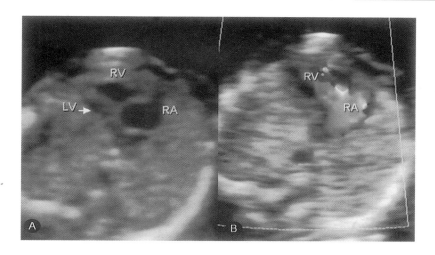

图 11-22　妊娠 13 周左心发育不良综合征的四腔心切面的二维超声(A)和彩色多普勒超声(B)。二维超声显示左室腔小,彩色多普勒显示舒张期左室流入道未见血流充盈。RA:右心房;RV:右心室;LV:左心室。(见彩图)

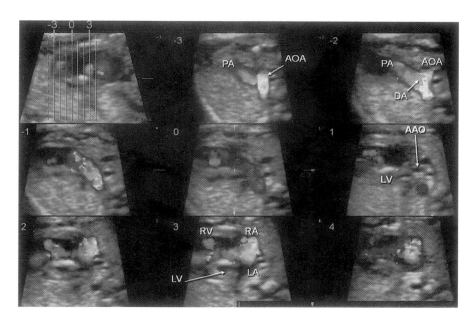

图 11-23　妊娠 22 周胎儿左心发育不良综合征的三维彩色多普勒空间-时间关联成像超声断层显像。图中可以显示左心发育不良综合征的若干超声特点,包括左心室(LV)内径小,充盈减少(平面 2,3),房间隔处左向右分流(平面 3),升主动脉(AAO)内血流充盈缺失(平面 1),肺动脉(PA)血流正向,动脉导管(DA)血流逆向进入主动脉峡部和主动脉横弓(AOA)(平面-2,-3)。RA:右心房;LA:左心房;RV:右心室;LV:左心室。(见彩图)

因为主动脉缩窄时左室腔变狭小。表 11-2 列出了 HLHS 与主动脉缩窄的鉴别要点。最难以鉴别的疾病是重度主动脉狭窄,胎儿宫内患有重度主动脉狭窄可发展为 HLHS(请参见本章第一部分)。其他鉴别诊断包括二尖瓣闭锁并室间隔缺损,非对称性房室间隔缺损,右室双出口和矫正型大动脉转位。与上述疾病相关的超声表现请参考相关章节。

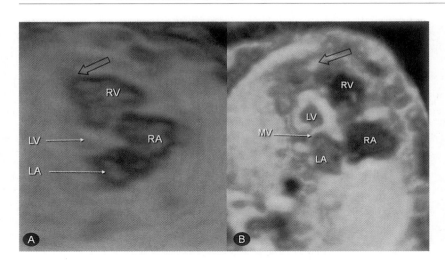

图 11-24 2 例左心发育不良胎儿的三维表面模式重建图。(A)左心室(LV)近缺如，左心房(LA)发育不良。(B)左心室发育不良伴二尖瓣(MV)增厚。2 例胎儿的心尖部均由右心室构成(空心箭头)。RA：右心房；RV：右心室。(见彩图)

表 11-2	左心发育不良和主动脉缩窄的鉴别诊断	
心脏解剖	左心发育不良综合征	主动脉缩窄
左室大小	小	狭窄，但长径正常
心尖的构成	右室	左室
左室收缩力	减低	正常
左室壁回声	强回声(纤维弹性组织增生)	正常
二尖瓣口血流	缺如或减少	正常
室间隔缺损	无	偶见
主动脉瓣	闭锁	开放
主动脉弓	管型，发育不良，迂曲	主动脉峡部缩窄或管状发育不良
收缩期主动脉血流	缺如	前向血流
主动脉峡部血流	血流反转	前向血流或部分血流反向
卵圆孔	左向右分流	右向左分流
LV：左心室。		

预后与转归

推荐每 4~6 周进行产前胎儿心脏的序列检查来评价胎儿生长发育、三尖瓣功能和卵圆孔过隔血流。三尖瓣功能异常(反流)和(或)卵圆孔分流受限提示产后发育不良[30]。在 HLHS 胎儿的肺静脉血流频谱评价有助于间接评估卵圆孔[31,32]的开放情况。卵圆孔过隔血流受限同样提示产后发育不良，因为它能反映左房的压力增高，以及合并严重的肺血管疾病(图 11-25)。

近 10 年来，HLHS 外科术后预后有了很大改进，但该畸形仍然认为是最复杂的心脏畸形之一，从而需要进行 3 次或多次姑息矫正手术。HLHS 产后姑息手术的目的包括非梗阻性体循环输出的建立，控制肺血流量，保证冠状动脉血流灌注以及肺血流跨房间隔非梗阻性输出[34]。现今的治疗方式包括 Norwood 术式和心脏移植。在一些研究中心，由于供体的匮乏和 Norwood 术式结果的明显改进，心脏移植很少用于新生儿 HLHS 的治疗。在等待心脏移

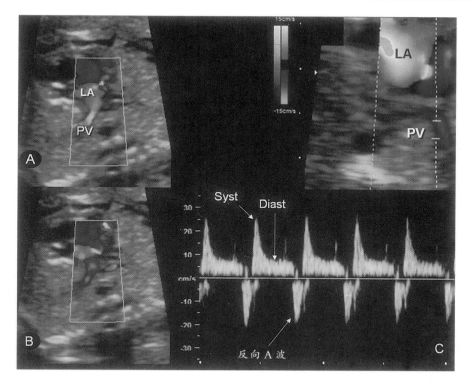

图 11-25　肺静脉彩色和脉冲多普勒显示胎儿左心发育不良综合征和卵圆孔小。彩色多普勒显示肺静脉内血流双向（PV）（A：红色；B：蓝色）。脉冲多普勒（C）显示收缩期（Syst）高速血流，舒张期（Diast）低速血流，以及心房收缩期反向血流（Reverse A-wave，反向 A 波）。LA：左房。（见彩图）

植过程中，婴幼儿的死亡率在 21%~37%[35]。心脏移植的远期问题包括排异反应，加速的动脉粥样硬化和慢性感染[36]。Norwood 术式包括 3 个阶段，请参见表 11-3。据报道，第一阶段存活率为 46%~76%，一些研究中心报道为 90%[34,36]。第二和第三阶段存活率为 95%[34,36]。表 11-4 列出了成功实施 Norwood 术式儿童远期并发病的发生率。如今对神经感知障碍的流行病学并不明了[37]。原因可能包括 HLHS 患者的中枢神经系统异常，术前血流动力学不稳定以及术中灌注的影响[37,38]。产前诊断的 HLHS 的手术期间的神经事件发病率较低[39]。Norwood 术式手术死亡率增加的危险因素包括低体重出生、早产、严重的心外畸形、术前严重的肺静脉回流梗阻、右室功能失调和升主动脉细小[40-43]。

要点：左心发育不良综合征

● HLHS 是一种复杂心脏畸形，包括左室和左室流出道严重发育不良。

● HLHS 是最常见的胎儿宫内心脏畸形的疾病之一。

● 左室收缩功能减低，室腔峡小或缺如，但也可以左室大小正常甚至扩张，彩色多普勒显示左室无充盈。

● 主动脉根部发育不良，超声显示不佳。

● 心尖部主要由右室构成。

● 卵圆孔瓣凸向右房，彩色多普勒显示为左向右分流。

● 肺动脉主干和动脉导管代偿性扩张。

● 三血管气管切面和动脉导管弓长轴切面显示主动脉弓部反向血流。

表 11-3	左心发育不良综合征重建策略		
手术	年龄	术式	生理学方面的影响
第一阶段 （Norwood 术）	新生儿	• 房间隔切开 • 肺动脉近心端与主动脉吻合 • 重建主动脉发自右室 • 建立稳定的肺动脉血流 （主-肺分流或右室-肺动脉管道）	• 右室成为支持体循环和肺循环的心室 • 右室容量负荷过重 • 外周血氧饱和度 75%~85%
第二阶段 （上腔静脉肺动脉相连）	4~6 个月	• 消除分流或去除管道 • 上腔静脉与肺动脉分支吻合 （双向 Glenn 或半 Fontan 手术） • 必要时扩大肺动脉分支	• 右室容量减低 • 外周血氧饱和度 80%~85%
第三阶段 （Fontan 术）	18 个月~3 岁	• 下腔静脉与肺动脉相连 （Fontan 术，许多改良的方法）	• 肺动脉内血流增多 • 外周血氧饱和度 >90%

(Modified from Rychik J. Hypoplastic left heart syndrome: from in-utero diagnosis to school age. *Semin Fetal Neonatal Med* 2005;10:553-566, with permission.)

表 11-4	左心发育不良儿童 Fontan 术后发病率
并发症	发病率
无法承受运动（程度不同）	大多数
心律失常（程度不同）	25%~50%
血栓栓塞（例如：肺动脉栓塞，中风）	大约 10%
蛋白丢失性肠病	<5%
神经感知障碍（例如：学习困难，注意力不集中/活动过度）（程度不同）	10%~70%

(Modified from Rychik J. Hypoplastic left heart syndrome: from in-utero diagnosis to school age. *Semin Fetal Neonatal Med* 2005;10:553-566, with permission.)

• HLHS 的染色体异常发病率约占 4%~5%，如 Turner 综合征等。

• 新生儿的心外畸形发病率约占 10%~25%。

• 三尖瓣功能失调和（或）卵圆孔处分流受限提示预后不良。

• 现今 HLHS 的治疗方法包括 Norwood 术式和心脏移植。

• 产前诊断的 HLHS 的手术期神经系统事件的发病率较低。

（刘琳 译）

参考文献

1. Ferencz C, Rubin JD, Loffredo CA, et al. *Epidemiology of congenital heart disease: the Baltimore-Washington infant study 1981–1989*. Austin, TX: Futura Publishing, 1993;38.
2. Campbell M. The natural history of congenital aortic stenosis. *Br Heart J* 1968;30:514–526.
3. Frank S, Johnson A, Ross J. Natural history of valvular aortic stenosis. *Br Heart J* 1973;35:41–46.
4. Allan LD, Sharland GK, Milburn A, et al. Prospective diagnosis of 1,006 consecutive cases of congenital heart disease in the fetus. *J Am Coll Cardiol* 1994;23:1452–1458.
5. Paladini D, Russo MG, Vassallo M, et al. Ultrasound evaluation of aortic valve anatomy in the fetus. *Ultrasound Obstet Gynecol* 2002;20(1):30–34.

6. Hornberger LK, Sanders SP, Rein AJ, et al. Left heart obstructive lesions and left ventricular growth in the midtrimester fetus. A longitudinal study. *Circulation* 1995;92(6):1531–1538.
7. Axt-Fliedner R, Kreiselmaier P, Schwarze A, et al. Development of hypoplastic left heart syndrome after diagnosis of aortic stenosis in the first trimester by early echocardiography. *Ultrasound Obstet Gynecol* 2006;28(1):106–109.
8. Braunwald E, Goldblatt A, Aygen MM, et al. Congenital aortic stenosis. I. Clinical and hemodynamic findings in 100 patients. II. Surgical and the results of operation. *Circulation* 1963;27:426–462.
9. Sharland GK, Chita SK, Fagg NL, et al. Left ventricular dysfunction in the fetus: relation to aortic valve anomalies and endocardial fibroelastosis. *Br Heart J* 1991;66(6):419–424.
10. Maron BJ, Zipes DP. 36th Bethesda Conference: eligibility recommendations for competitive athletes with cardiovascular abnormalities. *J Am Coll Cardiol* 2005;45:1313–1375.
11. Drury NE, Veldtman GR, Benson LN. Neonatal aortic stenosis. *Expert Rev Cardiovasc Ther* 2005;3(5):831–843.
12. Allan LD, Sharland G, Tynan MJ. The natural history of the hypoplastic left heart syndrome. *Int J Cardiol* 1989;25(3):341–343.
13. Simpson JM, Sharland GK. Natural history and outcome of aortic stenosis diagnosed prenatally. *Heart* 1997;77(3):205–210.
14. Maxwell D, Allan LD, Tynan MJ. Balloon dilatation of the aortic valve in the fetus: a report of two cases. *Br Heart J* 1991;65:256–258.
15. Kohl T, Sharland G, Allan LD, et al. World experience of percutaneous ultrasound-guided balloon valvuloplasty in human fetuses with severe aortic valve obstruction. *Am J Cardiol* 2000;85(10):1230–1233.
16. Gardiner HM. Progression of fetal heart disease and rationale for fetal intracardiac interventions. *Semin Fetal Neonatal Med* 2005;10(6):578–585.
17. Tworetzky W, Wilkins-Haug L, Jennings RW, et al. Balloon dilation of severe aortic stenosis in the fetus: potential for prevention of hypoplastic left heart syndrome: candidate selection, technique, and results of successful intervention. *Circulation* 2004;110(15):2125–2131.
18. Makikallio K, McElhinney DB, Levine JC, et al. Fetal aortic valve stenosis and the evolution of hypoplastic left heart syndrome: patient selection for fetal intervention. *Circulation* 2006;113(11):1401–1405.
19. Kleinman CS. Fetal cardiac intervention Innovative therapy or a technique in search of an indication? *Circulation* 2006;113:1378–1381.
20. Ferencz C, Rubin JD, McCarter RJ, et al. Congenital heart disease: prevalence at livebirth: the Baltimore-Washington infant study. *Am J Epidemiol* 1985;121:31–36.
21. Morris CD, Outcalt J, Menashe VD. Hypoplastic left heart syndrome: natural history in a geographically defined population. *Pediatrics* 1990;85:977–983.
22. Boughman JA, Berg KA, Astemborski JA, et al. Familial risks of congenital heart defects assessed in a population based epidemiologic study. *Am J Med Genet* 1987;26:839–849.
23. Chaoui R, Hoffmann J, Heling KS. Three-dimensional (3D) and 4D color Doppler fetal echocardiography using spatio-temporal image correlation (STIC). *Ultrasound Obstet Gynecol* 2004;23(6):535–545.
24. Paladini D, Vassallo M, Sglavo G, et al. The role of spatio-temporal image correlation (STIC) with tomographic ultrasound imaging (TUI) in the sequential analysis of fetal congenital heart disease. *Ultrasound Obstet Gynecol* 2006;27(5):555–561.
25. Raymond FL, Simpson JM, Sharland GK, et al. Fetal echocardiography as a predictor of chromosomal abnormality. *Lancet* 1997;360:930.
26. Natowicz M, Chatten J, Clancy R, et al. Genetic disorders and major extra-cardiac anomalies associated with the hypoplastic left heart syndrome. *Pediatrics* 1988;82:698–706.
27. Callow LB. Current strategies in the nursing care of infants with hypoplastic left heart syndrome undergoing first-stage palliation with the Norwood operation. *Heart Lung* 1992;21(5):463–470.
28. Connor JA, Thiagarajan R. Hypoplastic left heart syndrome. *Orphanet J Rare Dis* 2007;2:23.
29. Rosenthal GL. Patterns of prenatal growth among infants with cardiovascular malformations: possible fetal hemodynamic effects. *Am J Epidemiol* 1996;143:505–513.
30. Rychik J. Hypoplastic left heart syndrome: from in-utero diagnosis to school age. *Semin Fetal Neonatal Med* 2005;10:553–566.
31. Lenz F, Machlitt A, Hartung J, et al. Fetal pulmonary venous flow pattern is determined by left atrial pressure: report of two cases of left heart hypoplasia, one with patent and the other with closed interatrial communication. *Ultrasound Obstet Gynecol* 2002;19:392–395.
32. Lenz F, Chaoui R. Changes in pulmonary venous Doppler parameters in fetal cardiac defects. *Ultrasound Obstet Gynecol* 2006;28:63–70.
33. Michelfelder E, Gomez C, Border W, et al. Predictive value of fetal pulmonary venous flow patterns in identifying the need for atrial septoplasty in the newborn with hypoplastic left ventricle. *Circulation* 2005;112:2974–2979.
34. Alsoufi B, Bennetts J, Verma S, et al. New developments in the treatment of hypoplastic left heart syndrome. *Pediatrics* 2007;119(1):109–117.
35. Jenkins PC, Flanagan MF, Jenkins KJ, et al. Survival analysis and risk factors for mortality in transplantation and staged surgery for hypoplastic left heart syndrome. *J Am Coll Cardiol* 2000;36:1178–1185.
36. Simpson JM. Hypoplastic left heart syndrome. *Ultrasound Obstet Gynecol* 2000;15:271–278.
37. Goldberg CA, Gomez CA. Hypoplastic left heart syndrome: new developments and current controversies. *Semin Neonatol* 2003;8:461–468.
38. Glauser TA, Zackie E, Weinberg P, et al. Congenital brain anomalies associated with the hypoplastic left heart syndrome. *Pediatrics* 1990;85:984–989.
39. Mahle WT, Clancy RR, McGaurn SP, et al. Impact of prenatal diagnosis on survival and early neurologic morbidity in neonates with the hypoplastic left heart syndrome. *Pediatrics* 2001;107:1277–1282.
40. Daebritz SH, Nollert GD, Zurakowski D, et al. Results of Norwood stage I operation: comparison of hypoplastic left heart syndrome with other malformations. *J Thorac Cardiovasc Surg* 2000;119:358–367.
41. Mahle WT, Spray TL, Wernovsky G, et al. Survival after reconstructive surgery for hypoplastic left heart syndrome: a 15-year experience from a single institution. *Circulation* 2000;102(19 suppl 3):III136–III141.
42. Azakie T, Merklinger SL, McCrindle BW, et al. Evolving strategies and improving outcomes of the modified Norwood procedure: a 10-year single-institution experience. *Ann Thorac Surg* 2001;72:1349–1353.
43. Gaynor JW, Mahle WT, Cohen MI, et al. Risk factors for mortality after the Norwood procedure. *Eur J Cardiothorac Surg* 2002;22:82–89.

主动脉缩窄

定义、疾病谱与发病率

主动脉缩窄指主动脉弓的狭窄，通常位于主动脉峡部，左锁骨下动脉与动脉导管之间（图 12-1）。有时主动脉缩窄可以是一长段的主动脉弓，亦称主动脉弓的管状发育不良。主动脉缩窄是一种常见的先心病，发病率占新生儿先心病的 5%[1]。更多见于男婴，男女比例为 1.27~1.74[2,3]。主动脉缩窄有较高的再发风险，患有主动脉缩窄的孩子，其兄弟姐妹的患病率为 2%~6%，母亲患有此病，所生孩子的患病率

为 4%[4,5]。主动脉缩窄常合并染色体异常和其他心外畸形[6]。主动脉缩窄的胚胎发育机制复杂尚不清楚，有两种观点:导管组织理论认为主动脉的缩窄是由于导管平滑肌细胞移位生长于主动脉内[7];而血流动力学说认为缩窄是由于胎儿期流经主动脉弓的血流减少[8]。主动脉弓缩窄可分为单纯型(不合并重大的心内畸形)和复杂型(合并有明显的心内畸形)。当合并左心发育不良综合征和主动脉瓣闭锁时，发育不良的主动脉弓不应归入主动脉缩窄，而应视为心脏主要畸形的一部分。表 12-1 列出了可能伴发主动脉缩窄或主动脉发育不良（作为重大心脏畸形的一部分)的心脏畸形。图 12-2 为一主动脉缩窄的胎儿心脏解剖标本。

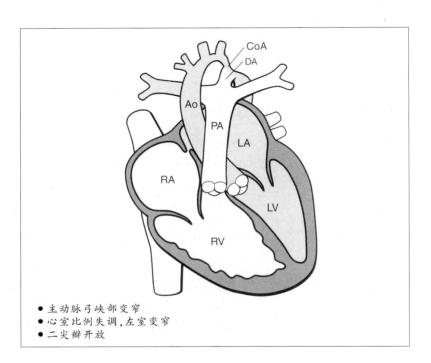

- 主动脉弓峡部变窄
- 心室比例失调，左室变窄
- 二尖瓣开放

图 12-1 主动脉缩窄。A：右心房;RV:右心室;LA:左心房;LV:左心室;PA:肺动脉;Ao:主动脉;DA:动脉导管;CoA:主动脉缩窄。

表 12-1	主动脉缩窄或主动脉管状发育不良伴发的心脏畸形

左室变窄的房室缺损

左心发育不良综合征

右室双出口

合并室缺和大血管异位（Ⅱ型）的三尖瓣闭锁

矫正型大动脉转位

心室双入口（单心室）

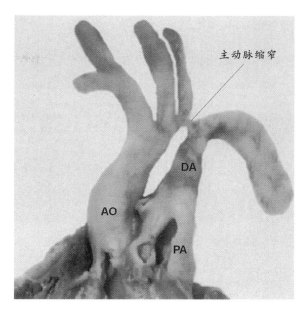

图 12-2　主动脉缩窄的胎儿心脏标本示主动脉峡部内径变窄。AO：主动脉；PA：肺动脉；DA：动脉导管。(见彩图)

超声表现

灰阶超声

主动脉缩窄常表现为四腔心切面异常，左室较右室窄[9-11]（图 12-3）。右室与左室内径比例为 1.69（正常胎儿为 1.19）[12]。与左心发育不良综合征相反，主动脉缩窄时左室收缩功能正常，且二尖瓣开放良好，五心腔切面显示升主动脉内径正常。主动脉根部有时可见狭窄，尤其当存在膜周部室缺和（或）主动脉狭窄时。三血管气管切面，主动脉横弓部内径较主肺动脉窄[12]，以峡部最为明显（图 12-4）。在诊断主动脉缩窄时，三血管气管平面显示的三血管比例失常，较四腔心切面心室比例失常更具特异

性。一旦四腔心切面和三血管气管切面图像怀疑存在主动脉缩窄，应努力获取主动脉弓的长轴切面。此切面可更好评估狭窄的长度和程度，以及主动脉峡部和动脉导管和降主动脉的连接情况（图 12-5）。在主动脉弓长轴切面，狭窄常

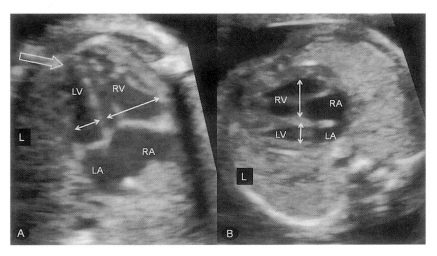

图 12-3　2 例(A,B)主动脉缩窄胎儿的四腔心切面示典型的心室比例失常，左室较右室明显缩小，心尖仍由左室构成（空心箭头）。RA：右心房；RV：右心室；LA：左心房；LV：左心室；L：左。

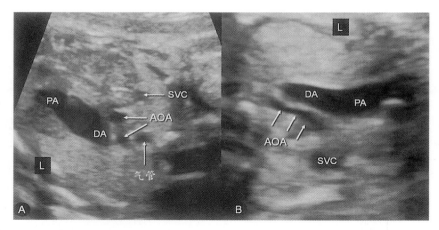

图 12-4 2 例主动脉缩窄胎儿的三血管气管切面。(A)主动脉横弓部(AOA)内径较肺动脉(PA)和动脉导管(DA)窄。(B) 向切面显示主动脉弓管状发育不良。我们推荐侧向切面以期更好显示上胸腔内的小血管。SVC：上腔静脉；AOA：主动脉弓部；PA：肺动脉；DA：动脉导管；L：左。

位于左锁骨下动脉与动脉导管的起始部之间（图 12-5A）。主动脉弓似乎变窄，有时走行迂曲，称之为"导管对侧主动脉内支架征"（condraductal shelf），是主动脉弓缩窄的重要提示[13]。在严重的主动脉缩窄时，左颈总动脉与左锁骨下动脉之间的主动脉横弓延长变窄（图 12-5B），左锁骨下动脉起于动脉导管与降主动脉的连接处。建议全面测量主动脉峡部、横弓

部内径，以及峡部与动脉导管间的角度，以准确地描述这种疾病[14-16]。

彩色多普勒

彩色多普勒有助于主动脉缩窄与其他心脏畸形的鉴别，有时可显示狭窄的主动脉弓峡部。通过四腔心切面，彩色多普勒显示左室舒张期正常充盈，以此可鉴别主动脉缩窄与左心发育不良综合征（图 12-6）。当主动脉缩窄合并膜周

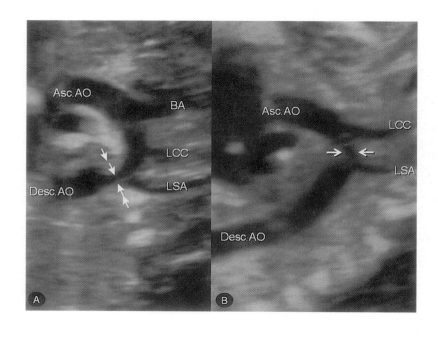

图 12-5 2 例主动脉缩窄胎儿的主动脉弓矢状切面。(A)狭窄主要位于左锁骨下动脉(LSA)发出后的主动脉峡部。(B)狭窄位于主动脉横弓的中部，即左锁骨下动脉与左颈总动脉(LCC)起始部之间。Asc.AO：升主动脉；Desc.AO：降主动脉；BA：头臂干动脉。

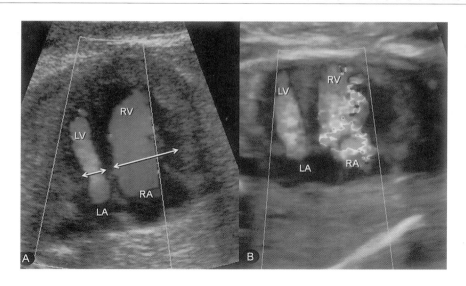

图 12-6　2 例(A,B)主动脉缩窄胎儿的彩色多普勒四腔心切面,均显示左心室(LV)、右心室(RV)舒张期充盈,证实房室瓣开放良好。左室较右室内径明显变窄(A 中箭头)。LA:左心房;RA:右心房。(见彩图)

部室缺时,心尖五腔心切面彩色多普勒可显示通过主动脉瓣的前向血流。在三血管气管或主动脉弓横切面,可见主动脉横弓狭窄,当其接近峡部时逐渐变窄(图 12-7)。在长轴切面亦可见主动脉弓,在此切面,首选能量多普勒来显示主动脉缩窄(图 12-8),在动脉导管与降主动脉连接处可见典型的"导管对侧主动脉内支架征"(图 12-9)。脉冲多普勒测量房室瓣血流示右心血流速度增加,左心血流速度降低[9]。

妊娠早期

　　最早可于孕 11~14 周超声扫查时怀疑主动脉缩窄的存在,主要通过超声显示的心室比

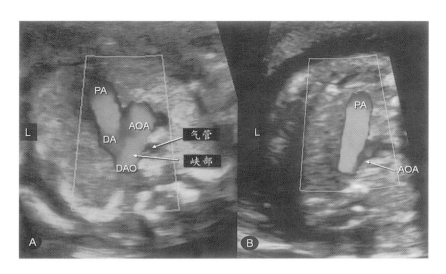

图 12-7　正常胎儿(A)和主动脉缩窄胎儿(B)的彩色多普勒三血管气管切面。(A)在正常胎儿,主动脉弓(AOA)与动脉导管(DA)内径几乎相同并融合延续至降主动脉(DAO),主动脉峡部发育良好。(B)在主动脉缩窄胎儿,主动脉弓内显示前向血流,而当其接近峡部时逐渐变细。PA:肺动脉;L:左。(见彩图)

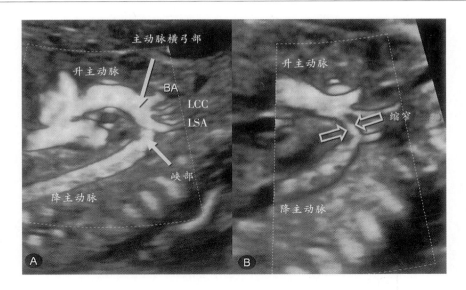

图 12-8 一正常胎儿(A)和一主动脉缩窄胎儿(B)的能量多普勒主动脉弓矢状切面。(A)在正常胎儿，能量多普勒显示升主动脉、主动脉横弓部、峡部及降主动脉，并可见起于主动脉横弓部的三支动脉：头臂干动脉(BA)、左颈总动脉(LCC)和左锁骨下动脉(LSA)。(B)在主动脉缩窄胎儿，主动脉横弓部的狭窄(空心箭头)位于左颈总动脉和左锁骨下动脉之间。(见彩图)

例失常和主动脉弓部狭窄（三血管气管切面）（图 12-10）。早孕期，彩色多普勒有助于在三血管气管切面识别血管（图 12-10）；主动脉弓的长轴切面会有助于早孕期主动脉缩窄的诊断[17]。在中孕期时诊断主动脉缩窄是有一定风险的，因为早孕期时观察到的心室比例失调在

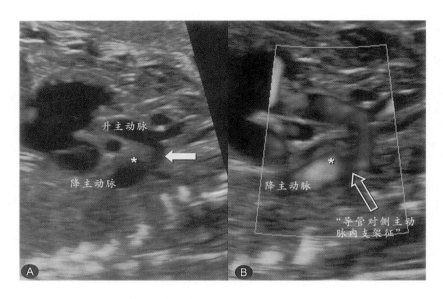

图 12-9 主动脉缩窄胎儿的灰阶(A)和彩色多普勒(B)超声的主动脉弓矢状切面，狭窄处呈典型的"导管对侧主动脉内支架征"(B图空心箭头)，位于主动脉弓与动脉导管连接处。星号标记为动脉导管汇入降主动脉。A图箭头所示为主动脉缩窄部位。(见彩图)

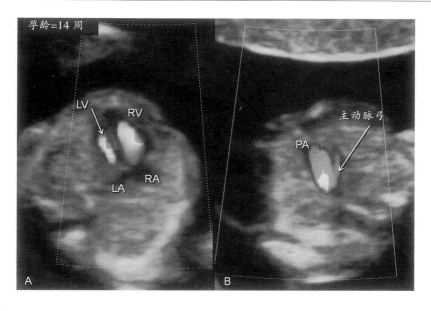

图 12-10　14 周主动脉缩窄胎儿的彩色多普勒四腔心切面(A)和三血管气管切面(B)。(A)四腔心切面可见较小的左室;(B)三血管气管切面可见小的主动脉弓。图 12-8B 所示为该胎儿 26 周时的主动脉弓长轴。RA:右心房;RV:右心室;LA:左心房;LV:左心室;PA:肺动脉。(见彩图)

更大孕周时可能好转、消失。在早孕期,准确鉴别主动脉缩窄非常困难,出现假阳性的诊断常是不易避免的。但是,如果存在下述情况,须高度警惕存在主动脉缩窄,如胎儿有囊性淋巴管瘤和(或)早期胎儿水肿,拟诊断 Turner 综合征者[18];或者胎儿生长迟缓且合并多种结构异常,拟诊断 13-三体综合征者,因为它们均易合并主动脉缩窄。

三维超声

三维超声断层成像可用于显示主动脉缩窄的不同切面(图 12-11)[19]。另外,彩色多普勒、高分辨力血流多普勒或能量多普勒可辅助三维容积显像更好显示缩窄段(图 12-12)。翻转模式下同样可显示主动脉峡部的狭窄。通过获取胎儿胸部的三维容积图像,即使是容积数据获取不佳时,带有"导管对侧主动脉内支架征"的长轴主动脉弓仍可重现[20,21]。为了降低噪声,优化主动脉弓的成像质量,我们推荐从矢状或矢状旁切面作为参考平面来获取三维容积图像。

心内及心外并发畸形

复杂的主动脉缩窄常合并相关的心内畸形,最常见的是大室缺。各种左心病变也常伴发主动脉缩窄,包括主动脉瓣二叶化畸形、主动脉瓣或瓣下水平的狭窄、二尖瓣狭窄[22-24]。伴有主动脉缩窄的多发左心梗阻性疾病常归为 Shone 综合征[13,25]。永存左上腔静脉也常伴随主动脉缩窄出现(图 12-12)[26,27]。发现合并轻度心室比例失常的永存左上腔时,检查者应警惕存在主动脉缩窄的可能,应在接下来的检查中查看是否存在主动脉缩窄[26,27]。

主动脉缩窄胎儿通常合并心外畸形,包括血管的和非血管的[28]。血管异常主要包括头臂干的解剖学变异和颅内 Willis 环的小动脉瘤,此类变异可引起脑内出血。据报道,主动脉缩窄患者的颅内小动脉瘤发生率高达 3%~5%。合并的非血管畸形可涉及如泌尿生殖、肌肉骨骼、胃肠道及其他等多系统脏器,在主动脉缩窄的婴儿,发生率高达 30%[2,29]。产前诊断的主动脉

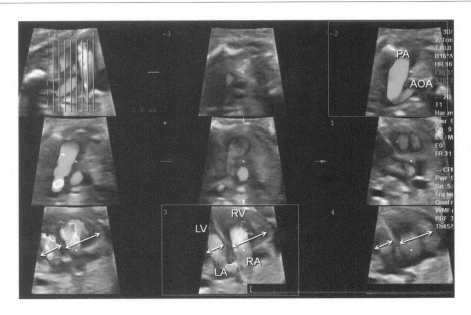

图 12-11 由彩色空间-时间关联成像功能获取的一主动脉缩窄胎儿的三维超声容积图像。三维容积在断层成像时显示主动脉缩窄的典型征象:四腔心切面左室窄小(下方框),三血管气管切面主动脉弓变窄(上方框)。RA:右心房;RV:右心室;LA:左心房;LV:左心室;PA:肺动脉;AOA:主动脉弓。(见彩图)

缩窄通常合并染色体畸形,据一项回顾性诊疗综述报道称,非整倍体率可达 35%,其中 Turner 综合征最为多见[29]。主动脉缩窄也可合并其他染色体异常, 如 13-三体综合征或 18-三体综合征,尤其当伴随多种心外畸形时。

鉴别诊断

主动脉缩窄的产前诊断是困难的,存在较高的假阳性和假阴性[10,11]。最常见的鉴别诊断包括左心发育不良综合征和 A 型主动脉弓离

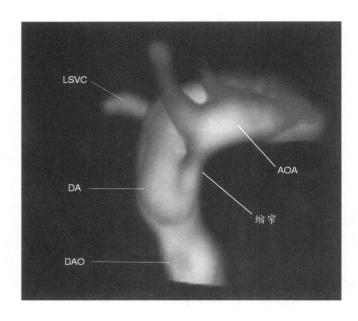

图 12-12 一主动脉缩窄合并永存左上腔静脉胎儿的能量多普勒三维超声容积图像, 侧向显示了峡部缩窄的主动脉弓。AOA:主动脉弓;DAO:降主动脉;DA:动脉导管;LSVC:永存左上腔静脉。(见彩图)

表 12-2	右室与左室内径比值增高的相关疾病
左右室比例失调的鉴别诊断	
主动脉缩窄	
左心发育不良	
部分大于 32 周的晚孕胎儿	
18 周以前可见一过性 RV>LV（如 21-三体综合征）	
主动脉离断	
左心较小的房室间隔缺损	
二尖瓣闭锁合并室间隔缺损	
完全性肺静脉异位引流	
永存左上腔静脉（合并或不合并主动脉缩窄）	
右室双出口	
肺动脉瓣缺失综合征	
Ebstein 畸形/三尖瓣发育不良	
先天性左侧膈疝	
增加右室容量负荷的周围动静脉瘘（如 Galen 动脉瘤及其他）	
不同孕期胎儿严重的三尖瓣关闭不全（见表 14-2）	

断。通过二维超声显示心室收缩功能正常，彩色多普勒血流穿过二尖瓣，有助于鉴别左心发育不良和主动脉缩窄（见表 11-2）；在长轴切面录得彩色血流信号通过主动脉弓，可用于鉴别主动脉离断（没有血流通过）。心室发育不平衡（左室较小）的其他相关情况列于表 12-2。

预后与转归

宫内时期，主动脉缩窄胎儿可生长良好。我们建议每 4~6 周进行一次超声检查，来连续观察主动脉弓的发育和缩窄的进展情况。当合并室缺时，升主动脉的生长也会受到影响。产前诊断主动脉缩窄的胎儿应在能够立即进行新生儿心脏监护抢救的三级（医疗）中心分娩。分娩后应马上开始注射前列腺素的治疗，以维持动脉导管的开放。已经证实，胎儿期就诊断出主动脉缩窄可改善患病新生儿的预后[30]。

对产前诊断主动脉缩窄并在婴儿期行外科手术治疗的患者，就其结果目前缺乏长期细致的研究。但长期的随访资料显示：慢性高血压、

手术部位并发症（如动脉瘤、狭窄）及冠状动脉病变对先天性主动脉缩窄手术患者的预后起着非常重要的作用[31,32]。因此，对婴儿期接受手术治疗的主动脉缩窄患者进行长期随访是很关键的，可尽早发现潜在的并发症并及时治疗。对于不合并其他心外畸形的单纯主动脉缩窄患者，孩童期手术治疗成功的话，其远期预后较好。

与其他心脏疾患相似，胎儿期发现的主动脉缩窄患者，预后似乎差于出生后发现者，大概是由于选择偏倚和存在并发畸形[29]。据报道，除去孕期死亡，心外异常及染色体畸形导致的死亡，胎儿期主动脉缩窄患儿校正后的总体生存率是 79%[29]。胎儿生长受限降低了生存率[29]。合并有其他心脏畸形的复杂主动脉缩窄，预后较差。

要点：主动脉缩窄

- 主动脉缩窄指动脉弓的狭窄，典型者为峡部缩窄（位于左锁骨下动脉与动脉导管之间）。
- 当一长段主动脉弓狭窄时，称为主动脉弓管状发育不良。
- 四腔心切面异常，左室内径较右室变窄。
- 与单纯的四腔心切面心室比例异常相比，三血管气管切面，大血管内径比例失调对诊断主动脉缩窄的特异性更高。
- 主动脉弓长轴切面左锁骨下动脉与动脉导管间的主动脉弓迂曲变窄（coarctation shelf，缩窄架）。
- 常合并其他心脏畸形，大室缺最为常见。
- 常合并各种左心病变，包括主动脉二叶化畸形，主动脉瓣或瓣下的狭窄，二尖瓣狭窄。
- 主动脉缩窄并存在多发左心梗阻的心脏病变，称为 Shone 综合征。

- 合并永存左上腔静脉。
- 常合并心外畸形。
- 主动脉缩窄患者,颅内小动脉瘤的发生率高达 3%~5%。
- 常合并染色体异常,其中 Turner 综合征最为常见。
- 慢性高血压、手术部位并发症(动脉瘤,狭窄),以及冠状动脉疾病对长期预后有重要影响。

主动脉弓离断

定义、疾病谱与发病率

主动脉弓离断(IAA)的特点是升主动脉与降主动脉完全分离。根据中断部位与头臂干动脉的关系,IAA 可分为 A、B、C 三型(图 12-13)。IAA 是一种罕见的心脏畸形,占先天性心脏病的 1%,且很少在胎儿期发现。在三型中,B

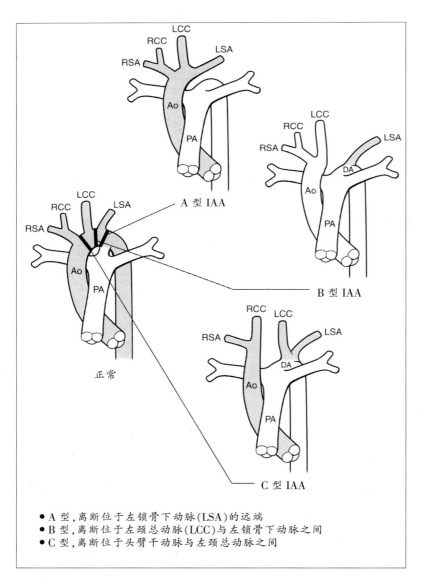

- A 型,离断位于左锁骨下动脉(LSA)的远端
- B 型,离断位于左颈总动脉(LCC)与左锁骨下动脉之间
- C 型,离断位于头臂干动脉与左颈总动脉之间

图 12-13 主动脉弓离断分型。Ao:主动脉;DA:动脉导管;RCC:右颈总动脉;RSA:右锁骨下动脉;PA:肺动脉。

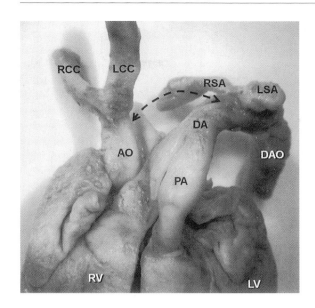

图 12-14　一例 B 型 IAA 胎儿的心脏标本。在降主动脉（DAO）与升主动脉（AO）间连续性中断（虚线箭头处）。左颈总动脉（LCC）、右颈总动脉（RCC）均从升主动脉发出，左锁骨下动脉（LSA）起于动脉导管（DA）。此例胎儿右锁骨下动脉（RSA）系变异血管起自动脉导管。RV：右心室；LV：左心室；PA：肺动脉。（见彩图）

型最为常见，占 IAA 病例的 55%。B 型 IAA 中有 90% 合并巨大的不规则室间隔缺损，伴漏斗部间隔后移。A 型 IAA 血流动力学特点类似主动脉缩窄[13]，C 型极为罕见。因此，本章主要讨论 B 型 IAA。图 12-14 为 1 例 B 型 IAA 胎儿的心脏解剖标本。

超声表现

灰阶超声

在四腔心切面，主动脉缩窄时心室比例明显失调，与此相反，B 型主动脉弓离断时左室内径多正常（图 12-15A），尤其合并大室缺时（图 12-15B）[13]。因此，B 型 IAA 在四腔心切面常不易被发现，除非室缺非常明显。五腔心切面可显示室缺及较小的主动脉根部（图 12-15B）。在 IAA 胎儿的三血管气管切面，可见主动脉弓的连续性中断（图 12-16）。主动脉弓长轴切面不能显示典型的手杖样弧形弓部，而是一直行结构，带有两条分支血管：头臂干和左颈总动脉（图 12-17）。短轴和三血管气管切面可见轻度扩张的主肺动脉干。

彩色多普勒

在四腔心切面和五腔心切面，彩色多普勒可显示室缺，五腔心切面无湍流穿过主动脉瓣，三血管气管切面见主动脉弓连续中断。在长轴切面，彩色多普勒可见从心脏到颈部的主动脉直行结构（图 12-18），左锁骨下动脉起自动脉导管（B 型）（图 12-18 和图 12-19）三血管气管切面，彩色多普勒有时可显示异常的右锁骨下动脉起于动脉导管，走行于气管和食管后方（图 12-14）。

妊娠早期

除非三血管气管切面彩色多普勒可显示主动脉弓血流中断，否则，早孕时诊断主动脉弓离

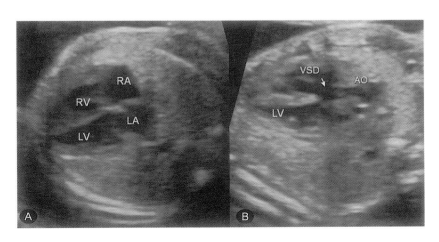

图 12-15　一例 B 型主动脉弓离断胎儿的四腔心切面（A）和左室长轴切面（B）。（A）四腔心切面未见明显异常。（B）左室长轴切面可见室缺（箭头，VSD）和窄小的升主动脉（AO）。离断的主动脉弓见图 12-16 和图 12-17。RA：右心房；RV：右心室；LA：左心房；LV：左心室。

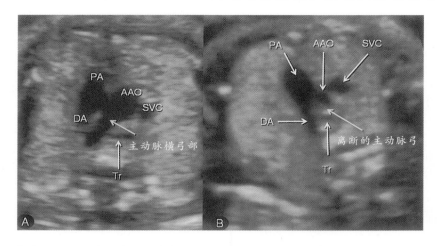

图 12-16　一正常胎儿(A)和一主动脉弓离断胎儿(B)的三血管气管切面。B 图可见 IAA 胎儿的主动脉弓与降主动脉间的连续性中断。B 图与图 12-15 及图 12-17B 为同一胎儿。AAO：升主动脉；PA：肺动脉；DA：动脉导管；SVC：上腔静脉；Tr：气管；AOA：主动脉弓。

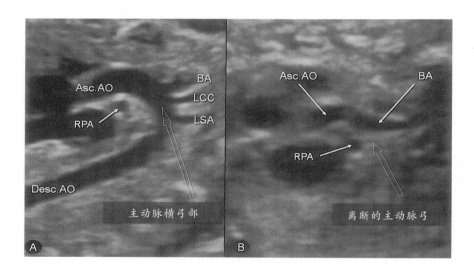

图 12-17　一正常胎儿(A)和一 B 型主动脉弓离断胎儿(B)的主动脉弓矢状切面。B 图 B 型IAA 胎儿的升主动脉(Asc.AO)呈直行，无法显示出如图 A 中正常胎儿主动脉弓那样的拐杖样弯曲，而且，在 B 图不能显示主动脉的横弓部。BA：头臂干动脉；AOA：主动脉弓；LCC：左颈总动脉；LSA：左锁骨下动脉；RPA：右肺动脉；Desc.AO：降主动脉。

断是非常困难的。四腔心切面，B 型 IAA 可无异常，且室缺不易发现。颈项透明层增厚提示存在心脏畸形和并发染色体 22q11 微缺失的可能。

三维超声

三维超声联合彩色多普勒，二维灰阶血流成像（B-Flow），或全容积模式反转血流成像（inversion flow），可显示 B 型 IAA，离断的主动

脉弓呈直行结构。

心内及心外并发畸形

B 型 IAA 被认为是一种大动脉排列关系正常的圆锥动脉干畸形，合并漏斗部间隔后移的不规则大室缺，右位主动脉弓及变异的右或左锁骨下动脉。其他可能共存的心脏畸形有房

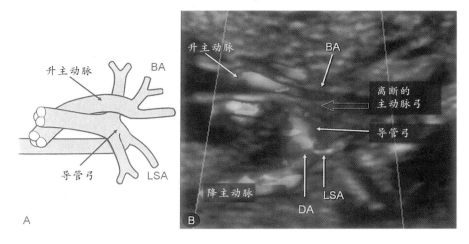

图 12-18　B 型 IAA 胎儿的胸部彩色多普勒矢状切面(B)，示升主动脉为向头侧延伸的直行结构，没有横弓部。A 图是突出勾画了 B 图超声图像的解剖细节的示意图，显示升主动脉直行，且左锁骨下动脉起于动脉导管(DA)。BA：头臂干动脉；LSA：左锁骨下动脉；BA：头臂干动脉。(B 见彩图)

室间隔缺损、单心室、右室双出口等。

　　心外畸形首先包括 22q11 微缺失，在 B 型 IAA 病例中的发生率为 50%[33,34]。在一大组 DiGeorge 综合征患者中，B 型 IAA 的发生率为 43%[35]。其他的染色体畸形，如 Turner 综合征也可伴随出现。IAA 时存在的心外畸形或与 22q11 微缺失相关，或无明确的特异性。

鉴别诊断

　　3 种亚型 IAA 间是不易鉴别的。因为 B 型 IAA 常伴发室缺，所以合并室缺的主动脉缩窄和管状发育不良是主要鉴别的心脏畸形。主动脉缩窄时心室比例失调，而 B 型 IAA 时则没有，此点可帮助鉴别二者。主动脉弓的形状也可用来鉴别，笔者的经验是：缩窄的主动脉仍保留有"弓"的形态，而在 IAA，主动脉直行于胸腔上部和颈部，因其直行，可能会误认为是上腔静脉，但离断的主动脉起于心脏的中部，且彩色多普勒显示从心脏向颈部方向的血流，则有助于区分二者。在获取主动脉弓长轴切面时，需检查者非常细心，因为在 IAA 患者，头臂干动脉(即左锁骨下动脉)可起于导管弓，易被误作是"正常的主动脉弓"。

预后与转归

　　与主动脉缩窄相似，产前诊断为主动脉弓离断的胎儿应在能够立即进行新生儿心脏监护抢救的三级(医疗)中心分娩。分娩后马上注射前列腺素，开始治疗，以维持动脉导管的开放。

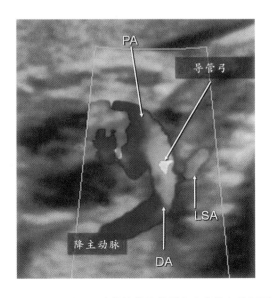

图 12-19　B 型 IAA 胎儿导管弓的彩色多普勒矢状切面，显示左锁骨下动脉(LSA)起于动脉导管(DA)。PA：肺动脉。(见彩图)

治疗手段主要是手术治疗,在适当时机,利用主肺动脉和同种移植重建主动脉弓。预后与22q11小片段缺失(IAA最常见的伴发异常)有关。总体而言,短期与长期的结局基本相同,但伴发有其他心内或心外畸形的病例预后较差。B型IAA预后较A型IAA差。

要点:主动脉弓离断

- 主动脉弓离断(IAA)的主要特点是升主动脉与降主动脉的完全分离。
- IAA分为A、B、C三型。
- B型IAA最常见,占IAA的55%。
- B型IAA有90%伴发室缺。
- B型IAA的四腔心切面一般正常。
- B型IAA的主动脉弓长轴切面,显示主动脉向颈部直行,发出两条分支:头臂干和左颈总动脉。
- 心外畸形最常见的是22q11小片段缺失,在B型IAA病例中的发生率约50%。

(杨娅 译)

参考文献

1. Ferencz C, Rubin JD, Loffredo CA, et al., eds. *Perspectives in pediatric cardiology. Epidemiology of congenital heart disease: the Baltimore-Washington Infant Study 1981–1989.* Armonk, NY: Futura Publishing, 1993.
2. Fyler DC, Buckley LP, Hellenbrand WE, et al. Report of the New England regional infant cardiac program. *Pediatrics* 1980;65:432–436.
3. Campbell M, Polani PE. The aetiology of coarctation of the aorta. *Lancet* 1961;1:463–468.
4. Nora JJ, Berg K, Nora AH. *Cardiovascular diseases: genetics, epidemiology and prevention.* New York: Oxford University Press, 1991;53–80.
5. Allan LD, Crawford DC, Chita SK, et al. Familial recurrence of congenital heart disease in a prospective series of mothers referred for fetal echocardiography. *Am J Cardiol* 1986;58(3):334–337.
6. Allan LD, Sharland GK, Milburn A, et al. Prospective diagnosis of 1,006 consecutive cases of congenital heart disease in the fetus. *J Am Coll Cardiol* 1994;23(6):1452–1458.
7. Ho SY, Anderson RH. Coarctation, tubular hypoplasia and the ductus arteriosus. *Br Heart J* 1979;41:268–270.
8. Rudolph AM, Heymann MA, Spitznas U. Hemodynamic considerations in the development of narrowing of the aorta. *Am J Cardiol* 1972;30:514–525.
9. Allan LD, Chita SK, Anderson RH, et al. Coarctation of the aorta in prenatal life: an echocardiographic, anatomical, and functional study. *Br Heart J* 1988;59(3):356–360.
10. Sharland GK, Chan KY, Allan LD. Coarctation of the aorta: difficulties in prenatal diagnosis. *Br Heart J* 1994;71(1):70–75.
11. Brown DL, Durfee SM, Hornberger LK. Ventricular discrepancy as a sonographic sign of coarctation of the fetal aorta: how reliable is it? *J Ultrasound Med* 1997;16(2):95–99.
12. Hornberger LK, Sahn DJ, Kleinman CS, et al. Antenatal diagnosis of coarctation of the aorta: a multicenter experience. *J Am Coll Cardiol* 1994;23(2):417–423.
13. Hornberger LK. Aortic arch anomalies, In: L Allan, L Hornberger, G Sharland, eds. *Textbook of fetal cardiology.* London: Greenwich Medical Media, 2000;305–322.
14. Hornberger LK, Weintraub RG, Pesonen E, et al. Echocardiographic study of the morphology and growth of the aortic arch in the human fetus. Observations related to the prenatal diagnosis of coarctation. *Circulation* 1992;86(3):741–747.
15. Achiron R, Zimand S, Hegesh J, et al. Fetal aortic arch measurements between 14 and 38 weeks' gestation: in-utero ultrasonographic study. *Ultrasound Obstet Gynecol* 2000;15(3):226–230.
16. Pasquini L, Mellander M, Seale A, et al. Z-scores of the fetal aortic isthmus and duct: an aid to assessing arch hypoplasia. *Ultrasound Obstet Gynecol* 2007;29(6):628–633.
17. Bronshtein M, Zimmer EZ. Sonographic diagnosis of fetal coarctation of the aorta at 14–16 weeks of gestation. *Ultrasound Obstet Gynecol* 1998;11(4):254–257.
18. Bronshtein M, Zimmer EZ, Blazer S. A characteristic cluster of fetal sonographic markers that are predictive of fetal Turner syndrome in early pregnancy. *Am J Obstet Gynecol* 2003;188(4):1016–1020.
19. Paladini D, Vassallo M, Sglavo G, et al. The role of spatio-temporal image correlation (STIC) with tomographic ultrasound imaging (TUI) in the sequential analysis of fetal congenital heart disease. *Ultrasound Obstet Gynecol* 2006;27(5):555–561.
20. Quarello E, Trabbia A. The additional value of high definition flow combined with STIC in the diagnosis of fetal coarctation of the aorta. *Ultrasound Obstet Gynecol* 2009;33:365–367.
21. Molina FS, Nicolaides KH, Carvalho JS. Two- and three-dimensional imaging of coarctation shelf in the human fetus. *Heart* 2008;94(5):584.
22. Anderson RH, Lenox CC, Zuberbuhler JR. Morphology of ventricular septal defect associated with coarctation of aorta. *Br Heart J* 1983;50:176–181.
23. Moene RJ, Gittenberger-de Groot AC, Oppenheimer-Dekker A, et al. Anatomic characteristics of ventricular septal defect associated with coarctation of the aorta. *Am J Cardiol* 1987;59:952–955.
24. Rosenquist GC. Congenital mitral valve disease associated with coarctation of the aorta. *Circulation* 1974;49:985–989.

25. Shone JD, Sellers RD, Anderson RC, et al. The development complex of "parachute mitral valve," supravalvar ring of left atrium, subaortic stenosis and coarctation of the aorta. *Am J Cardiol* 1963;11:714–725.

26. Pasquini L, Fichera A, Tan T, et al. Left superior caval vein: a powerful indicator of fetal coarctation. *Heart* 2005;91(4):539–540.

27. Berg C, Knuppel M, Geipel A, et al. Prenatal diagnosis of persistent left superior vena cava and its associated congenital anomalies. *Ultrasound Obstet Gynecol* 2006;27(3):274–280.

28. Greenwood RD, Rosenthal A, Parisi L, et al. Extracardiac abnormalities in infants with congenital heart disease. *Pediatrics* 1975;55:485–492.

29. Paladini D, Volpe P, Russo MG, et al. Aortic coarctation: prognostic indicators of survival in the fetus. *Heart* 2004;90(11):1348–1349.

30. Franklin O, Burch M, Manning N, et al. Prenatal diagnosis of coarctation of the aorta improves survival and reduces morbidity. *Heart* 2002;87(1):67–69.

31. Rosenthal E. Coarctation of the aorta from fetus to adult: curable condition or life long disease process? *Heart* 2005;91(11):1495–1502.

32. Taro-Salazar OH, Steinberger J, Thomas W, et al. Long-term follow-up of patients after coarctation of the aorta repair. *Am J Cardiol* 2002;89:541–547.

33. Chaoui R, Kalache KD, Heling KS, et al. Absent or hypoplastic thymus on ultrasound: a marker for deletion 22q11.2 in fetal cardiac defects. *Ultrasound Obstet Gynecol* 2002;20(6):546–552.

34. Volpe P, Marasini M, Caruso G, et al. Prenatal diagnosis of interruption of the aortic arch and its association with deletion of chromosome 22q11. *Ultrasound Obstet Gynecol* 2002;20(4):327–331.

35. Van Mierop LH, Kutsche LM. Cardiovascular anomalies in DiGeorge syndrome and importance of neural crest as a possible pathogenetic factor. *Am J Cardiol* 1986;58:133–137.

肺动脉狭窄

定义、疾病谱与发病率

由于肺动脉瓣发育异常,瓣膜下(漏斗部)狭窄或罕见的包括肺动脉主干及主要分支病变的瓣上狭窄等导致右室流出道梗阻均属于肺动脉狭窄的范畴。导致肺动脉瓣狭窄的主要原因是肺动脉瓣交界融合(图 13-1)。有时,由于肺动脉瓣叶增厚,发育不良,虽未出现融合,也可导致肺动脉瓣狭窄伴反流。Noonan 综合征常出现这种非融合性的瓣叶发育不良,从而导致肺动脉瓣狭窄[1]。双胎输血综合征患者中,右室壁肥厚引起漏斗型增厚也是导致肺动脉狭窄的常见原因。肺动脉狭窄病变的程度差异很大,可以是在胎儿期常常漏诊的轻度病变,也可能合并右心室肥厚及三尖瓣反流严重病变 (图 13-1)。肺动脉狭窄在胎儿期可逐渐进展,出现严重狭窄或肺动脉闭锁。并且肺动脉狭窄常合并其他心脏发育异常,如法洛四联症等。孤立性肺动脉狭窄的发病率在存活婴儿中约为 0.73‰,是仅次于室间隔缺损的第二大常见先天性心脏病。在存活的先心病新生儿中的比例约占 9%[2,3]。由于该病变在胎儿期难以发现并且病情进展有不同的表现形式,因此大多数肺动脉狭窄首诊并不是在胎儿期首诊[4]。如果有一个兄弟姐妹患有该病,则再发率约为 2%,有

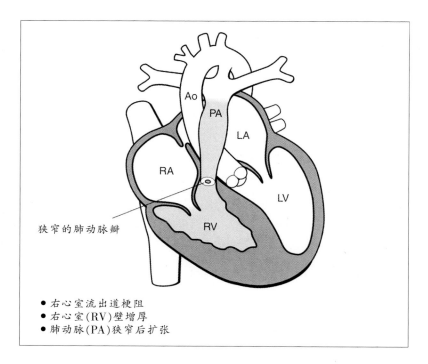

- 右心室流出道梗阻
- 右心室(RV)壁增厚
- 肺动脉(PA)狭窄后扩张

狭窄的肺动脉瓣

图 13-1　肺动脉狭窄。LV:左心室;LA:左心房;RA:右心房;Ao:主动脉。

两个则为 6%[5]。

超声表现

灰阶超声

在四腔心切面,肺动脉狭窄往往可见右室壁肥厚且室间隔膨向左室侧(图 13-2)。由于右室壁明显增厚,右室腔可明显减小。三尖瓣开放幅度正常,伴或不伴反流,有反流时常合并右房增大。右室壁肥厚常在妊娠晚期时发现。在右室流出道切面时,能够观察到肺动脉瓣增厚。开放异常及收缩期瓣叶呈穹隆状是确诊肺动脉狭窄的最佳征象(图 13-3)。正常肺动脉瓣叶仅在收缩期在肺动脉管腔内紧靠管壁,与此相反,肺动脉狭窄时在整个心动周期内在肺动脉管腔内均可见肺动脉瓣叶。在三血管切面或

三血管气管切面,多数患者可见到狭窄后扩张的肺动脉(图 13-3)。在轻到中度肺动脉狭窄,超声诊断征象显示不清,最好合并应用彩色多普勒来明确诊断。

彩色多普勒

在肺动脉狭窄的诊断和严重程度的评估中,彩色与脉冲多普勒是关键性手段。在右室流出道切面,彩色多普勒典型表现为前向的湍流及色彩混叠(图 13-4)。脉冲多普勒检测肺动脉瓣口的高速血流常常超过 200cm/s(图 13-5 和图 13-6)。在大多数肺动脉狭窄患者中,动脉导管内血流是前向的。当动脉导管内出现反向血流是恶化的征象,并伴发肺动脉闭锁及预后不良[6]。在彩色多普勒四腔心切面,轻度的肺动脉狭窄可不合并三尖瓣反流;当狭窄达到中、重

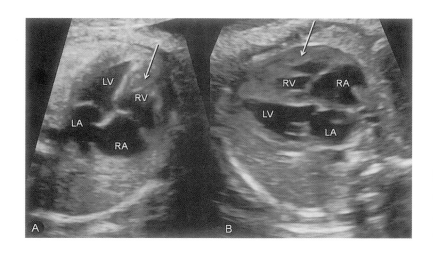

图 13-2　2 例肺动脉狭窄的胎儿心尖 (A) 和侧向 (B) 四腔心切面显示右室壁肥厚(箭头)。LA:左心房;RA:右心房;LV:左心室。

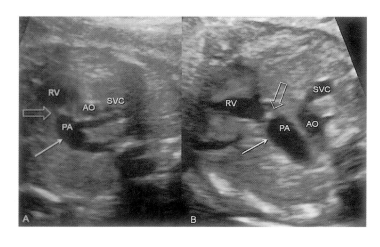

图 13-3　2 例肺动脉狭窄的胎儿。图 A 为 1 例 28 周胎儿三血管切面显示增厚且回声增强的肺动脉瓣 (空心箭头),图 B 为 1 例 33 周胎儿三血管气管切面超声所见。注意 2 例均呈肺动脉瓣狭窄后扩张 (实线箭头)。PA:肺动脉;AO:主动脉;SVC:上腔静脉;RV:右心室。

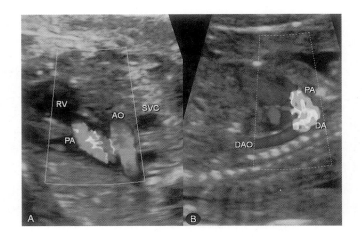

图 13-4 2 例肺动脉狭窄胎儿三血管气管切面(A)和导管弓切面(B)彩色多普勒所示湍流及血流色彩混叠。A 图与图 13-3B 是同一胎儿。AO：主动脉；SVC：上腔静脉；PA：肺动脉；RV：右心室；DAO：降主动脉；DA：动脉导管。(见彩图)

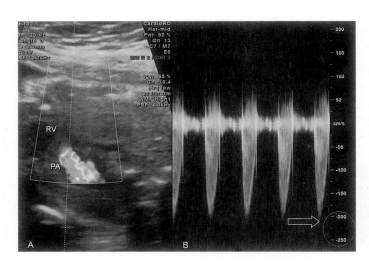

图 13-5 彩色多普勒 (A) 和脉冲多普勒(B)显示肺动脉狭窄胎儿的肺动脉。注意肺动脉瓣口的彩色混叠以及瓣口的最大流速约为 210 cm/s(B)(空心箭头)，均提示肺动脉狭窄。PA：肺动脉；RV：右心室。(见彩图)

度时，常合并出现全收缩期的三尖瓣反流(图13-7)。肺动脉瓣叶发育不良合并肺动脉瓣反流时，动脉导管内的血流可是双向的。在舒张期心房收缩时相，彩色与脉冲多普勒可观察到静脉导管内的反向血流[7]。

妊娠早期

在妊娠早期肺动脉狭窄很难发现，这时超声显示不清或根本没有表现。妊娠早期出现三尖瓣反流时，提示应进行胎儿心脏超声检查，其中包括肺动脉的彩色与脉冲多普勒检查。当出现肺动脉狭窄合并颈项透明层增厚或水囊瘤时应警惕存在 Noonan 综合征的可能。

三维超声

三维超声灰阶和彩色多普勒断层成像即可显示肺动脉狭窄超声表现，如右室壁肥厚、肺动脉主干扩张、三尖瓣反流及收缩期肺动脉瓣口的色彩混叠(图 13-8)。即使瓣膜在收缩期的开放不完全，三维容积表面成像技术仍能显示狭窄的瓣膜(图 13-9)。心室容积测量在未来的应用将有助于评价进行性瓣膜重度狭窄及右心功能不全的危险。

心内及心外并发畸形

由于肺动脉狭窄的血流动力学改变，心内病变常见三尖瓣反流和右室壁肥厚。其他心脏内部的异常还有房间隔缺损，主动脉瓣或三尖瓣狭窄，完全性肺静脉异位引流。表 13-1 列出了与肺动脉狭窄相关的心脏畸形。

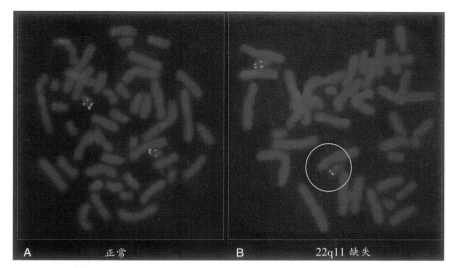

A　正常　　　　　B　22q11 缺失　　　　图 2-1

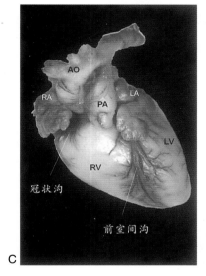

C　　　　　　　图 4-4C

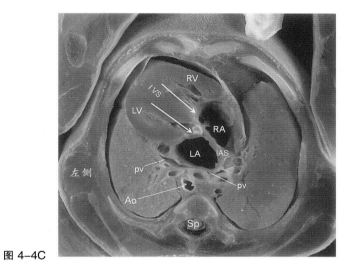

图 5-8

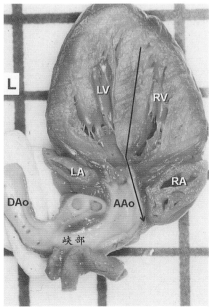

图 6-3

彩页 **1**

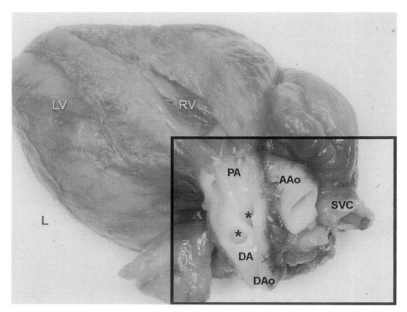

图 6-8

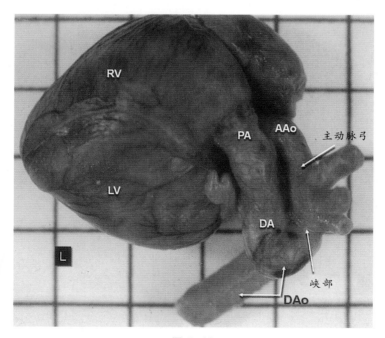

图 6-12

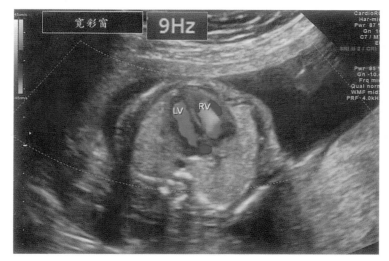

图 7-1

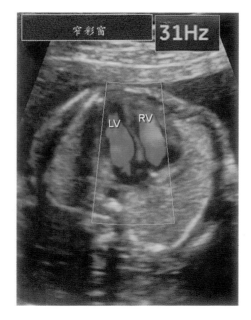

图 7-2

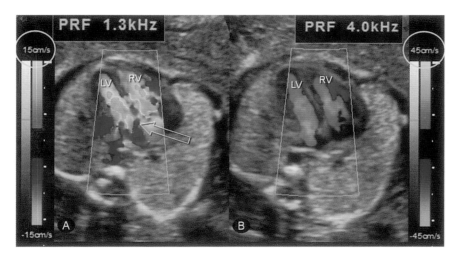

图 7-3

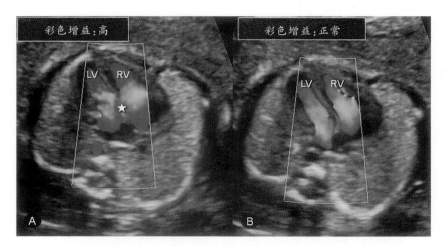

图 7-4

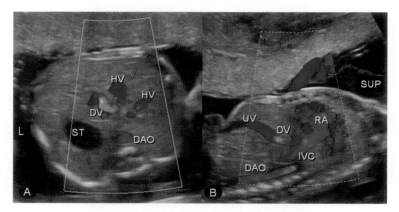

图 7-5

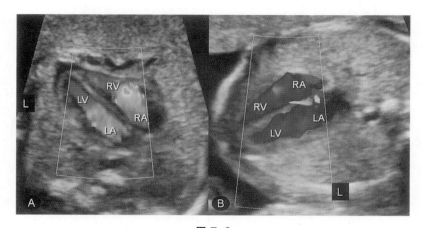

图 7-6

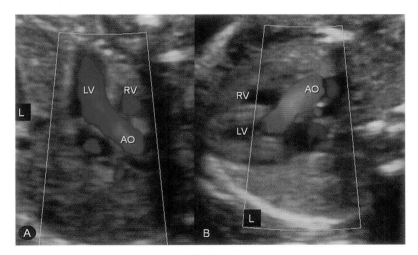

图 7-7

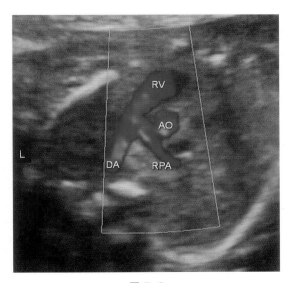

图 7-8

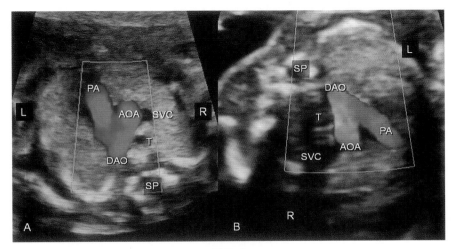

图 7-9

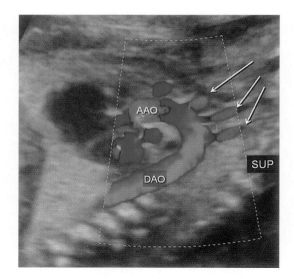

图 7-10

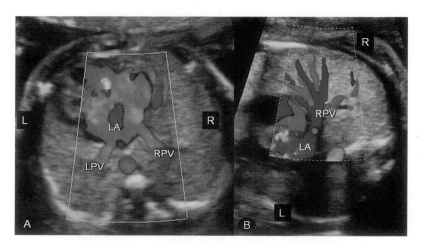

图 7-11

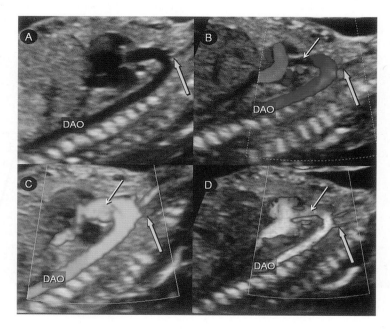

图 7-12

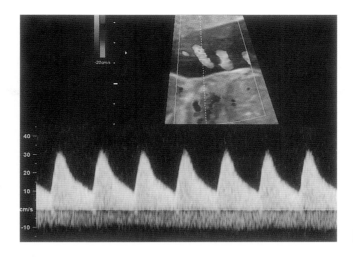

图 8-2

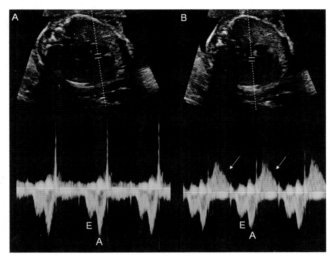

图 8-10

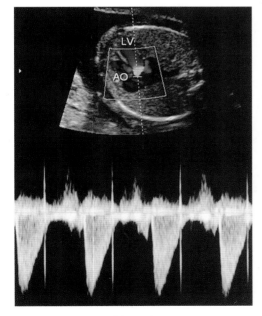

图 8-13

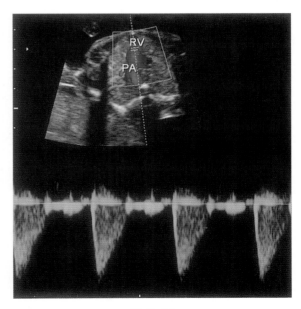

图 8-14

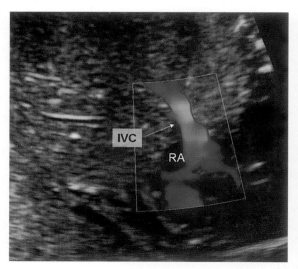

图 8-17

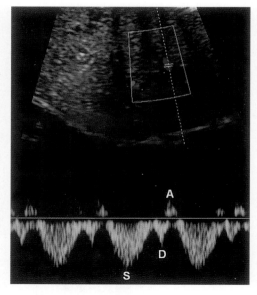

图 8-18

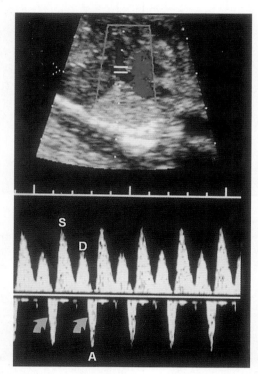

图 8-20

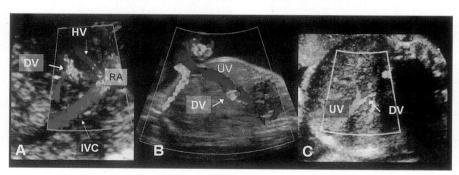

图 8-21

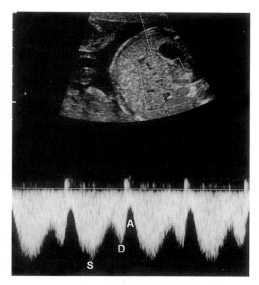

图 8-22

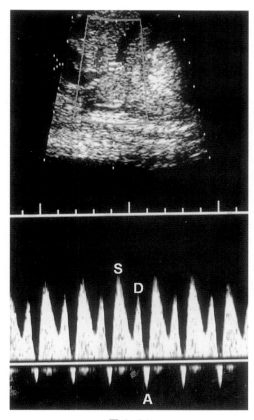

图 8-24

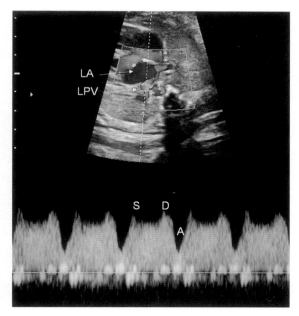

图 8-25

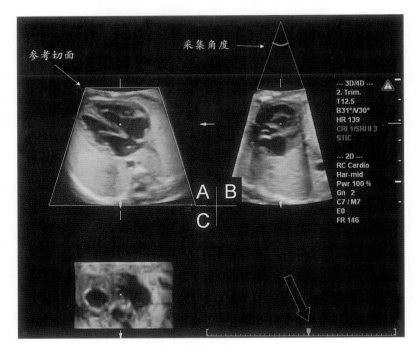

图 9-3

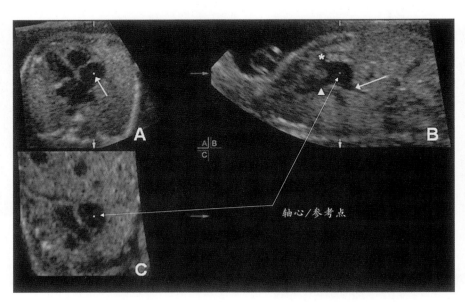

图 9-4

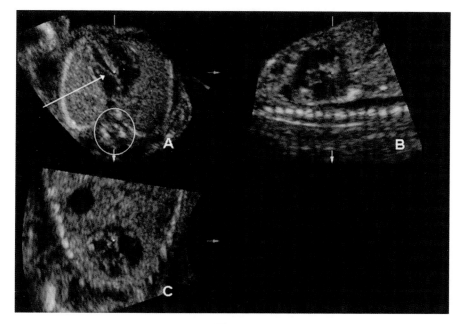

图 9-5

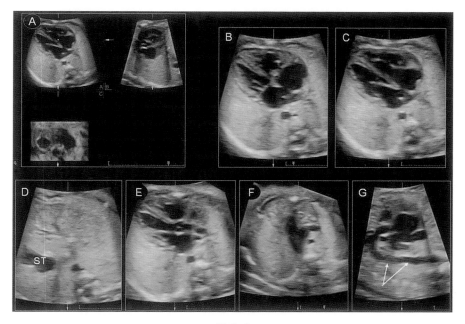

图 9-6

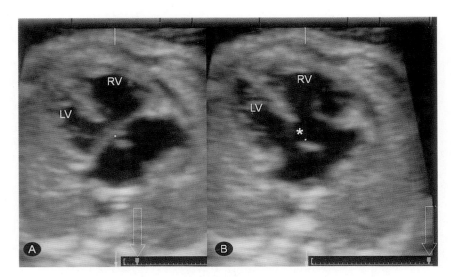

图 9-7

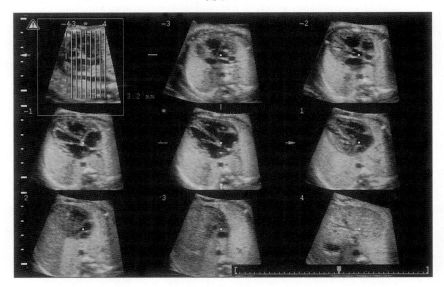

图 9-8

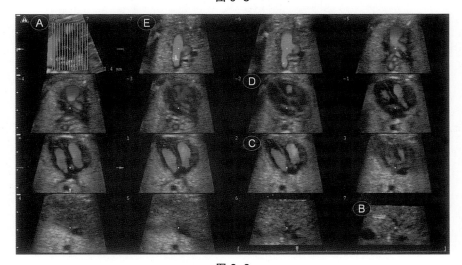

图 9-9

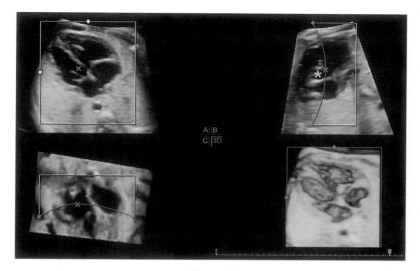

图 9-10

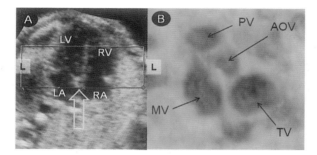

图 9-11A,B

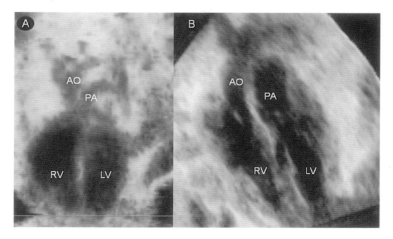

图 9-12

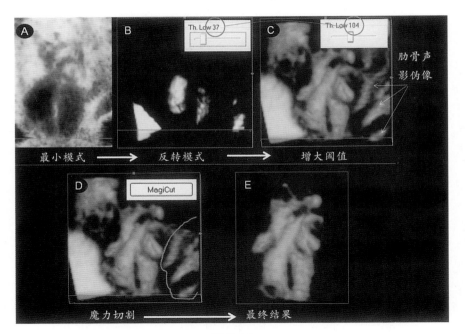

图 9-13

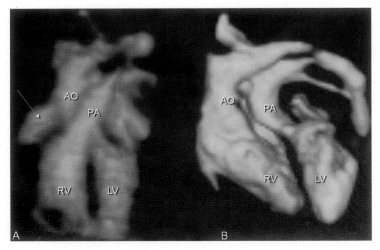

图 9-14

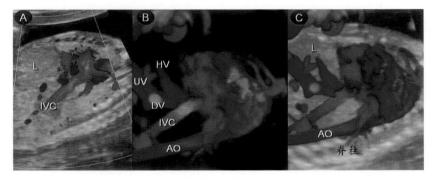

图 9-15

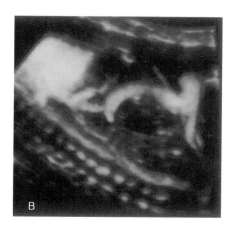

图 9-16B

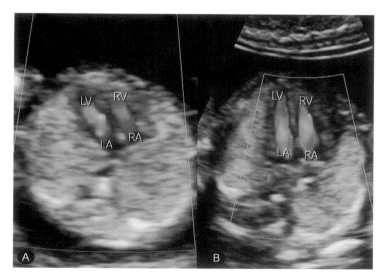

图 10-7

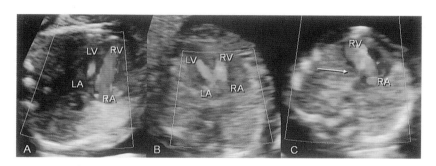

图 10-8

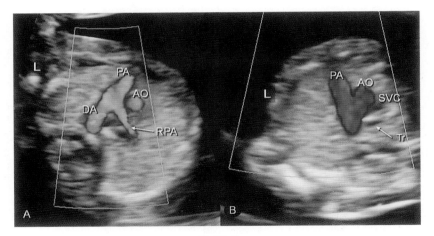

图 10-9

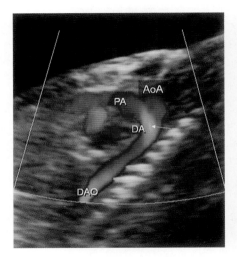

图 10-10

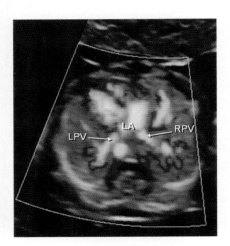

图 10-11

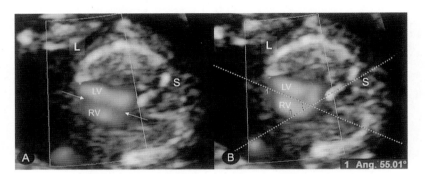

图 10-13

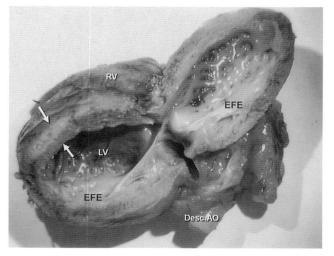

图 11-2

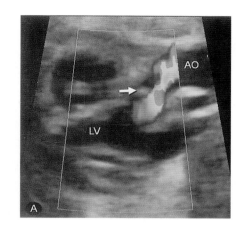

图 11-6A

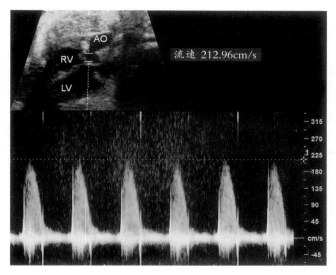

图 11-7

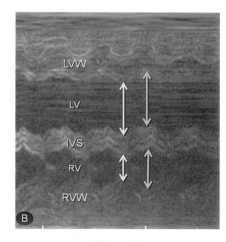

图 11-9B

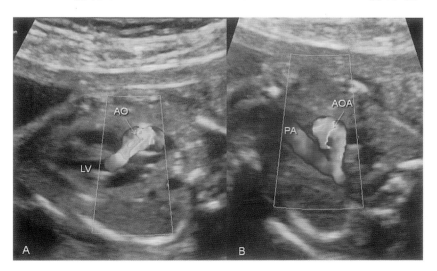

图 11-8

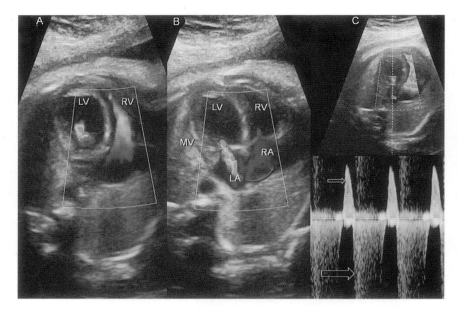

图 11-11

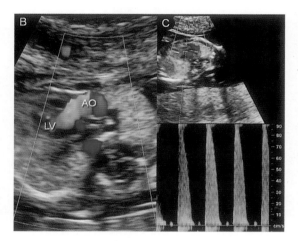

图 11-12B,C

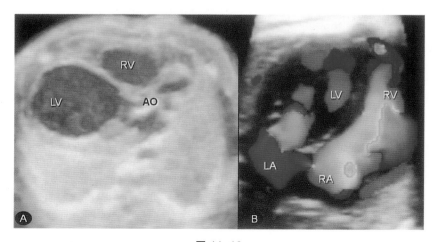

图 11-13

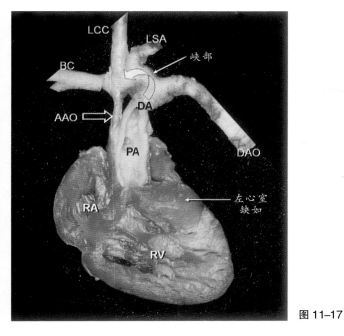

图 11-17

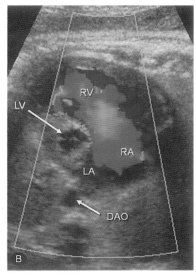

图 11-18B

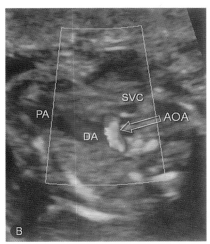

图 11-19B

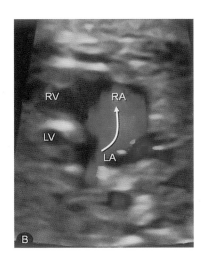

图 11-20B

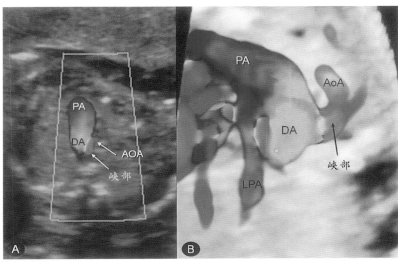

图 11-21

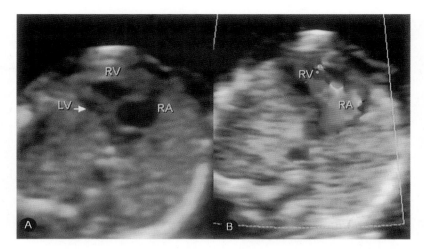

图 11-22

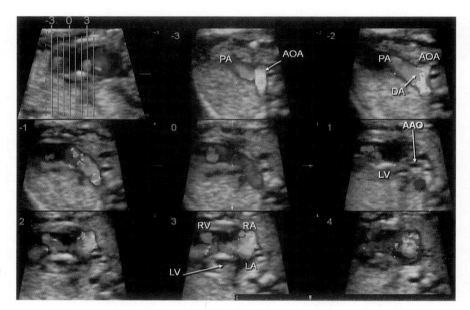

图 11-23

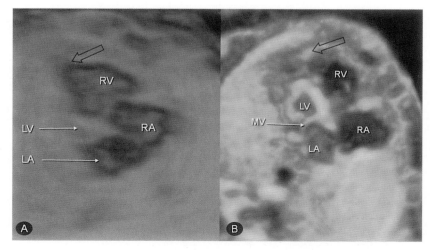

图 11-24

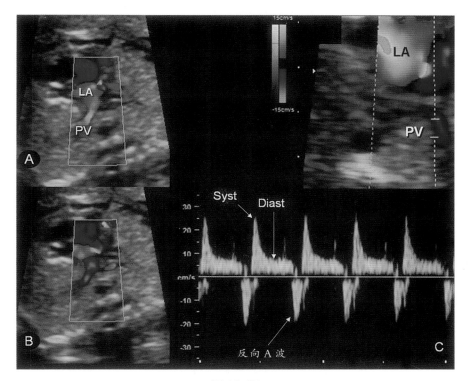

图 11-25

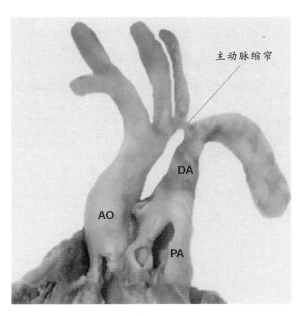

图 12-2

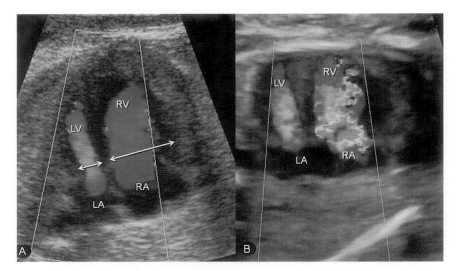

图 12-6

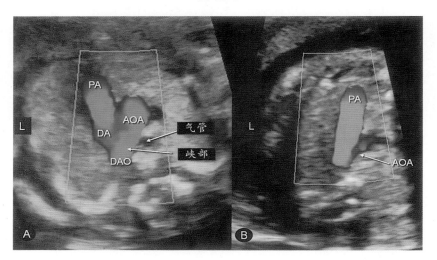

图 12-7

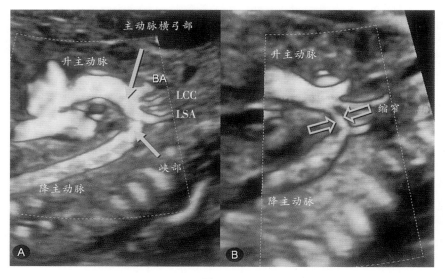

图 12-8

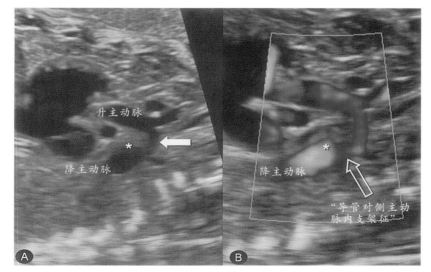

图 12-9

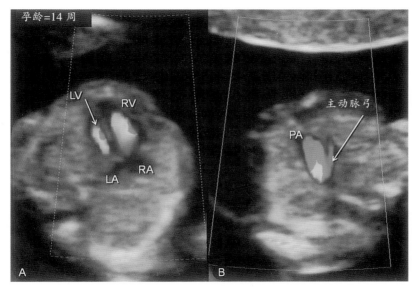

图 12-10

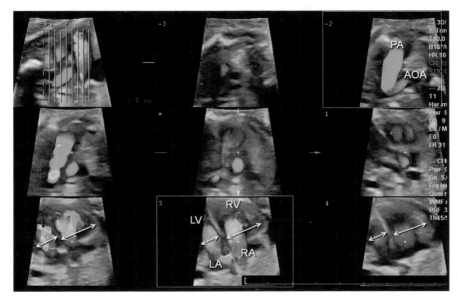

图 12-11

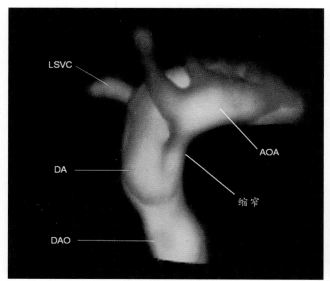

图 12-12

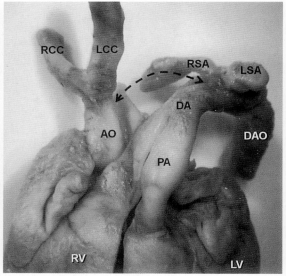

图 12-14

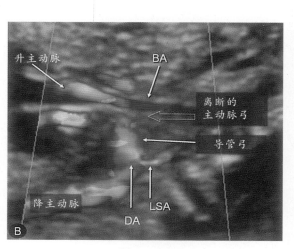

图 12-18B

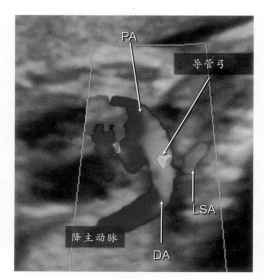

图 12-19

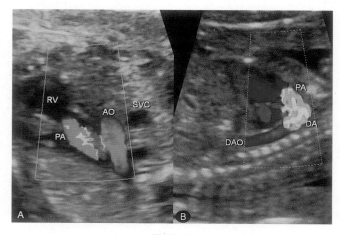

图 13-4

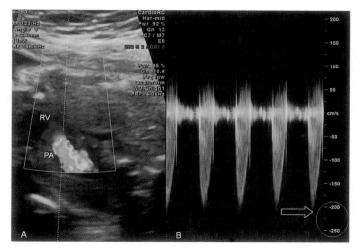

图 13-5

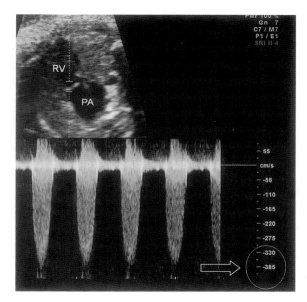

图 13-6

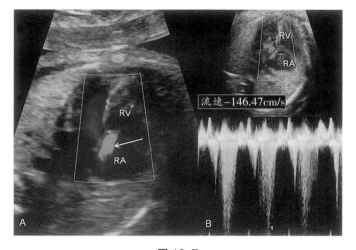

图 13-7

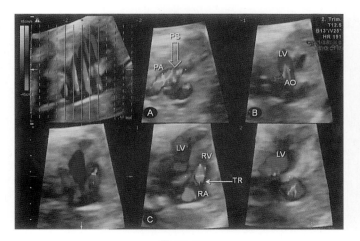
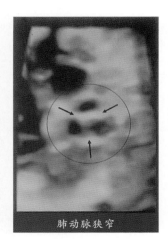

图 13-8

图 13-9

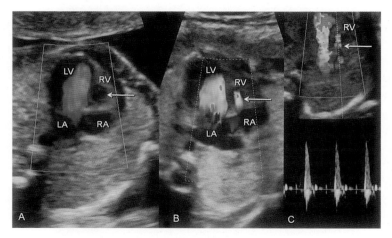

图 13-13

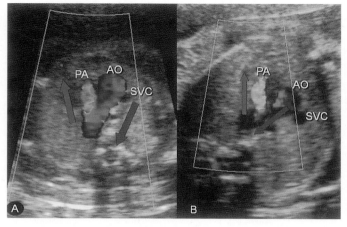

图 13-14

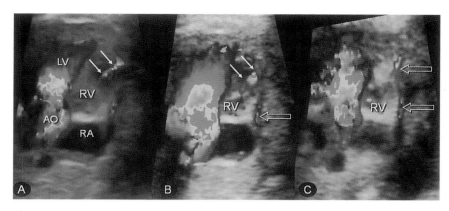

图 13-15

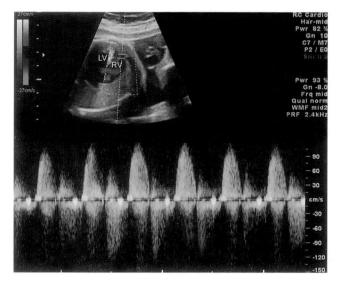

图 13-16

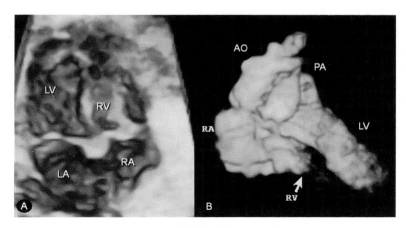

图 13-17

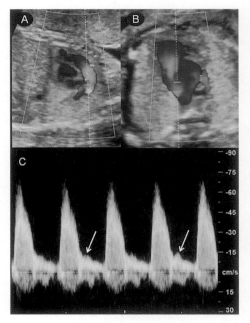

图 13-19

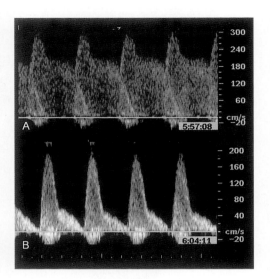

图 13-20

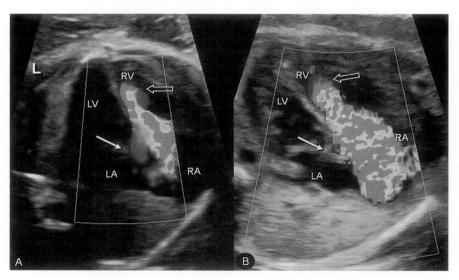

图 14-5

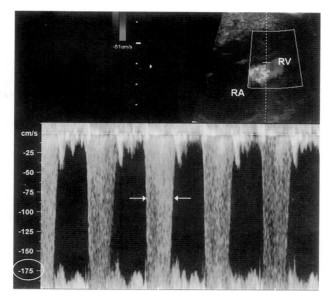

图14-6

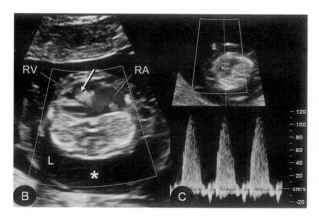

图 14-7B,C

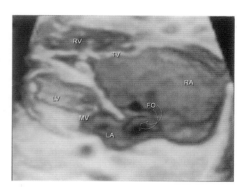

图 14-8

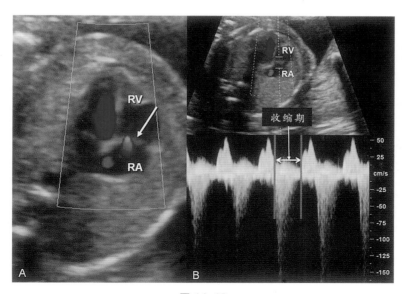

图 14-12

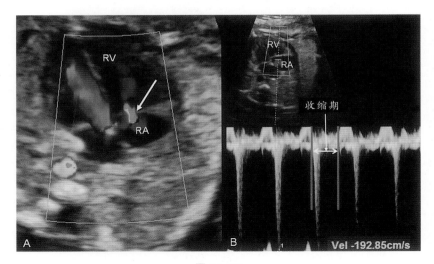

图 14-13

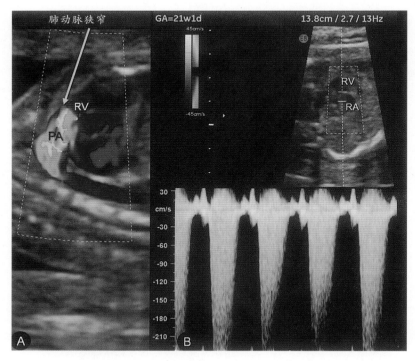

图 14-14

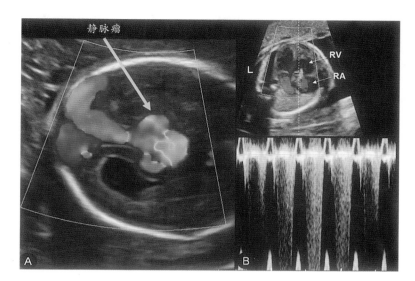

图 14-15

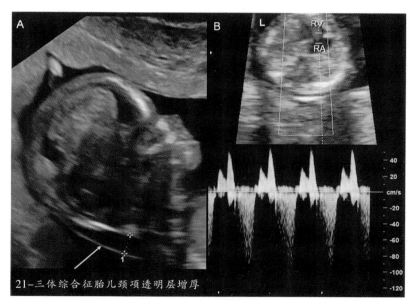

图 14-16

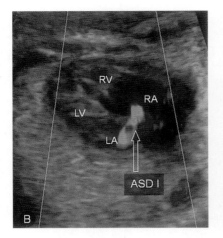

图 15-4B

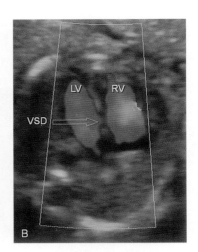

图 15-11B

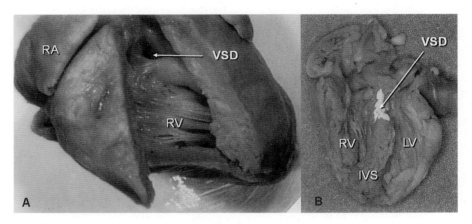

图 15-9

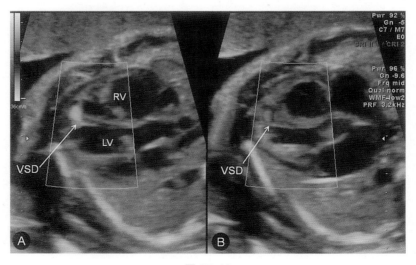

图 15-12

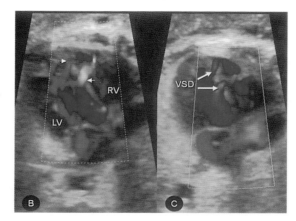

图 15-13B,C

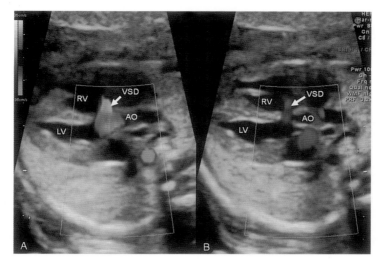

图 15-15

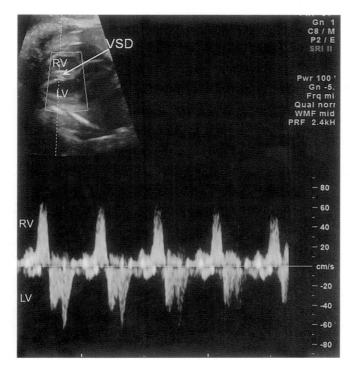

图 15-16

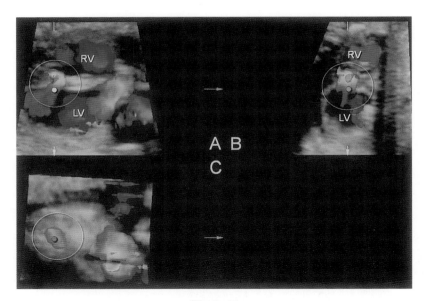

图 15-17

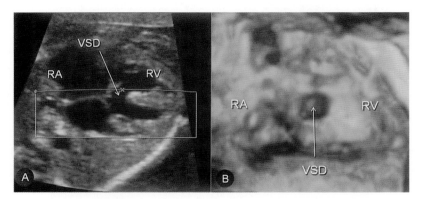

图 15-18

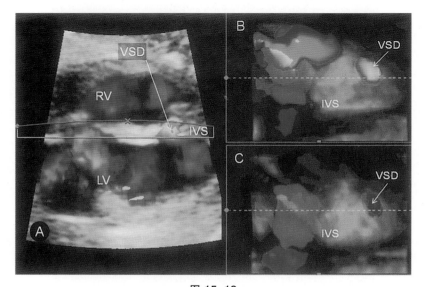

图 15-19

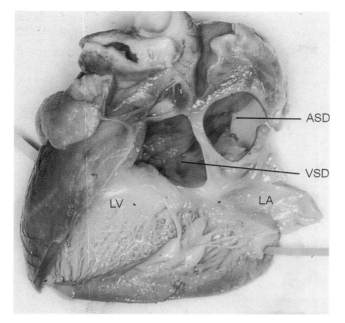

图 15-21

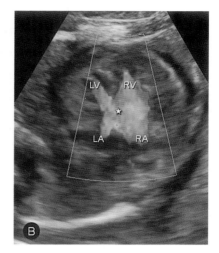

图 15-28B

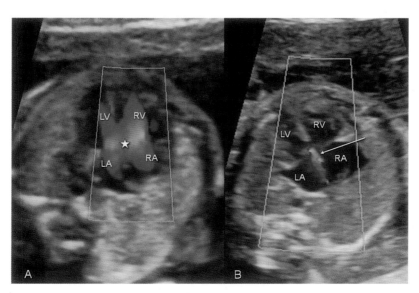

图 15-27

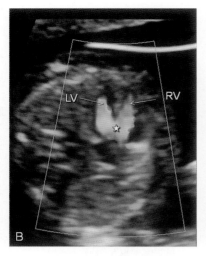

图 15-29B

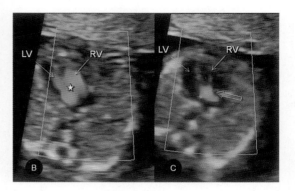

图 15-30B,C

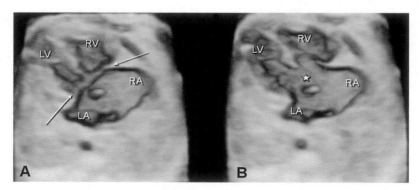

图 15-31

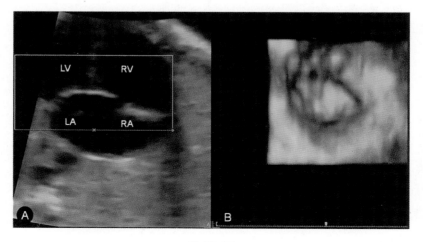

图 15-32

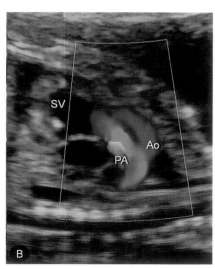

图 16-4B

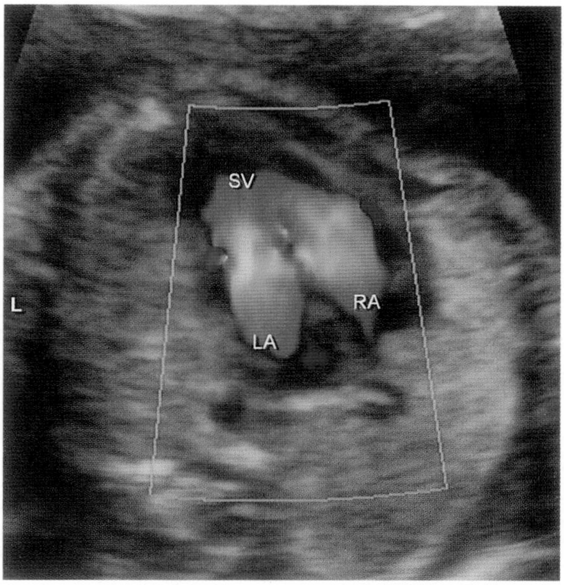

图 16-5

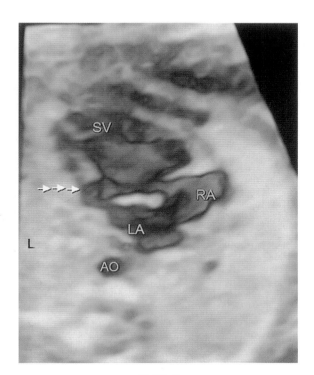

图 16-6

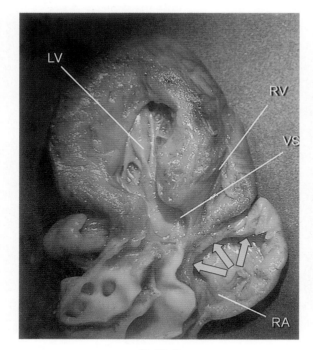

图 16-8

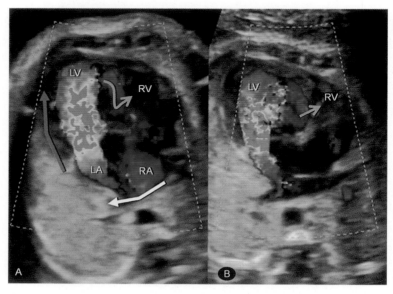

图 16-11

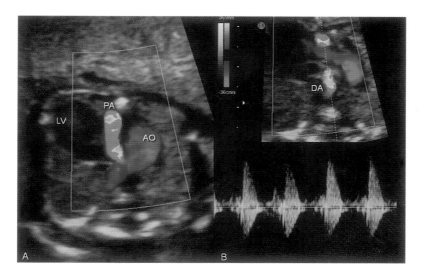

图 16-12

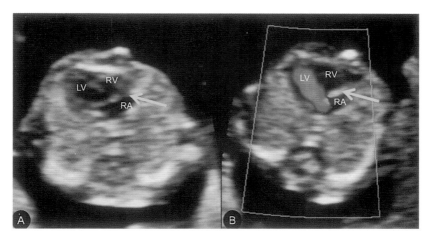

图 16-13

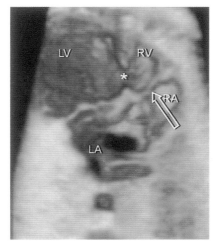

图 16-14

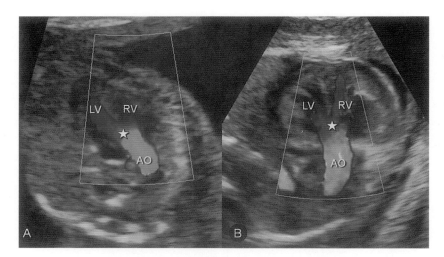

图 17-5

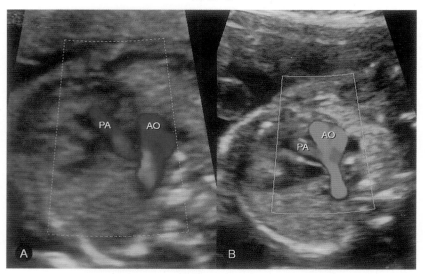

图 17-6

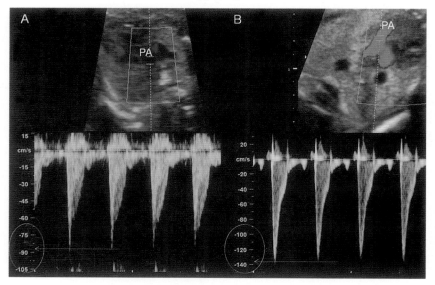

图 17-7

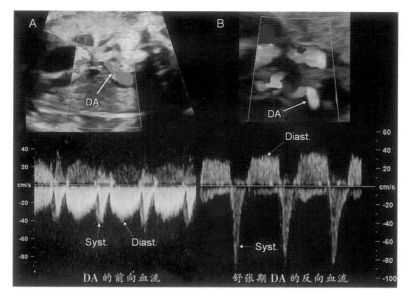

图 17-8

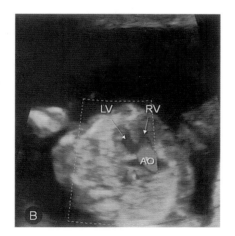

图 17-9B

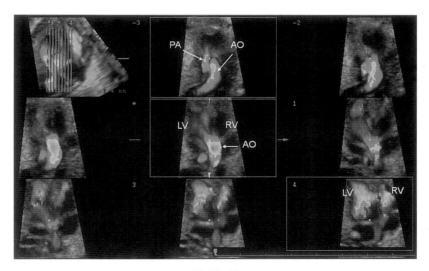

图 17-10

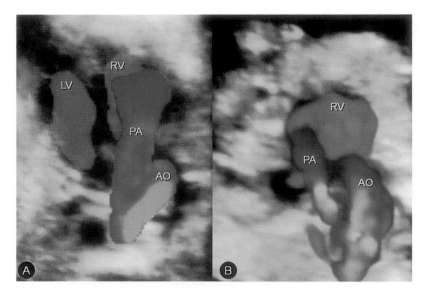

图 17-11

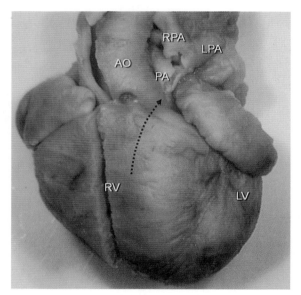

图 17-14

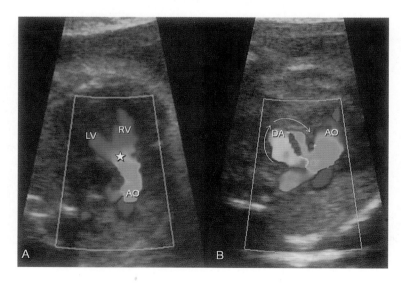

图 17-16

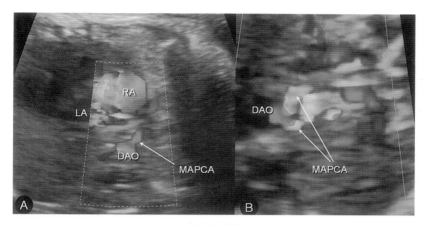

图 17-17

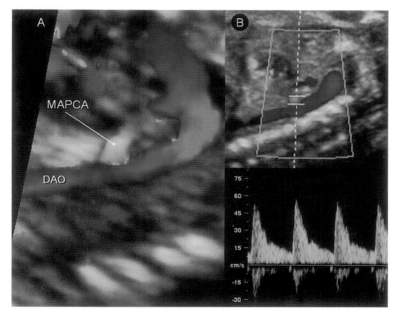

图 17-18

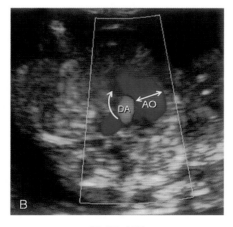

图 17-19B

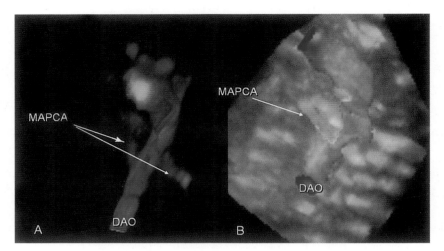

图 17-20

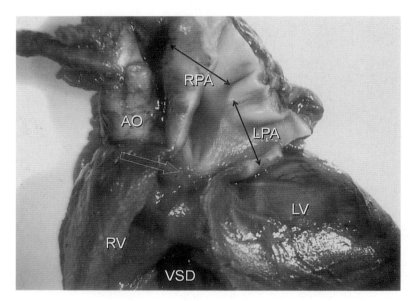

图 17-22

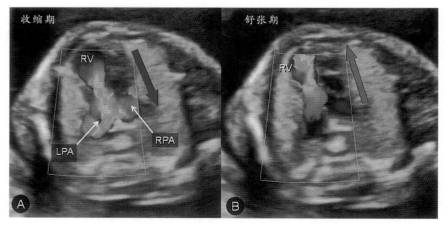

图 17-25

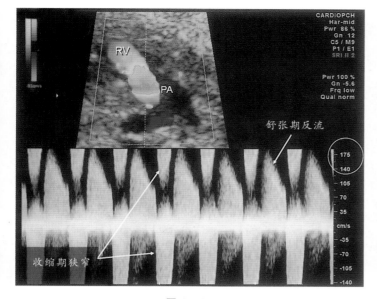

图 17-26

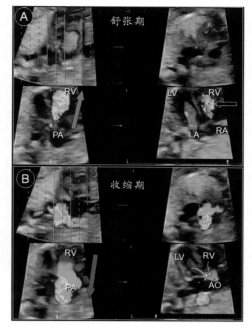

图 17-27

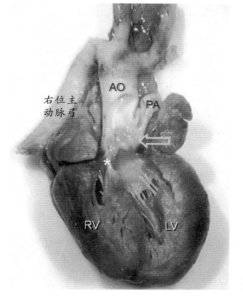

图 18-2

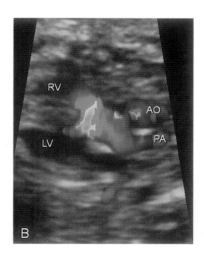

图 18-7B

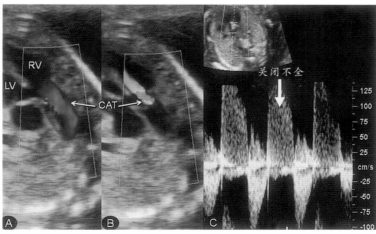

图 18-8

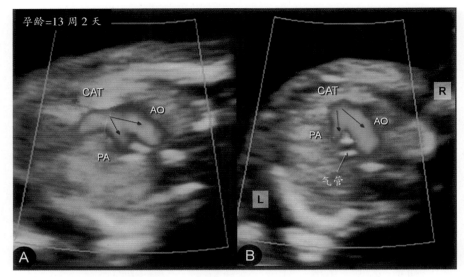

图 18-9

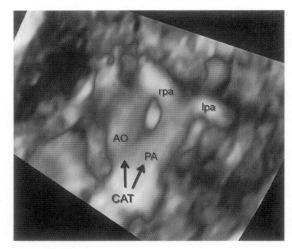

图 18-10

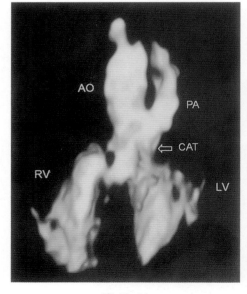

图 18-11

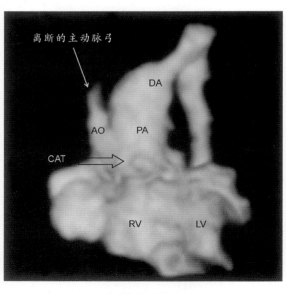

图 18-12

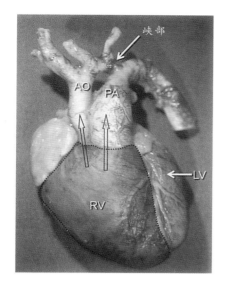

峡部

AO PA

LV

RV

图 19-2

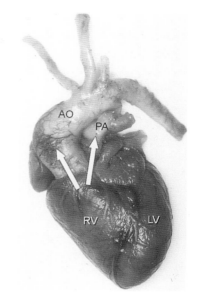

AO PA

RV LV

图 19-3

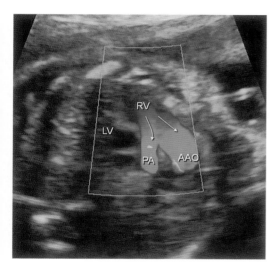

RV

LV

PA AAO

图 19-6

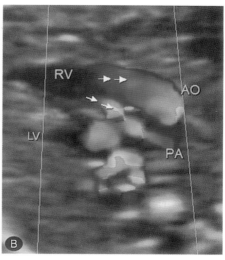

RV AO

LV

PA

图 19-7B

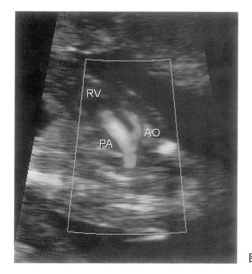

RV

PA AO

图 19-8

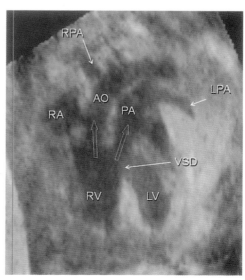

RPA

LPA

AO PA

RA

VSD

RV LV

图 19-9

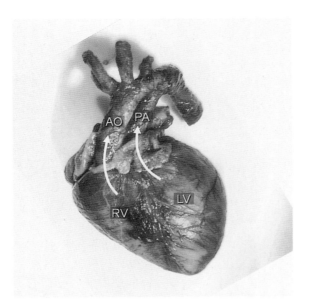

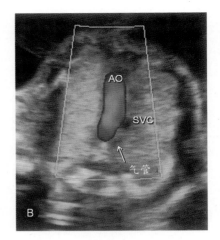

图 20-5B

图 20-2

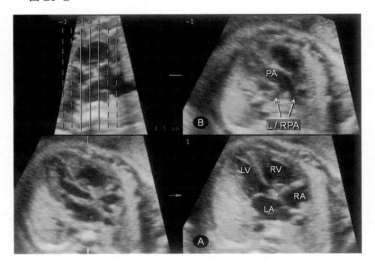

图 20-3

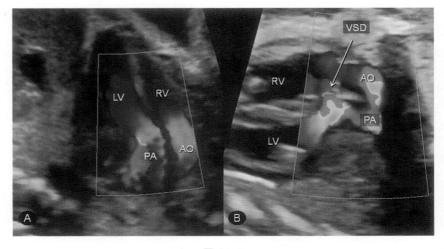

图 20-7

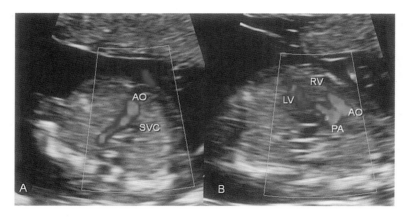

图 20-8

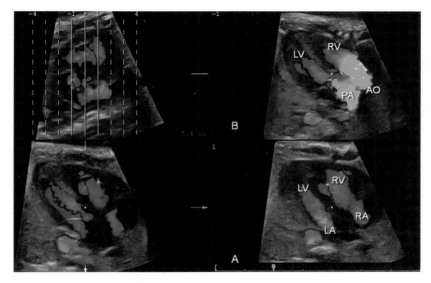

图 20-9

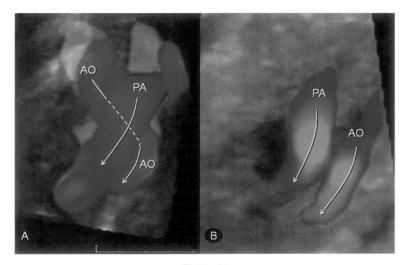

图 20-10

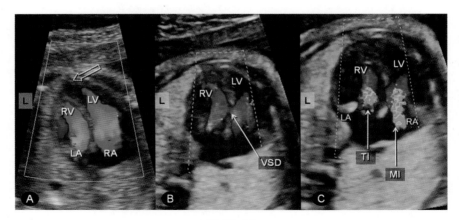

图 20-17

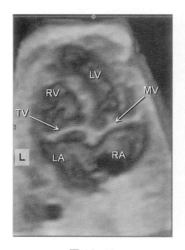

图 20-19

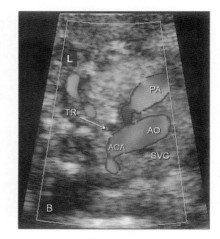

图 21-3B

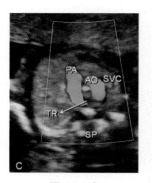

图 21-4C

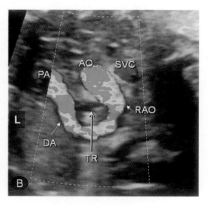

图 21-5B

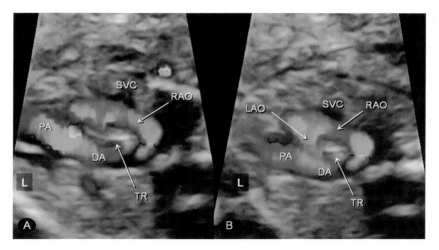

图 21-7

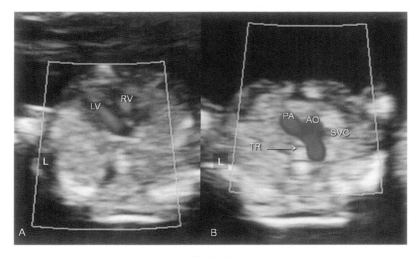

图 21-8

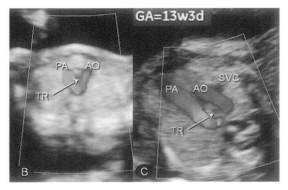

图 21-9B,C

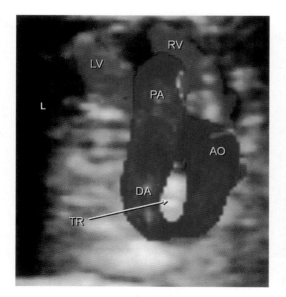

图 21-10

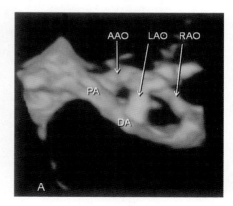

图 21-11A

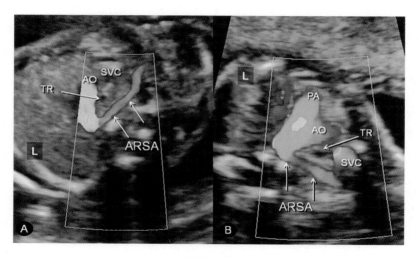

图 21-13

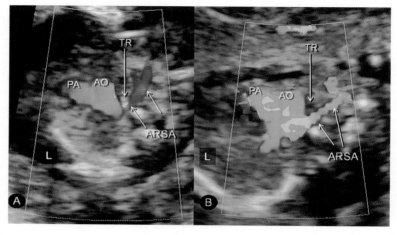

图 21-14

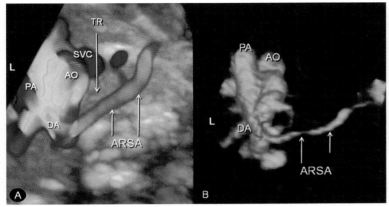

图 21-15

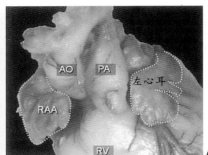

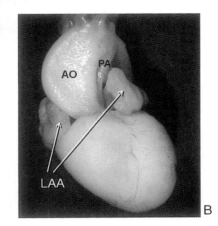

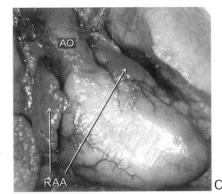

图 22-1

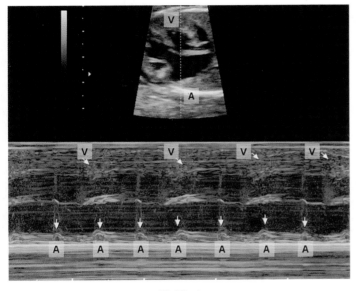

图 22-4

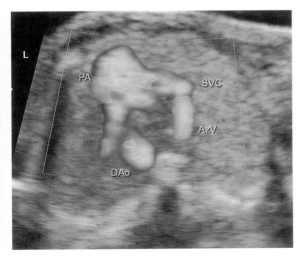

图 22-8

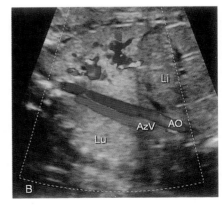

图 22-7B

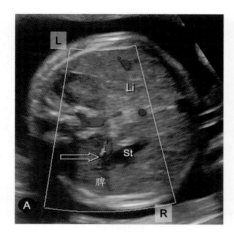

图 22-9A

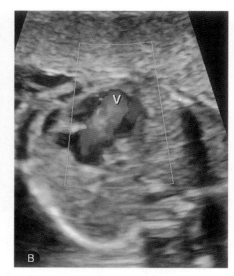

图 22-11B

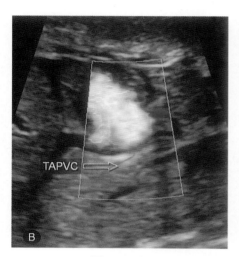

图 22-12B

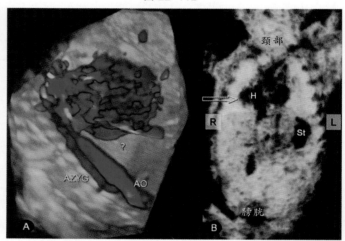

图 22-14

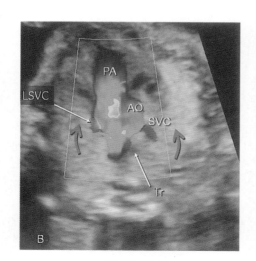

图 23-4B

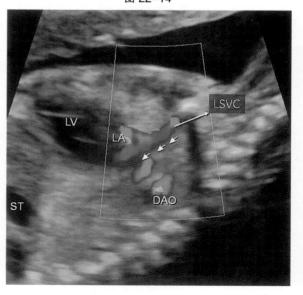

图 23-5

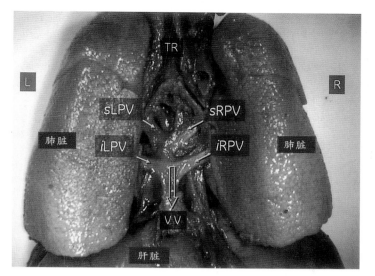

图 23-17

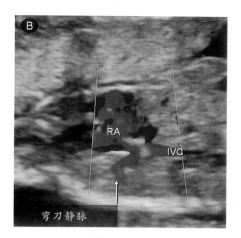

图 23-19B

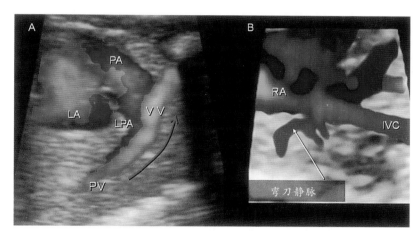

图 23-20

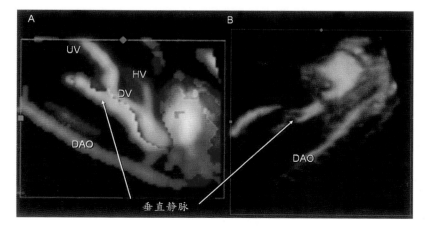

图 23-21

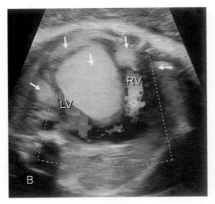

图 24-6B

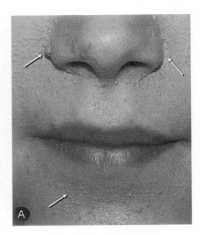

图 24-7A

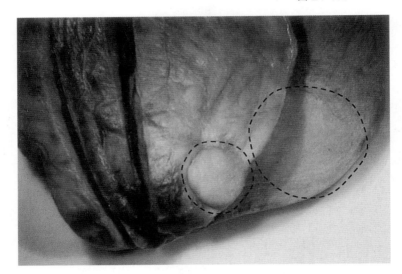

图 24-8

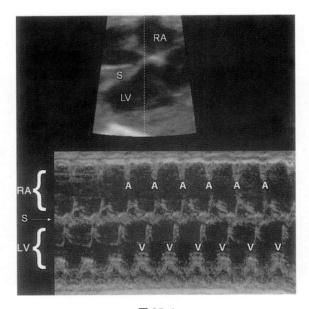

图 25-1

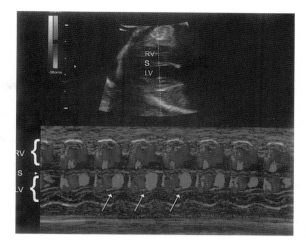

图 25-2

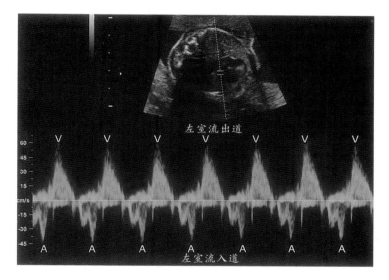

左室流出道

左室流入道

图 25-3

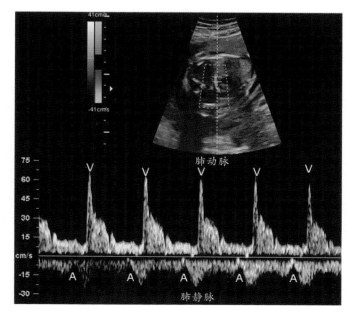

肺动脉

肺静脉

图 25-4

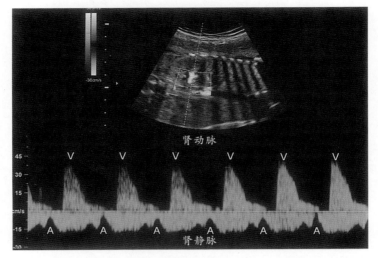

肾动脉

肾静脉

图 25-5

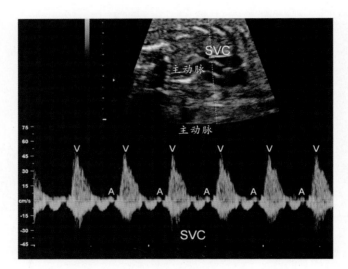

图 25-6

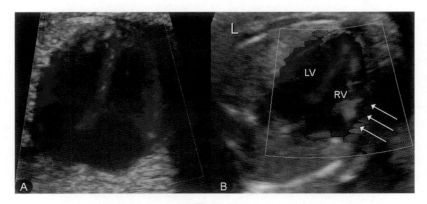

图 25-7

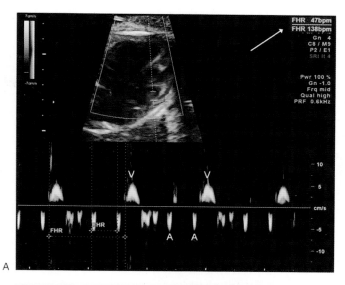

A

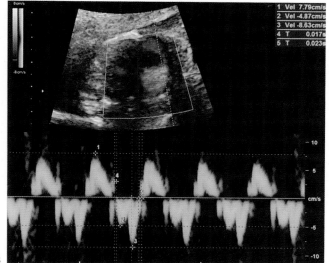

B

图 25-8

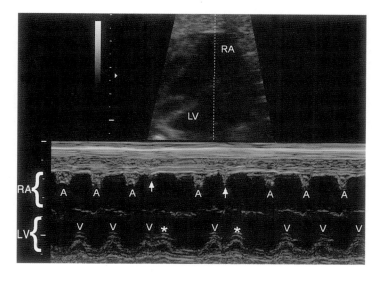

图 25-9

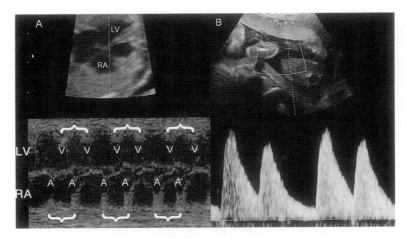

图 25-10

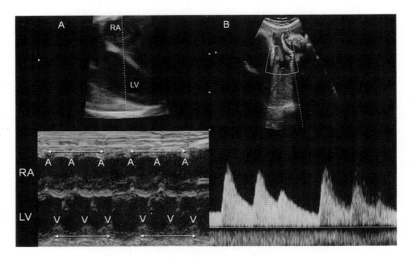

图 25-11

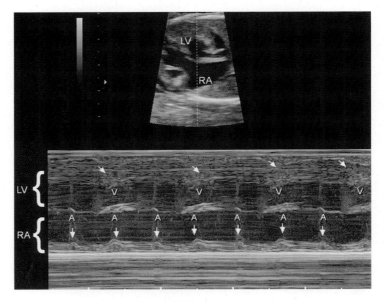

图 25-12

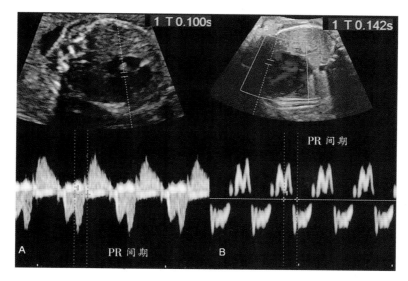

图 25-13

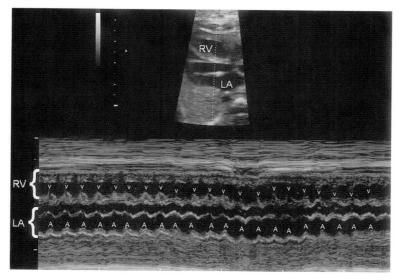

图 25-14

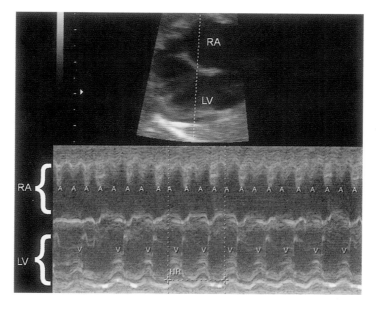

图 25-15

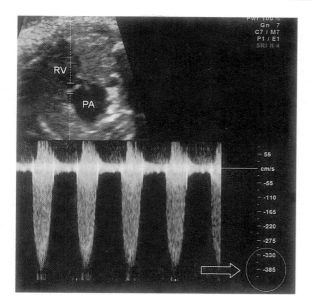

图 13-6 肺动脉狭窄胎儿脉冲多普勒显示瓣口的最大流速约为 390cm/s(空心箭头)。PA:肺动脉;RV:右心室。(见彩图)

除了一些综合征,如 Noonan 综合征、Beckwith-Wiedemann 综合征、Alagille 综合征、Williams-Beuren 综合征等,心外畸形是很罕见的。在第 2 章中与基因相关的心脏疾病已详细列出。患有 Noonan 综合征的胎儿约有 50%并发先天性心脏病,主要是肺动脉狭窄[8]。据报道,在双胎输血综合征,双胞胎中受体一方发生肺动脉狭窄的概率非常高,这可能与慢性子宫内血流动力学受损有关。慢性的三尖瓣反流所致容量负荷增加,会伴发通过肺动脉瓣口的前向血流减少进而影响肺动脉瓣环的发育[9,10]。在肺动脉狭窄的患者中出现染色体异常的概率较小。极少情况下,21-三体综合征可能与肺动脉狭窄相关,尤其是合并出现心外病变时。

鉴别诊断

肺动脉狭窄与肺动脉闭锁很难鉴别。彩色多普勒的预设置不适合心脏血流速度时可能会导致假阳性结果。调节仪器的速度标尺并用脉冲多普勒验证疑点有助于确诊。

预后与转归

胎儿期肺动脉狭窄的进展较缓慢,但一些重症病例会出现严重的三尖瓣反流及相关的心房增大、心脏扩大、心衰等表现。一些进行性的病变会导致狭窄加重甚至出现不并发室间隔缺损的肺动脉闭锁[6,11]。肺动脉狭窄进展至肺动脉闭锁会导致胎儿出生后手术治疗手段的改变,从双心室修补改为单心室修补,并且促进了宫内胎儿重度肺动脉瓣扩张术的开展[12]。与其他先天性心脏畸形类似,胎儿期诊断的肺动脉狭窄较出生后诊断的要严重。在一项系列研究中,在孕期 24 周前诊断为肺动脉狭窄的胎儿成活率约为 67%[6]。

对于肺动脉狭窄的胎儿,建议每 2~4 周复

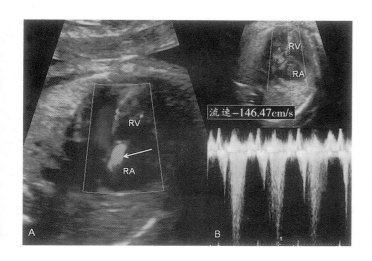

图 13-7 肺动脉瓣狭窄胎儿在彩色多普勒(A)(箭头)和脉冲多普勒(B)显示三尖瓣反流。三尖瓣反流最大流速约为 146cm/s(B)。RA:右心房;RV:右心室。(见彩图)

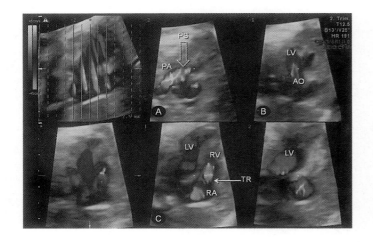

图 13-8　STIC 彩色多普勒三维容积显示模式，应用收缩期断层成像显示胎儿肺动脉瓣狭窄(PS)。A 图显示通过肺动脉的湍流及色彩混叠(空心箭头)，C 图显示三尖瓣反流(实线箭头)。B 图显示主动脉的正常层流。LV：左心室；RA：右心房；RV：右心室。(见彩图)

表 13-1	与肺动脉狭窄有关的心脏畸形
法洛四联症	
肺动脉瓣缺如	
右室双出口	
合并室间隔缺损的三尖瓣闭锁	
Ebstein 畸形，三尖瓣发育不良	
D 型大动脉转位	
矫正型大动脉转位	
内脏异位合并心脏畸形(右心房异构)	

查一次超声检查以评价通过肺动脉瓣口的最大血流速度，如存在三尖瓣反流应同时评价反流的程度。同时测量动脉导管内的双向血流和三尖瓣、右室的大小。动脉导管逆向血流的出现及右室腔减小均是病情恶化的标志。动脉导管内的血流反向是右心系统阻塞标志，但不能作为预后的评价指标[7]。

孤立存在的轻中度的肺动脉狭窄预后较好。出生后采取何种处理措施应依据出生后对狭窄严重程度的评价。轻度病变可能仅需要临床随访而无需干预，中、重度病变则至少需要接受球囊扩张以取得较好的治疗结果。而瓣膜发育不良的儿童则需要接受手术治疗。

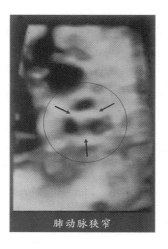

肺动脉狭窄

图 13-9　肺动脉狭窄胎儿心脏的三维容积成像，以表面成像模式显示狭窄肺动脉瓣的直视图。可见 3 个增厚的肺动脉瓣叶(箭头)及瓣叶的开放受限。(见彩图)

要点：肺动脉狭窄

● 肺动脉狭窄是由于肺动脉瓣发育异常导致的右室流出道狭窄。

● 肺动脉狭窄常见的病因是瓣膜交界融合。

● 胎儿在宫内发育期间肺动脉狭窄可逐渐加重，导致严重的肺动脉狭窄或闭锁。

● 四腔心切面可见肺动脉狭窄所致的右室肥厚，如伴有三尖瓣反流，可出现右心房扩大。

● 可见肺动脉瓣瓣膜增厚、开放异常及

收缩期瓣叶穹隆样改变。

- 肺动脉狭窄时在肺动脉内整个心动周期均可见到肺动脉瓣叶。
- 三血管切面可以在大多数病例中见到肺动脉的狭窄后扩张。
- 彩色多普勒和脉冲多普勒对于病变确诊及评价狭窄的严重程度具有重要价值。
- 彩色多普勒可以见到前向的湍流和色彩混叠；脉冲多普勒则可以测量高速血流的流速。
- 孤立存在的轻、中度的肺动脉狭窄预后较好。

室间隔完整型肺动脉闭锁

定义、疾病谱与发病率

室间隔完整型肺动脉闭锁（Pulmonary atresia with intact ventricular septum,PA–IVS）是右室与肺动脉循环中断,而且室间隔完整的一组心脏畸形（图 13–10）。肺动脉闭锁通常由瓣膜的完全融合形成膜性结构,漏斗部发育正常。但是,偶尔肺动脉闭锁为肌性闭锁,伴右室流出道严重变形。右室腔或是由于心肌增厚而发育不良（图 13–10）或是由于明显的三尖瓣反流而扩张, 同时可出现右房增大 （见第 14 章）。大多数病例为右室发育不良[6]。右室腔大小与三尖瓣直径 Z 值有相关性[13,14]。PA–IVS 与右室发育不良主要合并症是冠脉循环异常,即心室–冠脉交通 （Ventriculo-coronary arterial communication， VCAC）（图 13–10B）,在 1/3 的病例中存在。体–肺侧支循环,作为室间隔缺损型肺动脉闭锁的典型表现（见第 17 章）,在室间隔完整型肺动脉闭锁未发现。

PA–IVS 是一种罕见病例,在所有活产儿中发病率约为 0.042‰~0.053‰,而在患有先天性心脏病的活产儿中大约占 3%[15]。由于在四腔心切面心脏解剖异常易于发现, 因而 PA–IVS 在胎儿中较常见。本章重点讲解 PA–IVS 并右

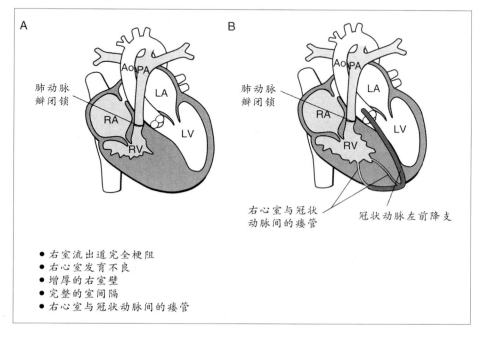

- 右室流出道完全梗阻
- 右心室发育不良
- 增厚的右室壁
- 完整的室间隔
- 右心室与冠状动脉间的瘘管

图 13–10　室间隔完整型肺动脉闭锁（PA–IVS）（A）和 PA–IVS 合并心室–冠脉交通（VCAC）（B）。RA：右心房；LV：左心室；LA：左心房；Ao：主动脉；PA：肺动脉。

室发育不良。肺动脉闭锁中右室扩张和严重三尖瓣反流的亚型将在第14章讨论。

超声表现

灰阶超声

在四腔心切面发现右室发育不良，室壁增厚，并运动减弱，应怀疑PA-IVS（图13-11）。解剖表现同左室发育不良综合征中左室表现（见第11章）。发育不良程度不等，由右室腔几乎消失至右室正常大小但室壁收缩明显减低（图13-11）均可出现。发育不良的三尖瓣通常瓣环缩小，瓣叶活动度异常。随着妊娠继续，右室壁肥厚更加明显，室间隔肥厚偶尔可能导致凸向左室。PA-IVS诊断由看到肺动脉瓣和主肺动脉确诊：在右室流出道切面或三血管切面看到主肺动脉通常变细或发育不良（图13-12）。在更严重的病例中右室流出道应用二维超声很难辨别，只能通过彩色多普勒辨认。

彩色多普勒

彩色多普勒在诊断与鉴别诊断PA-IVS多种亚型中有重要作用。在大多数胎儿中舒张期右室不能完全充盈（图13-13）。当右室接近正常或扩张，严重的全收缩期的三尖瓣反流会使舒张期充盈，这一情况就是第14章中所述的三尖瓣发育不良。在短轴及三血管切面，彩色多普勒示无跨肺动脉瓣的前向血流，可见经动脉导管的逆向血流（图13-14）。在三血管切面扩张的主动脉内显示正常前向血流，然而主肺动脉变细，收缩晚期可见通过动脉导管的逆向血流灌注。细小的左、右肺动脉通过动脉导管逆灌注充填。

PA-IVS合并心室-冠脉交通可以应用彩色多普勒进行诊断或排除[16-18]。彩色多普勒可以在明确显示舒张期充盈并无明显反流的右室腔发现心室-冠脉交通，可见收缩期冠脉抽吸右室血流。彩色多普勒速度标尺提高或许可以显示在心尖或右室壁的血流交通为湍流（图13-15），这些血流可以沿着右室壁追踪直至主动脉根部的左、右冠脉起源位置（图13-10B和图13-15）。必须留意不要将心室-冠脉交通与心包腔内液体的移动相混淆。脉冲多普勒可以明确区分，心室-冠脉交通表现为双向高速湍流信号（50~150cm/s）（图13-16）。

妊娠早期

PA-IVS在妊娠早期即可发现，妊娠早期末彩色多普勒表现为缺乏右室充盈及动脉导管逆向血流[19]。在早期阶段心室-冠脉交通就可

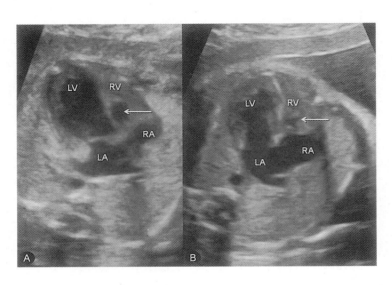

图13-11 2例室间隔完整型肺动脉闭锁胎儿心尖四腔心切面显示右室腔发育不良程度不同（箭头）。(A)胎儿孕26周，(B)胎儿孕28周。RV：右心室；LV：左心室；RA：右心房；LA：左心房。

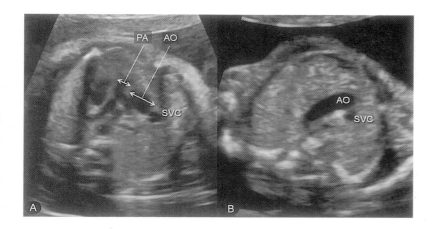

图 13-12 （A）显示肺动脉闭锁胎儿三血管切面。与主动脉（AO）相比，肺动脉（PA）内径变窄。（B）显示肺动脉闭锁胎儿三血管气管切面（比三血管切面更偏向头侧）。可见主动脉和上腔静脉（SVC），缺失的肺动脉隐藏于 AO 下，只能通过彩色多普勒显示。

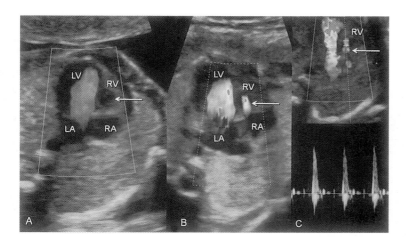

图 13-13 2 例室间隔完整型肺动脉闭锁胎儿四腔心切面彩色多普勒。（A）未见血流通过发育不良的三尖瓣（箭头）。（B）可见通过三尖瓣的细小血流（箭头）。B 图胎儿的脉冲多普勒（C）显示进入发育不良的右室的单相血流。RV：右心室；LV：左心室；RA：右心房；LA：左心房。（见彩图）

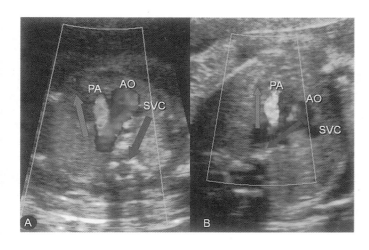

图 13-14 2 例室间隔完整型肺动脉闭锁胎儿三血管气管切面显示典型的通过主动脉横弓（AO）的前向血流（蓝色）和逆向灌注（红色）入肺动脉（PA）。SVC：上腔静脉。（见彩图）

以诊断[20]。在子宫内肺动脉狭窄可以进展到肺动脉闭锁；因此，表现为正常的四腔心切面以及彩色多普勒示舒张期正常充盈的肺动脉狭窄胎儿也可能发展成肺动脉闭锁。

三维超声

三维超声心动图中的断层超声成像（TUI）

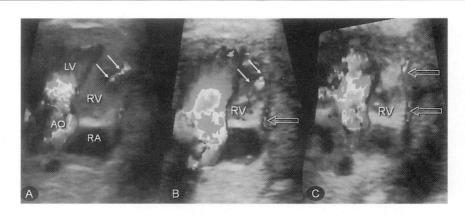

图 13-15 室间隔完整型肺动脉闭锁合并右室-冠脉交通(VCAC)。收缩期(A,B)发育不良右室(RV)的血流通过心尖部(实线箭头)小漏口进入冠状动脉。收缩期(B)和舒张早期(C)冠脉内血流(空心箭头)沿心外膜走行。应用脉冲多普勒确定 VCAC 很重要,以避免将心包腔内液体位移误认为 VCAC。参见图 13-16。LV:左心室;AO:主动脉;RA:右心房。(见彩图)

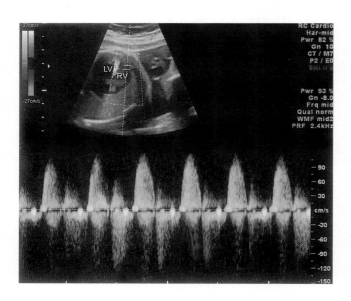

图 13-16 肺动脉闭锁合并右室-冠脉交通的脉冲多普勒。取样容积置于心尖部漏口内,如图 13-15B 所示。脉冲多普勒显示为典型的双向血流,收缩期从小右心室(RV)进入冠状动脉,舒张期由冠状动脉返回至右心室。LV:左心室。(见彩图)

应用二维灰阶与彩色多普勒可以显示与 PA-IVS 相关的解剖异常,如右室肥厚、右室腔发育不良和细小的肺动脉。TUI 应用彩色多普勒显示三尖瓣反流、动脉导管逆流和(或)右室与冠脉系统交通。表面成像模式显示右室腔与左室比较变小(图 13-17A)。心室三维容积测量或三尖瓣和二尖瓣面积测量有助于评估未来胎儿受损结果的风险。三维反转模式呈现小心腔和运动减弱(图 13-17B)。

心内及心外并发畸形

合并心脏表现包括:右室发育不良,右房增大,三尖瓣异常,心室-冠脉交通,由室间隔凸向左室造成的主动脉瓣下梗阻,房间隔缺损,右位心和大动脉转位。应当采用顺序评价法排除合并内脏异位,尤其是合并心房异位。

心外畸形或许可以找到,但是没有器官特异性。染色体畸变如 21 或 22q11 微缺失少见。

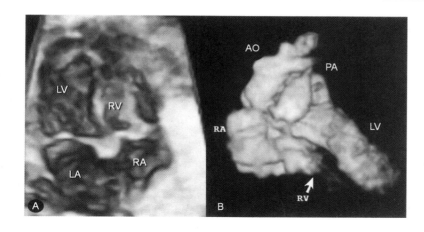

图 13-17　室间隔完整型肺动脉闭锁三维超声表现。(A)表面模式四腔心切面显示小右心室(RV)。(B)反转模式心脏前面观显示，同左室(LV)比较，发育不良的右室腔变小(箭头)。RA:右心房;LA:左心房;AO:主动脉;PA:肺动脉。(见彩图)

鉴别诊断

鉴别诊断主要包括肺动脉狭窄、三尖瓣闭锁合并室间隔缺损及肺动脉闭锁合并室间隔缺损。肺动脉狭窄时彩色多普勒可以看到通过肺动脉瓣的前向血流。三尖瓣闭锁时彩色多普勒显示三尖瓣无血流通过，而 PA-IVS 时总可见通过三尖瓣的血流。从胚胎学和血流动力学角度看室间隔缺损型肺动脉闭锁与室间隔完整型肺动脉闭锁完全不同。表 13-2 总结了两者间的差别。

预后与转归

PA-IVS 胎儿的预后不同，其预后依赖于右室大小及功能。当双心室可以修复并右室功能存在的病例其预后最好。严重的三尖瓣反流与宫内及新生儿期的高死亡率有关。与此相反，无三尖瓣反流的病例，其在宫内的耐受性好。当右室流入道及流出道发育较好，出生后的治疗包括导管介入应用激光或射频消融进行肺动脉瓣造孔，尔后行球囊扩张。在胎儿期，PA-IVS 宫内死亡率约为 10%，新生儿存活率约为 63%[21]。

许多报道发表的 PA-IVS 短期及长期预后[22-27]见表 13-3。

要点:室间隔完整型肺动脉闭锁

● 室间隔完整型肺动脉闭锁是一组右室与肺动脉循环中断，并室间隔完整的心脏畸形。

● 右室腔或是由于发育不良并心肌增厚，或是由于明显的三尖瓣反流而扩张。

表 13-2　室间隔完整型肺动脉闭锁与室间隔缺损型肺动脉闭锁差别

	室间隔完整型肺动脉闭锁	室间隔缺损型肺动脉闭锁
肺动脉瓣	闭锁	闭锁
四腔心切面	右室发育不良	正常
五腔心切面	正常	室间隔缺损合并主动脉骑跨
主肺动脉	发育不良至正常	发育不良或缺失
动脉导管	逆向血流并变窄	逆向血流并迂曲
典型心脏其他表现	心室-冠脉交通	主动脉-肺动脉侧支循环
合并染色体异常	少见,22q11 缺失	常见,20%合并 22q11 缺失

表 13-3	室间隔完整型肺动脉闭锁预后不良的表现

严重的三尖瓣反流

三尖瓣环减小(Z 分数 <-4)

右室与左室长度或宽度比减小(<0.5)

存在心室-冠脉交通

合并其他心外畸形

合并染色体异常

- 三尖瓣发育不良,瓣叶活动受损。
- 1/3 的 PA-IVS 病例中存在心室-冠脉交通。
- 四腔心切面可见右室发育不良,正常大小或扩张。
- 在右室流出道切面或三血管切面可见主肺动脉通常变细或发育不良。
- 彩色多普勒未见跨肺动脉瓣前向血流。
- 三血管切面,可见逆向血流通过动脉导管进入肺动脉干。
- 合并染色体异常者少见。
- 胎儿 PA-IVS 的预后依赖于右室大小及功能。

动脉导管提前收缩

概述

动脉导管(DA)在胎儿中是一个连接肺循环及体循环的肌性交通。动脉导管将左肺动脉解剖起源处主肺动脉连接至降主动脉左锁骨下远端(图 13-18A)。这一连接体、肺循环的交通形成胎儿期平行循环,并均衡左、右心室压。动脉导管绕开肺循环, 接收右室输出的大部分。动脉导管在胎儿时期是最大的血管之一,其内径与降主动脉接近。妊娠期胎儿循环中动脉导管的通畅状态由血管解剖结构及循环产物如前列腺素等维持。在妊娠早期,动脉导管壁是肌性的,与周围血管结构不同[28]。随着妊娠继续,胶原、弹性蛋白及糖蛋白沉积,同时平滑肌增殖,为产后闭合准备[28]。妊娠晚期 DA 逐渐变窄,由连接肺动脉端开始渐渐发展到降主动脉端,这一过程可在产前超声中确定(图 13-18B)。产后即刻出现的氧分压的升高, 被认为是导致 DA 闭合的刺激因素。

动脉导管频谱多普勒可以在动脉导管弓长轴或三血管切面观察到(图 13-19)。动脉导管多普勒速度波形由一个高的收缩期峰值速度及一个突出的舒张期速度组成, 如图 13-19 所示。

宫内动脉导管提前收缩

胎儿期动脉导管完全闭合很少见, 报道中最常见的情况是 DA 收缩而不是闭塞[29,30]。DA 自发收缩非常罕见,除非它作为复杂先天性心脏畸形的一部分而存在。然而,大部分 DA 收缩的病例是由于母源性应用前列腺素合成酶抑制

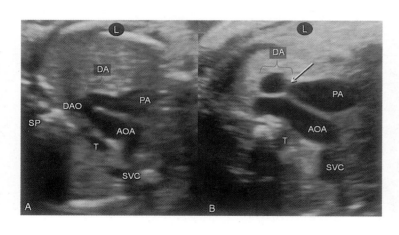

图 13-18 从左侧观胎儿上胸横切面显示的三血管切面。(A)动脉导管(DA)在 29 孕周胎儿中表现为易于辨别的连接主肺动脉(PA)及降主动脉(DAO)的长管腔。(B) 孕 34 周正常胎儿 DA 显像。可见 DA 的变窄的节段(箭头)从肺动脉开始至 DAO。AOA:主动脉弓;SP:脊柱;SVC:上腔静脉;T:气管;L:左。

剂如吲哚美辛或其他药物造成。前列腺素合成酶抑制剂在某些病例中作为安胎剂应用于羊水过多,或用于妊娠期退化肌瘤。应用前列腺素合成酶抑制剂在妊娠晚期增加 DA 收缩的风险,可能与妊娠晚期 DA 的生理和解剖改变有关。因此,动脉导管的收缩不仅与母源性治疗的剂量及持续时间有关,而且与治疗时胎龄有关。收缩的风险随着妊娠的继续而明显增加,我们不提倡在 32 周后及长时间应用前列腺素合成酶抑制剂。药物引起的 DA 收缩在停止治疗的几天后可逆。分娩伴随的 DA 收缩与新生儿肺动脉高压发生的高风险有关。

超声及多普勒征象

DA 收缩诊断在二维超声上不可靠,所以彩色和脉冲多普勒的应用必不可少。应用二维超声可能在四腔心切面发现由于容量负荷过重而导致的运动减弱及右室扩张。彩色多普勒发现三尖瓣反流,其反流为全收缩期并最大流速大于 200cm/s。右室流出道切面可以发现肺动脉扩张及 DA 内径变窄。彩色和脉冲多普勒在 DA 收缩中表现为收缩期及舒张期高速湍流及血流搏动减少(图 13-20A)。典型的收缩期峰值流速约为 200~300cm/s(正常为 100~120cm/s),舒张期高流速(大于 35cm/s)及搏动指数(PI)小于 1.9(正常大于 2)。停止药物治疗可以使大部分病例的表现在 24~48 小时内恢复正常 (图13-20B),但是三尖瓣反流可能持续时间稍长。

要点:动脉导管提前收缩

- DA 连接主肺动脉及降主动脉。
- DA 绕开肺循环,接收右室输出的大部分。
- 产后立即出现的氧分压的升高,被认为是导致 DA 闭合的刺激因素。

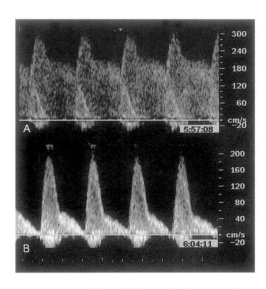

图 13-20　孕 31 周母源性应用吲哚美辛治疗的 DA 收缩(A)及停止治疗的恢复频谱(B)。(A)DA 收缩表现为高收缩期和舒张期流速(收缩期峰值:330cm/s;舒张期峰值:200cm/s)以及搏动指数降低(PI=0.65)。(B)同一胎儿停止吲哚美辛治疗后 3 天的多普勒波形。可见几乎正常的 DA 频谱(收缩期峰值=197cm/s,低舒张期峰值=35cm/s,高 PI=2.57)。(见彩图)

图 13-19　从动脉导管弓长轴(A)或三血管气管横截面(B)显示 DA。DA 多普勒波形(C)显示典型的收缩期高流速、舒张期第二峰值(箭头)及高搏动指数。(见彩图)

- 大部分 DA 收缩的病例是由于母源性应用前列腺素合成酶抑制剂如吲哚美辛造成。
- DA 的收缩不仅与母源性治疗的剂量及持续时间有关，而且与治疗时胎龄有关。
- 我们不提倡孕 32 周后及长时间应用前列腺素合成酶抑制剂。

- DA 收缩时四腔心切面表现为右室运动减弱、扩张及三尖瓣反流。
- DA 收缩中，典型的收缩期峰值约 200~300cm/s，舒张期高速血流及血流搏动指数小于 1.9。
- 终止吲哚美辛治疗可以逆转 DA 收缩，DA 重新开放。

（杨娅 译）

参考文献

1. Rodriguez-Fernandez HL, Char F, Kelly DT, et al. The dysplastic pulmonic valve and the Noonan syndrome. *Circulation* 1972;46(2 Suppl):98–100.
2. Hoffman JI, Kaplan S. The incidence of congenital heart disease. *Circ Res* 2004;94:1890–1900.
3. Ferencz C, Rubin JD, Loffredo CA, et al. *Epidemiology of congenital heart disease: the Baltimore-Washington Infant Study.* New York: Futura Publishing Company, 1993;38.
4. Ferencz C, Rubin JD, Loffredo CA, et al. *Epidemiology of congenital heart disease: the Baltimore-Washington Infant Study.* New York: Futura Publishing Company, 1993;52.
5. Nora JJ, Fraser FC, Bear J, et al. *Medical genetics: principles and practice,* 4th ed. Philadelphia: Lea & Febiger, 1994;371.
6. Todros T, Paladini D, Chiappa E, et al. Pulmonary stenosis and atresia with intact ventricular septum during prenatal life. *Ultrasound Obstet Gynecol* 2003;21(3):228–233.
7. Berg C, Kremer C, Geipel A, et al. Ductus venosus blood flow alterations in fetuses with obstructive lesions of the right heart. *Ultrasound Obstet Gynecol* 2006;28(2):137–142.
8. Van Der Havwaert LF, Fryns JP, Dumoulin M, et al. Cardiovascular malformations in Turner's and Noonan's syndrome. *Br Heart J* 1978;40:500–505.
9. Zosmer N, Bajoria R, Weiner E, et al. Clinical and echographic features of in utero cardiac dysfunction in the recipient twin in twin-twin transfusion syndrome. *Br Heart J* 1994;72:74–79.
10. Lougheed J, Sinclair B, Fung KFK, et al. Acquired right ventricular outflow tract obstruction in twin-twin transfusion syndrome. *J Am Coll Cardiol* 1999;33:536A.
11. Hornberger LK, Benacerraf BR, Bromley BS, et al. Prenatal detection of severe right ventricular outflow tract obstruction: pulmonary stenosis and pulmonary atresia. *J Ultrasound Med* 1994;13(10):743–750.
12. Galindo A, Gutierrez-Larraya F, Velasco JM, et al. Pulmonary balloon valvuloplasty in a fetus with critical pulmonary stenosis/atresia with intact ventricular septum and heart failure. *Fetal Diagn Ther* 2006;21(1):100–104.
13. Hanley FL, Sade RM, Blackstone EH, et al. Outcomes in neonatal pulmonary atresia with intact ventricular septum. A multiinstitutional study. *J Thorac Cardiovasc Surg* 1993;105:406–407.
14. Humpl T, Soderberg B, McCrindle BW, et al. Percutaneous balloon valvuloplasty in pulmonary atresia with intact ventricular septum: impact on patient care. *Circulation* 2003;108:826–832.
15. Shinebourne EA, Rigby ML, Carvalho JS. Pulmonary atresia with intact ventricular septum: from fetus to adult: congenital heart disease. *Heart* 2008;94(10):1350–1357.
16. Chaoui R, Tennstedt C, Goldner B, et al. Prenatal diagnosis of ventriculo-coronary communications in a second-trimester fetus using transvaginal and transabdominal color Doppler sonography. *Ultrasound Obstet Gynecol* 1997;9(3):194–197.
17. Taddei F, Signorelli M, Groli C, et al. Prenatal diagnosis of ventriculocoronary arterial communication associated with pulmonary atresia. *Ultrasound Obstet Gynecol* 2003;21(4):413–415.
18. Maeno YV, Boutin C, Hornberger LK, et al. Prenatal diagnosis of right ventricular outflow tract obstruction with intact ventricular septum, and detection of ventriculocoronary connections. *Heart* 1999;81(6):661–668.
19. Paulick J, Tennstedt C, Schwabe M, et al. Prenatal diagnosis of an isochromosome 5p in a fetus with increased nuchal translucency thickness and pulmonary atresia with hypoplastic right heart at 14 weeks. *Prenat Diagn* 2004;24(5):371–374.
20. Chaoui R, Machlitt A, Tennstedt C. Prenatal diagnosis of ventriculo-coronary fistula in a late first-trimester fetus presenting with increased nuchal translucency. *Ultrasound Obstet Gynecol* 2000;15(2):160–162.
21. Daubeney PEF, Sharland GK, Cook AC, et al., for the UK and Eire Collaborative study of Pulmonary Atresia with Intact Ventricular Septum. Pulmonary atresia with intact ventricular septum. Impact of fetal echocardiography on incidence at birth and postnatal outcome. *Circulation* 1998;98:562–566.
22. Roman KS, Fouron JC, Nii M, et al. Determinants of outcome in fetal pulmonary valve stenosis or atresia with intact ventricular septum. *Am J Cardiol* 2007;99(5):699–703.
23. Gardiner HM, Belmar C, Tulzer G, et al. Morphologic and functional predictors of eventual circulation in the fetus with pulmonary atresia or critical pulmonary stenosis with intact septum. *J Am Coll Cardiol* 2008;51(13):1299–1308.
24. Kawazu Y, Inamura N, Kayatani F. Prediction of therapeutic strategy and outcome for antenatally diagnosed pulmonary atresia/stenosis with intact ventricular septum. *Circ J* 2008;72(9):1471–1475.
25. Peterson RE, Levi DS, Williams RJ, et al. Echocardiographic predictors of outcome in fetuses with pulmonary atresia with intact ventricular septum. *J Am Soc Echocardiogr* 2006;19(11):1393–1400.
26. Favilli S, Giusti S, Vangi V, et al. Pulmonary atresia or critical pulmonary stenosis with intact interventricular

septum diagnosed in utero: echocardiographic findings and post-natal outcome. *Pediatr Med Chir* 2003;25(4):266–268.

27. Salvin JW, McElhinney DB, Colan SD, et al. Fetal tricuspid valve size and growth as predictors of outcome in pulmonary atresia with intact ventricular septum. *Pediatrics* 2006;118(2):e415–e420.
28. Silver MM, Freedom RM, Silver MD, et al. The morphology of the human newborn ductus arteriosus: a reappraisal of its structure and closure with special reference to prostaglandin E1 therapy. *Hum Pathol* 1981;12:1123–1136.
29. Luchese S, Manica JL, Zielinsky P. Intrauterine ductus arteriosus constriction: analysis of a historic cohort of 20 cases. *Arq Bras Cardiol* 2003;81(4):399–404.
30. Huhta JC, Moise KJ, Fisher DJ, et al. Detection and quantitation of constriction of the fetal ductus arteriosus by Doppler echocardiography. *Circulation* 1987;75:406–412.

第 14 章

Ebstein 畸形、三尖瓣发育异常、三尖瓣反流

Ebstein 畸形

定义、疾病谱与发病率

正常心脏三尖瓣在心室间隔的附着位置比二尖瓣更靠近心尖部(见第 5 章)。Ebstein 畸形三尖瓣的膈叶和后叶没有附着于三尖瓣瓣环的正常位置,而是向下朝心尖移位,异常附着于右心室壁(图 14-1 和图 14-2),三尖瓣前叶附着于三尖瓣环正常位置。正常三尖瓣环与下移的三尖瓣叶附着处之间的右室构成房化右室(图 14-1 和图 14-2)。Ebstein 畸形的疾病谱广泛,超声表现多种多样,最轻的 Ebstein 畸形三尖瓣下移很轻仅出现少量三尖瓣反流,严重的 Ebstein 畸形出现整个右室的"房化"(图 14-3)。

该病常合并其他畸形,包括肺动脉狭窄(图 14-4)或闭锁所致的右室流出道梗阻、房室间隔缺损。当 Ebstein 畸形合并肺动脉狭窄或闭锁时,严重的三尖瓣反流会引起肺动脉瓣血流减少。Ebstein 畸形合并的房间隔缺损可能是由于三尖瓣的大量反流致使心房扩张所造成。Ebstein 畸形是一种少见畸形,大约占新生儿先天性心脏病 0.5%,无性别差异[1,2]。Ebstein 畸形更常见于胎儿期,占胎儿先天性心脏病 3%~7%[3,4]。与新生儿比较,产前发病率更高一些则与胎儿的发病率增加以及严重的三尖瓣反流和肺动脉发育不良导致新生儿早期死亡有关。

超声表现

灰阶超声

Ebstein 畸形二维(2-D)超声四腔心切面显

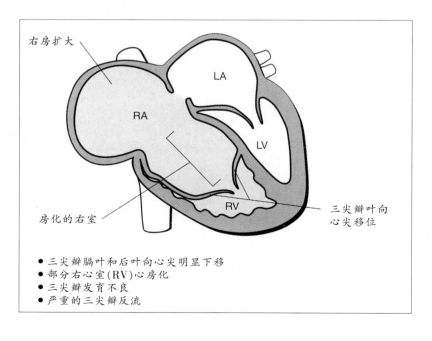

- 三尖瓣膈叶和后叶向心尖明显下移
- 部分右心室(RV)心房化
- 三尖瓣发育不良
- 严重的三尖瓣反流

图 14-1 Ebstein 畸形。RA:右心房;LA:左心房;LV:左心室。

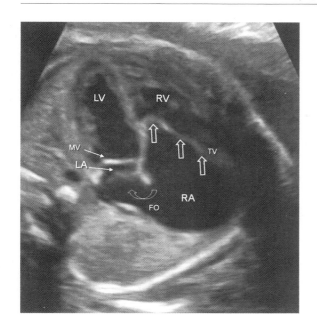

图 14-2　Ebstein 畸形胎儿四腔心切面显示三尖瓣 (TV) 相对于二尖瓣 (MV) 明显向心尖下移 (空心直箭头)，严重的三尖瓣反流致右心房 (RA) 扩大，右向左分流增加致卵圆孔宽阔 (空心弯箭头)。LV：左心室；RV：右心室；LA：左心房。

示心脏扩大，心胸比增大[5] (见第 4 章)。心脏扩大和异常心胸比的原因是右心房增大 (图 14-2 和图 14-3)。但是，在妊娠中期右房扩大不明

显，随着孕龄增加右房扩大进一步加重，超声心动图才能观察到。使用电影回放技术仔细观察收缩期和舒张期三尖瓣解剖可证实三尖瓣膈叶附着于室壁而不是三尖瓣瓣环。这是 Ebstein 畸形和三尖瓣发育不良重要鉴别点 (见下一节三尖瓣发育异常)。严重的 Ebstein 畸形，往往房化右室很大，能观察到室间隔的矛盾运动，即室间隔的心尖段与基底段的反向运动。当 Ebstein 畸形合并肺动脉狭窄或闭锁时，肺动脉较升主动脉细窄 (图 14-4)，在短轴切面显示肺动脉瓣活动受限。

彩色多普勒

彩色多普勒超声有助于检测到严重的三尖瓣反流，甚至在右心房增大之前 (图 14-5)。三尖瓣反流发生在整个收缩期 (全收缩期)，峰值血流速度超过 200cm/s (图 14-6)。Ebstein 畸形三尖瓣收缩期反流束起源于右心室的中部，而三尖瓣发育不良反流束则不同，起源于三尖瓣环水平，这是 Ebstein 畸形与三尖瓣发育不良重要鉴别点。当存在肺狭窄或闭锁时，右室流出道彩色多普勒显示朝向肺动脉瓣的动脉导管内反向血流，或者流入狭窄肺动脉主干的前向血流[6]。

妊娠早期

Ebstein 畸形三尖瓣反流在孕 11~14 周就

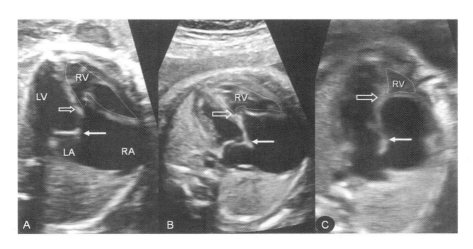

图 14-3　Ebstein 畸形的疾病谱。3 个胎儿心脏三尖瓣附着点位置不同，A-C 图显示三尖瓣 (空心箭头) 和二尖瓣 (实心箭头) 附着点间距逐渐增加，右室的房化部分随着三尖瓣向心尖下移程度加重达到最大 (C 图)。RA：右心房；LA：左心房；LV：左心室。

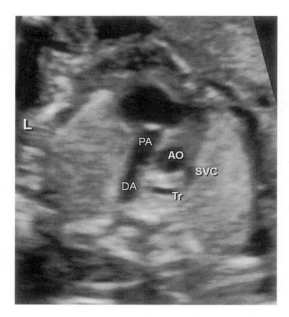

图 14-4 胎儿动脉导管弓横切面显示右室流出道梗阻。肺动脉比升主动脉（AO）细窄。SVC：上腔静脉；Tr：气管；L：左。

出现，而典型的心脏扩大和右房扩大出现在妊娠晚期。早期并发心脏扩大的严重 Ebstein 畸形胎儿合并颈项透明层增厚和胎儿水肿（图14-7），则

提示胎儿迫近死亡。

三维超声

三维超声断层成像或正交平面成像可以显示出心脏扩大，三尖瓣瓣叶附着位置和细小的肺动脉。三维表面成像模式（图 14-8）能提供更多的瓣膜解剖结构信息[7]，对指导父母在将来产后治疗的选择上意义重大。三维表面模式和透明模式能显示三尖瓣反流束[8]。功能右心室的容积测量有助于评估胎儿未来不良预后的风险。

心内及心外并发畸形

超过 60%的 Ebstein 畸形胎儿[4]往往合并右心室流出道梗阻，即肺动脉狭窄（图 14-4）或闭锁。据报告高达 60% Ebstein 畸形儿童合并房间隔缺损[9]。右心房扩大和旁路的高发病率，增加了室上性心律失常风险。最早的描述见于产后的研究[10,11]。

大多数的 Ebstein 畸形都是孤立性的[12]，但已有报道该病合并染色体异常如 21-三体综合征和 13-三体综合征的家族性案例。羊膜穿刺术分析染色体组型应该成为检查的一部分。严

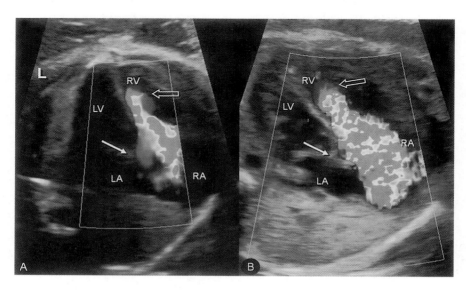

图 14-5 2 例胎儿 Ebstein 畸形心脏四腔心切面，彩色多普勒显示扩大的右心房内（RA）收缩期重度三尖瓣反流。空心箭头指向发育不良的三尖瓣的闭合处。实心箭头指向二尖瓣附着处。与三尖瓣发育异常不同，Ebstein 畸形反流束的解剖起源在右心室近心尖部（RV）（详见文字部分）。LA：左心房；LV：左心室；L：左。（见彩图）

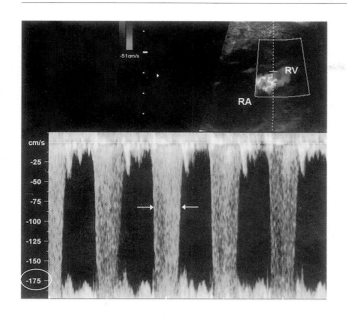

图14-6　Ebstein 畸形胎儿三尖瓣反流的彩色和脉冲多普勒。可见全收缩期反流(箭头)。峰值流速超过 175cm/s。RA：右心房；RV：右心室。(见彩图)

重的三尖瓣反流会导致胎儿宫内心衰，发生胎儿水肿，这可能是心脏异常的最早征象。肺动脉发育不良引起的严重的心脏肥大，增加新生儿的发病率和死亡率。胎儿期心胸面积比大于 0.6 的胎儿出生后伴有肺动脉发育不良[5]。

鉴别诊断

有时候 Ebstein 畸形和三尖瓣发育异常产前难以鉴别。三尖瓣反流束起始点有助于鉴别。三尖瓣发育异常反流束的起始点在三尖瓣附着的瓣环水平，而 Ebstein 畸形由于三尖瓣隔叶和后叶下移(图 14-5)，反流束的起始点低，在右心室内近心尖部。合并心脏肥大的重度三尖瓣反流也见于扩张型心肌病和其他胎儿血流动力学异常的非心脏疾病。动脉导管提前关闭也出现三尖瓣反流，彩色和脉冲多普勒测定动脉导管流速有助于将其与 Ebstein 畸形相鉴别。

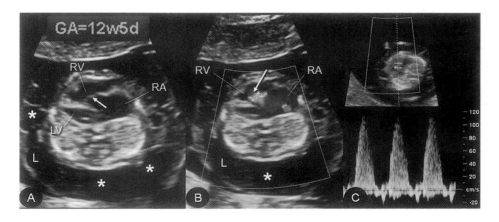

图 14-7　孕 12.5 周胎儿 Ebstein 畸形的灰阶超声(A)，彩色多普勒(B)和脉冲多普勒(C)。A 和 B 图胎儿全身水肿(星号)。A 图显示三尖瓣附着于右心室(RV)近心尖部(箭头)。B 图显示重度三尖瓣反流束起源于右心室近心尖部(箭头)。C 图检测到全收缩期三尖瓣反流，峰速 120cm/s。RA：右心房；LV：左心室；L：左。(B,C 见彩图)

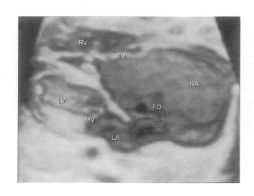

图 14-8 胎儿 Ebstein 畸形三维超声表面成像模式显示四腔心切面。右心房(RA)扩大和卵圆孔(FO)宽阔(空心箭头)。二尖瓣(MV)和三尖瓣附着(TV)于不同水平。LA:左心房;RV:右心室;LV:左心室。(见彩图)

预后与转归

有报道 Ebstein 畸形胎儿预后不良,约45%的胎死宫内,生后死亡率高达 80%~90%[13,14]。产前不良预后的指标包括明显的心脏肥大、肺动脉狭窄所致的右室流出道血流减少和胎儿水肿[13,15](图 14-9)。心脏肥大挤压肺导致肺发育不良,成为新生儿的主要危险因素。Ebstein畸形产前诊断能对不良结局的严重病例提供产前干预。

在舒张末期四腔心切面,测量右房和房化右室的总面积和功能右室和左心的面积和,计算二者的比值即新生儿 Ebstein 畸形超声心动图评分[16]。表 14-1 将 Ebstein 畸形分为四级,从一级到四级,病情渐重,相应预后渐差[16]。一项研究中观察到 39% Ebstein 畸形成人患者左室心肌或瓣膜异常,这表明 Ebstein 畸形不应被看做是只局限于右心的疾病。

> **要点:Ebstein 畸形**
>
> - 三尖瓣的隔叶和后叶附着点向心尖下移,附着在三尖瓣瓣环水平以下的右室壁。
> - 三尖瓣前叶不下移,附着于三尖瓣瓣环正常水平。
> - 与真正的右房相连接的右室近心底的部分形成房化右室。
> - 彩色多普勒有助于检测到严重的三尖瓣反流,三尖瓣反流的出现时间早于右房的扩大。
> - 三尖瓣反流表现为整个收缩期的高速血流,血流束起源点位于右室的中部。

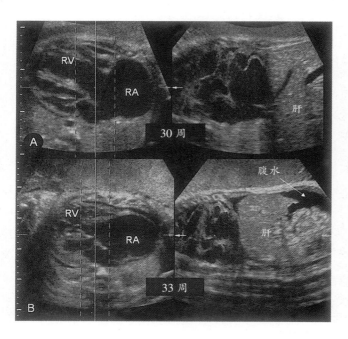

图 14-9 30 孕周(A)和 33 孕周(B)Ebstein 畸形胎儿的胸腹部三维断层超声成像。图示 33 孕周时胎儿发生腹水(B)。36 孕周时胎儿宫内死亡。RA:右心房;RV:右心室。

表 14-1 Ebstein 畸形胎儿和婴儿的超声心动图预后评分	
评分	**预后**
一级=比值<0.5	非常好
二级=比值 0.5～0.99	好-生存率达 92%
三级=比值 1～1.49	差-早期死亡率 10%；儿童期死亡率 45%
四级=比值>1.5	极差-死亡率接近 100%

评分：四腔心切面舒张末期右房和房化右室的总面积与功能右室和左心的总面积的比值。

(From Paranon S, Acar P. Ebstein's anomaly of the tricuspid valve: from fetus to adult. *Heart* 2008；94：237-243；and Celermajer DS, Bull C, Till JA, et al. Ebstein's anomaly: presentation and outcome from fetus to adult. *J Am Coll Cardiol* 1994；23：170-176, with permission.)

- 超过 60% 病例常合并右室流出道梗阻和房间隔缺损。
- 严重的心脏肥大伴发肺动脉发育不良。
- 产前报道的病例预后差，约 45% 胎死宫内，即使出生后，总死亡率高达 80%～90%。
- 预后不良产前指标包括心脏明显肥大，肺动脉狭窄所致的右室流出道血流减少，胎儿水肿。

三尖瓣发育异常

三尖瓣发育异常(图 14-10)涵盖与三尖瓣有关的一组多样化畸形，但三尖瓣瓣叶仍附着于三尖瓣瓣环的水平。疾病谱从严重三尖瓣发育不良合并异常腱索交织融合到轻度瓣叶增厚。类似于 Ebstein 畸形，三尖瓣发育不良伴有右室流出道梗阻和房间隔缺损。超声显示三尖

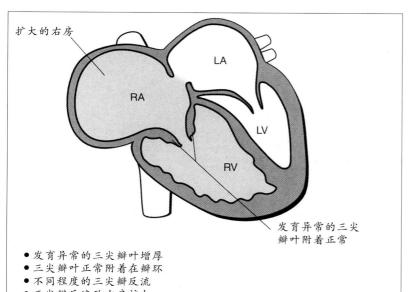

- 发育异常的三尖瓣叶增厚
- 三尖瓣叶正常附着在瓣环
- 不同程度的三尖瓣反流
- 三尖瓣反流致右房扩大

图 14-10 三尖瓣发育异常。RV：右心室；LA：左心房；LV：左心室。

瓣瓣叶增厚,收缩期三尖瓣不能合拢,四腔心切面(图 14-11)右房扩大。彩色多普勒显示典型的起源于三尖瓣瓣环的三尖瓣反流束,这是与 Ebstein 畸形的不同特征。当严重的右室流出道梗阻出现时,彩色多普勒将显示动脉导管内的反向血流。三维超声的重建模式对评估三尖瓣瓣叶有帮助。三尖瓣发育异常需要与 Ebstein 畸形和动脉导管提前收缩相鉴别。相关的染色体异常报道罕见。胎儿三尖瓣发育异常的预后通常较好,但合并心衰,右室流出道梗阻,严重三尖瓣反流等严重且罕见的三尖瓣发育异常病例预后差,其新生儿死亡率高。

要点：三尖瓣瓣膜发育异常

● 三尖瓣发育异常涵盖与三尖瓣异常相关的一个群组的畸形。

● 三尖瓣瓣叶附着于三尖瓣瓣环正常解剖位置。

● 彩色多普勒显示特征性的起源于三尖瓣环的反流束,是与 Ebstein 畸形鉴别要点。

● 相关染色体异常的报道罕见。

● 胎儿三尖瓣发育异常的预后通常较好。

三尖瓣反流

正常三尖瓣在心收缩期关闭,以阻止血液在心室收缩期逆流回右房。存在三尖瓣反流或关闭不全时在收缩期可观察到右心房内的射流束(图 14-12)。利用彩色和脉冲多普勒可显示三尖瓣反流血流动力学变化。自孕 11 周后均可检测到三尖瓣反流[18-21]。在收缩期三尖瓣反流持续时间和峰值反流速度会有所变化。三尖瓣反流的详尽描述和定量对于阐明它的病理生理学和临床意义非常重要。

持续时间

三尖瓣反流可持续存在于整个心收缩期,即全收缩期(图 14-6 和图 14-12)。当血流束局限在收缩早期或收缩中期时,三尖瓣反流分别被称为收缩早期反流或收缩中期反流(图 14-13)。

严重程度

除了收缩期三尖瓣反流持续时间之外,反流束的峰值流速也会有所不同。轻度反流时峰

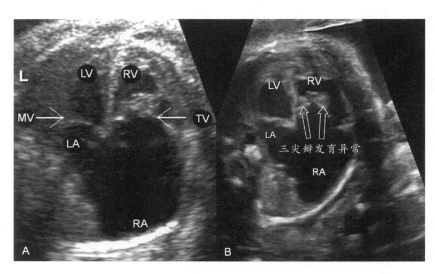

图 14-11 2 例胎儿三尖瓣发育异常的四腔心切面(A,B)。三尖瓣(TV)增厚,附着于室间隔正常解剖位置,邻近二尖瓣(MV)附着水平,这是与 Ebstein 畸形的不同点(见文字)。可见右心房扩大(RA)。RV：右心室；LV：左心室；LA：左心房；L：左。

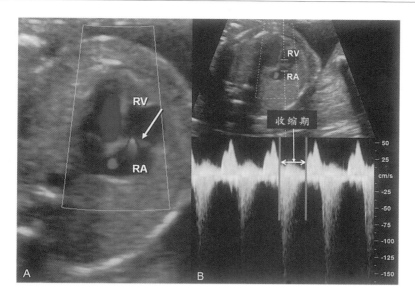

图 14-12　彩色(A)和脉冲多普勒(B)显示孕 22 周胎儿整个收缩期(全收缩期)三尖瓣反流(B 图双向箭头)反流束峰值流速 150cm/s。A 图中(箭头)彩色多普勒显示收缩期反流。这例特殊胎儿 4 月后三尖瓣反流消失。RV:右心室;RA:右心房。(见彩图)

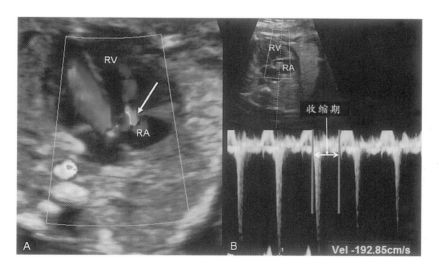

图 14-13　彩色(A 图箭头)和脉冲多普勒(B)显示孕 22 周三尖瓣微量反流。反流出现在收缩期(B 图双向箭头)开始,反流束峰值流速 192cm/s。数周后三尖瓣反流自发性消失。RV:右心室;RA:右心房。(见彩图)

值流速 30~70cm/s,而重度反流峰值流速可达 180~350cm/s(图 14-14)。

反流束空间分布

三尖瓣反流程度也可以用反流束长度和反流面积界定。轻度三尖瓣反流定义为反流束长度小于右房长径的 1/3 或反流束面积小于右房面积的 25%[19,20]。

胎儿期一些心脏和非心脏情况往往伴发三尖瓣反流,表 14-2 列出胎儿期一些情况和伴发的三尖瓣反流的结果。

微量三尖瓣反流

微量三尖瓣反流为孤立性表现，无心脏或心外畸形，反流量少，非全收缩期，峰值反流速度小于 200cm/s（图 14-13）[18]。微量三尖瓣反流在妊娠中期胎儿超声心动图检查时相当常见，发生率在 1%~5%。据报道在低风险妊娠一项研究中妊娠 14~16 周时三尖瓣反流发生率为 83%，到孕中期 4 个半月后大多数胎儿的三尖瓣反流消失[19]。微量三尖瓣反流发病机理未知但可能由于胎儿心脏不成熟（低顺应性）和早孕期肺血管床压力增加有关。建议超声追踪观察，大多数微量三尖瓣反流在孕晚期消失。

结构性心脏异常

三尖瓣反流在 Ebstein 畸形和三尖瓣发育异常中是其重要征象。伴右室流出道梗阻的胎儿心脏疾患如室间隔完整的肺动脉闭锁，肺动脉狭窄（图 14-14）。动脉导管收缩也常出现三尖瓣反流。继发于右室代偿性扩大的三尖瓣反流见于主动脉缩窄，左心发育不良综合征，右室双出口和肺动脉瓣缺失综合征。伴三尖瓣反流的罕见右室异常包括三尖瓣缺失（称无瓣膜的三尖瓣口）[22]及非常罕见右室壁薄如羊皮纸的 UHL 畸形。

容量负荷过重

右心室的容量负荷过重会引起三尖瓣反流。右室容量负荷过重可见于胎儿贫血（如 Rhesus 病，细小病毒感染），外周动静脉瘘（如 Galen 静脉瘤（图 14-15）、骶尾畸胎瘤、绒毛膜血管瘤），双胎输血综合征的受体胎儿和胎儿心律失常。其中一些病例也会伴有二尖瓣反流。

心肌功能受损

三尖瓣闭锁伴发心肌功能受损。心肌功能受损也见于心肌病，胎儿低氧血症所致的严重宫内发育迟缓，感染（如巨细胞病毒、细小病毒属）或自身免疫性（如系统性红斑狼疮）心肌炎。

染色体异常

孕11~14周三尖瓣反流与染色体异常有关[23]

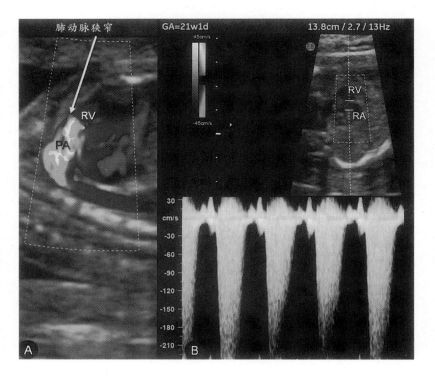

图 14-14　孕 21 周肺动脉狭窄胎儿三尖瓣反流。(A)动脉导管弓矢状切面彩色多普勒显示肺动脉瓣湍流。(B)严重的全收缩期三尖瓣反流，峰值流速超过 210cm/s。RV：右心室；RA：右心房；PA：肺动脉。（见彩图）

表 14-2　胎儿三尖瓣反流的鉴别诊断

分类	病因	提示和相关表现
轻微	未知	● 轻度三尖瓣反流 ● 随孕周增加消失 ● 独立存在
三尖瓣发育异常的心脏畸形	Ebsten 畸形	● 三尖瓣向心尖下移 ● 重度三尖瓣反流 ● 心脏肥大，右房扩大
	三尖瓣发育异常	● 三尖瓣瓣叶增厚 ● 中至重度三尖瓣反流 ● 心脏肥大，右房扩大
	无三尖瓣的三尖瓣口	● 无三尖瓣瓣膜发育 ● 右房室间往返血流
右室流出道梗阻的心脏病	肺动脉狭窄	● 右室心肌肥厚 ● 肺动脉瓣叶增厚 ● 肺动脉瓣口前向湍流
	室间隔完整的肺动脉闭锁	● 右室发育不良 ● 右室壁肥厚 ● 动脉导管反向血流
	动脉导管提前收缩	● 右室扩大 ● 动脉导管高速低脉动血流 ● 应用非类固醇抗炎药
伴"兼性"（facultative）三尖瓣反流的心脏畸形		● 房室间隔缺损 ● 左室发育不良综合征 ● 主动脉缩窄 ● 右室双出口 ● 肺动脉瓣缺失综合征
容量负荷过重	双胎输血综合征的受体 胎儿贫血 外周动静脉瘘 持续心律失常	● 双胎输血综合征的超声标志 ● 大脑中动脉峰值流速增加 ● 高心排心衰的证据 ● 胎儿心律失常
心肌收缩功能受损	心肌炎 心肌病 胎儿低氧血症	● 炎症的超声征象 ● 母体自身免疫性疾病(SLE) ● 心脏肥大 ● 心脏收缩功能受损 ● 严重的宫内生长迟缓 ● 多普勒异常

TV：三尖瓣；RV：右心室；SLE：系统性红斑狼疮；IUGR：宫内生长迟缓。

（图14-16）。对 1557 例孕 11 周 0 天到孕 13 周 6 天出现的三尖瓣反流的胎儿进行绒毛膜活检，结果表明，染色体正常胎儿不足 5%，21-三体综合征胎儿超过 65%，18-三体综合征胎儿超过 30%[23]。孕 11~14 周三尖瓣反流的检查技术

包括：在心尖四腔心切面，将宽 2~3mm 多普勒取样容积置于三尖瓣口，一条线在右心房，另一条线在右心室，保持反流束方向与声束角度小于 20°（图14-16）[23]。当三尖瓣反流的峰值速度大于60cm/s，反流持续时间至少占收缩期一半

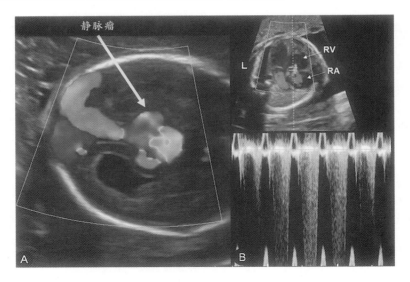

图 14-15 Galen 静脉瘤胎儿容量负荷过重致三尖瓣反流。(A)示大 Galen 静脉瘤(动静脉畸形)。(B)示右心房(RA)和右心室(RV)扩大。脉冲和彩色多普勒可见全收缩期三尖瓣反流。(见彩图)

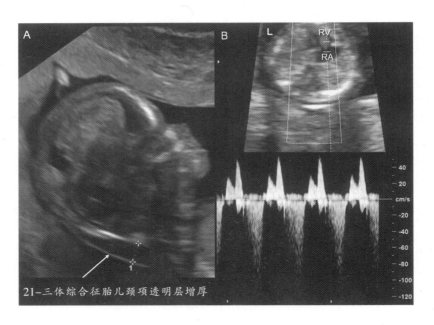

图 14-16 21-三体综合征并颈项透明层(NT)增厚(A 图)的孕 12 周胎儿三尖瓣反流。三尖瓣反流的诊断标准：四腔心切面，多普勒取样容积宽 2~3mm，置于三尖瓣口，一条线在右房，另一条线在右室，声束与血流方向夹角小于 20°(B 图)。如 B 图所示当反流峰值速度大于 60cm/s，持续时间至少占收缩期一半时，则诊断为三尖瓣反流。(见彩图)

时间[23](图 14-16)则诊断存在三尖瓣反流。早孕和中孕早期的胎儿颈项透明层和血清生化学筛查结合三尖瓣反流检查可将染色体异常的假阳性率由 5% 降到不足 3%，染色体异常检出率可高达 90%[24,25]。有报道孕中期高风险人群中

28% 唐氏综合征胎儿合并三尖瓣反流[26]。

要点：三尖瓣反流

● 三尖瓣反流在收缩期持续时间、峰值

速度和右房内空间分布呈多样化。

• 典型的轻度三尖瓣反流局限于收缩早期或中期，峰值流速 30~70cm/s，反流束长度小于 1/3 右房长径，收缩面积小于 25% 右房面积。

• 1%~5% 胎儿心脏能探及轻微的三尖瓣反流。

• 三尖瓣反流在正常胎儿为一过性表现，也可出现在结构性心脏异常，心脏容量负荷过重和心功能受损。

• 当三尖瓣峰值流速大于 60cm/s，反流持续时间至少占收缩期一半，则诊断为三尖瓣反流，可用于早孕期异倍体染色体畸形的风险评估。

（肖宝军　李治安　译）

参考文献

1. Fyler DC, Buckley LP, Hellenbrand WE, et al. Report of the New England Regional Infant Cardiac Program. *Pediatrics* 1980;65:375–461.
2. Bialostosky D, Horitz S, Espino-Vela J. Ebstein's malformation of the tricuspid valve: a review of 65 cases. *Am J Cardiol* 1972;29:826–830.
3. Copel JA, Pilo G, Green J, et al. Fetal echocardiographic screening for congenital heart disease: the importance of the four-chamber view. *Am J Obstet Gynecol* 1987;157:648–655.
4. Sharland GK, Chita SK, Allan LD. Tricuspid valve dysplasia or displacement in intrauterine life. *J Am Coll Cardiol* 1991;117(4):944–949.
5. Chaoui R, Bollmann R, Goldner B, et al. Fetal cardiomegaly: echocardiographic findings and outcome in 19 cases. *Fetal Diagn Ther* 1994;9(2):92–104.
6. Chaoui R, McEwing R. Three cross-sectional planes for fetal color Doppler echocardiography. *Ultrasound Obstet Gynecol* 2003;21(1):81–93.
7. Acar P, Dulac Y, Taktak A, et al. Real-time three-dimensional fetal echocardiography using matrix probe. *Prenat Diagn* 2005;25(5):370–375.
8. Goncalves LF, Romero R, Espinoza J, et al. Four-dimensional ultrasonography of the fetal heart using color Doppler spatiotemporal image correlation. *J Ultrasound Med* 2004;23(4):473–481.
9. Watson H. Natural history of Ebstein's anomaly of tricuspid valve in childhood and adolescence. An international cooperative study of 505 cases. *Br Heart J* 1974;36:417–427.
10. Cappato R, Hebe J, Weib C, et al. Radiofrequency current ablation of accessory pathways in Ebstein's anomaly. *J Am Coll Cardiol* 1993;21(Suppl A):172A.
11. Paranon S, Acar P. Ebstein's anomaly of the tricuspid valve: from fetus to adult. *Heart* 2008;94:237–243.
12. Gucer S, Ince T, Kale G, et al. Noncardiac malformations in congenital heart disease: a retrospective analysis of 305 pediatric autopsies. *Turk J Pediatr* 2005;47(2):159–166.
13. Hornberger LK, Sahn DJ, Kleinman CS, et al. Tricuspid valve disease with significant tricuspid insufficiency in the fetus: diagnosis and outcome. *J Am Coll Cardiol* 1991;17(1):167–173.
14. Roberson DA, Silverman NH. Ebstein's anomaly: echocardiographic and clinical features in the fetus and neonate. *J Am Coll Cardiol* 1989;14:1300–1307.
15. McElhinney DB, Salvin JW, Colan SD, et al. Improving outcomes in fetuses and neonates with congenital displacement (Ebstein's malformation) or dysplasia of the tricuspid valve. *Am J Cardiol* 2005;96(4):582–586.
16. Celermajer DS, Bull C, Till JA, et al. Ebstein's anomaly: presentation and outcome from fetus to adult. *J Am Coll Cardiol* 1994;23:170–176.
17. Attenhofer-Jost CH, Connolly HM, O'Leary PW, et al. Left heart lesions in patients with Ebstein anomaly. *Mayo Clin Proc* 2005;80(3):361–368.
18. Respondek ML, Kammermeier M, Ludomirsky A, et al. The prevalence and clinical significance of fetal tricuspid valve regurgitation with normal heart anatomy. *Am J Obstet Gynecol* 1994;171:1265–1270.
19. Messing B, Porat S, Imbar T, et al. Mild tricuspid regurgitation: a benign fetal finding at various stages of pregnancy. *Ultrasound Obstet Gynecol* 2005;26:606–610.
20. Gembruch U, Smrcek JM. The prevalence and clinical significance of tricuspid regurgitation in normally grown fetuses and those with intrauterine growth retardation. *Ultrasound Obstet Gynecol* 1997;9:374–382.
21. Huggon IC, DeFigueiredo DB, Allan LD. Tricuspid regurgitation in the diagnosis of chromosomal anomalies in the fetus at 11–14 weeks of gestation. *Heart* 2003;89:1071–1073.
22. Indrani S, Vijayalakshmi R, Suresh S. Color Doppler flow pattern in antenatal diagnosis of unguarded tricuspid valve. *Ultrasound Obstet Gynecol* 2005;25:514–516.
23. Falcon O, Faiola S, Huggon I, et al. Fetal tricuspid regurgitation at the 11 + 0 to 13 + 6 week scan: association with chromosomal defects and reproducibility of the method. *Ultrasound Obstet Gynecol* 2006;27:609–612.
24. Falcon O, Auer M, Gerovassili A, et al. Screening for trisomy 21 by fetal tricuspid regurgitation, nuchal translucency and maternal serum free β-hCG and PAPP-A at 11 + 0 to 13 + 6 weeks. *Ultrasound Obstet Gynecol* 2006;27:151–155.
25. Nicolaides KH, Spencer K, Avgidou K, et al. Multicenter study of first-trimester screening for trisomy 21 in 75 821 pregnancies: results and estimation of the potential impact of individual risk-orientated two-stage first-trimester screening. *Ultrasound Obstet Gynecol* 2005;25:221–226.
26. DeVore GR. Trisomy 21: 91% detection rate using second-trimester ultrasound markers. *Ultrasound Obstet Gynecol* 2001;16:133–141.

房间隔缺损

定义、疾病谱与发病率

房间隔缺损（ASD）是房间隔有开口导致左房与右房之间交通。根据发生部位，ASD可分为原发隔、继发隔、静脉窦及冠状静脉窦缺损（图 15-1）。继发隔缺损（Ⅱ型 ASD）最常见，是因为卵圆窝部位缺乏组织，占所有 ASD 的 80%[1]。原发隔缺损（Ⅰ型 ASD）次之，胚胎发育原发隔部位有间隙，紧邻双侧房室瓣（图 15-2）被认为是部分房室间隔缺损（在本章后部分讨论）。静脉窦房间隔缺损位于卵圆孔的后上方及右心房内上下腔静脉连接的下方（图 15-1）。少见的冠状窦静脉型房间隔缺损位于右心房内冠状静脉窦口常伴随冠状窦异常（图 15-1）。ASD 在出生后的发生率高，占所有婴儿先天性心脏病的 7%，每 1500 例活产儿有 1 例，男女发生比率为 1:2[2,3]。Ⅱ型 ASD 及静脉窦型缺损实际上在出生前不能诊断[4]。Ⅰ型 ASD 能在产前诊断，将在房室间隔缺损部分讨论。

超声表现

胎儿期诊断孤立房间隔缺损非常困难。Ⅱ型 ASD 位于卵圆窝部位，大的卵圆孔是否

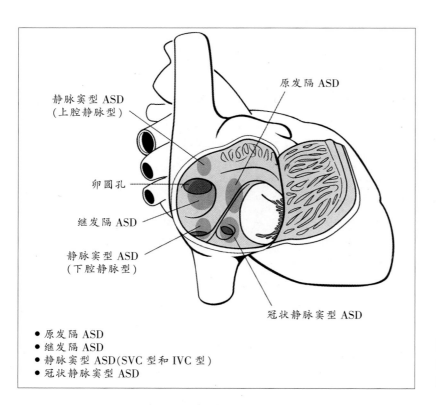

- 原发隔 ASD
- 继发隔 ASD
- 静脉窦型 ASD（SVC 型和 IVC 型）
- 冠状静脉窦型 ASD

图 15-1　从右房侧观察房间隔缺损（ASD）的分型及解剖部位。SVC：上腔静脉；IVC：下腔静脉。

能闭合上在产前很难预测。试图在"产前诊断" Ⅱ 型 ASD 通常会产生很多假阳性及假阴性。静脉窦型缺损即使在产后检查中也很难显示且据我们所知还没有在产前诊断过。Ⅰ 型 ASD 是位于原发隔部位的间隙，所以在胎儿期能做出诊断，通常伴随着双侧房室瓣呈线状插入（图 15-3）。彩色多普勒能显示通过缺损的分流，从而明确 Ⅰ 型 ASD 诊断（图 15-4）。

心内及心外并发畸形

伴发心脏畸形非常常见包括房室间隔缺损、异构、肺静脉畸形引流、单心室、右心室及流出道异常闭塞如 Ebstein 畸形、伴室间隔缺损的三尖瓣闭锁、室间隔完整的肺动脉闭锁。静脉

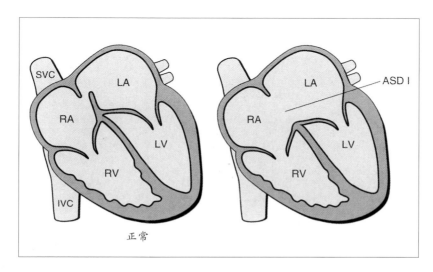

图 15-2　原发隔房间隔缺损（ASD），也称为 ASD Ⅰ 型或不完全性房室间隔缺损。房间隔缺损位于原发隔部位，房室瓣呈线状附着。左图为正常解剖结构。LA：左心房；RA：右心房；LV：左心室；RV：右心室；IVC：下腔静脉；SVC：上腔静脉。

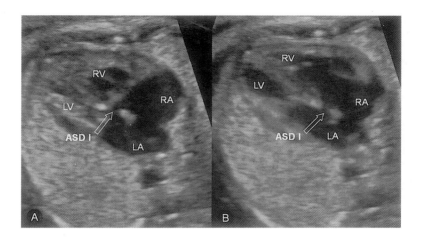

图 15-3　同一胎儿四腔心切面显示收缩期（A）和舒张期（B）原发隔房间隔缺损（ASD Ⅰ 型）。注意收缩期（A）和舒张期（B）原发隔部位的间隙（空心箭头）。收缩期（A）关闭的房室瓣呈线样附着。LA：左心房；LV：左心室；RA：右心房；RV：右心室。

系统异常也很常见，10%~15%的Ⅱ型ASD及80%~90%静脉窦-上腔静脉型缺损伴发部分型静脉连接异常[5,6]。冠状静脉窦型缺损常伴发永存左上腔静脉。

很多心外畸形和综合征，如21-三体综合征可以伴发ASD。因为作为孤立病变在产前不易诊断，作者就不一一列举可能伴发的综合征，但将提出Holt-Oram综合征，其发生心脏畸形的危险性为85%~95%，以Ⅱ型ASD及肌部室间隔缺损最常见（见第2章及其他伴发综合征）

鉴别诊断

一旦怀疑有ASD，应该排除伴发的心脏发现，主要是应排除房室间隔缺损或单心室。根据作者经验，冠状静脉窦扩张伴永存左上腔静脉及彩色多普勒血流显示房水平左向右分流是常见的ASD假阳性诊断（见第23章）（图15-5）。而且，有些胎儿有异位搏动，卵圆瓣过长，以往典

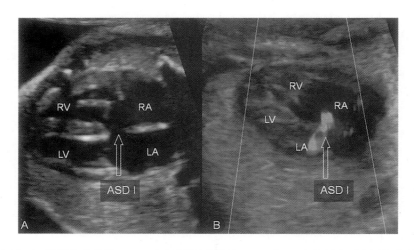

图15-4 灰阶超声（A）及彩色多普勒（B）显示胎儿原发隔缺损（ASDⅠ）。注意图中原发隔部位的间隙（A）（空心箭头）及B图彩色多普勒可见从右心房（RA）进入左心房（LA）的跨缺损分流（空心箭头）。（B见彩图）

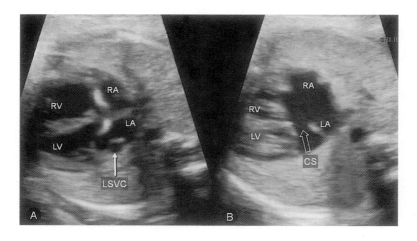

图15-5 2例胎儿四腔心切面水平面（A）及四腔心切面偏下切面（B）显示永存左上腔静脉（LSVC，图A中箭头）及扩张的冠状静脉窦（CS，图B中空心箭头）。注意图B中的CS易被误认为原发隔缺损。RV：右心室；LV：左心室；RA：右心房；LA：左心房。

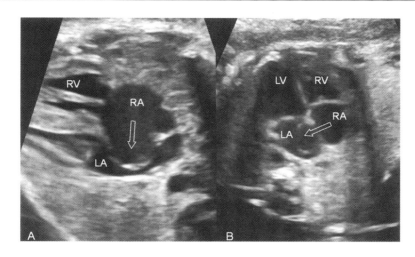

图 15-6 2 例胎儿四腔心切面水平面(A,B)显示过长的卵圆瓣(空心箭头),这一孤立的发现不能误认为房间隔缺损。RV:右心室;LV:左心室;RA:右心房;LA:左心房。

型描述为"卵圆窝膨胀瘤"[7,8](图 15-6),可能与房间隔缺损混淆。

预后与转归

出生后,随访发现一些小的 ASD 能自闭,尤其是Ⅱ型 ASD。从中等到大的 ASDⅡ 及其他类型为了避免左向右分流增加右房及肺的容量负荷需要干预封闭治疗。封闭疗法包括外科及非外科方法如经皮导管封堵器。短时间及长时间随访对于所有类型的孤立病变疗效都是满意的。伴发其他心脏畸形或遗传综合征的 ASD 其预后主要取决于伴发畸形的严重程度。

> **要点:房间隔缺损**
>
> ● ASD 根据解剖部位分为原发隔、继发隔、静脉窦型及冠状静脉窦型。
> ● 继发隔房间隔缺损最常见约占所有 ASD 的 80%。
> ● 在胎儿期诊断孤立性房间隔缺损非常困难或不可能。
> ● 10%~15%的 Ⅱ 型 ASD 和 80%~90% 的静脉窦-上腔静脉型 ASD 伴发部分型静脉异常连接。

> ● 冠状静脉窦型房间隔缺损常伴随永存左上腔静脉。
> ● Holt-Oram 综合征发生心脏畸形的危险性为 85%~95%,主要为Ⅱ型 ASD 及肌部室间隔缺损。

室间隔缺损

定义、疾病谱与发病率

室间隔缺损(VSD)是室间隔有开口导致左右心室间血流存在交通。VSD 是常见的先天性心脏病,仅次于主动脉瓣二瓣畸形。孤立的 VSD 占先天性心脏病儿童的30%,30%病例合并其他心脏畸形[9]。产后超声心动图报告 VSD 的活产儿发病率高达 5%[10]。胎儿期孤立 VSD 的发病率比产后要低的多,占先天性心脏病的 5%~10%[4,10]。

室间隔解剖由四部分组成:流入道间隔将两侧房室瓣分开,流出道间隔包括圆锥部和漏斗间隔,位于动脉瓣之下室上嵴之上,膜部间隔菲薄且局限于左室流出道较小的区域紧邻主动脉瓣之下,室上嵴下方,厚的小梁部(或肌部)

间隔占室间隔的绝大部分，从三尖瓣附着处直至心尖部。对 VSD 的分型较多，，传统的分型是根据室间隔上的解剖部位进行分类的（图 15-7 和图 15-8）。膜周部 VSD 最常见，占所有病例的 80%[12]。肌部、流入道和流出道 VSD 分别占剩余的 5%~20%、5%~8%、5%[12,13]（表 15-1）。VSD 常伴发不同的心脏畸形，在某些病例中必定存在，而在其他病例中经常出现或偶尔出现，见表 15-2。VSD 再发生率常较高，女婴中略更多见[14]。图 15-9 显示了 2 例 VSD 的胎儿心脏标本。

超声表现

灰阶超声

VSD 大于 2~3mm 时二维超声能在妊娠中晚期检测到（图 15-10）。较小的 VSD 产前容易被忽略，偶尔行常规彩色多普勒检查时能发现。报道的大部分胎儿 VSD 是当存在心外或心内畸形时以及仅在仔细检查时才被检出。

流入道 VSD 可于四腔心切面房室瓣区域内观察到（图 15-11），常难与完全或部分型房室间隔缺损的轻微类型鉴别。二维超声回声失落的伪像和彩色多普勒重叠（血流伪像）可致假阳性诊断。二维超声心脏侧切面及横断面能帮助减少假阳性和假阴性诊断。房室瓣呈线性插入应怀疑轻微房室间隔缺损存在的可能。

肌部 VSD 应用 2-D 超声除非缺损很大（>2~3mm）否则很难做出诊断（图 15-10）。在心尖或四腔心切面水平能作出诊断。此类病例中，VSD 的边缘通常为强回声（图 15-10），此点对于鉴别真正的肌部室缺和伪像至关重要。肌部 VSD 大部分是在行常规彩色多普勒超声检查时偶然发现的（图 15-12 和图 15-13）。彩色多普勒显示的分流经常为双向的，VSD 最常见的部位是心尖和中部间隔（图 15-12 和图 15-13）。

二维超声五腔心切面最常检测出的是膜周部缺损。首要线索是室间隔与升主动脉连续中

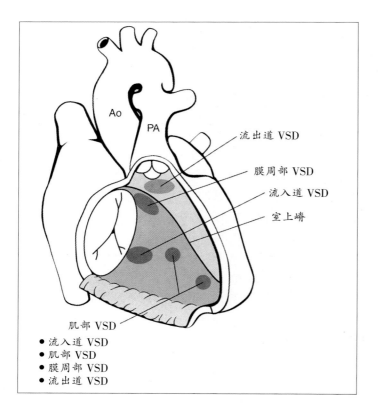

- 流入道 VSD
- 肌部 VSD
- 膜周部 VSD
- 流出道 VSD

图 15-7 室间隔缺损（VSD）-右心室面观类型及解剖部位。PA：肺动脉；AO：主动脉。

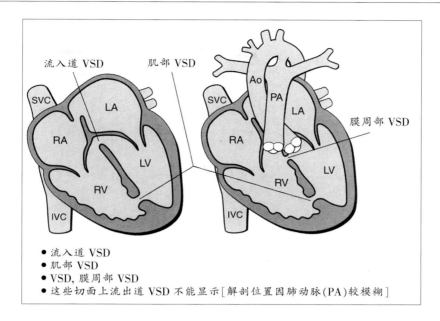

- 流入道 VSD
- 肌部 VSD
- VSD,膜周部 VSD
- 这些切面上流出道 VSD 不能显示[解剖位置因肺动脉(PA)较模糊]

图 15-8 四腔心切面及流出道切面室间隔缺损(VSD)解剖部位。AO:升主动脉;RA:右心房;RV:右心室;LA:左心房;LV:左心室;SVC:上腔静脉;IVC:下腔静脉。

表 15-1	室间隔缺损(VSD)分型		
类型	别名	位置	发生率
膜周 VSD	嵴下,心室圆锥部	主动脉瓣下方和室上嵴下方的流出道亚型:膜周部流入道 膜周部流出道 膜周部肌部	70%~80%
流出道 VSD	嵴上,肺动脉瓣下,主动脉瓣下,双动脉瓣下	肺动脉瓣下室上嵴之上	5%~7%
肌部 VSD	小梁部	可在心尖部,中间段,或多发(瑞士奶酪样间隔)	5%~20%
流入道 VSD	后方,房室间隔型	三尖瓣隔瓣后方	5%~8%

断(图 15-14 和图 15-15)。检测出膜周部 VSD 时,仔细观察主动脉瓣至关重要,因为 VSD 与圆锥干异常关系密切(表 15-2)。

彩色多普勒

大的 VSD 于四腔心切面及五腔心切面灰阶超声成像能显示。VSD 较小时或图像不理想时,彩色多普勒有助于诊断缺损(图 15-12 和图 15-13)。当超声声束垂直于室间隔时,运动及回声失落伪像就会减少,缺损处的真实分流就能显示(图 15-12 和图 15-15)。尽管胎儿期

表 15-2	室间隔缺损(VSD)的伴发畸形
伴发类型	**心脏畸形**
必定伴发	房室间隔缺损
	三尖瓣闭锁+VSD
	二尖瓣闭锁+VSD
	单心室(心室双入口)
	法洛四联症
	伴VSD的肺动脉闭锁
	肺动脉瓣缺如综合征
	共同动脉干
	右室双出口
	主动脉弓离断
偶尔伴发	D型-大动脉转位
	矫正型大动脉转位
	主动脉缩窄

左右心室压力几乎相等，但因为收缩期和舒张期的压力变化仍存在分流(图15-12、图15-13和图15-15)。应用脉冲多普勒测量时通常分流是双向的(图15-16)，除非因为某心室流出道梗阻使得心室内压力增高以外(如右室双出口或主动脉缩窄时为左向右分流而法洛四联症时为右向左分流)。

妊娠早期

VSD在孕11~14周作为孤立畸形通常较小而不易被检出。孕早期因为回声失落及彩色重叠而容易存在假阳性，因此诊断VSD应慎重。另一方面，当伴发其他心脏畸形或四腔心切面解剖异常时，VSD诊断比较可靠。

三维超声

三维超声容积成像的断层扫描技术的应用，在四腔心切面可获得不同相邻切面显示VSD而不只是二维单一切面。3-D的正交平面结合彩色空间-时间相关成像技术(STIC)将标示点放置在分流的VSD上能在3个平面上显示VSD(图15-17)[15]。3-D容积的室间隔表面直视图像能直接显示大VSD的大小(图15-18)[16]，联合彩色STIC能显示血液分流(图15-19)[17]。

鉴别诊断

室间隔膜周部的回声失落伪像是孕20周前最常见的VSD假阳性诊断。为改善二维灰阶成像而采用谐波及混合成像，减少膜周部的超声反射，而导致的VSD误诊。从心尖观察室间隔更容易导致VSD的假阳性诊断。对室间隔进行水平面检查并应用敏感的彩色多普勒有助于

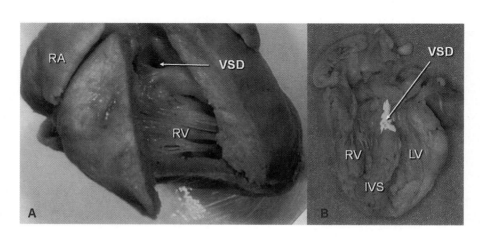

图15-9 2例室间隔缺损(VSD)的胎儿心脏解剖标本。(A)心脏切开右心室(RV)面观可见到膜周部VSD(箭头)。(B)心脏切开四腔心切面可见大的流入道VSD(为了更好显示箭头标为白色)。RA：右心房；LV：左心室；IVS：室间隔。(见彩图)

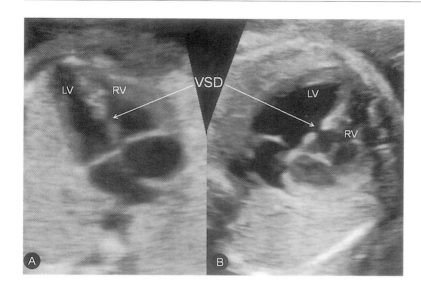

图 15–10　2 例胎儿的心尖四腔心切面 (A,B) 显示室间隔中间段大的肌部 VSD (>2mm)。注意图 B 中 VSD 边缘的回声。LV:左心室;RV:右心室。

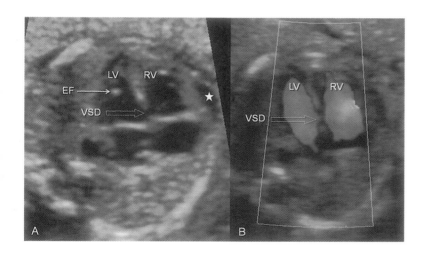

图 15–11　四腔心切面灰阶超声 (A) 以及彩色多普勒 (B) 示流入道室间隔缺损 (VSD)(空心箭头)。图 A 尚可见心内回声增强斑点 (EF) 和心包积液 (星号),染色体分类分析发现此胎儿为 21–三体综合征。LV:左心室;RV:右心室。(B 见彩图)

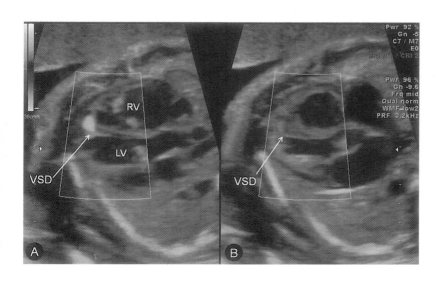

图 15–12　心尖肌部小室间隔缺损 (VSD) 的彩色多普勒五腔心切面显示左心室至右心室 (A) 以及右心室至左心室 (B) 的跨缺损的双向分流。不用彩色多普勒无法发现肌部小室间隔缺损。(见彩图)

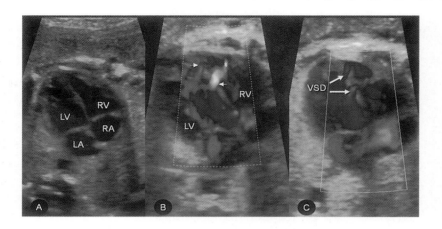

图 15-13 灰阶成像心尖四腔心切面(A)及彩色多普勒收缩期(B)及舒张期(C)显示胎儿2个肌部小室间隔缺损(VSD)。灰阶成像四腔心切面显示为正常(A)。彩色多普勒显示2个心尖部的肌部VSD(箭头)左向右分流(B)及右向左分流(C)。LA:左心房;LV:左心室;RA:右心房;RV:右心室。(B,C见彩图)

明确诊断。

心内及心外并发畸形

伴发心脏畸形非常常见且常先于 VSD 的诊断。当孕中期诊断大的(>2~3mm)明显的孤立性VSD 时,应仔细观察流出道,因为 VSD 常与圆锥干异常有关。表 15-2 总结了 VSD 的常见心脏伴发畸形。

VSD 常伴发心外畸形但并不特异。VSD 伴

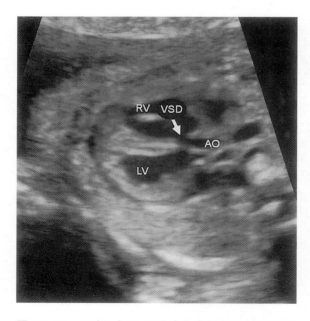

图 15-14 五腔心切面显示胎儿膜周部室间隔缺损(VSD)。可见升主动脉(AO)以及 VSD 部位室间隔与主动脉连续中断(箭头)。LV:左心室;RV:右心室。

发心外畸形会增加综合征和染色体畸形的危险性。据报道超过 20% 有 VSD 的胎儿染色体异常,如 21-三体综合征[4,18]。相反,VSD 也是染色体异常最常见的病变,如 21、18 及 13-三体综合征(见第 2 章)。但孤立的肌部 VSD 与染色体异常的关系仍存在争议。

预后与转归

有 VSD 的胎儿远期的预后取决于缺损的大小和位置及心内及心外并发畸形情况。彩色多普勒检测的肌部小 VSD 预后很好,约 80%在出生前或出生后 2 年内自然闭合[19,20]。当在孕中期诊断肌部 VSD 时,作者建议在孕晚期随访以明确室缺是否仍存在并除外伴发的小 VSD 或其他心脏畸形。

当 VSD 呈中等大小或较大时,为了减轻长期的病态,其血流动力学的改变需要外科干预封闭治疗。血流动力学改变包括婴儿期左向右分流,而其可致心脏衰竭。内科治疗轻至中等大小的 VSD 远期预后不错[19]。与在儿童期修补VSD 相比,婴儿出生后 1 年内早期修补大的VSD 能更明显增强左心室功能及较少心室肥厚的发生[21,22]。

要点:室间隔缺损

● VSD 是常见的先天性心脏病,仅次于

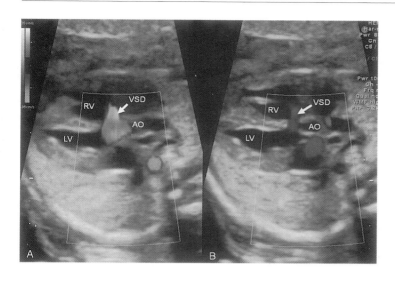

图 15-15 胎儿五腔心切面彩色多普勒显示膜周部室间隔缺损(VSD,与图15-14 是同一胎儿)。彩色多普勒显示双向分流,收缩期左向右分流(A)舒张期右向左分流(B)。LV:左心室;RV:右心室;AO:主动脉。(见彩图)

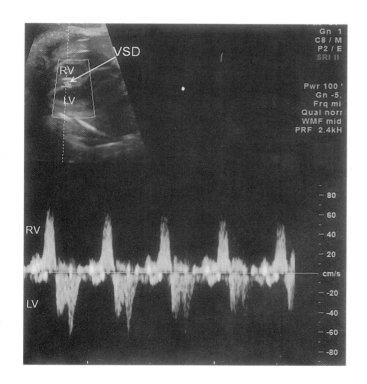

图 15-16 胎儿彩色及脉冲多普勒显示室间隔缺损(VSD),脉冲多普勒检测为双向分流进一步证实为存在 VSD。LV:左心室;RV:右心室。(见彩图)

主动脉瓣二瓣畸形。

● VSD 有四种解剖改变类型:流入道、流出道、膜部(膜周部)、小梁部(或肌部)。

● 膜周部 VSD 最常见,占所有病例的80%。

● 二维超声回声失落或彩色多普勒的

重叠(血流伪像)可致 VSD 假阳性诊断。

● 二维超声在心脏侧面或水平面观察能帮助减少 VSD 假阳性和假阴性诊断。

● VSD 断端回声增强,有助于区别真正的肌部 VSD 和伪像。

● 检测出膜周部 VSD 时,应仔细观察

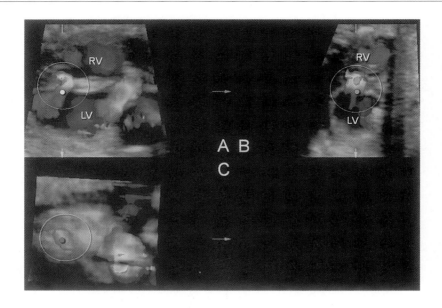

图 15-17 三维超声心动图垂直交叉切面显示肌部室间隔缺损(VSD)。图中的点(圆圈内)代表 3 个平面的交叉。圆点置于 VSD 处，于平面 A(水平四腔心切面)、平面 B(心室短轴)和平面 C(室间隔直视图)上均可显示。LV：左心室；RV：右心室。(见彩图)

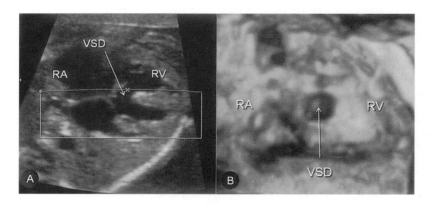

图 15-18 三维(3-D)超声表面成像模式直视图显示膜周部大缺损(VSD)。3-D 框置于平面 A 二维超声显示的室间隔上。平面 B 为表面成像模式下右心室(RV)面 VSD 直视图。RA：右心房。(见彩图)

大动脉，此点至关重要因其常伴随圆锥干畸形。

- 据报道超过 20%的 VSD 的胎儿染色体异常。

- VSD 也是染色体异常最常见的病变，如 21、18 及 13-三体综合征。

- 约 80%的肌部小 VSD 在出生前或出生后 2 年内自然闭合。

房室间隔缺损

定义、疾病谱与发病率

完全型房室间隔缺损(Complete atrioventricular septal defect，AVSD)是房间隔原发隔缺损联合室间隔缺损及异常的连接左右心室的

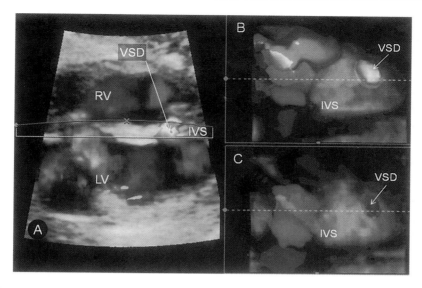

图 15-19　三维空间-时间关联成像技术(STIC)容积成像表面成像模式彩色多普勒显示肌部室间隔缺损(VSD)。平面 A,3-D 框置于室间隔之(IVS)上彩色多普勒显示 VSD。平面 B 和 C,表面成像于右心室(RV)面观显示 VSD,平面 B 显示左向右分流(红色)平面 C 显示右向左分流(蓝色)。LV:左心室。(见彩图)

共同房室瓣的一种心脏畸形(图 15-20)。共同房室瓣通常有 5 个瓣。AVSD 又称为心内膜垫缺损及房室通道缺损。部分型 AVSD 包括原发隔缺损和二尖瓣前叶裂。在部分型 AVSD 中,有明确的二尖瓣环和三尖瓣环。AVSD 也可分为均衡型和非均衡型。非均衡型 AVSD 房室连接主要朝向两个心室中的一个心室,导致心室比例失调。非均衡型 AVSD 在内脏异位综合征

中常见(见第 22 章)。

　　AVSD 是由于心脏胚胎发育时期心内膜垫融合失败所致。它是常见的心脏畸形占先天性心脏病婴幼儿的 4%~5%,活产儿的 0.19‰[23,24]。AVSD 在胎儿也是常见的诊断,大样本研究中占其心脏畸形的 18%[4]。AVSD 在女孩中更常见[23],与染色体异常高度相关,尤其是唐氏综合征。图15-21 显示了胎儿心脏 AVSD 的大体解剖样本。

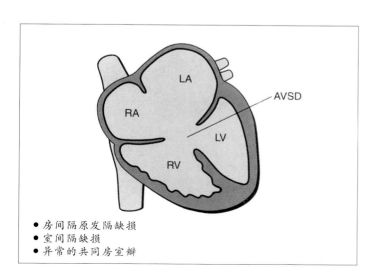

- 房间隔原发隔缺损
- 室间隔缺损
- 异常的共同房室瓣

图 15-20　房室间隔缺损(AVSD)。RA:右心房;RV:右心室;LV:左心室,LA:左心房。

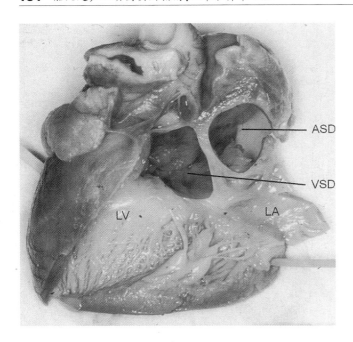

图 15-21 胎儿心脏 AVSD 的大体解剖样本。心脏从左心房(LA)及左心室(LV)切开,可见到房间隔大的原发隔缺损(ASD)及室间隔缺损(VSD)。(见彩图)

超声表现

灰阶超声

AVSD 在心尖四腔心切面最容易检出。在舒张期,共同房室瓣打开,心脏中心(即十字交叉部位)的缺损因缺乏组织而能明确显示(图 12-22)。这个缺损位于心脏的中心部位是因为在房室间隔部位有大的房间隔和室间隔缺损。在收缩期,共同房室瓣关闭,正常时近心尖的三尖瓣附着点位置消失,而 AVSD 共同房室瓣呈线样交叉(图15-23)。在四腔心切面能测量非均衡AVSD 的心室大小(图 15-24)。在部分型心内膜垫,可见到共同 AV 呈线样插入及房间隔原发隔缺损但没有大的室间隔缺损。病变较轻 AVSD 容易被忽略,尤其是在侧向四腔心切面,因为在此切面 AV 插入位置不能很好的显示。有趣的是,作者

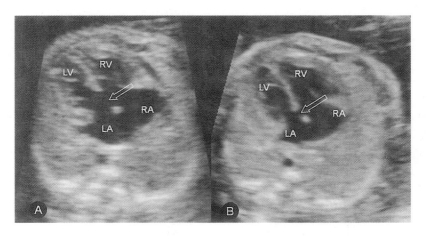

图 15-22 2 例完全型房室间隔缺损(AVSD)胎儿的四腔心切面。(A)较大的 AVSD 清晰显示(空心箭头)。(B) AVSD 较小(箭头)难以检测。如图 15-23 所示,收缩期瓣膜呈线样插入,从而明确诊断。LA:左心房;LV:左心室;RA:右心房;RV:右心室。

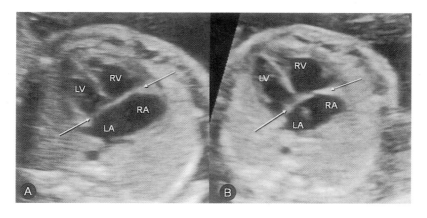

图 15-23 四腔心切面收缩期观察 2 例胎儿完全型房室间隔畸形(AVSD)(同为图 15-22 的 2 例胎儿)。注意共同房室瓣关闭时呈线样插入(箭头)。注意与图 15-22 中的舒张期相比。LA:左心房;LV:左心室;RA:右心房;RV:右心室。

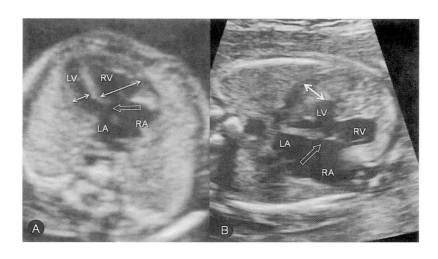

图 15-24 2 例非均衡型房室间隔缺损(AVSD)(空心箭头)及缩小的左心室。(A)21-三体综合征胎儿 AVSD 伴发的左心室变小(双向箭头)但心室壁似乎正常。(B)AVSD 伴发左心异构及心脏阻滞并心室壁增厚(双向箭头)。LA:左心房;LV:左心室;RA:右心房;RV:右心室。

发现 AVSD 的胎儿房室长度比(Atrioventricular length ratio,AVL)增加(正常值 0.5),这一发现有助于检测出 AVSD[25](图 15-25)。当 AVL 截断值超过 0.6 时 83% 的胎儿患有 AVSD,假阳性率为 5.7%[25](图 15-26)。AVSD 常伴随动脉圆锥异常,因此需要观察心室动脉连接。

彩色多普勒

彩色多普勒有助于明确诊断 AVSD,在 AVSD 患者,四腔心切面舒张期彩色多普勒显示单通道的血流流向心室并在室间隔残缘分成两部分(图 15-27)。彩色多普勒也同样能观察非均衡型 AVSD 的心室发育不良程度(图 15-28)。在收缩期,大部分完全型 AVSD 彩色多普勒能显示共同房室瓣反流(图 15-27)。反流通常起源于瓣膜的中心但通常反流量不会大到引起心房扩张。因为胎儿期二尖瓣反流很少见,所以反流束如果来自左心室,则应该注意是否有完全型或部分型 AVSD。

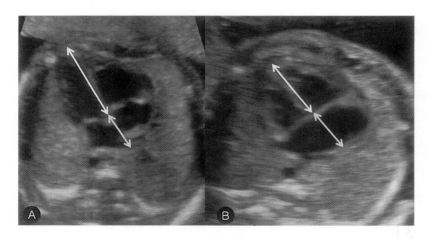

图 15-25 正常胎儿(A)及房室间隔缺损胎儿的房室长度比(AVL 比)(B)。注意与正常胎儿(A)相比 AVSD 胎儿的心房长度增加(短双向箭头)。详见正文。

妊娠早期

在孕早期 11~14 周通过 2-D 及彩色多普勒显示舒张期心脏中心的缺损即能检测出 AVSD (图 15-29)。如果可能经阴道超声更清晰，心脏检查的常见适应证是颈项透明层增厚(图 15-29)。

为了避免伪像应适当应用彩色多普勒设置。彩色多普勒显示的共同房室瓣反流有助于进一步作出诊断(图 15-30)。

三维超声

应用三维容积超声断层成像模式在四腔心切面能多平面显示 AVSD 的解剖改变特征[26,27]。四腔心切面水平表面成像能突出显示十字交叉部位的缺损大小(图 15-31)。应用直视图能从心房(图 15-32)或心室面显示 AV 瓣,后者

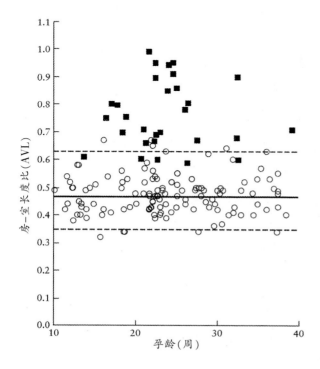

图 15-26 正常胎儿(圆圈)及 AVSD 胎儿(黑方框)不同孕龄房-室长度比(AVL)。实线代表正常胎儿平均 AVL 比。虚线表明 95% 的参考范围。详见正文。(From Machlitt A, Heling KS, Chaoui R. Increased cardiac atrial-to-ventricular length ratio in the fetal four-chamber view: a new marker for atrioventricular septal defects. *Ultrasound Obstet Gynecol* 2004;24(6):618-622, with permission.)

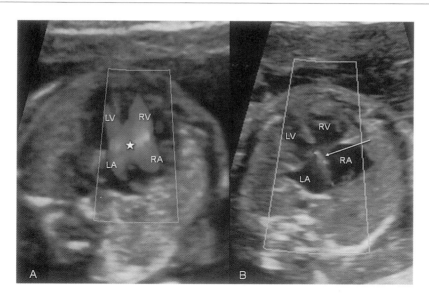

图 15-27　2 例完全型房室间隔缺损胎儿四腔心切面舒张期(A)和收缩期(B)彩色多普勒成像。在舒张期(A)，显示通过共同房室瓣的单束血流(星号)进入到双心室。在收缩期(B)，可见通过发育异常的共同房室瓣的反流束(箭头)。LA：左心房；LV：左心室；RA：右心房；RV：右心室。(见彩图)

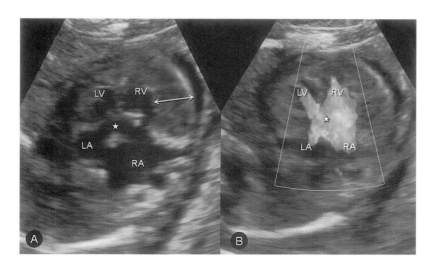

图 15-28　非均衡型房室间隔缺损(星号)四腔心切面灰阶超声(A)及彩色多普勒成像(B)；增厚的原发心肌(双向箭头)；及变小的左心室(LV)。彩色多普勒(B)更明确显示舒张期左心室明显变小。LA：左心房；LV：左心室；RA：右心房；RV：右心室。(B 见彩图)

显示瓣器的解剖信息更具优势[28]。

心内及心外并发畸形

　　AVSD 伴发畸形包括法洛四联症、心室双出口、右位主动脉弓及其他圆锥干畸形。也可能伴发肺动脉闭锁、肺静脉及体静脉异常，尤其是伴发左右心室异构时。非平衡型 AVSD 可导致一侧心室发育不良而心室比例失调。AVSD 还可伴发主动脉缩窄，导致左心室变小或偶见主动脉弓严重发育不良，而与左心发育不良血

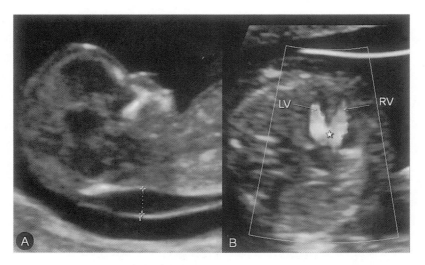

图 15-29 孕 12 周胎儿颈项透明层增厚(A)及房室间隔缺损(B)。经阴道超声彩色多普勒(B)证实了完全型 AVSD(星号)。染色体绒毛标本显示 18-三体综合征。LV：左心室；RV：右心室。(B 见彩图)

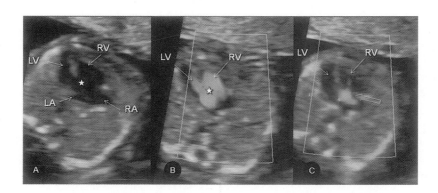

图 15-30 孕 16 周胎儿房室间隔缺损(AVSD)灰阶超声(A)及在舒张期(B)和收缩期(C)彩色多普勒成像。图 A 和图 B 显示 AVSD(星号)。图 B 显示舒张期心室充盈的中心通道，图 C 显示收缩期共同房室瓣反流(空心箭头)。LA：左心房；LV：左心室；RA：右心房；RV：右心室。(B,C 见彩图)

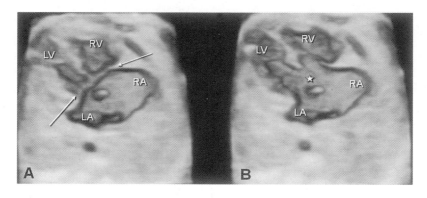

图 15-31 一例完全型 AVSD 胎儿三维超声表面成像模式四腔心切面收缩期(A)和舒张期(B)图像。收缩期(A)可见共同房室瓣呈典型的线状插入(箭头)，舒张期(B)可见心脏十字交叉处间隙(星号)。LA：左心房；LV：左心室；RA：右心房；RV：右心室。(见彩图)

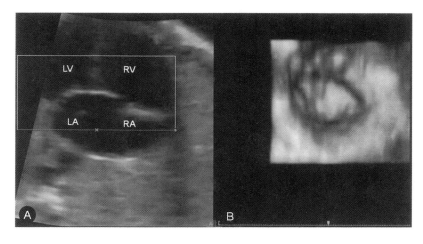

图 15-32　AVSD 胎儿四维容积成像,从心房侧所见的共同房室瓣的直视图,成像框置于共同房室瓣上,心房侧成像线呈绿色(A)。B 图可见共同房室瓣的表面成像,实时成像时可见共同房室瓣的开放和关闭。(见彩图)

流动力学改变相似。

　　AVSD 心外畸形主要包括染色体异常,21-三体综合征最为常见,18 和 13-三体综合征较少见。40%~45%唐氏综合征婴儿患有先天性心脏病,其中 40%为 AVSD,又以完全型最为常见[23,29]。胎儿期诊断 AVSD 呈孤立性畸形时,58%病例伴随 21-三体综合征。伴发心内强回声斑点则其非整倍的危险性增加。1/3 的内脏异位综合征患者可于产前诊断 AVSD[31]。当 AVSD 伴发内脏异位时,染色体异常的危险性没有增加,但因为心内和心外畸形的严重度预后很差(见第 22 章)。

鉴别诊断

　　如果不仔细观察正常的房间隔和三尖瓣附着部位,孤立性流入道 VSD 可能会误诊为 AVSD。当有永存左上腔静脉时扩张的冠状静脉窦与 AVSD 相似[32]。21-三体综合征时常见的伴发改变也可有不伴间隔缺损的房室瓣的线样插入[33]。鉴别大的 AVSD 或非均衡型 AVSD 与单心室较困难。而且,非均衡型 AVSD 与左心发育不良综合征或三尖瓣闭锁难以鉴别,因其也可引起左心室或右心室发育不良。表 15-3 列出的是 AVSD 的诊断线索。

预后与转归

　　一个胎儿医疗中心的数据显示,产前诊断的完全型 AVSD 总的存活率是 32%,除外终止妊娠及随访失访的[34]。产前诊断 AVSD 的生存率低主要是因为其高发的心内及心外伴发畸形[34]。

　　孤立性病变的病例的远期预后不错,累积 20 年存活率为 95%,手术死亡率较低(<2%)[35,36]。1/4 的病例需要再次手术,因为左侧渐发的房室反流或左室流出道梗阻[37]。手术方法为修补心房及心室间隔,重建房室瓣。非均衡型 AVSD,因

表 15-3	四腔心切面房室(AV)间隔缺损的诊断线索	
舒张期(AV 瓣开放)	二维:心脏中心的间隙	
	彩色:单流入道、心房及心室血液混合	
收缩期(AV 瓣关闭)	二维:共同 AV 瓣的两个瓣叶在同一水平呈线样插入	
	二维:AV 长度比>0.6(心房长径增大)	
	彩色:AV 瓣反流	

一侧心室严重发育不良难以进行双心室修补。姑息手术常应用在如单一心室心脏畸形中。

要点：房室间隔缺损

- AVSD 包括房间隔原发隔缺损和室间隔缺损及异常的共同房室瓣。
- AVSD 的共同房室瓣通常为五个瓣叶。
- 部分型 AVSD 包括房间隔原发隔缺损及二尖瓣前叶裂，明显的二尖瓣及三尖瓣环。
- 非均衡型 AVSD 房室连接血流主要流至两个心室中的一个心室，导致房室比例失调。
- 非均衡型 AVSD 典型的见于内脏异位综合征。

- 四腔心切面是诊断 AVSD 最好的切面（表 15-3）。
- 收缩期，AVSD 可见共同房室瓣呈线样交叉。
- 部分型 AVSD，可见 AV 呈线样插入，伴房间隔原发隔缺损但无大的室间隔缺损。
- 在收缩期，大部分完全型 AVSD 彩色多普勒可显示共同房室瓣反流。
- 40%的唐氏综合征先天性心脏病病例合并 AVSD。
- AVSD 伴发内脏异位时，没有发生染色体异常的危险性。
- 因为伴发的心内和心外畸形，产前诊断的 AVSD 生后总的存活率低。
- 孤立性的 AVSD 长期预后不错。

（谷孝艳 李治安 译）

参考文献

1. Feldt RH, Avasthey P, Yoshim ASVF, et al. Incidence of congenital heart disease in children born to residents of Olmsted County, Minnesota 1950–1969. *Mayo Clin Proc* 1971;46:794–799.
2. Hoffman JIE, Christianson MA. Congenital heart disease in a cohort of 19,502 births with long term follow-up. *Am J Cardiol* 1978;42:641–647.
3. Samanek M. Children with congenital heart disease: probability of natural survival. *Pediatr Cardiol* 1992;13:152–158.
4. Allan LD, Sharland GK, Milburn A, et al. Prospective diagnosis of 1006 consecutive cases of congenital heart disease in the fetus. *J Am Coll Cardiol* 1994;23:1452–1458.
5. Gotsman MS, Astley R, Parsons CG. Partial anomalous pulmonary venous drainage in association with atrial septal defect. *Br Heart J* 1965;27:566.
6. Ettedgui JA, Sievers RD, Anderson RH, et al. Diagnostic echocardiographic features of the sinus venosus defect. *Br Heart J* 1990;64:329.
7. Stewart PA, Wladimiroff JW. Fetal atrial arrhythmias associated with redundancy/aneurysm of the foramen ovale. *J Clin Ultrasound* 1988;16(9):643–650.
8. Rice MJ, McDonald RW, Reller MD. Fetal atrial septal aneurysm: a cause of fetal atrial arrhythmias. *J Am Coll Cardiol* 1988;12(5):1292–1297.
9. Ferencz C, Rubin JD, Loffredo CA, et al. *Epidemiology of congenital heart disease: the Baltimore-Washington infant study 1981–1989*. Austin, TX: Futura Publishing, 1993;38
10. Roguin N, Du Z-D, Barak M, et al. High prevalence of muscular ventricular septal defect in neonates. *J Am Coll Cardiol* 1995;26:1545–1548.
11. Mavroudis C, Backer CL, Idriss FS. Ventricular septal defect. In: C Mavroudis, CL Backer CL, eds. *Pediatric cardiac surgery*, 2nd ed. St. Louis: Mosby-Year Book, 1994;201–221.
12. Lincoln C, Jamieson S, Shinebourne E, et al. Transatrial repair of ventricular septal defects with reference to their anatomic classification. *J Thorac Cardiovasc Surg* 1977;74:183–190.
13. Soto B, Becker AE, Moulaert AJ, et al. Classification of ventricular septal defects. *Br Heart J* 1980;43:332–343.
14. Hoffman JLE, Rudolph AM. The natural history of ventricular septal defects in infancy. *Am J Cardiol* 1965;16:634–653.
15. Chaoui R, Hoffmann J, Heling KS. Three-dimensional (3D) and 4D color Doppler fetal echocardiography using spatio-temporal image correlation (STIC). *Ultrasound Obstet Gynecol* 2004;23(6):535–545.
16. Paladini D, Russo MG, Vassallo M, et al. The 'in-plane' view of the inter-ventricular septum. A new approach to the characterization of ventricular septal defects in the fetus. *Prenat Diagn* 2003;23(13):1052–1055.
17. Yagel S, Valsky DV, Messing B. Detailed assessment of fetal ventricular septal defect with 4D color Doppler ultrasound using spatio-temporal image correlation technology. *Ultrasound Obstet Gynecol* 2005;25(1):97–98.
18. Axt-Fliedner R, Schwarze A, Smrcek J, et al. Isolated ventricular septal defects detected by color Doppler imaging: evolution during fetal and first year of postnatal life. *Ultrasound Obstet Gynecol* 2006;27(3):266–273.
19. Kidd I, Driscoll DJ, Gersony WM, et al. Second natural history study of congenital heart defects: results of treatment of patients with ventricular septal defects. *Circulation* 1993;87(suppl I): I38–I51.
20. Paladini D, Palmieri S, Lamberti A, et al. Characterization and natural history of ventricular septal defects in the fetus. *Ultrasound Obstet Gynecol* 2000;16(2):118–122.

21. Cordell D, Graham TP Jr, Arwood GF, et al. Left heart volume characteristics following ventricular septal defect closure in infancy. *Circulation* 1976;54:294–298.
22. Graham TP Jr, Cordell GD, Bender HA Jr. Ventricular function following surgery. In: RD Rowe, BSL Kidd, eds. *The child with congenital heart disease after surgery.* Mt. Kisco, NY: Futura Publishing, 1976;277–293.
23. Fyler DC, Buckley LP, Hellenbrand WE, et al. Endocardial cushion defect. Report of the New England Regional infant cardiac program. *J Pediatr* 1980;65:441–444.
24. Samanek M. Prevalence at birth, "natural" risk and survival with atrioventricular septal defect. *Cardiol Young* 1991;1:285–289.
25. Machlitt A, Heling KS, Chaoui R. Increased cardiac atrial-to-ventricular length ratio in the fetal four-chamber view: a new marker for atrioventricular septal defects. *Ultrasound Obstet Gynecol* 2004;24(6):618–622.
26. Paladini D, Vassallo M, Sglavo G, et al. The role of spatio-temporal image correlation (STIC) with tomographic ultrasound imaging (TUI) in the sequential analysis of fetal congenital heart disease. *Ultrasound Obstet Gynecol* 2006;27(5):555–561.
27. Chaoui R, Heling KS. New developments in fetal heart scanning: three- and four-dimensional fetal echocardiography. *Semin Fetal Neonatal Med* 2005;10(6):567–577.
28. Vinals F, Pacheco V, Giuliano A. Fetal atrioventricular valve junction in normal fetuses and in fetuses with complete atrioventricular septal defect assessed by 4D volume rendering. *Ultrasound Obstet Gynecol* 2006;28(1):26–31.
29. DeBiase L, Di Ciommo V, Ballerini L, et al. Prevalence of left-sided obstructive lesions in patients with atrioventricular canal without Down syndrome. *J Thorac Cardiovasc Surg* 1986;91:467–472.
30. Delisle MF, Sandor GG, Tessier F, et al. Outcome of fetuses diagnosed with atrioventricular septal defect. *Obstet Gynecol* 1999;94:763–767.
31. Huggan IC, Cook AC, Smeetan NC, et al. Atrioventricular septal defects diagnosed in fetal life: associated cardiac and extra-cardiac abnormalities and outcome. *J Am Coll Cardiol* 2000;36:593–601.
32. Park JK, Taylor DK, Skeels M, et al. Dilated coronary sinus in the fetus: misinterpretation as an atrioventricular canal defect. *Ultrasound Obstet Gynecol* 1997;10:126–129.
33. Fredouille C, Piercecchi-Marti MD, Liprandi A, et al. Linear insertion of atrioventricular valves without septal defect: a new anatomical landmark for Down's syndrome? *Fetal Diagn Ther* 2002;17(3):188–192.
34. Rasiah SV, Ewer AK, Miller P, et al. Outcome following prenatal diagnosis of complete atrioventricular septal defect. *Prenat Diagn* 2008;28:95–101.
35. Aubert S, Henaine R, Raisky O, et al. Atypical forms of isolated partial atrioventricular septal defect increase the risk of initial valve replacement and reoperation. *Eur J Cardiothorac Surg* 2005;28:223–228.
36. Studer M, Blackstone EH, Kirklin JW, et al. Determinants of early and late results of repair of atrioventricular septal (canal) defects. *J Thorac Cardiovasc Surg* 1982;84:523–542.
37. McGrath LB, Gonzalez-lavin L. Actuarial survival, freedom from reoperation, and other events after repair of atrioventricular septal defects. *J Thorac Cardiovasc Surg* 1987;94:582.

第16章 单心室房室连接、心室双入口和三尖瓣闭锁并室间隔缺损

单心室房室连接

单心室房室连接描述的是一组心脏畸形，房室连接完全或大部分连至单个心室腔。在胚胎学这种畸形被认为是球室管旋转阶段发育失败造成的。对这组心脏异常细化分型以及入选和排除标准至今仍有争论。从临床角度来看，单心室房室连接先天性畸形，生理学单心室，描述的是心脏只有一个功能心室，有一个或两个心房与其连接。有多种术语描述这种异常，包括单心室心、原始心室、共同心室、单一心室、三腔两房心、两腔心、优势心室和心室双入口[1]。经典的 Van Praagh's 分型[2]，后被 Hallermann 等修改[3]，描述有一个或两个房室瓣共同汇入一个单独心室并排除二尖瓣和三尖瓣闭锁。Anderson's 简化分型指一个单心室，有或没有残余心腔并且可包括二尖瓣或三尖瓣闭锁。在 Anderson's 分型，如果存在残余心腔的话，应该没有入口，但可以有出口[4,5]。单心室房室连接可分为三个亚型：双入口，即两个心房通过两组房

室瓣连接一个心室；单入口，即一个心房通过一组房室瓣连接一个心室；共同入口，即两个心房通过一组房室瓣连接一个心室[6]。心室的形态学通常为左室伴有一个残余右室。少数情况下为右室伴有一个残余左室，或者一个不定心室并且没有残腔。由先天性心脏畸形外科修复造成的单心室心不应包括在单心室房室连接中。表 16-1 列出了几种胎儿超声心动图可以表现为单一心室的心脏畸形。其中心室双入口和三尖瓣闭锁并室间隔缺损被经常归类于单心室房室连接，并将在本章中讨论。图 16-1 显示 2 例解剖单心室的胎儿心脏四腔心切面。

心室双入口

定义、疾病谱与发病率

心室双入口（DIV）被认为是单心室房室连接的经典、最常见的形式[6]。它的特征为两个发育正常的右房、左房通过各自的房室瓣连接于一个共同心室上（图 16-2）。DIV 的最常见类型是双入口连接于形态学左室，约占 80%，因此也称作左室双入口（DILV）[2]。在 DILV 中，经常存在一个发育不良的右室（图 16-2 未显示）并通过室缺与单个心室相连。这个"残余"心室是一个小流出腔，间隔的缺损通常被称作球室孔。主动脉和肺动脉经常为 D 型或 L 型转位，根据心室扭转而定，一个或两个大血管（双出口）可以常常发自小流出腔。在球室孔（间隔缺损）受限时，自残余心室发出的相应大血管可能变窄（肺动脉狭窄或主动脉缩窄）。DIV 的其他形式包括右室双入口、混合心室双入口和心

表16-1	胎儿超声心动图显示单心室的心脏畸形

左心发育不良综合征

室间隔完整肺动脉闭锁

房室间隔缺损（非对称性）

单心室并右心或左心异构

矫正型大动脉转位并三尖瓣闭锁

二尖瓣闭锁并室间隔缺损

心室双入口

三尖瓣闭锁并室间隔缺损

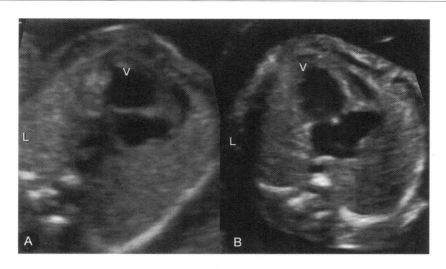

图 16-1　2 例胎儿四腔心切面显示单心室解剖。(A)左心发育不良,左心室缺如,二尖瓣和主动脉闭锁。(B)右心室发育不良并室间隔完整的肺动脉闭锁。胎儿超声心动图显示一个心室并不等同于单心室。详见正文及表 16-1。L:左;V:心室。

室不定或无法分辨形态心室双入口[2]。DIV 发病率低,占活产儿的 0.1/1000[7]。由于 DIV 在心脏四腔心切面容易探查,因此胎儿期的发病率较高。

超声表现

灰阶超声

DIV 在四腔心切面上异常显示为单个心室并室间隔缺失(图 16-3)。超声鉴别单心室的形态学基于左右心室解剖形态学特征,见第 5 章。左室心内膜光滑,肌小梁细小,而右室心内膜粗糙表面不规则。对房室瓣解剖结构和(或)乳头肌位置的评价来确定心室形态学不能够应用于单心室房室连接中。DILV 中残余右室和间隔缺损(球室孔)在四腔心是不显示的,而是在更靠头侧的切面,如图所示大血管时显示(图 16-4)。

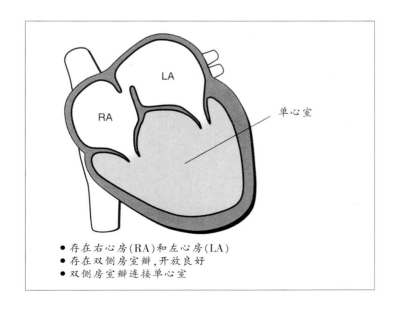

- 存在右心房(RA)和左心房(LA)
- 存在双侧房室瓣,开放良好
- 双侧房室瓣连接单心室

图 16-2　心室双入口。

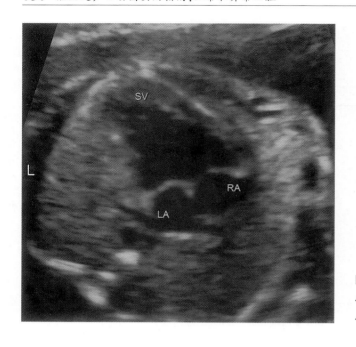

图 16-3 心室双入口胎儿四腔心切面。显示右心房(RA)及左心房(LA)通过两个房室瓣汇入单心室(SV)。L:左。

DILV 残余流出心腔更多位于主心腔的左侧(左袢)也可以位于右侧(右袢)[8]。如果小流出腔在心室的左侧,通常为 L 型大动脉转位。如果小流出腔在心室的右侧,通常为 D 型大动脉转位或关系正常,肺动脉发自小的流出心腔[8]。流出道的梗阻主要是由于心腔和大动脉管腔大小的差异,而不是血流的紊乱,后者可以不存在

(图 16-4)。肺动脉管腔变细提示肺动脉瓣的狭窄,而升主动脉的变细可以合并主动脉的缩窄或者主动脉弓的发育不良。

彩色多普勒

由于有两个房室瓣开放,彩色多普勒显示两股血流,因此可产生好像有分隔或室间隔存在的假象而被误导[9](图 16-5)。诊断要由二维

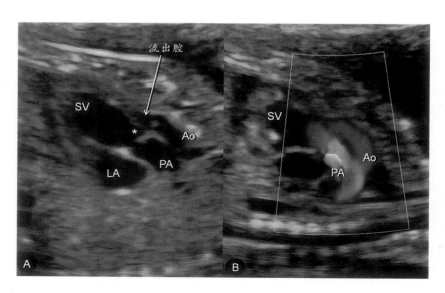

图 16-4 心室双入口胎儿(与图 16-3 同一胎儿)二维长轴切面(A)和彩色多普勒(B)显示残余心腔通过室间隔缺损(星号)与单心室(SV)连通。主动脉(Ao)和肺动脉(PA)平行走形;小的室间隔缺损致主动脉变窄。LA:左心房。(B 见彩图)

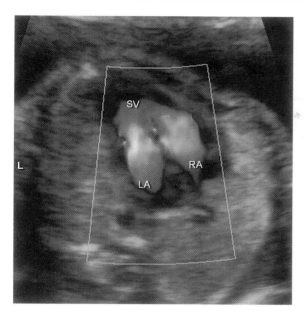

图 16-5　心室双入口四腔心切面彩色多普勒显示血流于舒张期自右心房(RA)与左心房(LA)流向单心室(SV)。L:左。(见彩图)

超声和彩色多普勒所提供的包括左右房室瓣的开放、血流穿过室间隔、和大动脉的额外信息进行明确（图 16-4）。这种情况下室间隔缺损可能是限制性的,最好使用彩色多普勒进行评价。

妊娠早期

DIV 可以在早孕期观察到四腔心切面室间隔缺失和大动脉起源的异常而发现。

三维超声

三维超声联合应用断层成像可以同时显示四腔心异常和大血管的走形和残余心腔。脱机模式通过容积的显示有利于对大动脉空间方位的评价。表面重建模式可以显示一个大的心室和两个房室瓣的流入道以及残余流出腔(图 16-6)并且有助于确定大血管的空间关系。

心内及心外并发畸形

DIV 伴发畸形包括房室瓣的闭锁、发育不良或跨立,肺动脉(或瓣下)流出道梗阻,主动脉(或瓣下)流出道的梗阻,传导异常,主要由于传导系统的解剖损害[10]。

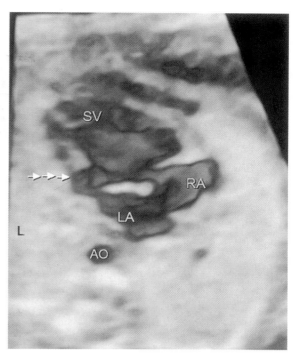

图 16-6　心室双入口四腔心切面表面重建模式显示右心房(RA)、左心房(LA)以及单心室(SV)。也可见小的残余心腔(箭头)。L:左;AO:降主动脉。(见彩图)

要排除最重要心外异常是右侧或左侧的异构(见第 22 章),特别是在心室共同入口情况下[11]。心脏超声检查的顺序分析法可以发现这些相关畸形。同时还可以存在染色体和其他心外的畸形,但是并不常见。

鉴别诊断

表 16-1 列出了多种需与 DIV 鉴别诊断的心脏畸形。DIV 在产前超声诊断中可能被漏诊,原因是进行心脏侧面扫查时舒张期时乳头肌可误认为是单心室中的室间隔。

预后与转归

伴有开放房室瓣的 DIV 在胎儿期能很好地耐受。超声随访非常重要,由于血流的减少和血管发育欠缺会导致流出道梗阻并加重。DIV 在新生儿期依赖于这些并发畸形的,如大血管的梗阻或房室瓣的异常。单心室的治疗是外科修复。外科修复的方法（肺动脉环阻、Fontan 手术或其他）主要根据对大血管的排列和灌注的详细评估。

一个对 105 例进行大动脉调转的 DILV 患者 25 年跟踪随访结果显示其总的死亡率为 29%[12]。多变量分析表明心率失常和起搏器为死亡率的独立危险因素，而肺动脉闭锁或狭窄以及肺动脉环阻会减低死亡率[12]。性别、生产时间、主动脉弓异常和体循环梗阻并不是长期预后的危险因素[12]。

要点：心室双入口

- 心室双入口是单心室房室连接的最常见类型。
- 它的特征为两个发育正常的右房、左房通过各自的房室瓣连接于一个共同心室。
- DIV 的最常见类型是双入口连接于形态学左室，约占 80%。
- 四腔心切面异常。
- 经常存在流出道梗阻并影响残余心室的血管起源。

- DIV 伴发畸形包括房室瓣的闭锁、发育不良或跨立，肺动脉（或瓣下）流出道梗阻，主动脉（或瓣下）流出道的梗阻，传导异常。

三尖瓣闭锁并室间隔缺损

定义、疾病谱与发病率

三尖瓣闭锁（Tricuspid atresia，TA）的特征是右侧房室连接的缺如导致右房和右室之间的交通缺乏（图 16-7）。因此右室容积明显变小。在大多数病例中三尖瓣器没有发育，超声检查时表现为右侧房室连接部位出现增厚的组织回声。经常伴有流入型室间隔缺损（VSD），典型的为膜周部室缺，右室的大小与 VSD 大小相关（图 16-7）。由于存在三尖瓣的梗阻，一个大的心房间交通是必要的，表现为大的卵圆孔或房间隔缺损。TA 根据大血管起源空间关系分为三型：TA-1 型大动脉起源正常（主动脉发自左室、肺动脉发自右室），占 70%~80%（图 16-7）。TA-2 型占 12%~15%，合并 D 型大动脉转位。

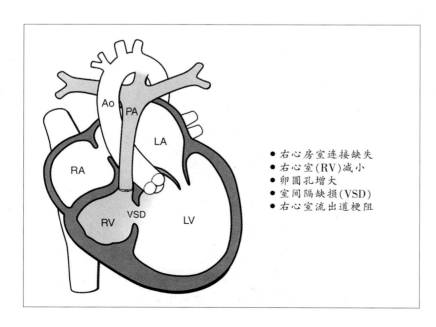

- 右心房室连接缺失
- 右心室（RV）减小
- 卵圆孔增大
- 室间隔缺损（VSD）
- 右心室流出道梗阻

图 16-7　三尖瓣闭锁并室间隔缺损。RA：右心房；LV：左心室；LA：左心房；PA：肺动脉；Ao：主动脉。

TA 其余病例为罕见畸形 TA-3 型,常合并复杂的大动脉畸形,比如共同动脉干或 L 型大动脉转位。TA 很少见,在活产儿的发病率为 0.08/1000[7]。报道称 TA 占先天性心脏病产前诊断的 4%,由于它属于一组四腔心切面异常相关心脏畸形因而在产前检查更常见[15-18]。图 16-8 是一例 TA 胎儿心脏的解剖标本。

超声表现

灰阶超声

四腔心切面对于 TA 具有诊断价值,能够显示缩小的右室、室间隔缺损、右侧房室连接的缺如 (图 16-9)。右心室变小,其大小主要与 VSD 大小相关;VSD 越小右室越小(图 16-9 和图 16-10)。右室收缩正常没有心肌增厚。闭锁的右侧房室瓣表现为增厚的组织回声并且右房轻度扩大(图 16-9)。心房间交通变大经常可见

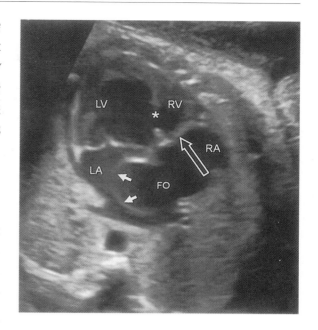

图 16-9 孕 29 周胎儿三尖瓣闭锁并室间隔缺损的四腔心切面。右心室(RV)小并通过室间隔缺损(星号)与左心室沟通。空心箭头指示为闭锁增厚的三尖瓣。卵圆孔(FO)增大,卵圆瓣过长(小箭头)。房间隔与室间隔排列错位。LA:左心房;RA:右心房。

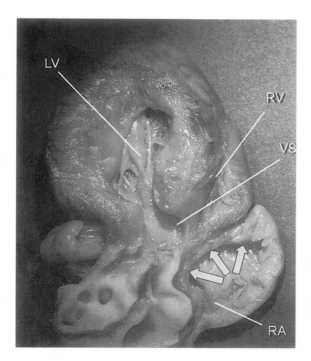

图 16-8 三尖瓣闭锁并室间隔缺损病例胎心解剖标本,四腔心切面。右心室(RV)小,通过室间隔缺损(VS)与左心室(LV)相连,右侧房室连接缺如。闭锁的三尖瓣(黄色箭头)显示为增厚的组织。RA:右心房。(见彩图)

过长的卵圆瓣凸向左房(图 16-9)。房间隔和室间隔排列错位(图 16-9)。在五腔心切面、短轴、三血管气管切面可用来评价心室与大动脉连接是否一致(见第 20 章大动脉转位超声诊断)。由于经常合并狭窄,起自右心室的大血管应仔细评价其内径。右室流出道梗阻的严重程度与右心室和 VSD 的大小直接相关。偶尔可存在肺动脉或主动脉闭锁。可存在右位主动脉弓,在三血管气管切面可见主动脉走形至气管的右侧。

彩色多普勒

彩色多普勒在 2D 超声基础上显示通过三尖瓣的血流缺失以及一个开放的二尖瓣可以确定诊断(图 16-11)。由于二尖瓣上血流速度的增快,可观察到二尖瓣上彩色的混叠(图 16-11)。彩色多普勒超声产前诊断发现二尖瓣存在反流时,胎儿预后不良。右心室在舒张晚期通过室间隔缺损从左向右分流进行充盈,彩色多普勒可观察到通过室间隔缺损的血流信号(图16-11)。

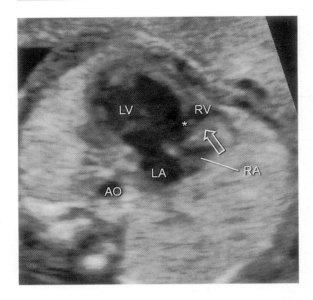

图 16-10 四腔心切面显示孕 22 周胎儿三尖瓣闭锁并限制性室间隔（星号）缺损及右心室（RV）未发育。空心箭头指示闭锁增厚的三尖瓣。RA：右心房；LA：左心房；LV：左心室；AO：降主动脉。

彩色多普勒对于评价大动脉的血流亦有帮助。通过肺动脉的血流通常为前向非湍流信号。肺动脉狭窄的评估通常是通过血管管径的缩窄进行判断的，由于彩色多普勒血流通常不表现为湍流，因而不能通过彩色多普勒血流来进行判断。在三血管气管切面动脉导管的血流通常为前向血流，但是一旦动脉导管血流为逆向，提示为导管依赖性肺循环，可导致新生儿出生后的紫绀（图 16-12B）。TA 的导管依赖性循环常见于重度肺动脉狭窄或闭锁合并小右心室。

妊娠早期

由于四腔心切面存在异常，无论是应用 2-D 还是联合应用彩色多普勒超声，TA 可以在早孕期得到诊断（图 16-13）。TA 在孕早期合并颈项透明层的增厚[19]。有报道称在妊娠中晚期静脉导管的反向血流常合并 TA，但是这种改变在孕 11~14 周可以出现。这可以代表右室疾病的一个早期征象[20]。

三维超声

断层和正交切面显像可以显示 TA 的主要

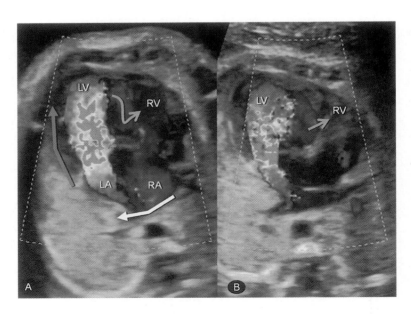

图 16-11 彩色多普勒四腔心切面显示胎儿三尖瓣闭锁并室间隔缺损（与图 16-9 同一胎儿）舒张早期（**A**）及晚期（**B**）血流情况。在舒张早期，血液进入右心房（RA）流经增宽的卵圆孔进入左心房（LA）（白色箭头），并通过二尖瓣进入左心室（LV）（红色箭头）。二尖瓣由于血流量增加而彩色混叠（**A,B**）。右心室（RV）主要在舒张晚期及收缩期接受穿过 VSD（蓝色箭头）来自左心室（LV）的血液。（见彩图）

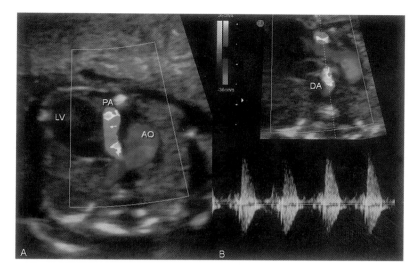

图 16-12　彩色(A)及脉冲多普勒(B)三血管气管切面显示胎儿三尖瓣闭锁、小室间隔缺损、肺动脉狭窄(与图 16-10 为同一胎儿)。A 图显示细小的肺动脉(PA)与相对扩张的主动脉(AO)。B 图脉冲多普勒频谱显示动脉导管(DA)血流反向,为重度肺动脉梗阻的征象,是产后动脉导管依赖型肺循环。LV:左心室。(见彩图)

特征,如:四腔心切面的异常、小右室腔的大小、VSD、大动脉管径及关系[21,22]。容积重建的表面模式或者其他模式(反转模式、玻璃体模式)对于心室腔大小及大血管空间关系的评价有帮助(图 16-14)。

心内及心外并发畸形

　　心内合并畸形包括增大的心房间交通,如未闭的卵圆孔或房间隔缺损、室间隔缺损、大动脉转位和不同程度的右室流出道的梗阻。右室流出道的梗阻表现不一:可以是肺动脉依然开放、狭窄、闭锁,主动脉依然开放、狭窄、缩窄或者主动脉弓的离断。一项多中心研究,在 60 例 TA 胎儿心脏异常中,9 例大血管依然开放,16 例有肺动脉狭窄,11 例有肺动脉闭锁,6 例有主动脉狭窄,4 例有主动脉缩窄,9 例有主动脉发

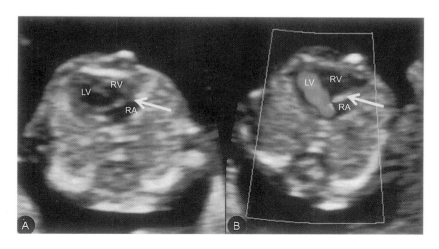

图 16-13　孕 13 周三尖瓣闭锁胎儿的灰阶及彩色多普勒四腔心切面。A 图显示四腔心切面异常:残余右心室(RV)和室间隔缺损。B 图显示彩色多普勒舒张期三尖瓣(箭头)过瓣血流缺失。RA:右心房;LV:左心室。(见彩图)

表 16-2	三尖瓣闭锁并室间隔缺损(TA–VSD)与室间隔完整肺动脉闭锁(PA–IVS)鉴别特征	
	TA–VSD	**PA–IVS**
右室	通常发育不良	一般发育不良,但可以正常或扩大
右室壁	正常	增厚
室间隔	室间隔缺损	室间隔完整凸向左室
房间隔	卵圆孔增大,卵圆瓣过长	卵圆瓣正常
三尖瓣	增厚组织回声增强没有瓣器	一般瓣叶发育不良,瓣叶活动受限 偶尔可见三尖瓣反流
右房	大小正常,卵圆孔增大	重度三尖瓣反流致右房扩大
肺动脉和肺动脉瓣	开放的瓣膜(很少闭锁) 肺动脉变细	瓣膜闭锁,肺动脉变细
动脉导管	一般为前向血流	经常逆向血流
大动脉关系	80%正常,20%转位	正常
其他特征	没有心室与冠状动脉交通	心室与冠状动脉交通可以存在
产后	稳定可无紫绀	经常紫绀

育不良,2 例有主动脉离断;3 例存在共同动脉干,以及未定义的心室–大动脉连接[23]。有趣的是,合并肺动脉流出道梗阻的所有胎儿的心室–大动脉连接是一致的,而几乎所有主动脉流出道梗阻的胎儿心室–大动脉连接是不一致的[23]。其他合并心脏畸形为永存左上腔静脉、

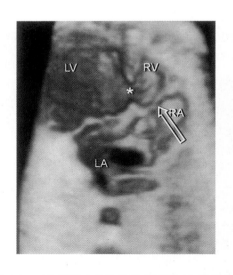

图 16-14 三维容积表面重建模式显示三尖瓣闭锁并室间隔缺损胎儿四腔心切面,可见增大的左心室(LA)和发育不良的右心室(RV)并室间隔缺损(星号)。空心箭头指示闭锁的三尖瓣。LA:左心房;RA:右心房。(见彩图)

右位主动脉弓、肺静脉异常和并列心耳。在极少的情况下,为矫正型大动脉起源,在前述的研究中占 6/60[23]。由于房室连接的不一致,右室在左侧,闭锁的瓣膜在左侧,这种情况可能被误认为二尖瓣闭锁并 VSD。

TA 可合并心外畸形,尽管很少情况下合并染色体的畸变包括 22q11 的微缺失,应该进行胎儿的染色体核型检查[23]。

鉴别诊断

TA 主要与两种心脏畸形进行鉴别:室间隔完整的肺动脉闭锁和心室双入口。心室双入口在本章中已经讨论。表 16-2 对 TA 合并 VSD 与室间隔完整的肺动脉闭锁进行了鉴别,四腔心切面它们同时都显示为右室的发育不良。

预后与转归

产前超声的序列随访检查对于评价卵圆孔开放程度和右室流出道的梗阻十分重要。几乎所有的病例静脉导管的舒张期血流都出现了逆向,但是它只是右室功能不良的反映,并不是预后不良的征象[20]。多中心研究中,TA 产前诊断后终止妊娠率报道为 28%[23]。

产后预后的好坏取决于心内及心外并发畸形。一项产后诊断 TA 的研究显示,在进行了积极治疗后,其 1 年的存活率达到了 83%[23]。

TA 的外科矫正包括右室旁路建立和体静脉循环和肺循环之间通道的建立。大多数 TA 的病例进行了 Fontan 术式,主要为腔静脉–肺动脉分流。如果肺动脉管径正常,环阻肺动脉以防止肺循环过度和肺动脉高压。在儿科病例中,进行Fontan 术后的总的死亡率约为 7%~10%[24,25]。

要点:三尖瓣闭锁并室间隔缺损

● 三尖瓣闭锁的特征是右侧房室连接的缺如导致右房和右室之间的交通缺乏。

● 常合并一个流入道 VSD,经常为膜周部室缺。

● 心房交通增大并冗长的卵圆瓣。

● 心室–动脉连接一致占 70%~80%,不一致占 12%~25%。

● 心内合并畸形包括增大的心房间交通如:卵圆孔扩大或房间隔缺损,室间隔缺损,大动脉转位和不同程度的右室流出道的梗阻。

● 产前超声的序列随访检查对于评价卵圆孔开放程度和右室流出道的梗阻十分重要。

● 产前诊断 TA 的预后研究,经过积极处理后,1 年的存活率约为 83%。

(肖宝军　译)

参考文献

1. Freedom RM, Smallhorn JF. Hearts with a univentricular atrioventricular connection. In: RM Freedom, LN Benson, JF Smallhorn, eds. *Neonatal heart disease.* New York: Springer-Verlag, 1992;497–521.
2. Van Praagh R, Van Praagh S, Vlad P, et al. Diagnosis of the anatomic types of single or common ventricle. *Am J Cardiol* 1965;15:345–366.
3. Hallermann FJ, Davis GD, Ritter DG, et al. Roentgenographic features of common ventricle. *Radiology* 1966;87:409–423.
4. Anderson RH, Tynan M, Freedom RM, et al. Ventricular morphology in the univentricular heart. *Herz* 1979;4(2):184–197.
5. Anderson RH, Becker AE, Tynan M, et al. The univentricular atrioventricular connection: getting to the root of a thorny problem. *Am J Cardiol* 1984;54(7):822–828.
6. Hagler DJ, Edwards WD. Univentricular atrioventricular connection. In: GC Emmanouilides, HD Allen, TA Riemenschneider, et al., eds. *Moss & Adams heart disease in infants, children and adolescents.* Baltimore: Williams & Wilkins, 1995;1278–1306.
7. Hoffman JI, Kaplan S. The incidence of congenital heart disease. *Circ Res* 2004;94:1890–1900.
8. Hornberger LK. Double-inlet ventricle in the fetus. In: L Allan, L Hornberger, G Sharland, eds. *Textbook of fetal cardiology.* London: Greenwich Medical Media Limited, 2000;174–182.
9. Chaoui R, McEwing R. Three cross-sectional planes for fetal color Doppler echocardiography. *Ultrasound Obstet Gynecol* 2003;21(1):81–93.
10. Allen HD, Driscoll DJ, Shaddy RE, et al., eds. *Moss and Adam's heart disease in infants, children and adolescents: including the fetus and young adult,* 7th ed. Baltimore: Williams & Wilkins, 1995;1131.
11. Van Praagh R, Ongley PA, Swan HJC. Anatomic types of single or common ventricle in man: morphologic and geometric aspects of sixty necropsied cases. *Am J Cardiol* 1964;13:367–386.
12. Lan YT, Chang RK, Laks H. Outcome of patients with double-inlet left ventricle or tricuspid atresia with transposed great arteries. *J Am Coll Cardiol* 2004;43:113–119.
13. Kuhne M, Uber zwei falle kongenitaler atresie des ostium venosum dextrum. *Jahrb F Kinderh* 1906;63:235–249.
14. Tandon R, Edwards JE. Tricuspid atresia: a re-evaluation and classification. *J Thorac Cardiovasc Surg* 1974;67:530–542.
15. Sharland GK. Tricuspid valve abnormalities. In: L Allan, LK Hornberger, GK Sharland, eds. *Textbook of fetal cardiology.* London: Greenwich Medical Media Limited, 2000;133–147.
16. De Vore GR, Siassi B, Platt LD. Fetal echocardiography: the prenatal diagnosis of tricuspid atresia (type Ic) during the second trimester of pregnancy. *J Clin Ultrasound* 1987;15(5):317–324.
17. Garne E. Prenatal diagnosis of six major cardiac malformations in Europe—a population based study. *Acta Obstet Gynecol Scand* 2001;80(3):224–228.
18. Tongsong T, Sittiwangkul R, Wanapirak C, et al. Prenatal diagnosis of isolated tricuspid valve atresia: report of 4 cases and review of the literature. *J Ultrasound Med* 2004;23(7):945–950.
19. Galindo A, Comas C, Martinez JM, et al. Cardiac defects in chromosomally normal fetuses with increased nuchal translucency at 10–14 weeks of gestation. *J Matern Fetal Neonatal Med* 2003;13(3):163–170.
20. Berg C, Kremer C, Geipel A, et al. Ductus venosus blood flow alterations in fetuses with obstructive lesions of the right heart. *Ultrasound Obstet Gynecol* 2006;28(2):137–142.
21. Chaoui R, Hoffmann J, Heling KS. Three-dimensional (3D) and 4D color Doppler fetal echocardiography using spatio-temporal image correlation (STIC). *Ultrasound Obstet Gynecol* 2004;23(6):535–545.

22. Goncalves LF, Lee W, Chaiworapongsa T, et al. Four-dimensional ultrasonography of the fetal heart with spatiotemporal image correlation. *Am J Obstet Gynecol* 2003;189(6):1792–1802.

23. Wald RM, Tham EB, McCrindle BW, et al. Outcome after prenatal diagnosis of tricuspid atresia: a multicenter experience. *Am Heart J* 2007;153(5):772–778.

24. Sharma R, Iyer KS, Airan B, et al. Univentricular repair: early and midterm results. *J Thorac Cardiovasc Surg* 1995;110:1692–1701.

25. Gentles TL, Mayer JE Jr, Gauvreau K, et al. Fontan operation in five hundred consecutive patients: factors influencing early and late outcomes. *J Thorac Cardiovasc Surg* 1997;114:376–391.

法洛四联症

定义、疾病谱与发病率

法洛四联症(TOF)以主动脉瓣下(不对位)室间隔缺损(VSD),主动脉根部骑跨于 VSD 上,漏斗部肺动脉口狭窄为特征(图 17-1)。右室肥厚,是"四联症"的第四个解剖特征,在出生前并不表现。TOF 疾病谱包括几个严重形式,比如伴 VSD 的肺动脉闭锁和肺动脉瓣缺失,均将在本章中进一步详细讨论。TOF 是最常见的紫绀型先天性心脏病(CHD)之一,3600 活产儿中约有 1 个并在 CHD 婴儿中占到 3%~7%[1]。伴肺动脉口狭窄的 TOF 的经典形式占到所有 TOF 新生儿的 80%[2]。

超声表现

灰阶超声

TOF 中,四腔心切面表现正常,除非 VSD 很大才在这一平面中可见。TOF 典型地在五腔心切面中检出,表现为膜周主动脉瓣下 VSD 伴主动脉骑跨(图 17-2)。这种主动脉骑跨是由于室间隔和主动脉内侧壁之间的连续中断伴主动脉部分连接右室。这样,主动脉就轻度右移,并称作主动脉右移位。通常主动脉根部同时接受右室和左室的血液,表现为尤其在妊娠晚期的扩张,并可能是存在 TOF 的第一个线索。而且,在 TOF 中,骑跨的主动脉与室间隔平行,不同于正常心脏中升主动脉的走行(图 17-3)。诊断 TOF 要求证明有主肺动脉狭窄但开放的"肺动脉口狭窄",最好是在短轴或三血管切面探查

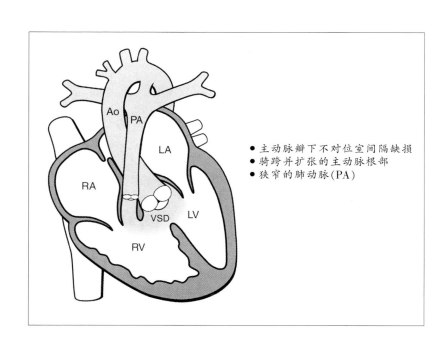

● 主动脉瓣下不对位室间隔缺损
● 骑跨并扩张的主动脉根部
● 狭窄的肺动脉(PA)

图 17-1 法洛四联症。RA:右心房;RV:右心室;LA:左心房;LV:左心室;AO:主动脉。

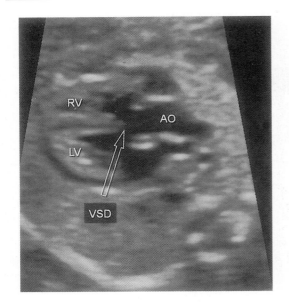

图 17-2　在五腔心切面水平的胎儿胸部横切面显示室间隔缺损（VSD）（箭头）和扩张骑跨的主动脉（AO）。LV：左心室；RV：右心室。

（图 17-4）。但是在某些轻型 TOF 中，尤其在妊娠中期，肺动脉干和主动脉之间的大小差异可能不明显。但大小差异会随孕程进展而更明显。

彩色多普勒

彩色多普勒有利于显示跨 VSD 的分流血流证实 VSD 的存在，同时显示血流自双心室注入主动脉根部证实骑跨主动脉的存在（图 17-5）。在三血管气管切面的彩色多普勒也能显示细小的肺动脉（图 17-6）。通常由于高灌注，流入主动脉的血流在彩色多普勒中表现为色彩混叠（图 17-5）。相对于出生后，肺动脉的彩色及脉冲多普勒速度在胎儿期通常正常或仅轻微增快[3]（图 17-7）。过动脉导管的血流在轻型 TOF 中是前向的，但在更严重病例中也可逆向（图 17-8）。在这些病例中，出生后导管依赖性的肺动脉循环可伴有新生儿紫绀。

妊娠早期

在妊娠早期末和中期初，诊断 TOF 是可能的但在很多病例中较困难[4]。诊断线索包括在五腔心切面灰阶超声及彩色成像中（图 17-9）增宽的主动脉根部和（或）细小肺动脉。主动脉骑跨可能不易检出。在彩色多普勒中主动脉和肺动脉前向血流的大小差异是妊娠早期的重要表现。测量颈项透明层增厚和诊断法洛四联症间有很强的相关性，甚至在没有染色体异常时，在一项研究

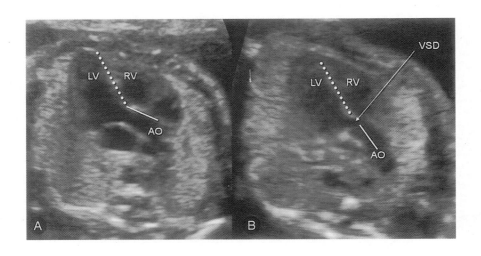

图 17-3　比较正常胎儿（A）和主动脉骑跨的法洛四联症胎儿（B）的心尖五腔心切面。在正常胎儿（A），升主动脉指向胎儿右肩且在室间隔（虚线）和升主动脉前壁（实线）方向间有较大角度（见图 6-4）。在主动脉骑跨胎儿（B），升主动脉的走行（实线）平行于室间隔（虚线）。这一表现也见于其他有主动脉骑跨的畸形。RV：右心室；LV：左心室；VSD：室间隔缺损。

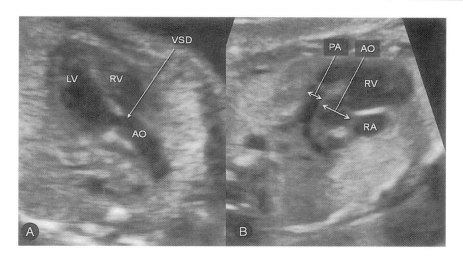

图 17-4 　 两个诊断法洛四联症的切面 ： 五腔心切面 (A) 和三血管切面 (B) 。 在五腔心切面 (A) 中 , 室间隔缺损 (VSD) 伴有主动脉 (AO) 骑跨 。 在三血管切面 (B) 中 , 主肺动脉 (PA) 比主动脉细小 , 这是肺动脉狭窄的特征 。 LV ： 左心室 ； RV ： 右心室 ； RA ： 右心房 。

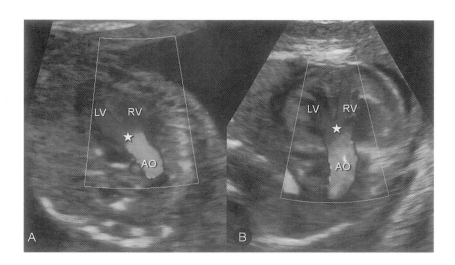

图 17-5 　 胎儿心尖五腔心切面的彩色多普勒 。 A 胎儿简单法洛四联症 (TOF) 与 B 伴房室间隔缺损 , 心肌增厚和 TOF 。 彩色多普勒显示来自右心室 (RV) 和左心室 (LV) 的血流充盈轻度扩张的 AO ; 星号表示主动脉骑跨的位置 。 (见彩图)

中有几乎一半的病例显示了这种相关性[5]。

三维超声

　 断层模式用于在四腔心切面水平得到三维 (3-D) 容积 , 可在这多个平面中某个切面显示 VSD 、 主动脉骑跨和狭窄的肺动脉 (图 17-10) 。 空间 - 时间关联成像技术 (STIC) 玻璃体模式的彩色多普勒可在三血管气管切面中清晰显示病变 (图 17-11) 。

心内及心外并发畸形

　 心脏相关畸形在 TOF 常见 。 偶见冠状动脉解剖变异 , 这可能影响外科修补方式[6]。 据报道 , 有 TOF 的新生儿 83% 有卵圆孔未闭或房间隔缺损 , 11% 有永存左上腔静脉[7]。 有 TOF 的病例中有 25% 存在走行于气管右侧的右位主动脉弓[8]。 偶见房室间隔缺损与 TOF 共存 , 这增

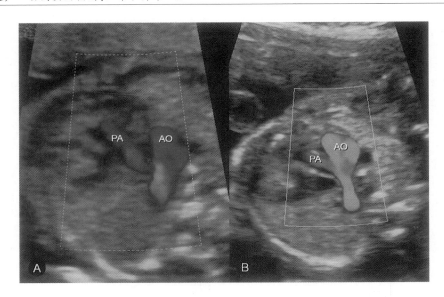

图 17-6 与图 17-5 中相同 2 例胎儿的三血管气管切面的彩色多普勒。与主动脉(AO)内径相比,彩色多普勒在 A 和 B 图中显示细小的肺动脉(PA)。肺动脉狭窄的诊断基于内径的差异而不是跨肺动脉瓣的多普勒速度(见图 17-7)。(见彩图)

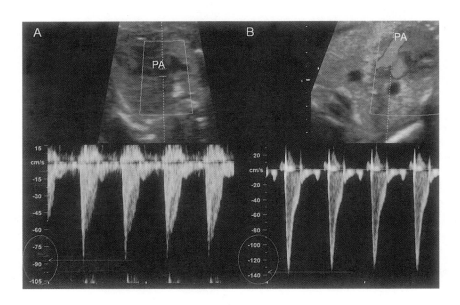

图 17-7 2 例法洛四联症胎儿的跨肺动脉瓣彩色和脉冲多普勒。在胎儿 A 中,多普勒速度为 85cm/s,在正常范围。在胎儿 B 中,多普勒速度为 130cm/s,轻度增快。PA:肺动脉。(见彩图)

加了染色体异常的危险性[9]。

　　总体而言,与新生儿相比,伴 TOF 的胎儿有更高的心外畸形、染色体异常和遗传性综合征的发生率。伴随的心外先天性畸形十分常见但并非特别涉及某个器官。染色体异常的发生率约

30%, 在大多数病例中为 21-三体、13-三体和 18-三体综合征[5]。22q11 缺失的发生率在有 TOF 的胎儿和新生儿中占 10%~15%[5,10]。当 TOF 的病例伴胸腺发育不良、主动脉弓右位、心外畸形或羊水过多时 22q11 缺失的风险增加。

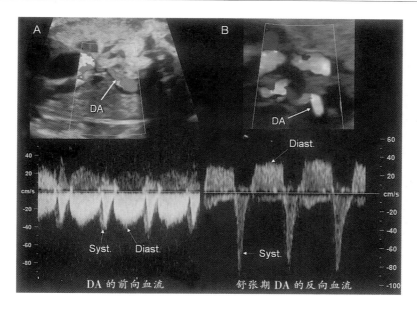

图 17-8　2 例胎儿的动脉导管(DA)彩色和脉冲多普勒显示在胎儿 A 中的一细小 DA 伴 DA 整个心动周期中的前向血流和胎儿 B 的 DA 舒张期的逆向血流。胎儿 B 有出生后导管依赖性循环的风险。Syst:收缩期;Diast:舒张期。(见彩图)

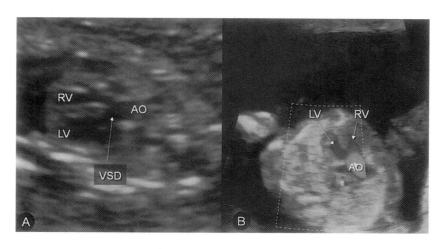

图 17-9　孕 13 周胎儿 A 和孕 14 周胎儿 B 的法洛四联症。灰阶超声图像显示胎儿 A 的室间隔缺损(VSD)和主动脉骑跨。彩色多普勒显示胎儿 B 中,左心室(LV)和右心室(RV)血液同时充盈主动脉。AO:主动脉。(B 见彩图)

表 17-1 列出了 TOF 常见的心内及心外并发畸形。

鉴别诊断

　　TOF 鉴别诊断包括肺动脉闭锁伴 VSD、肺动脉瓣缺如、共同动脉干和右室双出口。鉴别诊断可通过正确评估肺动脉干的大小和起源来完成。表 17-2 列出了这些心脏病变鉴别诊断的多种诊断方法。

预后与转归

　　出生前一系列超声检查确定肺动脉发育和过动脉导管血流的情况对新生儿的合理看护和咨询十分重要, 比如肺动脉的发育就被证实是变化多端且不可预知[3,11]。总体而言,出生前诊

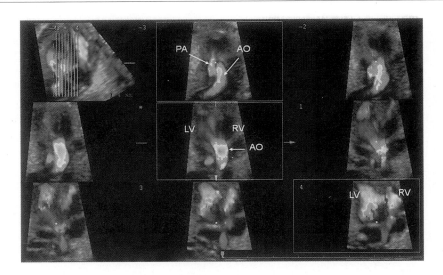

图 17-10 三维容积超声的彩色空间-时间关联成像技术(STIC)显示法洛四联症胎儿在同一切面的断层图像在舒张期的心室充盈(最下面方块)、由双室充盈的骑跨主动脉(中间的方块)和与主动脉(AO)相比较细小肺动脉(最上面的方块)。RV：右心室；LV：左心室。(见彩图)

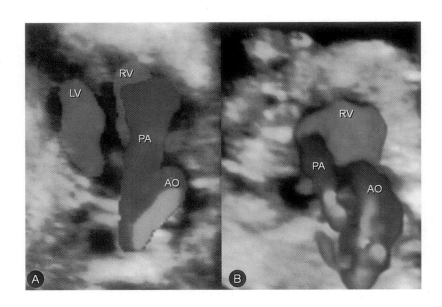

图 17-11 三维容积超声的彩色空间-时间关联成像技术(STIC)中的玻璃体模式显示一正常胎儿(A)和一法洛四联症胎儿(B)的三血管气管切面。注意胎儿 B 中，相对于宽大的主动脉(AO)的细小肺动脉(PA)。RV：右心室；LV：左心室。(见彩图)

断的 TOF 病例，由于染色体畸变、伴随的多种综合征或复杂的心外畸形更多见，因此比出生后的病例预后更差[5]。病例分析及分析心脏外科数据库提示 TOF 婴儿的短期和长期生存率近 90%[12,13]。预后不良的指征包括肺动脉发育减缓、升主动脉发育提速、过肺动脉瓣的血流中断和动脉导管内的反向血流[3]。已知 TOF 伴肺动脉瓣闭锁(肺动脉闭锁伴 VSD)或肺动脉瓣缺如的病例预后更差。表 17-3 列出了 TOF 预后不良的相关指征。

表 17-1	TOF 常见的心内及心外并发畸形
伴随心脏畸形	
● 卵圆孔未闭/房间隔缺损	83%
● 右位主动脉弓	25%
● 永存左上腔静脉	11%
● 房室间隔缺损	<5%
● 冠状动脉循环异常	<5%
● 肺静脉连接畸形	<1%
伴随的心外畸形	
● 染色体异常	30%
● 22q11 缺失	10%~15%
● 器官先天性解剖畸形	常见

要点:法洛四联症

● TOF 以主动脉瓣下室间隔缺损、主动脉根部骑跨和漏斗部肺动脉狭窄为特征。

● TOF 是一种最常见的紫绀型先天性心脏病。

● 有肺动脉瓣狭窄的经典 TOF 约占所有病例的 80%。

● 四腔心切面表现为正常,除非室间隔缺损较大才在这一平面可见。

● TOF 通常在五腔心切面发现,表现为膜周部的主动脉瓣下 VSD 伴主动脉根部骑跨。

● 主动脉根部表现为扩张,妊娠晚期尤

为明显。

● 测量颈部透明层增厚和诊断法洛四联症间有很强的相关性。

● 心内及心外并发畸形常见。

● 在 83% 的病例中可见卵圆孔未闭或房间隔缺损。

● 25% 和 11% 的病例分别有右位主动脉弓和永存左上腔静脉。

● 染色体异常的发生率约 30%。

● 22q11 微缺失见于 10%~15% 的胎儿。

● 预后不良的征象包括肺动脉发育减缓、升主动脉发育提速、过肺动脉瓣的血流中断和动脉导管内的反向血流。

表 17-3	法洛四联症(TOF)预后不良的征象

● 肺动脉发育减缓

● 升主动脉发育提速

● 过肺动脉瓣的血流中断

● 动脉导管内的反向血流

● TOF 伴肺动脉瓣闭锁(肺动脉闭锁伴 VSD)

● 肺动脉瓣缺失

● 相关染色体畸变

● 伴随的心外先天性畸形

● 小左室

● 伴随的异常静脉连接

表 17-2	大动脉骑跨于室间隔缺损(VSD)的鉴别诊断

	诊断线索	其他指征
法洛四联症	开放且细窄的 PA	DA 血流前向或逆向
	PA 内前向血流	
肺动脉闭锁伴 VSD	非常细窄的 PA	DA 迂曲并血流逆向
	PA 内无前向血流	
肺动脉瓣缺如	宽大的 PA	没有 DA
	PA 内往返的血流	主动脉根部比肺动脉细得多
共同动脉干	PA 起自骑跨的血管	骑跨血管的瓣膜可能有反流
右室双出口	PA 骑跨并与主动脉	类似 TGA 伴 VSD
	平行走行	主动脉或 PA 大小正常或变窄

PA:肺动脉;DA:动脉导管;TGA:大动脉转位。

伴室间隔缺损的肺动脉闭锁

定义、疾病谱与发病率

伴室间隔缺损的肺动脉闭锁(Pulmonary atresia with ventricular septal defect, PAVSD)以闭锁的肺动脉瓣、肺动脉系统的发育不良、膜部或漏斗部的室间隔缺损和骑跨的主动脉为特征(图 17-12)。PAVSD 以往称之为"重症法洛四联症"。PAVSD 与 TOF 鉴别的特点包括没有右室流出道和肺循环的严重异常，其肺部血供完全来自体循环的动脉系统。肺血流的来源包括动脉导管和体-肺侧支循环、或兼有两者。体-肺侧支循环通常包括自降主动脉向肺部的侧支动脉，称为主动脉-肺动脉间大侧支动脉(Major aortopulmonary collateral arteries, MAPCA)(图 17-12 和图 17-13)。PAVSD 在所有 TOF 病例中占约 20%，在先天心脏病中占约 2%，在每 1000 个活产儿中约占 0.07[2,14]。糖尿病母亲的婴儿中，其患 PAVSD 的危险性增加 10 倍[14]。图 17-14 展示了有肺动脉闭锁和室间隔缺损的胎儿心脏的解剖标本。

超声表现

灰阶超声

四腔心切面通常正常。在五腔心切面见到 VSD 和主动脉骑跨则怀疑 PAVSD(图 17-15A)。在 PAVSD 中，右室的每搏量全部注入跨 VSD 的主动脉内，因而主动脉根部径较 TOF 更宽大(图 17-15A)。在三血管切面偶尔可见发育不良的肺动脉，但在重症病例中二维超声做到这点较难(图 17-15B)。在某些病例中可见到闭锁的肺动脉瓣，偶尔近端肺动脉干缺失。动脉导管可细小并常常扭曲但当它是肺循环的血供来源时就可能是扩张的，并在三血管切面的灰阶超声中容易检出。

彩色多普勒

主动脉骑跨伴双室血流灌注在彩色多普勒中容易显示(图 17-16A)。彩色多普勒可帮助鉴

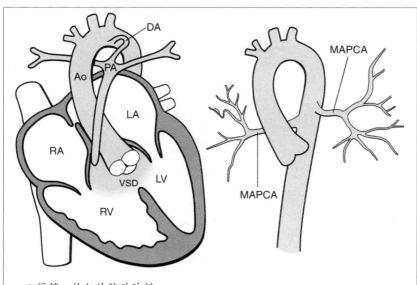

- 闭锁—缺如的肺动脉瓣
- 肺动脉发育不良
- 膜部或漏斗部室间隔缺损
- 扩张的主动脉，骑跨于室间隔上
- 通过动脉导管或主动脉-肺动脉间大侧支动脉的肺部灌注

图 17-12 肺动脉闭锁伴室间隔缺损。RA:右心房;RV:右心室;LA: 左心房;LV:左心室;Ao:主动脉;PA:肺动脉;DA: 动脉导管;VSD:室间隔缺损。

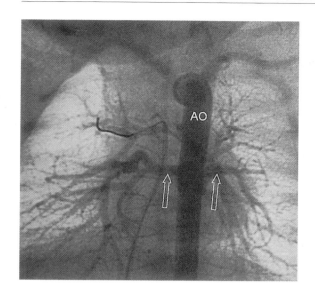

图 17-13　肺动脉闭锁伴室间隔缺损新生儿的降主动脉造影图，展示主动脉-肺动脉间大侧支动脉（箭头）。请比对图 17-12。

别 PAVSD 和 TOF。在 PAVSD 中，彩色多普勒证实没有右室血注入肺动脉干内，并显示左右肺动脉内的逆向充盈（图 17-16B）。彩色多普勒也可显示在 PAVSD 中扭曲、偶尔扩张的动脉导管内的逆向血流（图 17-16B）。一旦怀疑 PAVSD，检查者就应用低多普勒速度设置寻找通常起自降主动脉 MAPCA 的存在（图 17-17）。从前面或侧面扫查到的主动脉长轴切面可能显示得更好（图 17-18）。通常可发现一条以上的 MAPCA。即使在第一次检查时没有检出，也可能在以后的超声检查中发现 MAPCA。

妊娠早期

PAVSD 可通过发现增宽、骑跨的主动脉根部和没有正常大小的肺动脉而在妊娠早期检出（图 17-19）。彩色多普勒可通过证实右室-肺动脉间没有血流而检出 PAVSD。MAPCA 也可在妊娠早期检出，尤其在血管大小足以在彩色多普勒中检出血流时。

三维超声

曾在 TOF 一节中讨论了在三维容积断层成像的应用。三维超声并重建模式（B 血流或彩

色/能量多普勒）的优点主要是在 MAPCA 的空间成像中（图 17-20）。

心内及心外并发畸形

右位主动脉弓占全部病例的 20%~50%[15]。继发孔型房间隔缺损或卵圆孔未闭在出生后约一半的病例中可见[15]。也有报道约一半的病例没有动脉导管。存在 MAPCA 时，约 60% 的病例合并狭窄[16]。

伴随心外畸形的表现包括染色体畸变的高发病率。在 Baltimore-Washington 婴儿研究中，8.3% 的 PAVSD 的儿童有染色体异常[14]。22q11 微缺失的发病率高且见于 20% 的 PAVSD 胎儿中，伴 MAPCA 和（或）右位主动脉弓发生率增高[17,18]。在某些序列研究中发现 22q11 微缺失在 PAVSD 中比在 TOF 中更常见[19,20]。其他非染色体心外畸形在 PAVSD 中不常见。

鉴别诊断

由于两种畸形常在一起讨论，故 PAVSD

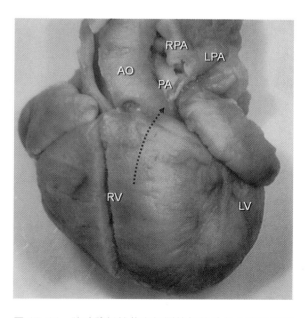

图 17-14　肺动脉闭锁伴室间隔缺损的胎儿心脏的解剖标本。升主动脉（AO）宽大而肺动脉（PA）和右肺动脉（RPA）及左肺动脉（LPA）细小。注意主肺动脉发育不良并和右心室（RV）没有连接（箭头）。LV：左心室。（见彩图）

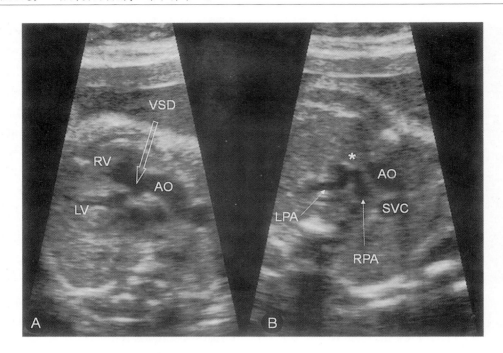

图 17-15 在五腔心切面(A)和三血管切面(B)显示肺动脉闭锁伴室间隔缺损(VSD)。在五腔心切面中(A)，可见 VSD 伴一增宽骑跨的主动脉(AO)。三血管切面(B)显示没有主肺动脉(星号)而右肺动脉(RPA)和左肺动脉(LPA) 被一扭曲的动脉导管(DA)逆向灌注。这一 DA 在图 17-16 中显示。RV：右心室；LV：左心室；SVC：上腔静脉。

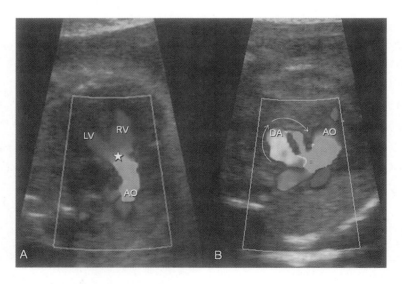

图 17-16 在五腔心切面(A)和三血管切面(B)用彩色多普勒显示肺动脉闭锁伴室间隔缺损(VSD)(与图 17-15 为同 一胎儿)。在五腔心切面(A)中，显示增宽骑跨的主动脉同时被右心室(RV)和左心室(LV)充盈。星号标记出 VSD 的位 置。在三血管切面(B)中，显示扭曲的动脉导管(DA)(弯箭头)逆向引流入肺动脉(本切面没有显示)内。(见彩图)

的主要鉴别诊断就是 TOF。表 17-4 列出了二 者的鉴别特征。将 PAVSD 和共同动脉干(CAT) 区分开可能有困难，并且基于作者的经验， PAVSD 作为常见的推荐诊断。有正常的主动脉

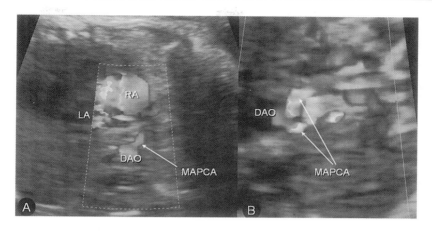

图 17-17　2 例肺动脉闭锁伴室间隔缺损的胎儿胸部横切面的彩色多普勒，显示主动脉-肺动脉间大侧支（MAPCA）起自降主动脉（DAO）。在胎儿 A 中，一条 MAPCA 起自右侧，而在胎儿 B 中检出两条 MAPCA 注入肺部。MAPCA 最易用低彩色多普勒速度设置检出。RA：右心房；LA：左心房。（见彩图）

瓣、动脉导管内的逆向血流、肺动脉分支和显示 MAPCA 有助于将 PAVSD 和 CAT 区分开[21]。过去的 CAT IV 型，其 2 条肺动脉直接发自降主动脉，现在归入 PAVSD。其他鉴别诊断包括伴肺动脉狭窄或闭锁的右室双出口、伴肺动脉狭窄或闭锁的单心室、伴肺静脉梗阻的完全性肺静脉异位引流。

预后与转归

PAVSD 的预后主要依赖于肺循环的充分性和伴随畸形。PAVSD 的自然病程很大程度上依据这一畸形的解剖组成。总体而言，如果动脉导

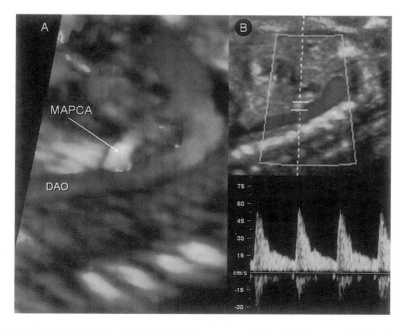

图 17-18　起自降主动脉（DAO）的主动脉-肺动脉间大侧支（MAPCA）彩色多普勒（A）和脉冲多普勒（B），在主动脉弓的长轴切面可见 MAPCA。脉冲多普勒（B）证实为动脉血流。（见彩图）

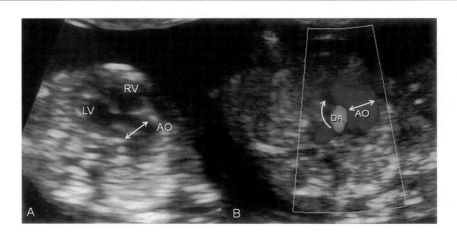

图 17-19 肺动脉闭锁伴室间隔缺损的孕 12 周胎儿的在五腔心切面(**A**)和导管弓横切面水平的经阴道超声。五腔心切面(**A**)显示了增宽骑跨的主动脉(AO)(双箭头)。在导管弓横切面(**B**)彩色多普勒显示动脉导管(DA)的反向血流(弯箭头)。RV：右心室；LV：左心室。(**B** 见彩图)

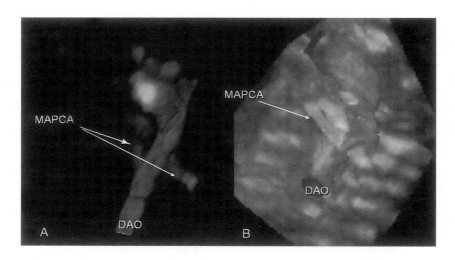

图 17-20 有主动脉-肺动脉间大侧支(MAPCA)的胎儿的能量多普勒(**A**)和彩色多普勒(**B**)模式的三维超声。DAO：降主动脉。(见彩图)

管是肺血流的主要来源，其远期结局好。在一个 495 例外科患者的系列报道中，回顾性分析发现姑息术和根治术的远期存活率分别是61%和75%[22]。PAPCA 的存在是远期死亡率的主要危险因素[22]。在胎儿期检出的 PAVSD 预后更差。

要点：伴室间隔缺损的肺动脉闭锁

- PAVSD 以肺动脉瓣闭锁、肺动脉干发育不良、膜周或漏斗部室间隔缺损和骑跨的主动脉为特征。
- 肺部血供全部来自体循环。
- 糖尿病母亲的婴儿中危险性增加 10 倍。
- 四腔心切面常正常。
- 表现为扩张的骑跨的主动脉是主要诊断指征。
- 20%~50%的病例有右位主动脉弓。

表 17–4	法洛四联症(TOF)和伴室间隔缺损的肺动脉闭锁(PAVSD)的鉴别特征	
	TOF	PAVSD
VSD+主动脉骑跨	存在	存在
主动脉根部径	正常至扩张	较 TOF 更宽
肺动脉主干	狭窄、肺动脉瓣开放、彩色多普勒见前向血流	发育不良或缺失，没有可识别的肺动脉瓣，没有前向血流
动脉导管	细窄、前向的血流，如果肺动脉干非常窄甚至可为逆向血流	迂曲且偶尔由于逆向血流而扩张
	伴右位主动脉弓时很难识别	
MAPCA	常无	存在
染色体畸变	在 10%~15% 病例中有 22q11 微缺失	在 20% 病例中有 22q11 微缺失
	在 30% 病例中有三体	在 8%~9% 病例中有三体
预后	如无伴发畸形则预后良好	谨慎

- 在出生后约一半的病例中可见继发孔型房间隔缺损或卵圆孔未闭。
- 据报道约一半的病例中动脉导管缺如。
- 如果有 MAPCA，约 60% 的病例有狭窄。
- 染色体数目畸变高发，约 8.3%。
- 22q11 微缺失发生率占胎儿的 20%。
- 预后主要依赖于肺循环的充分性和伴随畸形。
- MAPCA 是远期死亡率的主要危险因素。

肺动脉瓣缺如综合征

定义、疾病谱与发病率

肺动脉瓣缺如综合征（Absent pulmonary valve syndrome，APVS）是一种少见的心脏畸形，以缺如、发育不良或未发育的肺动脉瓣为特征，伴有流出道 VSD 和骑跨的主动脉（图 17–21）。大多数 APVS 不伴有动脉导管开放，后者被假定为 APVS 的发病机制之一[23]。肺动脉主干和左右肺动脉明显扩张，肺动脉瓣环水平有狭窄并伴重度关闭不全。其他临床特征包括常见的气道异常，这可能导致严重的呼吸窘迫。已有报道，APVS 是一种少见的变型有完整的室间隔、不那么扩张的肺动脉干和开放的动脉导管。

APVS 常归为法洛四联症的一个亚类。APVS 的发病率低，见于有 TOF 患者的 3%~6% 和先天性心脏病的活产儿的 0.2%~0.4%[24,25]。APVS 的发病率在胎儿期更高，在所有出生前 TOF 病例中占到 15%~20%，在先天性心脏病胎儿中占 1%[26]。图 17–22 显示了一个有 APVS 的胎儿心脏的解剖标本。

超声表现

灰阶超声

在 APVS 中，四腔心切面常显示为一个扩张的右室，这是由于来自关闭不全的肺动脉瓣的容量负荷造成的。五腔心切面显示 VSD 伴骑跨的主动脉，但在 APVS，与经典的 TOF 相反，主动脉根部并不扩张（图 17–23）。短轴切面或三血管气管切面显示了令人印象深刻的明显扩张的肺动脉主干和左右肺动脉（图 17–24）。肺动脉和其主干不是 2~6mm 之间，而是可测到 10~18mm 之间。大多数病例没有发现开放的动

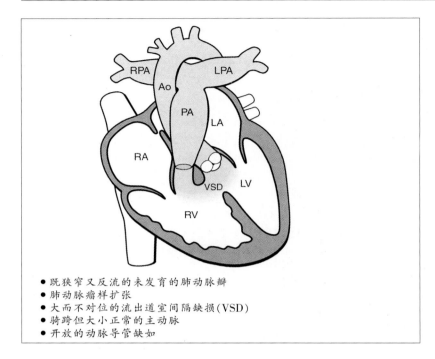

- 既狭窄又反流的未发育的肺动脉瓣
- 肺动脉瘤样扩张
- 大而不对位的流出道室间隔缺损(VSD)
- 骑跨但大小正常的主动脉
- 开放的动脉导管缺如

图 17-21 肺动脉瓣缺如综合征。RA:右心房;RV:右心室;LA:左心房;LV:左心室;Ao:主动脉;PA:肺动脉;RPA:右肺动脉;LPA:左肺动脉。

脉导管(图 17-24)。在右位主动脉弓时,降主动脉在右侧并位于脊柱腹侧。

彩色多普勒

在彩色和脉冲多普勒中的主要表现包括跨肺动脉瓣环的高速度伴特有的往返血流,这是狭窄和重度反流的表现(图 17-25)。在脉冲多普勒评价中常能得到跨肺动脉瓣的介于 200~250cm/s 的速度(图 17-26)。彩色多普勒也可

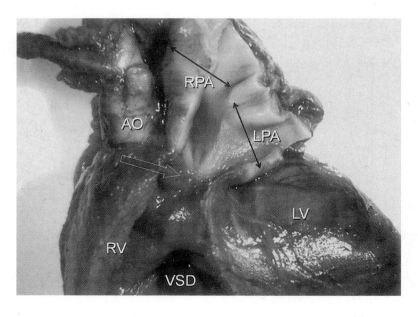

图 17-22 肺动脉瓣缺如综合征的心脏解剖标本,显示开放的右室流出道伴较大的室间隔缺损(VSD)。肺动脉瓣环水平显示无肺动脉瓣(空心箭头)和扩张的右肺动脉(RPA)及左肺动脉(LPA)。AO:主动脉;LV:左心室;RV:右心室。(见彩图)

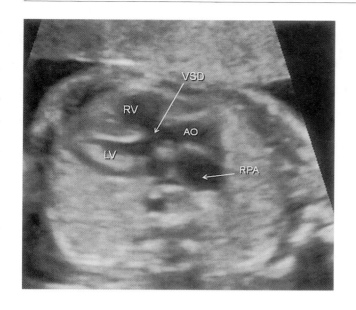

图 17-23 肺动脉瓣缺如综合征(APVS)的胎儿的五腔心切面横切面显示了室间隔缺损(VSD)伴骑跨的主动脉(AO),类似于本章已讨论的法洛四联症和伴室间隔缺损的肺动脉闭锁(对比图 17-2 和图 17-15)。APVS 的鉴别特征包括这一平面所见的明显扩张的右肺动脉(RPA)。骑跨的主动脉不如法洛四联症或伴 VSD 的肺动脉闭锁那么扩张。LV:左心室;RV:右心室。

显示三尖瓣反流。

妊娠早期

APVS 的主要特征,明显扩张的肺动脉,可能在孕 22 周前并不突出[27]。因此,对于有 APVS 的胎儿,在妊娠早期见到一个正常大小的肺动脉并不少见。在出生前解剖和血流动力学异常都有显著进展,但全部 APVS 表现可能直到妊娠晚期才显示出来[28]。

在妊娠早期诊断 APVS 很困难,但已有在妊娠早期这一畸形的报道[28]并且肺动脉瓣关闭不全是唯一的超声表现。某些研究已表明高达 40% 的 APVS 胎儿有颈项透明层增厚,这可能有助于在妊娠早期识别这一综合征[27]。在一项前瞻性研究中提到在 614 名 10~14 周胎儿中有 5 名的脐动脉有舒张末期的逆向血流;这 5 名胎儿中有 3 名为 TOF 伴 APVS 及动脉导管开放[29]。

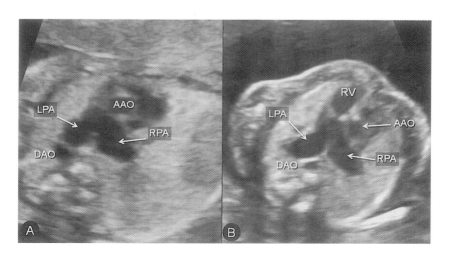

图 17-24 肺动脉瓣缺如综合征(APVS)的 2 例胎儿(**A,B**)的上胸部横切面,是介于右室短轴和三血管切面之间的一个切面,显示了扩张的左肺动脉(LPA)和右肺动脉(RPA),这是 APVS 的一个特征性表现。动脉导管在几乎所有病例中缺如,故未见(对比图 17-25 的表现)。AAO:升主动脉;DAO:降主动脉;RV:右心室。

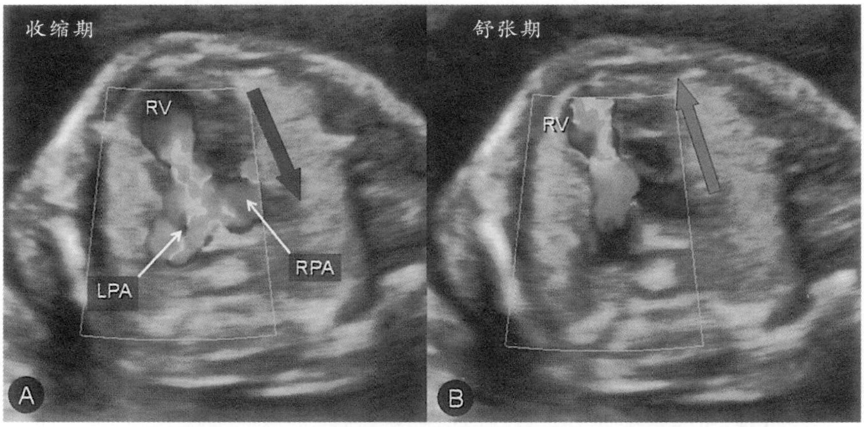

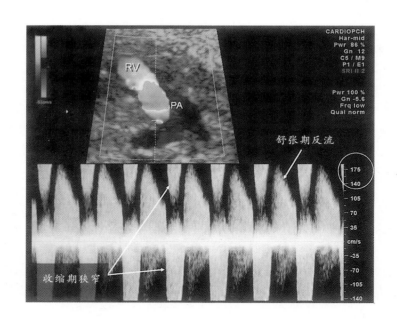

图17-25 肺动脉瓣缺如综合征胎儿的收缩期(A)和舒张期(B)的彩色多普勒,在图17-24B中显示其特征性扩张的左肺动脉(LPA)和右肺动脉(RPA)。在收缩期(A),来自右室的湍流跨过没有或仅有肺动脉瓣残迹的肺动脉瓣环流入LPA和RPA(蓝色箭头)。在舒张期(B),血流自肺动脉内倒流入RV。注意A和B中混叠的彩色,这是高速度血流的征象。脉冲多普勒见于图17-26。(见彩图)

图17-26 已在图17-25和图17-24B中显示过的肺动脉瓣缺如综合征胎儿的跨发育不良或缺如的肺动脉瓣的脉冲多普勒。肺动脉(PA)的频谱多普勒显示和图17-25彩色多普勒同样的往返血流。注意收缩期狭窄峰值速度大于200cm/s。而舒张期反流,反流速度达到175cm/s。RV:右心室。(见彩图)

三维超声

三维断层成像的应用使在四腔切面显示略有不同的心室和严重扩张的肺动脉成为可能。结合彩色多普勒和三维断层成像可显示右室流出道内的明显湍流信号(图17-27)。

心内及心外并发畸形

伴发的心脏畸形包括右位主动脉弓和存在

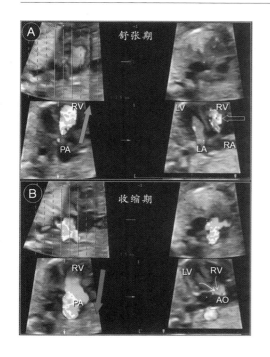

图 17-27　肺动脉瓣缺如综合征胎儿的三维容积超声在彩色空间–时间关联成像技术中的断层演示。A 显示了在四腔心切面中自心房向双心室充盈的心动周期的舒张期部分（右下）和经缺如的肺动脉瓣向右室流出道的重度反流（左下）。注意由于一方面来自右房和另一方面来自右室流出道内反流对右室的共同充盈所致的右心室（RV）内湍流（空箭头）。B 显示了收缩期部分，包括骑跨的主动脉（AO）（两个弯箭头）和同时来自右心室和左心室（LV）的血流（右下）以及过缺如肺动脉瓣的湍流（左下，蓝箭头）。请对比图 17-25 所见。PA：肺动脉。（见彩图）

主动脉–肺动脉间大侧支。APVS 也可伴冠状动脉的变异。心外表现包括与染色体异常高度相关，主要是 22q11 微缺失。20%~25% 的 APVS 胎儿与此有关，这一概率在不同研究中非常一致[27,30,31]。也可有其他染色体异常，但常与伴随的心外畸形有关。APVS 伴动脉导管开放很少与染色体或心外畸形有关[27,30,31]。APVS 一个常见而且严重的伴发畸形是由于扩张的肺动脉干导致支气管受压所致的支气管软化[31,32]。

鉴别诊断

当在超声中见到瘤样扩张的肺动脉的病理征象时，很容易易诊断 APVS。但关于骑跨主动脉的鉴别诊断见表 17-2。

预后与转归

出生前诊断的 APVS 通常表示处于疾病的终末期且常伴不良转归。在相关研究中报道约 15%~20% 的存活率[27,30,31]。高死亡率与心力衰竭和伴发的支气管软化都有关[31]。支气管软化的发生通常见于有心脏扩大和肺动脉明显扩张、这些提示预后不良的征象。这一疾病在宫内的进展应考虑纳入产前咨询。动脉导管开放和不那么扩张的肺动脉的胎儿可能结局更好。

> **要点：肺动脉瓣缺如综合征**
>
> ● APVS 特征为肺动脉瓣缺如、发育不良或未发育，并伴流出道室间隔缺损。
>
> ● 四腔心切面常显示为由于容量负荷过重所致的扩张的右室。
>
> ● 不同于经典型的法洛四联症，主动脉根部不扩张。
>
> ● 大多数病例没有动脉导管。
>
> ● 高达 40% 的胎儿有颈项透明层增厚。
>
> ● 伴随心脏畸形包括右位主动脉弓和存在主动脉–肺动脉间大侧支。
>
> ● 22q11 微缺失见于 20%~25% 的胎儿。
>
> ● 支气管软化，由于扩张的肺动脉干导致支气管受压所致，是常见且严重的伴发畸形。
>
> ● 产前即诊断表明预后不良。

（孙琳　译）

参考文献

1. Fyler DC. Tetralogy of Fallot. In: AS Nadas, DC Fyler, eds. *Nadas' pediatric cardiology,* 4th ed. Philadelphia: Hanley & Belfus, 1992;471–491.
2. Perry LW, Neil CA, Ferencz C, et al. Infants with congenital heart disease: the cases. In: C Ferencz, JD Rubin, CA Loffredo, et al., eds. *Perspectives in pediatric cardiology. Epidemiology of congenital heart disease: the Baltimore-Washington Infant Study 1981–1989.* Armonk, NY: Futura Publishing, 1993;33–62.
3. Hornberger LK, Sanders SP, Sahn DJ, et al. In utero pulmonary artery and aortic growth and potential for progression of pulmonary outflow tract obstruction in tetralogy of Fallot. *J Am Coll Cardiol* 1995;25:739–745.
4. Achiron R, Rotstein Z, Lipitz S, et al. First-trimester diagnosis of fetal congenital heart disease by transvaginal ultrasonography. *Obstet Gynecol* 1994;84(1):69–72.
5. Poon LCY, Huggon IC, Zidere V, et al. Tetralogy of Fallot in the fetus in the current era. *Ultrasound Obstet Gynecol* 2007;29:625–627.
6. Need LR, Powell AJ, del Nido P, et al. Coronary echocardiography in tetralogy of Fallot: diagnostic accuracy, resource utilization and surgical implications over 13 years. *J Am Coll Cardiol* 2000;36:1371–1377.
7. Rao BN, Anderson RC, Edwards JE. Anatomic variations in the tetralogy of Fallot. *Am Heart J* 1971;81:361–371.
8. Silverman N, Sinder A. Conditions with override of the ventricular septum by the systemic artery. In: G Hachtel, ed. *Two-dimensional echocardiography in congenital heart disease.* Norwalk, CT: Appleton-Century-Crofts, 1982;149–155.
9. Uretzky G, Puga FJ, Danielson GK, et al. Complete atrioventricular canal associated with tetralogy of Fallot. *J Thorac Cardiovasc Surg* 1984;87:756–780.
10. Shinebourne EA, Babu-Narayan SV, Carvalho JS. Tetralogy of Fallot: from fetus to adult. *Heart* 2006;92;1353–1359.
11. Pepas LP, Savis A, Jones A, et al. An echocardiographic study of tetralogy of Fallot in the fetus and infant. *Cardiol Young* 2003;13:240–247.
12. Gibbs JL, Monro JL, Cunningham D, et al. Survival after surgery or therapeutic catheterisation for congenital heart disease in children in the United Kingdom: analysis of the central cardiac audit database for 2000–1. *BMJ* 2004;328:611.
13. Murphy JG, Gersh BJ, Mair DD, et al. Long-term outcome in patients undergoing surgical repair of tetralogy of Fallot. *N Engl J Med* 1993;329:593–599.
14. Ferencz C, Loffredo CA, Correa-Villasenor A, et al., eds. *Malformations of the cardiac outflow tract in genetic and environmental risk factors of major cardiovascular malformations. The Baltimore-Washington Infant Study 1981–1989.* Armonk, NY: Futura Publishing, 1997;59–102.
15. Bharati S, Paul MH, Idriss FS, et al. The surgical anatomy of pulmonary atresia with ventricular septal defect: pseudotruncus. *J Thorac Cardiovasc Surg* 1975;69:713–721.
16. Liao PK, Edwards WD, Julsrud PR, et al. Pulmonary blood supply in patients with pulmonary atresia and ventricular septal defect. *J Am Coll Cardiol* 1985;6:1343–1350.
17. Goldmuntz E, Clark BJ, Mitchell LE, et al. Frequency of 22q11 deletions in patients with conotruncal defects. *J Am Coll Cardiol* 1998;32:492–498.
18. Momma K, Kondo C, Matsuoka R. Tetralogy of Fallot with pulmonary atresia associated with chromosome 22q11 deletion. *J Am Coll Cardiol* 1996;27:198–202.
19. Digilio MC, Marino B, Grazioli S, et al. Comparison of occurrence of genetic syndromes in ventricular septal defect with pulmonic stenosis (classic tetralogy of Fallot) versus ventricular septal defect with pulmonic atresia. *Am J Cardiol* 1996;77:1375–1376.
20. Chessa M, Butera G, Bonhoeffer P, et al. Relation of genotype 22q11 deletion to phenotype of pulmonary vessels in tetralogy of Fallot and pulmonary atresia-ventricular septal defect. *Heart* 1998;79:186–190.
21. Volpe P, Paladini D, Marasini M, et al. Common arterial trunk in the fetus: characteristics, associations, and outcome in a multicentre series of 23 cases. *Heart* 2003;89:1437–1441.
22. Cho JM, Puga FJ, Danielson GK, et al. Early and long-term results of the surgical treatment of tetralogy of Fallot with pulmonary atresia, with or without major aortopulmonary collateral arteries. *J Thorac Cardiovasc Surg* 2002;124:70–81.
23. Yeager SB, Van Der Velde ME, Waters BL, et al. Prenatal role of the ductus arteriosus in absent pulmonary valve syndrome. *Echocardiography* 2002;19:489–493.
24. Ferencz C. A case-control study of cardiovascular malformations in liveborn infants: the morphogenetic relevance of epidemiologic findings. In: EB Clark, A Takao, eds. *Developmental cardiology: morphogenesis and function.* Mount Kisco, NY: Futura Publishing, 1990;523–539.
25. Allan LD, Sharland GK, Milburn A, et al. Prospective diagnosis of 1006 consecutive cases of congenital heart disease in the fetus. *J Am Coll Cardiol* 1994;23:1452–1458.
26. Wisniewsky KB. Tetralogy of Fallot. In: JA Drose, ed. *Fetal echocardiography.* Philadelphia: WB Saunders, 1998;185–194.
27. Galindo A, Gutierrez-Larraya F, Martintz JM, et al. Prenatal diagnosis and outcome for fetuses with congenital absence of the pulmonary valve. *Ultrasound Obstet Gynecol* 2006;28:32–39.
28. Becker R, Schmitz L, Guschmann M, et al. Prenatal diagnosis of familial absent pulmonary valve syndrome: case report and review of the literature. *Ultrasound Obstet Gynecol* 2001;17:263–267.
29. Berg C, Thomsen Y, Geipel A, et al. Reversed end-diastolic flow in the umbilical artery at 10-14 weeks of gestation is associated with absent pulmonary valve syndrome. *Ultrasound Obstet Gynecol* 2007;30:254–258.
30. Volpe P, Paladini D, Marasini M, et al. Characteristics, associations and outcome of absent pulmonary valve syndrome in the fetus. *Ultrasound Obstet Gynecol* 2004;24:623–628.
31. Razavi RS, Sharland GK, Simpson JM. Prenatal diagnosis by echocardiogram and outcome of absent pulmonary valve syndrome. *Am J Cardiol* 2003;91:429–432.
32. Moon-Grady AJ, Tacy TA, Brook MM, et al. Value of clinical and echocardiographic features in predicting outcome in the fetus, infant, and child with tetralogy of Fallot with absent pulmonary valve complex. *Am J Cardiol* 2002;89:1280–1285.

大动脉共干

定义、疾病谱与发病率

大动脉共干(CAT)又称永存动脉干、共同动脉干或主动脉-肺动脉干,其特点表现为仅有一条大动脉干起源于心底,并分出体循环、冠状动脉循环及肺循环分支(图 18-1)。此畸形常合并较大的室间隔缺损。大动脉共干是由于动脉干分隔不全造成。正常情况下,胚胎发育过程中大动脉干应分出主动脉和肺动脉,动脉干的融合导致了永存动脉干[1]。大动脉共干的分型有多种,主要根据左右肺动脉的解剖起源位置分型,左右肺动脉可起源于肺动脉干(图 18-1A,B)、或直接发自共同动脉干或降主动脉。根据肺动脉的解剖起源位置不同,Collett 和 Edwards 将其分为四种类型[2]。1 型表现为一条较短的肺动脉干起源于共同动脉干后分出左右肺动脉(图 18-1A)。2、3 型表现为左右肺动脉分别从共同动脉干直接发出,左右肺动脉解剖距离较近者为 2 型,解剖距离较远者为 3 型。

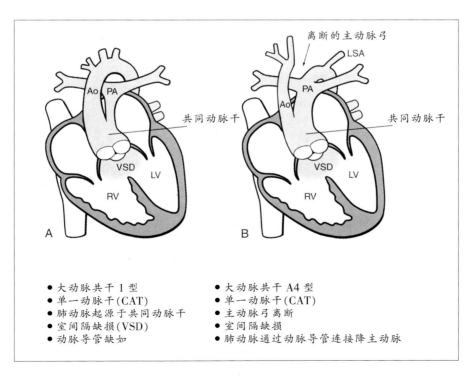

- 大动脉共干 1 型
- 单一动脉干(CAT)
- 肺动脉起源于共同动脉干
- 室间隔缺损(VSD)
- 动脉导管缺如

- 大动脉共干 A4 型
- 单一动脉干(CAT)
- 主动脉弓离断
- 室间隔缺损
- 肺动脉通过动脉导管连接降主动脉

图 18-1 大动脉共干 1 型(A)和 A4 型(B)。RV:右心室;LV:左心室;PA:肺动脉;Ao:主动脉;LSA:左侧锁骨下动脉;VSD:室间隔缺损。

4 型表现为肺动脉起源于主动脉弓或降主动脉，目前将其重新归类为肺动脉闭锁合并室间隔缺损（见第 17 章），而不归为大动脉共干。由 Van Praagh 提出了大动脉共干的另一种分型方法，将其分为 A1 至 A4 型[3]。其中，A1 型与 Collett and Edwards 分型中的 1 型相似。A2 型是将第一种分型的 2 型和 3 型合并。A3 型描述为仅有一条肺动脉起源于共同动脉干，并伴有一根导管或侧支循环供血给对侧肺。A4 型为主动脉弓的畸形，表现为主动脉弓完全离断（图 18-1B）。共同动脉干的根部较宽，多数病例其根部起源于双侧心室。然而，多达 1/3 的大动脉共干，其根部完全起源于右心室，完全起源于左心室的病例罕见。共同动脉干的瓣膜 69% 为三瓣（三叶瓣），22% 为四瓣（四叶瓣），9% 为二瓣（二叶瓣），一叶、五叶或更多瓣叶非常罕见[4]。胎儿大动脉共干最常见的两种类型为 1 型/A1 型和 A4 型。图 18-2 显示了大动脉共干 1 型的解剖标本。

大动脉共干在患有先天性心脏病的新生儿中发病率为 1.6%[5]。据报道在出生儿中占约 1.07/10 000[6]。患有糖尿病母亲的胎儿大动脉共干的发病率升高[7]。男女发病率均等，胎儿期更多见[8]。大动脉共干与染色体异常相关，主要为 22q11 缺失。

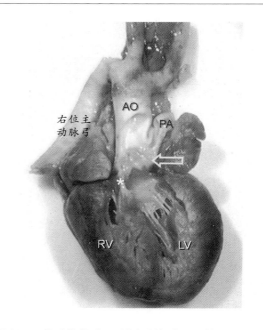

图 18-2 大动脉共干 1 型的解剖标本（比较图 18-1A）。切开共干动脉（箭头），显示瓣膜发育不良，并分出肺动脉（PA）和主动脉（AO）。动脉导管缺如合并右位主动脉弓。星号显示室间隔缺损。RV：右心室；LV：左心室。（见彩图）

超声表现

灰阶超声

大动脉共干的四腔心切面正常（图 18-3A），

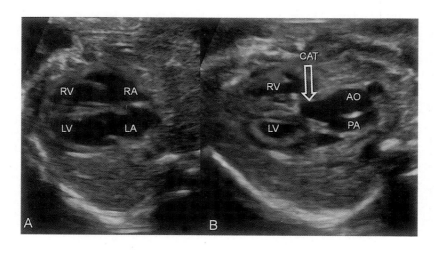

图 18-3 胎儿大动脉共干（CAT）横切面。(A)正常的四腔心切面；(B)五腔心切面水平横切面显示共同动脉干分出主动脉（AO）和肺动脉（PA）。RA：右心房；LA：左心房；RV：右心室；LV：左心室。

除非室间隔缺损面积较大，在四腔心切面上可见，或存在心脏左旋。五腔心切面显示对位不良性室间隔缺损合并一条骑跨的大血管(18-3B)，以及起源于右心室的主肺动脉及肺动脉瓣膜缺如是诊断的有力证据。通常证实了肺动脉干或肺动脉直接起源于骑跨的大血管上，则可证实诊断(图 18-3B)。五腔心切面显示共同大动脉的根部较宽、瓣叶较厚(发育不良)活动受限(图 18-4)。大动脉短轴切面显示瓣叶数目异常(图 18-5)。五腔心切面证实较短的主肺动脉起源于共同动脉干并左侧走行，可确定为大动脉共干 1 型，此型需与法洛四联症畸形相鉴别。大动脉共干 1 型中主动脉较宽，肺动脉较窄。大动脉共干 2、3 型无肺动脉干，2 型肺动脉直接起源于共同动脉干的后方，3 型肺动脉直接起源于共同动脉干的侧方。产前鉴别诊断大动脉共干的各种类型较为困难且不可靠，尤其在孕中期[9]。由于 50% 以上的大动脉共干其动脉导管不发育，所以三血管气管切面对诊断也有帮助，仅显示一根大血管，即主动脉弓(图 18-6)[8]。三血管气管切面显示约 70% 的病例主动脉弓位于气管的左侧，30% 位于气管的右侧形成右

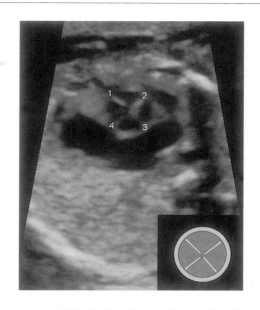

图 18-5　共同动脉干瓣膜的短轴切面显示四叶瓣(1~4)。

位动脉弓。三血管气管切面也能显示位于主动脉弓横切面与前胸壁之间的胸腺。约有 1/3 的病例胸腺体积较小或者缺如，这可能是一种与 22q11 微缺失相关的征象(图 18-6)[10,11]。

彩色多普勒

彩色多普勒超声对诊断大动脉共干是有帮助的，但不是必需的。它有助于显示过隔血流及通过共同动脉干的花色高速血流(图 18-7)。共同的、特征性的表现是当共同动脉干的瓣膜发育不良及狭窄(偶见)时，彩色多普勒超声显示舒张期反流信号(图 18-8)。此外，彩色多普勒超声可帮助辨别大动脉共干 2、3 型中左右肺动脉的起源及走形。

妊娠早期

早孕晚期及中孕早期可诊断大动脉共干[12]。应用彩色多普勒超声使得早孕期诊断大动脉共干更为容易，诊断线索包括五腔心切面显示一条粗大、骑跨的血管及三血管气管切面仅显示一条大血管(图 18-9)。当存在动脉干瓣膜反流时有助于鉴别诊断大动脉共干和其他心脏畸形。早孕期显示主肺动脉干的起源很困难的[8]。

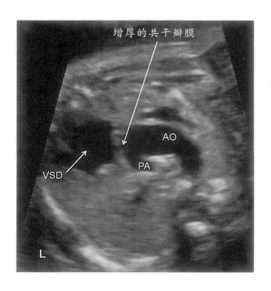

图 18-4　五腔心水平横切面显示骑跨的共干大动脉分出肺动脉(PA)和主动脉(AO)。注意共干的瓣膜增厚并发育不良。VSD:室间隔缺损;L:左侧。

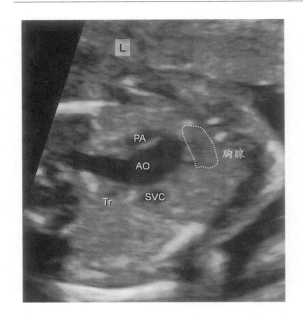

图 18-6 胎儿大动脉共干的三血管气管切面。图片显示了狭窄的肺动脉（PA）和粗大的主动脉弓（AO），没有延续至主动脉峡部（比较第 6 章三血管气管切面的正常解剖结构）。同时显示胎儿胸腺发育不良，为 22q11 微缺失的部分表现。SVC：上腔静脉；Tr：气管；L：左侧。

三维超声

断层超声显像可同时在不同平面显示大动脉共干的解剖特征[13]。三维超声成像和重建，

尤其是能量多普勒、反转模式或二维灰阶血流成像可帮助鉴别诊断大动脉共干和其分支（图 18-10 至图 18-12）及 2、3 型共同动脉干发出的细小肺动脉分支。

心内及心外并发畸形

大动脉共干常合并相关的心脏畸形。室间隔缺损十分常见，并成为心脏畸形的一部分。50% 的大动脉共干动脉导管缺如，存在动脉导管的病例中约 2/3 的患儿生后会出现动脉导管未闭[14]。大动脉共干常合并主动脉弓畸形，右位动脉弓占 21%~36%，主动脉弓离断占 15%，主动脉弓发育不良或持续性双主动脉弓罕见[8,14-16]。一根肺动脉缺如的发病率高达 16%，为主动脉弓一侧的肺动脉缺如[17]。超过 1/3 的大动脉共干存在冠状动脉起源的异常，这与外科手术治疗密切相关[18]。共同动脉干瓣膜发育不良合并关闭不全是常见的并发症。其他心脏畸形更为少见，例如房室间隔缺损、单心室、三尖瓣闭锁合并室间隔缺损等。

高达 40% 的大动脉共干合并心外结构畸形，但无特异性[19,20]。大动脉共干的胎儿常有染色体异常，因此诊断大动脉共干后应进行胎儿染色体核型分析。4.5% 的病例存在染色体数目

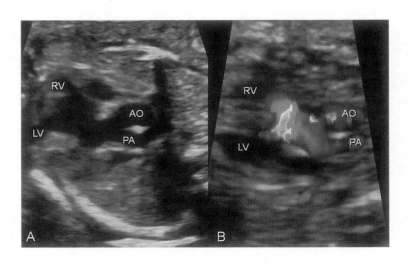

图 18-7 二维超声（A）和彩色多普勒超声（B）显示胎儿大动脉共干的五腔心切面。A 图显示增宽骑跨的共同动脉干分出肺动脉（PA）和主动脉（AO）。B 图显示瓣膜水平的色彩混叠。RV：右心室；LV：左心室。（B 见彩图）

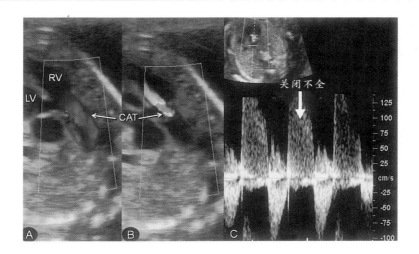

图 18-8　大动脉共干合并瓣膜发育不良的彩色多普勒和频谱多普勒。(A)收缩期共干动脉彩色多普勒血流(蓝色)。(B)彩色多普勒超声显示舒张期瓣膜存在严重反流(红色)。(C)频谱多普勒显示瓣膜狭窄(峰值流速>100cm/s),全舒张期的严重的瓣膜关闭不全(反流)(箭头)。LV:左心室;RL:右心室;CAT:大动脉共干。(见彩图)

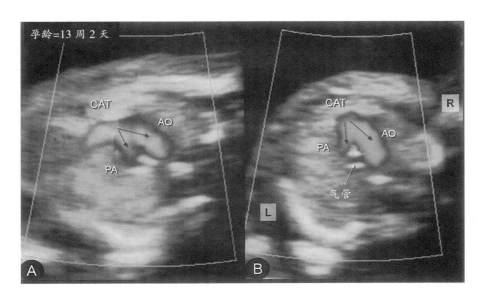

图 18-9　(A,B)孕 13.2 周的胎儿大动脉共干(CAT)。共同大动脉又发出主动脉(AO)和肺动脉(PA)。主动脉弓在气管右侧走形,形成右位主动脉弓。R:右侧;L:左侧。(见彩图)

异常，包括 21-三体综合征、18-三体综合征和13-三体综合征[21]。据报道 30%~40%的大动脉共干存在 22q11 微缺失[10,11,19,22](见第 2 章表 2-5)。约有 21%的 DiGeorge 综合征患儿合并大动脉共干[23]。母亲糖尿病胎儿中,大动脉共干和右

室双出口是 2 个常见的心脏畸形[7]。

鉴别诊断

　　大动脉共干需与两种心脏畸形进行鉴别诊断，即法洛四联症和肺动脉闭锁合并室间隔缺

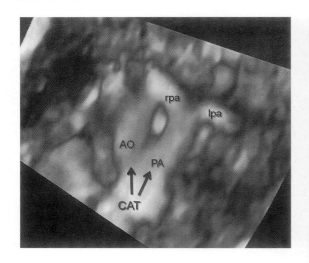

图 18-10 胎儿大动脉共干(CAT)1 型的能量多普勒超声三维容积重建，显示共同动脉干分出主动脉和(AO)主肺动脉(PA)，后者又分出右肺动脉(rpa)和左肺动脉(lpa)。(见彩图)

损，因为二者均存在室间隔缺损和一条骑跨的大动脉。彩色多普勒超声有助于在胎儿进行准确的鉴别诊断。主动脉和肺动脉共同起源于一

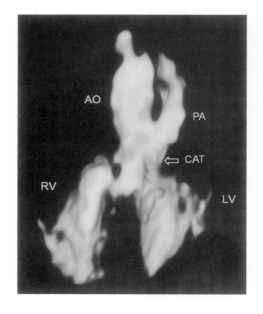

图 18-11 三维反转模式成像显示大动脉共干(CAT，箭头)1 型及主动脉(AO)、肺动脉(PA)分支。比较图 18-1A 和图 18-2。LV:左心室；RV:右心室。(见彩图)

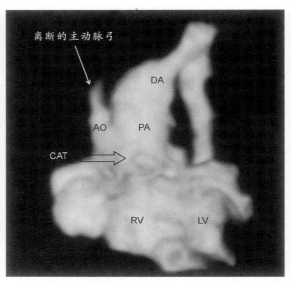

图 18-12 三维反转模式成像显示大动脉共干(CAT，空心箭头)A4 型合并主动脉弓离断。显示共同动脉干分出肺动脉(PA)和主动脉(AO)。动脉导管存在，但升主动脉细小且离断。(图中未显示细小的头臂干血管的走行)。与图 18-1B 比较。LV:左心室；RV:右心室。(见彩图)

条骑跨的动脉干是正确诊断大动脉共干的关键。容易发现的征象之一——瓣膜发育不良合并关闭不全是大动脉共干的典型表现，不同于法洛四联症和其他畸形(见表 17-2)。表 18-1 总结了大动脉共干和法洛四联症的鉴别要点。表 17-2 和表 17-4 总结了其他鉴别要点。将大动脉共干误诊为法洛四联症或肺动脉闭锁合并室间隔缺损并不少见[19,24-26]。

预后与转归

大动脉共干胎儿产前随访很重要，尤其存在瓣膜狭窄并关闭不全或其他心脏畸形时使胎儿发生心脏衰竭、水肿及死亡的风险增加。总结三个系列研究数据，表格 18-2 显示 86 例大动脉共干的胎儿中 37%终止妊娠，除终止妊娠及胎死宫内外，矫正存活率为 58%，总存活率为 32%，远远低于儿科研究报道[8,19,24]。

如果不进行外科矫正手术，大动脉共干的孩子很少能够活过婴儿期[2]。新生儿预后与合

表 18-1	大动脉共干1型和法洛四联症的鉴别要点		
		大动脉共干1型	法洛四联症
对位不良性室间隔缺损和主动脉骑跨		存在	存在
主动脉根部大小		显著增大	正常或扩张
肺动脉干		起源于共同动脉干	狭窄、起源于心室
		无起源于心室的肺动脉干	肺动脉瓣开放
动脉导管		50%缺如	狭窄，前向性血流
主动脉瓣/共同动脉干瓣膜		瓣膜数量1~6叶	主动脉瓣膜正常
		常发育不良和关闭不全	无反流
染色体畸变		30%~40%22q11 缺失	10%~15%22q11 缺失
		4%~5%三倍体	30%三倍体
出生后预后		好	好或非常好
		需行肺动脉人工管道手术	

表 18-2	胎儿大动脉共干的预后
	搜集数据
总例数	87
终止妊娠(%)	34(39%)
胎死宫内	4(4.5%)
活产	48(55%)
新生儿和婴儿死亡(%)	20(23%)
总存活率(%)	28(32%)
继续妊娠的存活率(%)	28/52(53%)
活产存活(%)	28/48(58%)

Data compiled from Sharland GK. Common arterial trunk. In: L Allan, ed. *Textbook of fetal cardiology*. London: Greenwich Medical Media Limited, 2000;288–303; Volpe P, Paladini D, Marasini M, et al. Common arterial trunk in the fetus: characteristics, associations, and outcome in a multicentre series of 23 cases. *Heart* 2003；89(12): 1437–1441; and Swanson TM, Selamet Tierney ES, Tworetzky W, et al. Truncus arteriosus: diagnostic accuracy, outcomes, and impact of prenatal diagnosis. *Pediatr Cardiol* 2009;30: 256–261.

并其他畸形有关。出生后前8周进行根治手术治疗是最佳选择。手术分三部分:封闭室间隔缺损，从共同动脉干动脉根部分离肺动脉,用人工管道将肺动脉重新连接至右心室。通常由于孩子年龄的增长,需进一步手术替换之前肺动脉管道。一项最新研究结果显示50例从生后2天至6个月手术的大动脉共干婴儿,术后3年的实际存活率为96%[27]。其中,合并主动脉弓离断的患儿无死亡病例,2例合并动脉干瓣膜反流的患儿死亡,他们均未进行手术修补[27]。17例(34%)患儿在平均存活两年后进行了肺动脉人工管道置换术。一项研究结果表明,对一直被认为是外科手术风险的因素-主动脉弓离断和动脉干瓣膜反流并未影响整体预后[27]。

要点:大动脉共干

大动脉共干的特点表现为单一大动脉

干起源于心底，并分出体循环、冠脉循环及肺循环分支。

- 常合并较大的室间隔缺损。

- 根据肺动脉的解剖起源位置不同，大动脉共干分为 4 种类型。

- 共同动脉干的根部较宽，多数病例其根部起源于双侧心室。

- 多达 1/3 的大动脉共干病例根部完全起源于右心室，而起源于左心室的病例罕见。

- 69% 的共同动脉干瓣膜为三叶瓣，22% 为四叶瓣，9% 为二叶瓣，更少见的情况下有一叶、五叶或更多瓣叶。

- 胎儿期最常见的两种诊断类型是 1 型/A1 型和 A4 型。

- 四腔心切面显示正常。

- 肺动脉干或肺动脉直接起源于这条骑跨的大血管可得到确诊。

- 三血管气管切面仅显示一条大血管，即主动脉弓。

- 50% 的病例动脉导管缺如，存在动脉导管的病例中约 2/3 的患儿生后出现动脉导管未闭。

- 主动脉弓畸形常见，右位动脉弓占 21%~36%，主动脉弓离断占 15%，主动脉弓发育不良或持续性双主动脉弓罕见。

- 高达 40% 的大动脉共干病例合并心脏外结构畸形。

- 4.5% 的病例存在染色体数目异常。

- 据报道 30%~40% 的大动脉共干病例存在 22q11 微缺失。

- 产前诊断的病例比产后报道的预后差。

（吴青青　译）

参考文献

1. Van Mierop L, Patterson D, Schnaar W. Pathogenesis of persistent truncus arteriosus in light of observations made in a dog embryo with the anomaly. *Am J Cardiol* 1978;41:755–762.
2. Collett R, Edwards J. Persistent truncus arteriosus: a classification according to anatomic types. *Surg Clin North Am* 1949;1245–1270.
3. Van Praagh R, Van Praagh S. The anatomy of common aorticopulmonary trunk (truncus arteriosus communis) and its embryologic implications: a study of 57 necropsy cases. *Am J Cardiol* 1965;16:406–425.
4. Fuglestad S, Puga F, Danielson G. Surgical pathology of the truncal valve: a study of 12 cases. *Am J Cardiovasc Pathol* 1988;2:39–47.
5. Ferencz C. A case-control study of cardiovascular malformations in liveborn infants: the morphogenetic relevance of epidemiologic findings. In EB Clark, A Takao, eds. *Developmental cardiology: Morphogenesis and function.* Mount Kisco, NY: Futura Publishing, 1990;526.
6. Hoffman JI, Kaplan S. The incidence of congenital heart disease. *Circ Res* 2004;94:1890–1900.
7. Ferencz C, Rubin JD, McCarter RJ, et al. Maternal diabetes and cardiovascular malformations: predominance of double outlet right ventricle and truncus arteriosus. *Teratology* 1990;41:319–326.
8. Sharland GK. Common arterial trunk. In: L Allan, ed. *Textbook of fetal cardiology.* London: Greenwich Medical Media Limited, 2000;288–303.
9. Muhler MR, Rake A, Schwabe M, et al. Truncus arteriosus communis in a midtrimester fetus: comparison of prenatal ultrasound and MRI with postmortem MRI and autopsy. *Eur Radiol* 2004;14(11):2120–2124.
10. Machlitt A, Tennstedt C, Korner H, et al. Prenatal diagnosis of 22q11 microdeletion in an early second-trimester fetus with conotruncal anomaly presenting with increased nuchal translucency and bilateral intracardiac echogenic foci. *Ultrasound Obstet Gynecol* 2002;19(5):510–513.
11. Chaoui R, Kalache KD, Heling KS, et al. Absent or hypoplastic thymus on ultrasound: a marker for deletion 22q11.2 in fetal cardiac defects. *Ultrasound Obstet Gynecol* 2002;20(6):546–552.
12. Achiron R, Weissman A, Rotstein Z, et al. Transvaginal echocardiographic examination of the fetal heart between 13 and 15 weeks' gestation in a low-risk population. *J Ultrasound Med* 1994;13(10):783–789.
13. Paladini D, Vassallo M, Sglavo G, et al. The role of spatio-temporal image correlation (STIC) with tomographic ultrasound imaging (TUI) in the sequential analysis of fetal congenital heart disease. *Ultrasound Obstet Gynecol* 2006;27(5):555–561.
14. Butto F, Lucas R, Edwards J. Persistent truncus arteriosus: pathologic anatomy in 54 cases. *Pediatr Cardiol* 1986;7:95–101.
15. Marcelleti C, McGoon D, Danielson G. Early and late results of surgical repair of truncus arteriosus. *Circulation* 1977;55:636–641.
16. Nath P, Zollikofer C, Castendeda-Zuniga W. Persistent truncus arteriosus associated with interruption of the aortic arch. *Br J Radiol* 1980;53:853–859.
17. Mair D, Ritter D, Davis G. Selection of patients with truncus arteriosus for surgical correction: anatomic and hemodynamic considerations. *Circulation* 1974;49:144–151.
18. Shrivastava S, Edwards J. Coronary arterial origin in persistent truncus arteriosus. *Circulation* 1977;55:551–554.

19. Volpe P, Paladini D, Marasini M, et al. Common arterial trunk in the fetus: characteristics, associations, and outcome in a multicentre series of 23 cases. *Heart* 2003;89(12):1437–1441.
20. Fyler DC, Buckley LP, Hellenbrand WE, et al. Report of the New England Regional Infant Cardiac Program. *Pediatrics* 1980;65:374–461.
21. Harris JA, Francannet C, Pradat P. The epidemiology of cardiovascular defects, part 2: a study based on data from three large registries of congenital malformations. *Pediatr Cardiol* 2003;24:222–235.
22. Boudjemline Y, Fermont L, Le Bidois J, et al. Prevalence of 22q11 deletion in fetuses with conotruncal cardiac defects: a 6-year prospective study. *J Pediatr* 2001;138:520–524.
23. Van Mierop LH, Kutsche LM. Cardiovascular anomalies in DiGeorge syndrome and importance of neural crest as a possible pathogenetic factor. *Am J Cardiol* 1986;58:133–137.
24. Swanson TM, Selamet Tierney ES, Tworetzky W, et al. Truncus arteriosus: diagnostic accuracy, outcomes, and impact of prenatal diagnosis. *Pediatr Cardiol* 2009;30:256–261.
25. Tometzki AJ, Suda K, Kohl T, et al. Accuracy of prenatal echocardiographic diagnosis and prognosis of fetuses with conotruncal anomalies. *J Am Coll Cardiol* 1999;33(6):1696–1701.
26. Sivanandam S, Glickstein JS, Printz BF, et al. Prenatal diagnosis of conotruncal malformations: diagnostic accuracy, outcome, chromosomal abnormalities, and extracardiac anomalies. *Am J Perinatol* 2006;23(4):241–245.
27. Jahangiri M, Zurakowski D, Mayer JE, et al. Repair of the truncal valve and associated interrupted arch in neonates with truncus arteriosus. *J Thorac Cardiovasc Surg* 2000;119:508–514.
28. Williams JM, de Leeuw M, Black MD, et al. Factors associated with outcomes of persistent truncus arteriosus. *J Am Coll Cardiol* 1999;34:545–553.

第 **19** 章 右室双出口

右室双出口

定义、疾病谱与发病率

右室双出口是一类主动脉、肺动脉均起源于形态学右心室的心脏畸形（图 19-1）。右室双出口的公认定义是由先天性心脏病外科学命名和数据库研究项目统一制定，将其定义为"右室双出口是一类动脉心室连接异常，表现在两支大血管完全或大部分起源于右心室"[1]。因此，右室双出口为两支大动脉均起源于形态学右心室的一系列复杂性心脏畸形，其不同表现类型则取决于两支大动脉的不同空间位置关系、并发的室间隔缺损的不同位置、是否存在肺动脉

流出道梗阻及少见类型的主动脉流出道梗阻。右室双出口根据主动脉、肺动脉在半月瓣水平的解剖学关系分为 4 种类型[2]：主动脉位于肺动脉的右后方、右前方、左前方和右侧方（表 19-1）。右室双出口并发的室间隔缺损有 4 种解剖类型：主动脉瓣下型、肺动脉瓣下型、主动脉-肺动脉瓣下型（也称为双瓣下型）及远离大动脉瓣型（无关型）（表 19-2）。由于室间隔缺损的位置在胎儿超声心动图检查中难以确定，因此右室双出口的准确亚型在产前很难诊断。

右室双出口在先心病患儿中占 1%~1.5%，活产儿中发病率接近 0.09‰[3]，其发病率与性别无关。右室双出口在胎儿中更为常见，有报导占胎儿先心病的 6%[4]。有报导将胎儿右室双出口

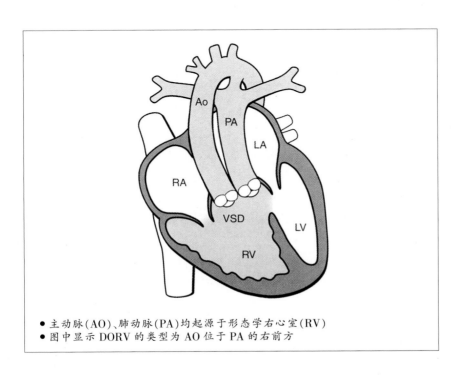

- 主动脉（AO）、肺动脉（PA）均起源于形态学右心室（RV）
- 图中显示 DORV 的类型为 AO 位于 PA 的右前方

图 19-1 右室双出口（DORV）。LV：左心室；LA：左心房；RA：右心房；VSD：室间隔缺损。

表 19-1 右室双出口半月瓣水平大动脉的解剖学关系	
DORV 大动脉的关系	**说明**
主动脉位于肺动脉右后方 （法四型 DORV）	DORV 罕见类型 大动脉关系正常 DORV 较常见类型 室缺位于主动脉或肺动脉下方
主动脉位于肺动脉右前方 （大动脉右转位型 DORV）	Taussig-Bing 亚型 DORV
主动脉位于肺动脉左前方 （大动脉左转位型 DORV）	DORV 罕见类型 主动脉走行于胸腔左侧 室缺位于主动脉或肺动脉下方
主动脉位于肺动脉右侧 （并行排列）	DORV 最常见的类型 主动脉位于肺动脉右侧 主动脉瓣下型室缺最常见

VSD：室间隔缺损。

作为单独异常或归类于圆锥动脉干畸形中[4-11]。糖尿病孕妇胎儿右室双出口的发病率增高[12]。图 19-2 和图 19-3 描述了胎儿心脏中两种类型右室双出口的解剖学结构。

超声表现

灰阶超声

二维超声诊断右室双出口的要点包括：心室与大动脉连接异常、大血管的解剖关系，合并室间隔缺损时，尽可能描述其发生的位置。右室双出口在胎儿早中孕期四腔心切面正常。

随着孕周的增加，左心室可逐渐变小，导致孕晚期四腔心切面出现异常。右室双出口有时合并房室瓣畸形（如二尖瓣闭锁、房室间隔缺损和心室双入口），如果合并这些畸形，会出现四腔心切面异常。五腔心切面表现异常是由于该切面可显示室间隔缺损、主动脉内壁与室间隔连续中断、两支大动脉根部均起源于靠前的心腔（右心室）。如有可能，室间隔缺损位置及与大动脉的关系应进行描述。在五腔心切面及三血管气管切面之间旋转探头，可显示并行的大血管（图 19-4）。甚至当主动脉位于肺动脉右后方时

表 19-2 右室双出口中室间隔缺损的解剖学位置	
室间隔缺损的解剖学位置	**说明**
主动脉瓣下型	室缺距主动脉瓣近于肺动脉瓣 此型最常见
肺动脉瓣下型	室缺距肺动脉瓣近于主动脉瓣 典型的嵴上型 第二种常见类型
主动脉瓣下和肺动脉瓣下型（双瓣下型）	大室缺 室缺位置近两个半月瓣 罕见类型
远离大动脉瓣型（无关型）	室缺距两个半月瓣均较远且无关

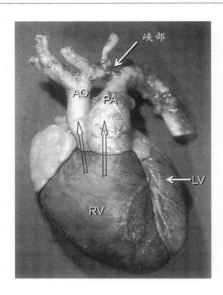

图 19-2　右室双出口胎儿的解剖学标本。两支大动脉均起源于右心室（RV）（箭头）。主动脉（AO）位于主肺动脉（PA）的右侧，呈并行位置。主动脉狭窄伴有峡部缩窄。左心室（LV）小于右心室（虚线）。（见彩图）

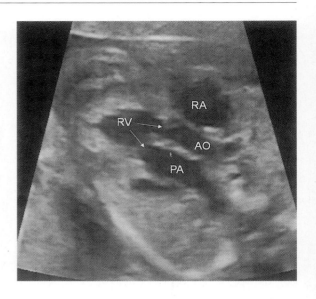

图 19-4　右室双出口的五腔心切面与三血管切面之间的斜切面。两支大血管均起源于右心室（RV）且主动脉（AO）并排于肺动脉（PA）右侧。注意两支大血管大小正常。RA：右心房。

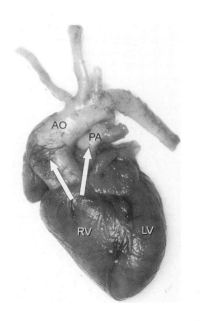

图 19-3　右室双出口合并肺动脉闭锁的胎儿心脏解剖标本。两支大动脉均起源于右心室（RV）（箭头）。主动脉（AO）位于肺动脉（PA）右前方。扩张的主动脉和细小的肺动脉符合肺动脉闭锁的诊断。LV：左心室。（见彩图）

（见表 19-1），大血管依然呈现出并行关系[11,13]。两支大血管的大小差异是评估右室双出口流出

道梗阻的最好方法，而不是用多普勒血流测量（图 19-5）。右室双出口中肺动脉闭锁或狭窄较主动脉闭锁或缩窄常见（图 19-5）。在三血管气管切面还可探查到右位主动脉弓。在右室双出口的一些类型中，大动脉错位常导致三血管气管切面仅显示一支血管，主要是主动脉。将探头倾斜可显示两支大血管均起源于右心室、肺动脉穿行在主动脉下方。

彩色多普勒

彩色多普勒有助于显示室间隔缺损从左心室向右心室过隔分流，并可见到血流由右心室进入主动脉与肺动脉（图 19-6）。彩色多普勒通过显示相应血管的花色血流（图 19-7）或反向血流帮助诊断流出道狭窄或闭锁。大动脉的解剖学关系也可以通过彩色多普勒超声进一步确定。

妊娠早期

右室双出口如果出现四腔心切面异常或三血管气管切面表现为大血管内径不一致则可在早孕期进行诊断（11~14 周）。颈项透明层增厚

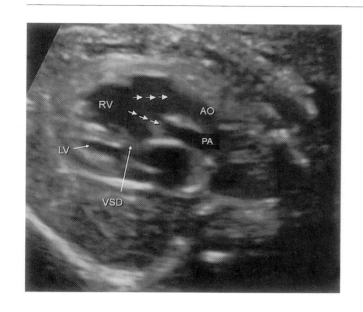

图 19-5 右室双出口胎儿五腔心切面显示左心室(LV)较小,右心室(RV)扩张,主动脉(AO)、肺动脉(PA)均起源于右心室(箭头),肺动脉瓣下见室间隔缺损(VSD)。注意肺动脉内径小于主动脉是肺动脉狭窄的征象。

提示应对胎儿进行更全面的解剖学评估,这样会发现与右室双出口相关的心外异常。但是,单独存在右室双出口或者四腔心切面表现正常时在早孕期很难诊断。图 19-8 显示孕 14 周胎儿的右室双出口。

三维超声

应用三维超声断层扫描技术可同时显示右室双出口不同表现[14]。三维超声成像(3-D)可应用表面模式、最小模式(透明成像)、反转模式或彩色模式显示大动脉的空间结构类型(图 19-9 和图 19-10)。孕期计算左心室长轴容积可能有一定的应用意义。未来,三维超声成像将有助于进一步确定室间隔缺损与大动脉的解剖学关系。

心内及心外并发畸形

相关心脏病变很常见,包括一系列心脏病变。肺动脉狭窄是最常并发的心脏畸形,其发生率约为 70%[15]。据报道,右室双出口在房室瓣水平、房间隔水平和大血管水平并发的各种心脏畸形包括二尖瓣闭锁、二尖瓣前叶裂、房间隔缺损、房室间隔缺损、主动脉瓣下狭窄、主动脉缩窄、右位主动脉弓、永存左上腔静脉和肺静脉异位引流等。左心室发育不良的程度

取决于左心室梗阻的程度。右室双出口可能是左右心异构的一部分,这将会增加有关静脉畸形的风险[16]。在心脏异构中,右室双出口可能会合并不均衡的房室间隔缺损或伴肺动脉梗阻

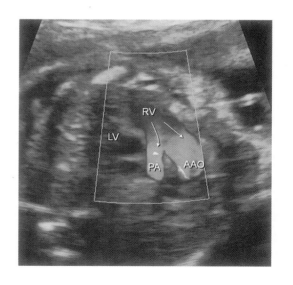

图 19-6 右室双出口胎儿胸部斜切面彩色多普勒显像。二维超声可疑大血管转位、室间隔缺损和肺动脉狭窄等心脏畸形。彩色多普勒超声清晰显示两支大动脉均起源于右心室(RV)(箭头)。肺动脉(PA)比升主动脉(AAO)狭窄但无花色血流,这是轻度肺动脉狭窄的征象。LV:左心室。(见彩图)

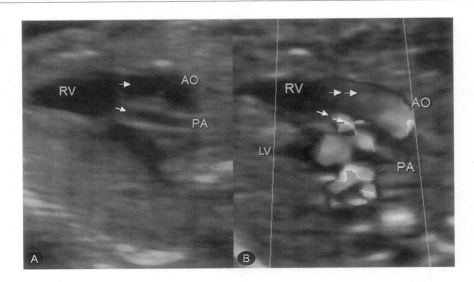

图 19-7 胎儿右室双出口及严重肺动脉狭窄的二维超声(A)和彩色多普勒超声(B)。二维超声(A)可见两支大动脉均起源于右心室(RV)，且主动脉(AO)位于发育不良肺动脉(PA)的右前方。彩色多普勒超声(B)图像显示主动脉前向血流，肺动脉中花色血流穿过发育不良的肺动脉是肺动脉严重狭窄的征象。LV：左心室。(B 见彩图)

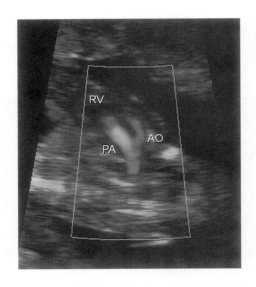

图 19-8 孕 14 周胎儿右室双出口彩色多普勒图像。主动脉(AO)、肺动脉(PA)均起源于右心室(RV)。(见彩图)

的双入口单心室。右室双出口也可在右心室位于左侧的复杂矫正性大血管转位中发现。

右室双出口胎儿合并心外畸形常见并且无器官系统特异性[17]。右室双出口胎儿染色体异常占 12%~40%，主要包括 18、13-三体综合征及 22q11 缺失[4,18,19]。右室双出口并发房室瓣畸形

增加了染色体数目异常的风险，并发圆锥动脉干畸形增加了 22q11 缺失的风险。右室双出口并发心脏异构基本上可以排除染色体异常[18]。

鉴别诊断

右室双出口主要与法洛四联症和大动脉转位相鉴别。然而，其预后及外科治疗方法主要取决于对病变的解剖学描述而不是确切的术语和分类。大动脉共干也是鉴别诊断的一部分，尤其是右室双出口并发单侧流出道发育不良时。由于大部分右室双出口有大血管并行的表现，因此大动脉转位是最常见的鉴别诊断[13]。

当发现合并大动脉并行的复杂畸形时，作者更倾向于用大血管错位术语而不是用转位来表达。

预后与转归

右室双出口胎儿在宫内生长过程中通常无异常表现，除非合并房室瓣功能不全或者由于左心异构伴心脏传导阻滞，这些均会导致胎儿心力衰竭、水肿和胎死宫内。右室双出口胎儿的总体预后较差，这不仅和原发异常有关，而且取

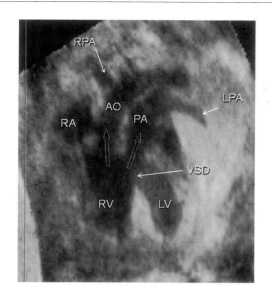

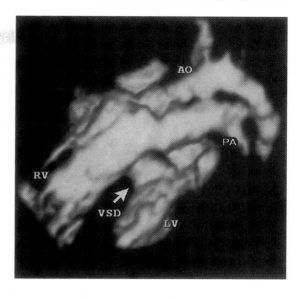

图 19-9 胎儿右室双出口心脏三维超声最小透明模式成像(解剖标本见图 19-2)。主动脉(AO)、肺动脉(PA)均起源于右心室(RV)并且呈并行关系。室间隔缺损(VSD)位于肺动脉瓣下,使较小的左心室(LV)和扩张的右心室相通。肺动脉又分支为右肺动脉(RPA)和左肺动脉(LPA)。RA:右心房。(见彩图)

图 19-10 胎儿右室双出口心脏的三维超声反转成像模式显示,主动脉(AO)、肺动脉(PA)均起源于右心室(RV)并且呈并行关系。左心室(LV)与右心室之间通过室间隔缺损(VSD)相通(箭头)。

决于相关畸形[17]。右室双出口胎儿有 31%~55% 发生妊娠终止,胎儿存活率为 30%~60%[11,17]。包括终止妊娠及随诊存活至新生儿期以上的所有患者,其整体存活率为 10%[17]。预后不良主要与产前发现的心外畸形、染色体异常及异构相关[17]。表 19-3 列举了预后不良的右室双出口胎儿常见心脏畸形。

据报道,由于精细的外科手术及术后护理,右室双出口手术治疗后新生儿存活率显著提高。有资料显示,在新生儿期进行外科手术死亡率为 4%~8%[20],长期随访超过 90% 的患儿为右室双出口合并主动脉瓣下室间隔缺损[21]。新生儿的整体预后取决于相关的心脏及心外异常。

要点:右室双出口

• 右室双出口是一种心室与大动脉连接异常的疾病,主动脉、肺动脉完全或大部

表 19-3 右室双出口心脏解剖学表现及其对预后的影响		
心脏表现	预后较好	预后较差
主动脉弓	主动脉弓大小正常	管状主动脉弓发育不良
肺动脉	肺动脉开放	肺动脉闭锁
心室	心室大小正常	左心室发育不良
		单心室
房室瓣解剖结构	房室瓣形态正常	二尖瓣闭锁
		房室间隔缺损
房室瓣位置	正常	位置不定

分起源于右心室。

- 右室双出口不同类型主要区别在于大动脉空间关系，室间隔缺损的位置以及有无流出道梗阻。

- 文中描述的右室双出口涉及到主动脉、肺动脉的4种空间位置关系及室间隔缺损的4种解剖学位置。

- 早中孕期四腔心切面正常。

- 五腔心切面表现异常是由于该切面可显示室间隔缺损及两支大动脉均起源于靠前的心腔（右心室）。

- 右室双出口流出道梗阻的评估最好用两支大血管的径线差异而不是用多普勒血流测量。

- 常伴发心脏异常，包括所有心脏病变，包括左右心异构。

- 肺动脉狭窄是最常见的并发畸形，发生率约为70%。

- 右室双出口胎儿染色体异常发生率为12%~40%，主要包括18、13-三体综合征及22q11缺失。

- 法洛四联症和大动脉转位是两种主要与右室双出口相鉴别的疾病。

- 右室双出口胎儿的整体预后较差。

- 右室双出口新生儿转归近年来有明显改善。

（吴青青 译）

参考文献

1. Walters HL, Mavroudis C, Tchervenkov CI, et al. Congenital Heart Surgery Nomenclature and Database Project: double outlet right ventricle. *Ann Thorac Surg* 2000;69:249–263.
2. Sridaromont S, Feldt RH, Ritter DG, et al. Double-outlet right ventricle: hemodynamic and anatomic correlations. *Am J Cardiol* 1976;38:85–94.
3. Mitchell SC, Korones SB, Berendes HW. Congenital heart disease in 56,109 births: incidence and natural history. *Circulation* 1971;43:323–332.
4. Allan LD, Sharland GK, Milburn A, et al. Prospective diagnosis of 1,006 consecutive cases of congenital heart disease in the fetus. *J Am Coll Cardiol* 1994;23(6):1452–1458.
5. Paladini D, Rustico M, Todros T, et al. Conotruncal anomalies in prenatal life. *Ultrasound Obstet Gynecol* 1996;8(4):241–246.
6. Tometzki AJ, Suda K, Kohl T, et al. Accuracy of prenatal echocardiographic diagnosis and prognosis of fetuses with conotruncal anomalies. *J Am Coll Cardiol* 1999;33(6):1696–1701.
7. Chaoui R, Kalache KD, Heling KS, et al. Absent or hypoplastic thymus on ultrasound: a marker for deletion 22q11.2 in fetal cardiac defects. *Ultrasound Obstet Gynecol* 2002;20(6):546–552.
8. Kim N, Friedberg MK, Silverman NH. Diagnosis and prognosis of fetuses with double outlet right ventricle. *Prenat Diagn* 2006;26(8):740–745.
9. Sivanandam S, Glickstein JS, Printz BF, et al. Prenatal diagnosis of conotruncal malformations: diagnostic accuracy, outcome, chromosomal abnormalities, and extracardiac anomalies. *Am J Perinatol* 2006;23(4):241–245.
10. Smith RS, Comstock CH, Kirk JS, et al. Double-outlet right ventricle: an antenatal diagnostic dilemma. *Ultrasound Obstet Gynecol* 1999;14(5):315–319.
11. Hornberger L. Double outlet right ventricle. In: L Allan, L Hornberger, G Sharland, eds. *Textbook of fetal cardiology*. London: Greenwich Medical Media, 2000;274–287.
12. Ferencz C, Rubin JD, McCarter RJ, et al. Maternal diabetes and cardiovascular malformations: predominance of double outlet right ventricle and truncus arteriosus. *Teratology* 1990;41:319–326.
13. Allan LD. Sonographic detection of parallel great arteries in the fetus. *AJR Am J Roentgenol* 1997;168(5):1283–1286.
14. Paladini D, Vassallo M, Sglavo G, et al. The role of spatio-temporal image correlation (STIC) with tomographic ultrasound imaging (TUI) in the sequential analysis of fetal congenital heart disease. *Ultrasound Obstet Gynecol* 2006;27(5):555–561.
15. Bradley TJ, Karamlou T, Kulik A, et al. Determinants of repair type, reintervention and mortality in 393 children with double-outlet right ventricle. *J Thorac Cardiovasc Surg* 2007;134:967–973.
16. Berg C, Geipel A, Kamil D, et al. The syndrome of right isomerism—prenatal diagnosis and outcome. *Ultraschall Med* 2006;27(3):225–233.
17. Gedikbasi A, Oztarhan K, Gul A, et al. Diagnosis and prognosis in double-outlet right ventricle. *Am J Perinatol* 2008;25(7):427–434.
18. Obler D, Juraszek AL, Smoot LB, et al. Double outlet right ventricle: aetiologies and associations. *J Med Genet* 2008;45(8):481–497.
19. Chaoui R, Korner H, Bommer C, et al. [Prenatal diagnosis of heart defects and associated chromosomal aberrations]. *Ultraschall Med* 1999;20(5):177–184.
20. Allen HD, Driscoll DJ, Shaddy RE, et al, eds. *Moss and Adams' heart disease in infants, children and adolescents*. Baltimore, MD: Williams & Wilkins, 1995;1119–1120.
21. Kirklin JW, Pacifico AD, Blackstone EH, et al. Current risks and protocols for operations for double-outlet right ventricle. *J Thorac Cardiovasc Surg* 1986;92:913–993.

完全型大动脉转位

定义、疾病谱与发病率

完全型大动脉转位(TGA)是一种常见的心脏畸形，即房室连接一致和心室动脉连接不一致。也就是说心房和心室是正常连接：右心房通过三尖瓣与右心室连接；左心房通过二尖瓣与左心室连接。但是出现了大血管的交换连接，肺动脉从左心室发出，主动脉从右心室发出。两条大动脉呈现平行走行，主动脉位于肺动脉的右前方(图 20-1)，也就称之为 D-TGA

(D="dexter 右侧")。D-TGA 是一种相对常见的心脏异常，占所有先天性心脏畸形的 5%~7%，活产儿发病率为 0.315‰，男女发病比为 2:1，以男婴居多[1,2]。D-TGA 既可以是孤立性心脏畸形，称为单纯 D-TGA；也可伴有其他心脏异常，称为复杂 D-TGA。室间隔缺损和肺动脉狭窄(左心室流出道梗阻)都是常见的 D-TGA 并发症，可以单独发病，也可联合发病，占到病例的 30%~40%[3,4]。心外畸形并发症较为罕见。

D-TGA 的产前诊断仍是一大挑战。对先天性心脏病的产前筛查措施，主要集中在单一的四腔心切面，必然无法检测出 D-TGA。在群体中对先天性心脏病进行产前筛查的报告表明，

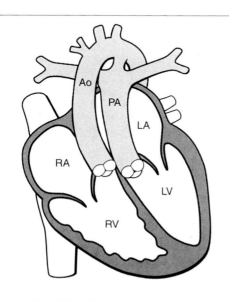

- 正常四腔心切面解剖房室连接一致
- 主动脉(Ao)从右心室(RV)发出
- 肺动脉(PA)从左心室(LV)发出
- 大血管的平行走向，主动脉位于肺动脉的右前方

图 20-1　完全型大动脉转位(D-TGA)。RA:右心房;LA:左心房。

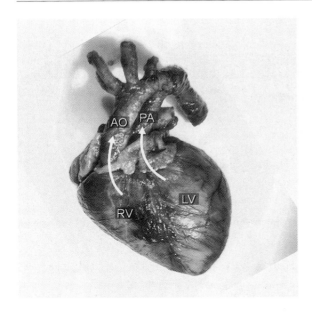

图 20-2 D-TGA 胎儿心脏解剖标本。主动脉（AO）从右心室（RV）发出，位于肺动脉（PA）前方，并与肺动脉（PA）平行，而肺动脉（PA）从左心室（LV）发出。与图 4-4 中的正常心脏解剖标本进行对比。（见彩图）

单纯 TGA 的检出率为 3%~17%[5-7]。在一项以人口为基础的研究中，产前筛查快速发展，TGA 检出率从 12.5% 上升到 72.5%[8]。由于产前能检测

到 TGA，新生儿的发病率和死亡率的双双降低，大血管的评价作为扩展胎儿基本心脏检查的一部分，在能切实实现时，应当得到执行[8-10]。图 20-2 所示的是患有 TGA 胎儿的心脏解剖标本。

超声表现

灰阶超声

除了室间隔缺损并发症之外，患有 D-TGA 的胎儿有着典型正常的四腔心切面（图 20-3A）。五腔心切面可以显示肺动脉从左心室发出，并从起始不远处分叉为左肺动脉和右肺动脉（图 20-3B）。主动脉从右心室发出，并位于肺动脉前方，与肺动脉呈平行走行。D-TGA 大动脉的平行走行从心脏的斜面上最容易看出，空间上由胎儿的右肩延伸至左髋（图 20-4A，B）。从上胸部的横向切面中，看到的不是通常情况下的三血管气管切面，而是一条大血管（主动脉弓的横断面）和其右侧的上腔静脉（图 20-5A，B）。三血管气管切面中的大血管是主动脉，位于肺动脉的前上方。大血管水平的短轴观显示，主动脉和肺动脉为环状结构，彼此相邻（图 20-6B），

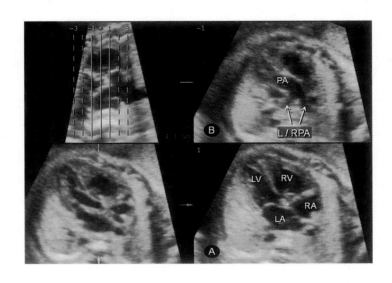

图 20-3 大动脉转位胎儿的房室连接一致，其四腔心切面（A）显示正常。五腔心切面（B）显示，肺动脉（PA）从（左）心室后方发出。肺动脉分叉成左/右肺动脉（L/RPA）。这些图像是从三维容积中获得。RV：右心室；LA：左心房；RA：右心房；LV：左心室。（见彩图）

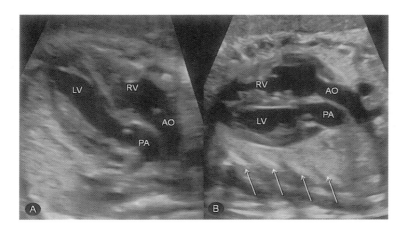

图 20-4　大动脉转位的 2 例胎儿,其大血管平行起源(**A,B**)在心脏斜面中显示,空间上由胎儿的右肩朝向左髋。主动脉(AO)从右心室(RV)正前方发出,并位于肺动脉(PA)右侧,而肺动脉(PA)从左心室(LV)发出。这些切面的斜向方位,由胸部外围的肋骨横切面(箭头)显示。

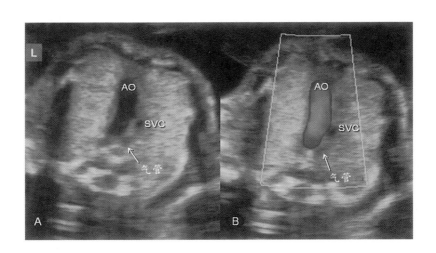

图 20-5　大动脉转位胎儿的三血管气管切面灰阶超声(**A**)和彩色多普勒(**B**),显示主动脉(AO)为一条大血管,上腔静脉(SVC)位于其右侧。B 图的彩色多普勒证实了 AO 中的前向血流。肺动脉大致位于 AO 下方,因而在此三血管气管切面中无法显示。L:左。(**B** 见彩图)

而不是正常走行(纵向的肺动脉环绕着圆形的主动脉)(图 20-6A)。纵切面中,主动脉弓从右心室前部发出,发出头部和颈部血管,并因向后方弯曲,走向呈"曲棍球"形。肺动脉在纵切面中的走向呈"拐杖"形。

彩色多普勒

彩色多普勒有助于诊断 D-TGA,但并非总是必要的[11]。彩色多普勒有助于显示大血管的平行走行(图 20-7)。

通过彩色多普勒可以强化显示室间隔缺损(图 20-7B),确定卵圆孔开放程度和评价左心室流出道(肺动脉)。在妊娠早期,彩色多普勒有助于显示正常情况下的大血管交叉,以及 D-TGA 情况下的大血管平行走行。

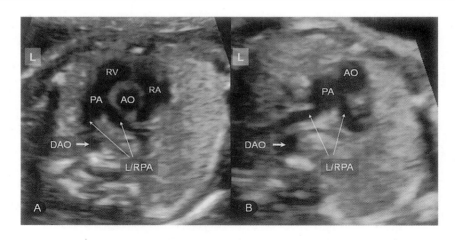

图 20-6 正常胎儿(A)和患有完全型大动脉转位(TGA)胎儿(B)的短轴观。正常胎儿(A)的短轴观显示,肺动脉的纵切面,环绕着主动脉(AO)的横切面。AO 位于 PA 下方,PA 分为左/右肺动脉(L/RPA)。患有 TGA 的胎儿(B),两条大血管可以从横切面中发现,AO 位于 PA 前方。DAO 降主动脉;RV 右心室;RA 右心房;L 左。

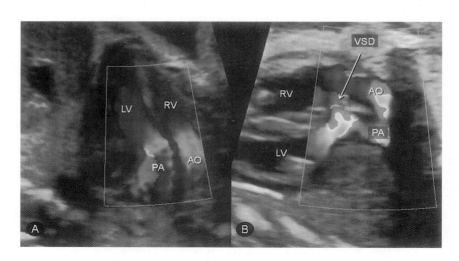

图 20-7 彩色多普勒显示,患有大动脉转位的 2 例胎儿(A,B),其在胸部斜切面上的大血管平行走行。B 图的彩色多普勒有助于确诊室间隔缺损(VSD)(箭头)的存在。RV:右心室;LV:左心室;AO:主动脉;PA:肺动脉。(见彩图)

妊娠早期

　　D-TGA 可以在孕 11~14 周的超声检查中诊断出来,但是比在妊娠中期识别 D-TGA 更加困难。一系列针对孕 11~14 周胎儿的超声心动图检查的报告大多未能诊断出 D-TGA[12]。在正常胎儿的染色体条件下,颈项透明层增厚,可以视作是 D-TGA 存在的标记[13]。三血管气管切面中发现的一条大血管,可能在妊娠早期有所帮助(图20-8A)。旋转探头,观察胸部斜切面, 就能显示出平行走行的大血管(图20-8B)。

三维超声

　　各种报告都注重沿着不同的轴旋转和呈现容积的彩色显示,强调三维超声在诊断 D-TGA 中的作用[14-17]。断层超声显像(图 20-9)、玻璃体模式(图 20-10)、反转模式(图 20-11A)、二维灰阶血流成像(图 20-11B)和其他的三维显示,能够提高大血管空间关系的显示,这些

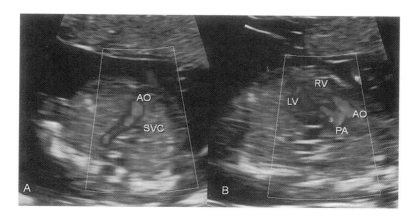

图 20-8　孕 14 周大动脉转位(TGA)胎儿的三血管气管切面(A)和胸部斜切面(B)的彩色多普勒显像。三血管气管切面(A)显示一条大血管(主动脉,AO),这是 TGA 存在的线索。胸部斜切面(B)显示出大血管的平行走向,证实了 TGA 的存在。PA:肺动脉;SVC:上腔静脉;LV:左心室;RV:右心室。(见彩图)

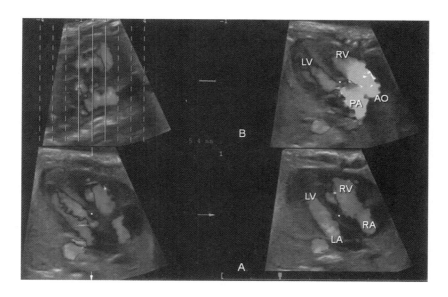

图 20-9　三维彩色空间-时间关联成像技术(STIC)超声断层模式显示。正常四腔心切面(A),以及患有大动脉转位胎儿的典型的大动脉平行走行 B。RV:右心室;LV:左心室;RA:右心房;LA:左心房;AO:主动脉;PA:肺动脉。(见彩图)

大血管从各自的心腔中发出。在患有TGA胎儿的三维体积中,对 4 个心脏瓣膜进行彩色多普勒显像,使用重构的直视图像能够显示不同类型的动脉干空间关系,可预测到异常的冠状动脉分布[18]。对于患有 TGA 胎儿的三维自动化软件评价,可显示所有胎儿心室动脉连接的异常[19]。

心内及心外并发畸形

室间隔缺损(VSD)和肺动脉狭窄(左心室流出道梗阻),是 D-TGA 中最为常见的两种心脏并发症。常见的 VSD 发病率大约占病例的40%,典型的发病位置在于膜周部,但也可能位于室间隔的任何位置[20]。D-TGA 患者中,肺动

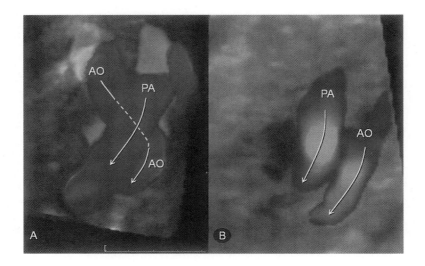

图 20-10 正常胎儿(A)和患有大动脉转位胎儿(B)大血管头侧切面的玻璃体模式。A 和 B 分别显示了大血管的正常交叉和平行走行。AO：主动脉；PA：肺动脉。(见彩图)

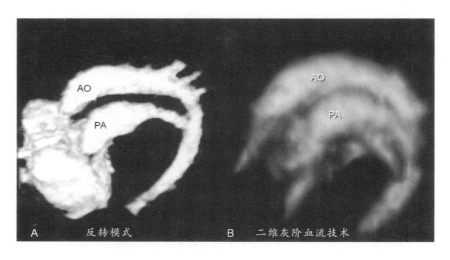

图 20-11 完全型大动脉转位的 2 例胎儿的三维(3-D)容积成像从左侧显示大血管纵切面。图 A 是反转模式下 3-D 静态容积成像；图 B 是空间-时间关联成像技术(STIC)的二维灰阶血流成像。两幅图像(A,B)清楚地显示了大血管的平行走行。PA：肺动脉；AO：主动脉。

脉狭窄与 VSD 同时存在约占 30%，狭窄将会比室间隔完整的 D-TGA 更严重，更复杂[20]。患有 D-TGA 的患者，其冠状动脉会出现异常走向和分叉。若大血管并列，或者主动脉位于肺动脉的右后方，出现异常走行和分叉的发生率超过 50%[21,22]。其他心脏异常并发症较为罕见，可能累及房室瓣、动脉弓和大血管。

心外异常可能出现，但是较为罕见，染色体数目畸变在 D-TGA 中实际上也不会出现。22q11 的微缺失可能出现，并应排除，尤其是在心外畸形或复杂 TGA 出现时，应当排除。可能会出现位置异常，比如腹部内脏反位。依据静脉心房连接，会发现平衡循环。在这些少见的 D-TGA 心外异常并发症之中，作者记录了一例耳朵异常,一例唇裂和一例宽大的唇腭裂。

鉴别诊断

在 D-TGA 的鉴别诊断中,右心室双出口和矫正型 TGA 是两种最为常见的心脏异常,因为二者都失去大血管之间的"交叉"。鉴别 D-TGA,与先天矫正型 TGA 进行区分,将在下一部分中阐释。

如果在三血管气管切面中,检查者是个初学者,看到显像中血管并列,就认定血管是平行走行,这就可能会发生 TGA 误诊。诊断 TGA 时,大血管平行走行显示应当包括所有心室、半月瓣和分隔大血管的心室间隔。

预后与转归

宫内 D-TGA 胎儿耐受良好。产前跟踪彩色多普勒检查,应注重 VSD 是否存在,以及肺动脉狭窄的后续发育,因为后者在孕中期通常不易发现。并且,在卵圆孔和动脉导管水平,使用彩色和频谱多普勒进行血流评价,应当对足孕更加关注。卵圆孔和(或)动脉导管的提早关闭或狭窄,与恶化的新生儿后果关系密切,可能需要产后急诊手术[23,24]。

假若婴儿出生在拥有儿科心脏病学重症监护[6,9]的三级医疗机构,患有 D-TGA 新生儿的预后很好。D-TGA 产前检查和(或)紫绀出现前的新生儿治疗似乎能改善预后[6,9]。关于产前诊断对 D-TGA 预后的影响尚存争议。但是,近期研究并未发现产前诊断会对预后有所改善[25,26]。

为了增强氧合作用,为矫正手术做准备,通常需要注入前列腺素,保持动脉导管开放,以及房间隔气囊造口术。在一些卵圆孔闭塞的病例中,出生数小时之内,就可能需要紧急气囊隔膜造口术。因此,在能够进行这些手术[9,23,24]的医疗中心分娩,十分重要。现在,矫正手术需要动脉转接手术,在半月瓣上进行主动脉与肺动脉转换,并进行冠状动脉移植。

要点:完全型大动脉转位

- D-TGA 中房室连接一致,而心室动脉连接不一致。

- 两大动脉呈平行走行,通常主动脉位于肺动脉的右前方。

- 除了室间隔缺损并发症之外,患有 D-TGA 的胎儿有着典型正常的四腔心切面。

- 五腔心切面可以显示肺动脉从左心室发出,并从起源不远处分叉为左肺动脉和右肺动脉。

- 大多数情况下,三血管气管切面可以显示,一条大血管(主动脉)和其右侧的上腔静脉。

- 大血管水平的短轴切面显示主动脉和肺动脉为环状构造,彼此相邻。

- 室间隔缺损和肺动脉狭窄是最为常见的两种心脏并发症。

- 室间隔缺损约占病例的 40%,典型的发病位置是膜周部。

- 肺动脉狭窄和室间隔缺损并发的几率约为病例的 30%。

- 心外异常可能存在,但是较为罕见,染色体数目畸变实际上并不存在。

- 卵圆孔和(或)动脉导管的提早关闭或狭窄将伴随恶化的新生儿结果,可能需要产后紧急手术。

- 产前检出的 TGA 胎儿若在三级医疗中心出生,预后会很好。

先天矫正型大动脉转位

定义、疾病谱与发病率

先天矫正型大动脉转位(cc-TGA),以前叫做 levo-TGA,简称为 l-TGA,是一种罕见的心脏异常,特点是房室连接不一致和心室动脉连接不一致。此种条件下,形态学上的右心房通过二尖瓣与形态学上的左心室相连；形态学上的左心房通过三尖瓣与形态学上的右心室相连（图20-12）。大血管也发生转位，与心室连接不一致。肺动脉与形态学上的左心室相连；主动脉与形态学上的右心室相连。因此，主动脉位于肺动脉的左前方。房室连接和心室动脉连接均不一致，导致血流动力学补偿，其中，体静脉血流入肺动脉，肺静脉血流入主动脉。

cc-TGA 约占所有 TGA 病例的 20%，活产儿发病率为 0.03‰，不到先天性心脏病的 1%[27,29]。D-TGA 病例中，cc-TGA 常见于男性。cc-TGA 在一级亲缘关系中，大约有 2% 的复发危险[30]，其原因被认为是胚胎形成时期，球室心管的异常左襻造成的[31]。cc-TGA 病谱较宽，单独发病只占病例的 9%~16%[32,33]。心脏异常并发症较为多见，常包括室间隔缺损、肺动脉流出道梗阻、三尖瓣异常、右位心/中位心和心律不齐[32-38]（表20-1）。

超声表现

灰阶超声

确定正常内脏位置和心脏在胸部的位置，是心脏产前评估的最初步骤。5% 的 cc-TGA 病例发现内脏反位[39]，25% 的 cc-TGA 病例存在右位心/中位心[40]。cc-TGA 的诊断主要基于对房室连接不一致的辨认。如果遵循对胎儿心脏进行节段法评价，就能发现房室连接不一致（见第 4 章）。辨认心腔解剖特征，对于能够确定房室连接不一致至关重要（见第 5 章）。四腔心切面可以评价典型的心室形态（图 20-13）。cc-TGA 中，发现形态学上的右心室位于左后方，与左心房相连，特点是明显的调节束、房室瓣更靠近心尖部、房室瓣直接同心壁腱索相连、心内膜面的不规则、以及更突出的三角形状（图 20-14）。cc-TGA 中，发现形态学上的左心室位于右前方，与右心房相连，显示出典型

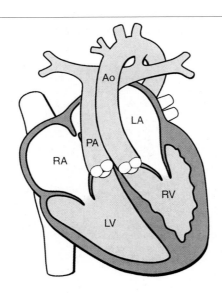

- 房室连接不一致的异常四腔心切面解剖
- 右心房（RA）通过二尖瓣，与左心室（LV）异常连接
- 左心房（LA）通过三尖瓣，与右心室（RV）异常连接
- 主动脉（AO）从形态学右心室（RV）发出
- 肺动脉（PA）从形态学左心室（LV）发出
- 大血管的平行走行，主动脉位于肺动脉左前方

图 20-12 先天矫正型大动脉转位（cc-TGA）。

表 20-1　先天矫正型大动脉转位：胎儿组和儿科组的并发心内异常		
心脏异常	胎儿组（%）	儿科组（%）
无	13	9~16
室间隔缺损	70	70~84
肺动脉梗阻	40	30~50
三尖瓣异常	33	14~56
右位心/中位心	17	25
心室发育不良	17	NA
完全性房室传导阻滞	13	12~33
主动脉弓异常	10	13
折返性心动过速	7	6
(Modified from Paladini D, Volpe P, Marasini M, et al. Diagnosis, characterization and outcome of congenitally corrected transposition of the great arteries in the fetus: a multicenter series of 30 cases. *Ultrasound Obstet Gynecol* 2006; 27:281-285, with permission.)		

的平滑内膜面、细长的外观并构成心尖部（图 20-13 和图 20-14）。评价流出道的切面显示，肺动脉从位于右侧的形态学上的左心室发出，而主动脉从位于左侧的形态学上的右心室发出，呈平行状，主动脉位于肺动脉的左前方（图 20-15 和图 20-16）。有趣的是，从位于右侧的心室发出的肺动脉，走行向左（图 20-15）。

除非在纵切面中尝试，否则，通常难以辨认出位于前方的主动脉，其走行也朝左（图 20-16）。在孤立性病例中，首先判定大血管的异常解剖，然后，心脏的综合检查显示出四腔心切面的异常。在包含其他心内异常并发症的病例中，四腔心切面大多看起来异常，通常也是患有 cc-TGA 的胎儿，是进行胎儿超声心动图检

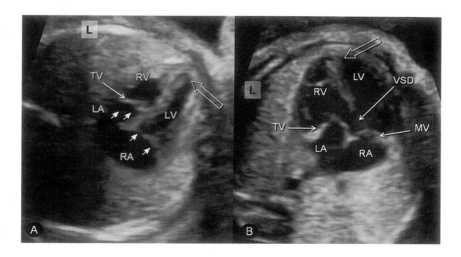

图 20-13　先天矫正型转位的 2 例胎儿，其异常的心尖四腔心切面显示，典型的房室连接不一致。2 例胎儿中，心房位置正常，但是左心室（LV）和二尖瓣（MV）位于右侧，与右心房（RA）连接；同时，更靠心尖附着的三尖瓣（TV）和相应的右心室（RV）位于左侧，与左心房（LA）连接。注意位于右侧的左心室形成的心尖部（空心箭头）。B 图中可见常见的并发症，室间隔缺损（VSD）。L：左。

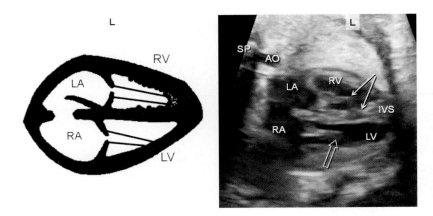

图 20-14 矫正型大动脉转位的胎儿，其四腔心切面轴位显示特征性房室连接不一致。右心室(RV)位于左侧，与左心房(LA)相连。RV 的辨认是通过三尖瓣腱索与右心室壁和心尖部(两个箭头)相连。左心室(LV)与右心房(RA)相连。LV 的辨认是通过二尖瓣(空心箭头)的乳头肌与游离壁相连。示意图突出了心室的解剖特征。同图 5-6 正常的检查结果相对比。SP：脊柱；AO：主动脉；IVS：室间隔；L：左。

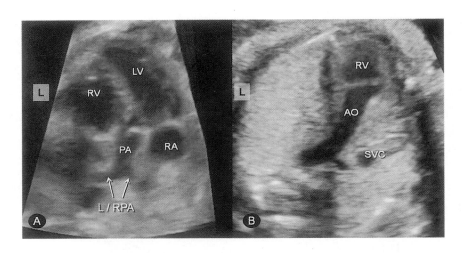

图 20-15 矫正型大动脉转位的流出道心尖切面。(A)一支大血管分为左/右肺动脉(L/RPA)(箭头)二支，从而确定这支大血管是发自形态学左心室(LV)的肺动脉(PA)。注意图 A 中狭窄的 PA，这是并发肺动脉狭窄的征象。(B)可见主动脉(AO)从形态学右心室(RV)发出。在矫正型转位中，主动脉的走行朝向左半胸，而完全型转位中，其走行是朝向右半胸。SVC：上腔静脉；RA：右心房；L：左。

查的主要原因[32,33]。

彩色多普勒

彩色多普勒(图 20-17)对于发现和排除 cc-TGA 中常见的心内异常并发症十分重要。彩色多普勒的评价，可以发现 VSD(图 20-17B)、肺动脉狭窄和三尖瓣反流(图 20-17C)的存在。彩色多普勒同样有助于证实大血管的平行走向，尤其是当主动脉或肺动脉发生严重狭窄时，更能如此。

妊娠早期

妊娠早期就可进行诊断，主要是通过检查异常的动脉起源和大血管的走行，而不是检查房室连接不一致。在妊娠早期，彩色多普勒有助于辨认大血管的走行。

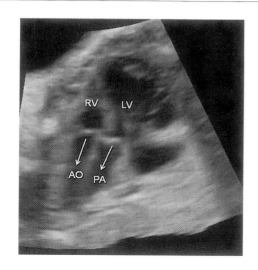

图 20-16　矫正型转位大动脉的纵切面显示了大动脉的平行走行，主动脉(AO)位于肺动脉(PA)的前方。RV：右心室；LV：左心室。

三维超声

正交平面或断层显示的三维超声(图 20-18)有助于显示心室、房室瓣以及大血管起源和走向的解剖结构(同样见于 D-TGA 部分的"三维超声")。容积扫描法可以使用表面模式，或者是结合彩色多普勒、能量多普勒、反转模式，或是其他方法，都能够显示出异常的四腔心切面解剖结构(图 20-19)和平行血管。心房和大血管的直视图像能够显示大血管的空间排列，主动脉位于肺动脉的左前方[18]。

心内及心外并发畸形

心内异常并发症在 cc-TGA 中较为常见，表 20-1 做了总结。类似于 D-TGA，心外畸形较为罕见，染色体异常实际上在 cc-TGA 中也不存在。建议针对 22q11 微缺失进行检测，尤其是当 cc-TGA 与其他心脏和心外异常并发时，更要如此。

鉴别诊断

在 cc-TGA 的鉴别诊断中，右心室双出口和 D-TGA 是最为常见的两种心脏异常，因为二者都失去大血管之间的"交叉"。表 20-2 归纳总结了 cc-TGA 与 D-TGA 鉴别。D-TGA、单心室心脏、左位型大动脉异位排列、右位心、中位心和内脏反位的存在，应尽快着手超声评估 cc-TGA。

预后与转归

cc-TGA 的胎儿发育大多是平稳的，除非是伴有严重的三尖瓣发育不良和反流(Ebstein 畸形)，

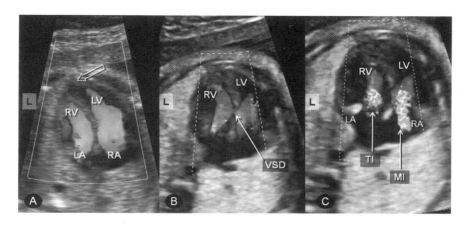

图 20-17　矫正型转位的 3 例胎儿，其四腔心切面的彩色多普勒显示右心室(RV)和左心室(LV)的正常填充。A 图中，心尖部主要由位于右侧的 LV(空心箭头)构成；B 图中，是常见的室间隔缺损(VSD)并发症；C 图中，是二尖瓣(MI)和三尖瓣(TI)关闭不全。LA：左心房；RA：右心房；L：左。(见彩图)

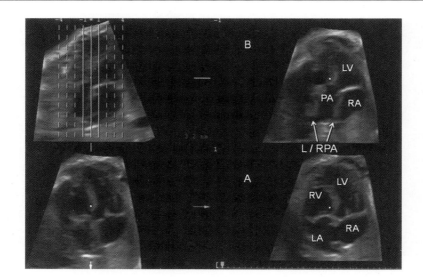

图 20-18 矫正型转位胎儿在断层模式下，显示的空间–时间关联成像技术(STIC)三维超声。这一显像大致显示了异常的四腔心切面(A 图)，另外，肺动脉(PA)从位于右侧的左心室(LV)发出，向左走行(B 图)。LA：左心房；L/RPA：左/右肺动脉分支；RA：右心房；RV：右心室。

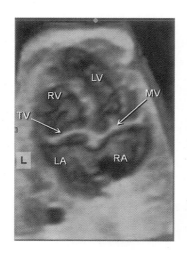

图 20-19 矫正型转位胎儿的三维表面模式，显示四腔心切面中的房室不一致。同图 20-13A，B 进行对比。LA：左心房；LV：左心室；MV：二尖瓣；RA：右心房；RV：右心室；TV：三尖瓣；L：左。(见彩图)

或者是房室传导阻滞，这些都能导致胎儿水肿和死亡。产后预后主要取决于心脏并发症。cc-TGA 伴复杂的心脏畸形会导致不良预后，尤其是存在单心室、一条大血管闭锁或者三尖瓣严重发育不良时，更是如此[36]。cc-TGA 单独发病时，产

后期间较为平稳，无需立刻治疗[35]。长期预后不良因素包括并发的三尖瓣 Ebstein 畸形、三尖瓣反流程度、右心室功能障碍和完全的心脏传导阻滞[36,41,42]。心脏传导阻滞产前较为罕见，但是，婴儿期和儿童期能够发病，亟需起搏器治疗。cc-TGA 中的心脏传导阻滞与其房室节和房室束的异常位置有关，二者出现了纤维化[43]。在妊娠时进行 cc-TGA 产前诊断之后继续妊娠的 2 组胎儿存活率超过 80%[32,33]。10 年后的长期存活率据报告称超过 90%[36]。

要点：先天矫正型大动脉转位

- cc-TGA 的特点是房室连接不一致和心室动脉连接不一致。
- 形态学右心房与形态学左心室相连；形态学左心房与形态学右心室相连。
- 肺动脉与形态学上的左心室相连；主动脉与形态学上的右心室相连。
- 大血管呈平行走行，通常主动脉位于肺动脉的左前方。
- 存在血流动力学补偿，其中，体静脉

表 20-2 完全型和先天矫正型大动脉转位的鉴别特征		
	完全型转位	**先天矫正型转位**
心室	正常	反位
右心室	位于右前方	位于左后方
左心室	位于左后方	位于右前方
三尖瓣	正常，位于右侧	位于左侧，可能关闭不全，或者朝心室移位，成为位于左侧的 Ebstein 三尖瓣或闭锁的三尖瓣
二尖瓣	正常，位于左侧	位于右侧
室间隔缺损（VSD）	发病率约为 40%	发病率约为 70%
肺动脉	肺动脉从位于左侧的心室发出，朝向右胸侧	肺动脉从位于右侧的左心室发出，朝向左胸侧
主动脉	位于肺动脉右前方	位于肺动脉左前方
心脏并发症发现	VSD，肺动脉狭窄	VSD，肺动脉狭窄，三尖瓣闭锁，心室发育不良，右位心，主动脉弓发育不良，心脏传导阻滞等

血流入肺动脉，肺静脉血流入主动脉。

- 四腔心切面异常。
- 通常伴有各种心脏畸形。
- 室间隔缺损、肺动脉梗阻和三尖瓣异常是 cc-TGA 常见的并发症。
- 心外畸形较为罕见，染色体异常实际上并不存在。

- cc-TGA 单独发病时，产后期间较为平静，无需立刻治疗。
- 长期预后不良因素包括并发的三尖瓣 Ebstein 畸形、三尖瓣反流程度、系统右心室功能障碍和完全性心脏传导阻滞。
- 妊娠继续时产前诊断的 cc-TGA，存活率超过 80%。

（陈江华 译）

参考文献

1. Webb GD, McLaughlin PR, Gow RM, et al. Transposition complexes. *Cardiol Clin* 1993;11(4):651–664.
2. Allan LD, Crawford DC, Anderson RH, et al. The spectrum of congenital heart disease detected echocardiographically in prenatal life. *Br Heart J* 1985;54:523–526.
3. Kirklin JW, Barratt-Boyes BG. Complete transposition of the great arteries. In: Kirklin JW, Barratt-Boyes BG, eds. *Cardiac surgery.* New York: Churchill Livingston, 1993;1383–1467.
4. Jex RK, Puga FJ, Julsrud PR, et al. Repair of transposition of the great arteries with intact ventricular septum and left ventricular outflow tract obstruction. *J Thorac Cardiovasc Surg* 1990;100:682–686.
5. Bull C. Current and potential impact of fetal diagnosis on prevalence and spectrum of serious congenital heart disease at term in the UK. British Paediatric Cardiac Association. *Lancet* 1999;354(9186):1242–1247.
6. Blyth M, Howe D, Gnanapragasam J, et al. The hidden mortality of transposition of the great arteries and survival advantage provided by prenatal diagnosis. *BJOG* 2008;115(9):1096–1100.
7. Chew C, Halliday JL, Riley MM, et al. Population-based study of antenatal detection of congenital heart disease by ultrasound examination. *Ultrasound Obstet Gynecol* 2007;29(6):619–624.
8. Khoshnood B, de Vigan C, Vodovar V, et al. Trends in prenatal diagnosis, pregnancy termination, and perinatal mortality of newborns with congenital heart disease in France, 1983–2000: a population-based evaluation. *Pediatrics* 2005;115(1):95–101.
9. Bonnet D, Coltri A, Butera G, et al. Detection of transposition of the great arteries in fetuses reduces neonatal morbidity and mortality. *Circulation* 1999;99(7):916–918.
10. Cardiac screening examination of the fetus: guidelines for performing the 'basic' and 'extended basic' cardiac scan. *Ultrasound Obstet Gynecol* 2006;27(1):107–113.

11. Chaoui R, McEwing R. Three cross-sectional planes for fetal color Doppler echocardiography. *Ultrasound Obstet Gynecol* 2003;21(1):81–93.
12. Becker R, Wegner RD. Detailed screening for fetal anomalies and cardiac defects at the 11–13-week scan. *Ultrasound Obstet Gynecol* 2006;27(6):613–618.
13. Wald NJ, Morris JK, Walker K, et al. Prenatal screening for serious congenital heart defects using nuchal translucency: a meta-analysis. *Prenat Diagn* 2008;28(12):1094–1104.
14. Chaoui R, Hoffmann J, Heling KS. Three-dimensional (3D) and 4D color Doppler fetal echocardiography using spatio-temporal image correlation (STIC). *Ultrasound Obstet Gynecol* 2004;23(6):535–545.
15. Goncalves LF, Espinoza J, Romero R, et al. A systematic approach to prenatal diagnosis of transposition of the great arteries using 4-dimensional ultrasonography with spatiotemporal image correlation. *J Ultrasound Med* 2004;23(9):1225–1231.
16. DeVore GR, Polanco B, Sklansky MS, et al. The 'spin' technique: a new method for examination of the fetal outflow tracts using three-dimensional ultrasound. *Ultrasound Obstet Gynecol* 2004;24(1):72–82.
17. Vinals F, Ascenzo R, Poblete P, et al. Simple approach to prenatal diagnosis of transposition of the great arteries. *Ultrasound Obstet Gynecol* 2006;28(1):22–25.
18. Paladini D, Volpe P, Sglavo G, et al. Transposition of the great arteries in the fetus: assessment of the spatial relationships of the arterial trunks by four-dimensional echocardiography. *Ultrasound Obstet Gynecol* 2008;31(3):271–276.
19. Rizzo G, Capponi A, Cavicchioni O, et al. Application of automated sonography on 4-dimensional volumes of fetuses with transposition of the great arteries. *J Ultrasound Med* 2008;27:771–776.
20. Allen HD, Driscoll DJ, Shaddy RE, et al., eds. *Moss and Adams' heart disease in infants, children and adolescents,* 7th ed. Baltimore: Lippincott Williams & Wilkins, 2007;1044–1045.
21. Massoudy P, Baltalarli A, de Laval MR, et al. Anatomic variability in coronary arterial distribution with regard to the arterial switch procedure. *Circulation* 2002;106:1980–1984.
22. Pasquini L, Sanders SP, Parness IA, et al. Coronary echocardiography in 406 patients with D-loop transposition of the great arteries. *J Am Coll Cardiol* 1994;24:763–768.
23. Jouannic JM, Gavard L, Fermont L, et al. Sensitivity and specificity of prenatal features of physiological shunts to predict neonatal clinical status in transposition of the great arteries. *Circulation* 2004;110(13):1743–1746.
24. Maeno YV, Kamenir SA, Sinclair B, et al. Prenatal features of ductus arteriosus constriction and restrictive foramen ovale in d-transposition of the great arteries. *Circulation* 1999;99(9):1209–1214.
25. Raboisson MJ, Samson C, Ducreux C, et al. Impact of prenatal diagnosis of transposition of the great arteries on obstetric and early postnatal management. *Eur J Obstet Gynecol Reprod Biol* 2009;142(1):18–22.
26. Kumar RK, Newburger JW, Gauvreau K, et al. Comparison of outcome when hypoplastic left heart syndrome and transposition of the great arteries are diagnosed prenatally versus when diagnosis of these two conditions is made only postnatally. *Am J Cardiol* 1999;83(12):1649–1653.
27. Ferencz C, Rubin JD, McCarter RJ, et al. Congenital heart disease: prevalence at livebirth. The Baltimore-Washington Infant Study. *Am J Epidemiol* 1985;121:31–36.
28. Fyler DC. Report of the New England Regional Infant Cardiac Program. *Pediatrics* 1980;65(suppl):376–461.
29. Samanek M, Voriskova M. Congenital heart disease among 815,569 children born between 1980 and their 15-year survival: a prospective Bohemia survival study. *Pediatr Cardiol* 1999;20:411–417.
30. Becker TA, Van Amber R, Moller JH, et al. Occurrence of cardiac malformations in relatives of children with transposition of the great arteries. *Am J Med Genet* 1996;66(1):28–32.
31. Stending G, Seidl W. Contribution to the development of the heart. Part 2: morphogenesis of congenital heart diseases. *Thorac Cardiovasc Surg* 1981;29:1–16.
32. Sharland G, Tingay R, Jones A, et al. Atrioventricular and ventriculoarterial discordance (congenitally corrected transposition of the great arteries): echocardiographic features, associations, and outcome in 34 fetuses. *Heart* 2005;91(11):1453–1458.
33. Paladini D, Volpe P, Marasini M, et al. Diagnosis, characterization and outcome of congenitally corrected transposition of the great arteries in the fetus: a multicenter series of 30 cases. *Ultrasound Obstet Gynecol* 2006;27:281–285.
34. Freedom RM, Dyck JD. Congenitally corrected transposition of the great arteries. In: Emmanouilides, GC, Reimenschneider TA, Allen HD, et al., eds. *Heart disease in infants, children, and adolescents including the fetus and young adult,* 5th ed. Baltimore: Williams & Wilkins, 1995;1225–1242.
35. McEwing RL, Chaoui R. Congenitally corrected transposition of the great arteries: clues for prenatal diagnosis. *Ultrasound Obstet Gynecol* 2004;23(1):68–72.
36. Rutledge JM, Nihil MR, Fraser CD, et al. Outcome of 121 patients with congenitally corrected transposition of the great arteries. *Pediatr Cardiol* 2002;23:137–145.
37. Presbitero P, Somerville J, Rabajoli F, et al. Corrected transposition of the great arteries without associated defects in adult patients: clinical profile and follow up. *Br Heart J* 1995;74:57–59.
38. Allan L. Atrioventricular discordance. In: Allan L, Hornberger L, Sharland G, eds. *Textbook of fetal cardiology.* London: Greenwich Medical Media Limited, 2000;183–192.
39. Wtham AC. Double outlet right ventricle: a partial transposition complex. *Am Heart J* 1957;53:928–939.
40. Losekoot TG, Becker AE. Discordant atrioventricular connection and congenitally corrected transposition. In: Anderson RH, Macartney FJ, Shinebourne EA, et al., eds. *Pediatric cardiology.* Edinburgh: Churchill Livingstone, 1987;867–888.
41. Graham TP Jr, Bernard YD, Mellen BG, et al. Long term outcome in congenitally corrected transposition of the great arteries: a muti-institutional study. *J Am Coll Cardiol* 2000;36:255–261.
42. Hraska V, Duncan BW, Mayer JE Jr, et al. Long-term outcome of surgically treated patients with corrected transposition of the great arteries. *J Thorac Cardiovasc Surg* 2005;129:182–191.
43. Hosseinpour A-R, McCarthy KP, Griselli M, et al. Congenitally corrected transposition: size of the pulmonary trunk and septal malalignment. *Ann Thorac Surg* 2004;77:2163–2166.

概　述

掌握主动脉弓的基本胚胎学有助于我们更好地理解主动脉弓及其分支畸形的形成。Edwards[1]假设的双主动脉弓理论,提供了各种主动脉弓发育畸形的解说[2-4]。这个理论认为,在胚胎时期,升主动脉分裂成左、右主动脉弓,两者汇合形成降主动脉,解剖上位于脊柱的正前方(图 21–1),左、右弓形成一个完整的血管环并环绕气管及食管,左、右主动脉弓向上各发出两根血管,分别为左、右颈总动脉及锁骨下动脉(图 21–1),另外,左、右肺动脉分别通过左、右动脉导管在锁骨下动脉区与左、右主动脉弓相连(图 21–1)。胚胎期,左、右主动脉弓不同部位的退化或持续发育导致了正常或异常主动脉弓及其分支的形成[3,4],本章节主要讨论主动脉弓及分支发育异常的产前超声表现。

胚胎学发现

以下内容讲述的是导致主动脉弓及分支出现多种不同解剖结构的胚胎发育。

A. 正常(左位)主动脉弓

右主动脉弓右锁骨下动脉起始处远端退化形成左位主动脉弓的正常解剖结构(图 21–1A),右锁骨下动脉和右颈总动脉融合形成右头臂干(又称右无名动脉),左位动脉导管保留下来,右位动脉导管退化。

B. 左位主动脉弓合并迷走右锁骨下动脉

右主动脉弓在右颈总动脉与右锁骨下动脉起始处之间退化,形成左位主动脉弓合并迷走右锁骨下动脉(图 21–1B),因此左位主动脉弓头颈分支次序异常,由近到远依次为:右颈总动脉、左颈总动脉、左锁骨下动脉及迷走右锁骨下动脉(图 21–1B)。右锁骨下动脉从降主动脉起始部发出后,沿食管气管后方向右走行。左位动脉导管保留下来,而右位动脉导管退化。

C. 右位主动脉弓及镜像分支

这是正常左位主动脉弓及分支的镜像。左位主动脉弓左锁骨下动脉起始处远端退化形成右位主动脉弓(图 21–1C)。左锁骨下动脉和左颈总动脉融合形成左头臂干(又称左无名动脉),是右位主动脉弓的第一个分支,往后依次为右颈总动脉及右锁骨下动脉(图 21–1C)。在大部分情况下,右位动脉导管保留下来,而左位动脉导管退化。这种病例大部分合并其他先天性心脏畸形。

D. 右位主动脉弓合并左位主动脉导管

左位主动脉弓左锁骨下动脉与左颈总动脉起始处之间退化(图 21–1D),形成右位主动脉弓,左位动脉导管存在于左锁骨下动脉起源区域,右位动脉导管退化,从而形成从左向右环绕气管的血管环(图 21–1D)。从近至远主动脉弓的分支依次是:左颈总动脉,右颈总动脉,右锁骨下动脉及迷走左锁骨下动脉。在很少的情况下,迷走的左锁骨下动脉也可以通过称为Kommerell憩室的动脉管道直接起源于降主动脉[5]。

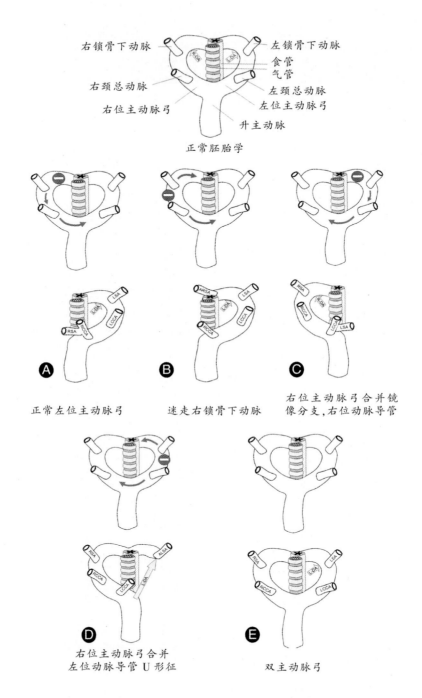

图 21-1 各种主动脉畸形的形成。在胚胎期，(顶部图片示)左、右主动脉弓形成环绕气管及食管的双环结构。左、右主动脉弓分别发出两条血管，即左、右颈总动脉(LCCA、RCCA)和左、右锁骨下动脉(LSA、RSA)。另外，在主动脉弓发出锁骨下动脉的区域存在左位、右位动脉导管。主动脉弓分支正常或异常发育与胚胎时期左位或右位主动脉弓退化或持续存在的发生位置有关。(A)正常发育；(B)左位主动脉弓合并右锁骨下动脉迷走；(C)右位主动脉弓合并镜像分支；(D)右位主动脉弓合并左位动脉导管；(E)双主动脉弓。详见文内。

E. 双主动脉弓

　　左、右主动脉弓永存形成双主动脉弓(图21-1E)，左位动脉导管持续存在而右位动脉导管退化。左、右主动脉弓分别发出两侧颈总动脉及锁骨下动脉，双主动脉弓环绕气管与食管形成一个紧密的血管环，出生后需要手术治疗。

右位主动脉弓与双主动脉弓

定义、疾病谱与发病率

　　正常情况下，在上胸腔左位主动脉弓自右向左横跨左支气管前方，当主动脉弓自左向右横跨右支气管前方，则称为右位主动脉弓。胎儿超声心动图显示，上胸腔横切面，主动脉弓位于气管右侧则诊断为右位主动脉弓[6](图21-

2B-D)。右位主动脉弓的发病率约占总人口的1/1000[6]，但如合并其他心脏畸形时，其发病率增高。右位主动脉弓可以分为三种异常类型：右位主动脉弓合并右位动脉导管[见胚胎发育C(图21-C 和图21-2B)]；右位主动脉弓合并左位动脉导管[见胚胎发育 D(图 21-1D 和图21-2C)]，双主动脉弓[见胚胎发育 E(图21-1E 和图21-2D)]。右位主动脉弓可以是复杂心脏畸形的一个部分，也经常孤立存在[7]。

超声表现

灰阶超声与彩色多普勒

　　右位主动脉弓，在四腔心切面显示降主动脉位于脊柱的正前方，在三血管气管切面右位主动脉弓可以明确诊断并分型，主动脉弓位于气管右侧走行而非左侧(图21-2)，通过彩色多普勒胎儿超声心动图可以鉴别诊断右位主动脉弓的三种类型[7,8]。

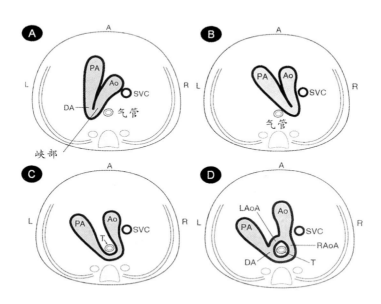

图 21-2 (A)正常胎儿三血管气管切面模式图，主动脉弓(Ao)和主肺动脉(PA)通过动脉导管(DA)在主动脉弓峡部汇合，在气管左侧形成 V 形结构特征；(B)右位主动脉弓合并右位动脉导管时，在气管右侧形成 V 字形结构特征，其头臂分支与 A 图的头臂分支呈镜面位置关系；(C)右位主动脉弓合并左位动脉导管，气管(T)右侧的主动脉弓与气管左侧的动脉导管在气管后方形成 U 形血管环；(D)一种比较少见的情况，右位主动脉弓亚型：右位主动脉弓合并左位动脉导管，主动脉弓分叉成左、右主动脉弓(LAoA、RAoA)形成双主动脉弓，环绕气管和食管。L:左,R:右,SVC:上腔静脉。

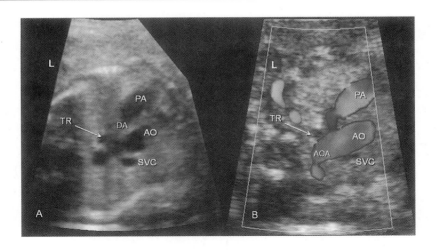

图 21-3　右位主动脉弓(AoA)合并右位动脉导管(DA)胎儿三血管气管切面的灰阶超声(A)及彩色多普勒图(B)显示，主动脉及动脉导管均在气管(TR)的右侧，出生后证实为 22q11 微缺失综合征。PA：肺动脉，AO：主动脉，SVC：上腔静脉，L：左。(B 见彩图)

右位主动脉弓合并右位动脉导管(右 V 形征)　在这一类型，多为右位动脉导管(见胚胎发育 C)，主动脉与肺动脉在气管右侧汇合形成 V 形征，不形成血管环(图 21-3)。我们称这种解剖结构为右 V 形征，正好与正常左位主动脉弓时见到的左 V 形征相对应。因为这种情况通常合并心脏畸形，主要为锥干畸形，此类型精确辨别动脉导管的走行较为困难。头臂血管分支与正常左位主动脉弓分支呈镜像关系，彩色多普勒有助于明确这些血管的走行。

右位主动脉弓合并左位动脉导管(U 形征)　主动脉弓是右位的(见胚胎发育 D)，而肺动脉干及动脉导管均位于气管的左侧 (图 21-4)，左侧的动脉导管与右侧的主动脉弓围绕中央的气管形成一个 U 形血管环，故称为 U 形征[6,9]。此血管环较为疏松而双主动脉弓血管环比较紧密。这种情况通常孤立存在，很少合并心脏或心外畸形[7]，彩色多普勒容易显示 U 形征(图 21-5B)[9]，几乎所有病例都合并迷走左锁骨下动脉，其起源于降主动脉与动脉导管连接区域称

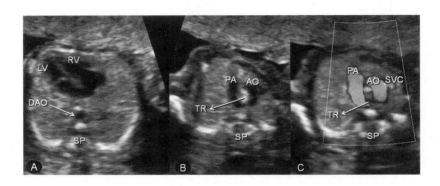

图 21-4　一例孕 18 周右位主动脉弓胎儿：四腔心切面(A)，三血管气管切面灰阶超声(B)，彩色多普勒血流图(C)，降主动脉(DAO)位于脊柱的正前方，图 B 和图 C 显示主动脉弓(AO)位于气管(TR)的右侧，而肺动脉(PA)与动脉导管位于左侧，形成 U 形结构。SVC：上腔静脉，SP：脊柱，RV：右心室，LV：左心室。(C 见彩图)

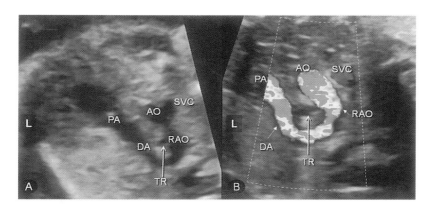

图 21-5　三血管气管切面灰阶超声(A)及彩色多普勒图(B)，右位主动脉弓(RAO)位于气管(TR)右侧，左位动脉导管(DA)位于气管左侧，形成典型的 U 形血管环。这个切面提示右位主动脉弓可能，但不能明确鉴别诊断右位主动脉弓或双主动脉弓(详见图 21-6 和图 21-7)。SVC：上腔静脉；PA：肺动脉；AO：主动脉；L：左。(B 见彩图)

为 Kommerell 憩室的动脉管道[5]。

双主动脉弓　主动脉弓走行于气管右侧，在气管水平分叉成左、右两支，分别环绕气管左、右侧，形成希腊字母 λ 形(图 21-6)[10]，两个弓于脊柱的正前方、气管后方共同汇合入降主动脉。气管、食管被左、右主动脉弓所包绕。通常情况下，左弓发育不良，左弓较右弓窄，且左位动脉导管永存，与左弓或降主动脉连接。两侧颈总动脉及锁骨下动脉分别起源于同侧主动脉弓，彩色多普勒有助于显示气管前方主动脉弓 λ 形分叉及走行(图 21-7)。气管长轴切面

可显示双主动脉弓对气管造成解剖上的压迫。

妊娠早期

三血管气管切面彩色多普勒超声可以使右位主动脉弓在孕 11-14 周得以诊断[11]。当在横切面评估动脉导管弓与主动脉弓位置关系时，通常使用经腹扫查的方式，经阴道扫查则更有助于明确诊断。近年来，我们已经能在早孕期诊断右位主动脉弓及其三种类型。但早孕期右位主动脉弓 U 形征与双主动脉弓 λ 征的鉴别诊断比较困难。图 21-8 和图 21-9 示在早孕期诊断右位主动脉弓。

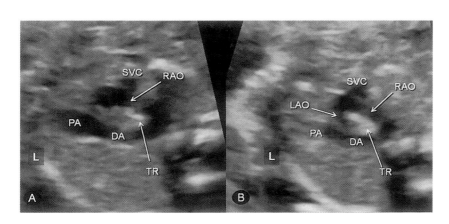

图 21-6　双主动脉弓胎儿三血管气管切面。(A)首先显示右位主动脉弓合并左位动脉导管(U 形结构)，当探头往头侧偏斜时(B)，出现主动脉弓分叉形成左(LAO)、右主动脉弓(RAO)，彩色多普勒更有助于明确诊断(图 21-7)。PA：肺动脉；TR：气管；SVC：上腔静脉；L：左。

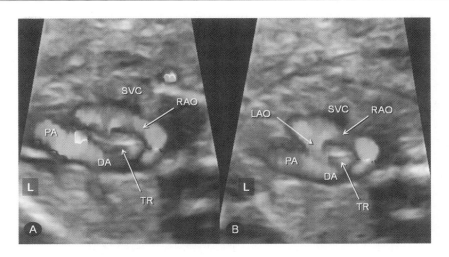

图 21-7 图 21-6 病例的彩色多普勒图。首先显示右位主动脉弓（ROA）合并左位动脉导管（DA）（A），当探头往头侧偏斜时（B），双主动脉弓出现，因而双主动脉弓明确诊断。气管被左（LOA）、右主动脉弓分支所形成的紧密的血管环围绕而轻度受压。SVC：上腔静脉；PA：肺动脉；L：左。（见彩图）

三维超声

　　断层超声显像有助于显示右位主动脉弓在不同平面的结构。三维超声可以更好地显示右位主动脉弓及其所合并的一些结构的空间关系，例如双主动脉弓、U 形征或 V 形征等之间的空间位置关系[5,10]，并且可以通过多种模式显示，例如彩色多普勒[10]、能量多普勒[5]、二维灰阶血流成像模式或反转模式（图 21-10 和图 21-11）。

心内及心外并发畸形

　　即使超声检查发现右位主动脉弓孤立存在（不合并其他结构异常），这类胎儿需要进行染色体检查，以排除染色体异常，尤其是 21-三体综合征及 22q11 微缺失综合征[7,12]。与双主动脉

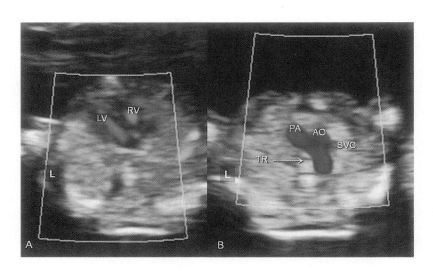

图 21-8 彩色多普勒有利于妊娠早期右位主动脉弓的诊断。(A)显示四腔心切面正常，而(B)显示三血管气管切面主动脉弓位于气管(TR)右侧，形成 V 形征。L：左；PA：肺动脉；AO：主动脉；RV：右心室；LV：左心室；SVC：上腔静脉。（见彩图）

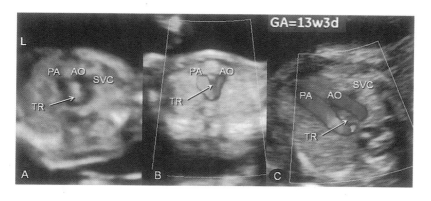

图 21-9　(A)经腹扫查孕 13 周胎儿右位主动脉弓合并左位动脉导管(U 形征)的二维超声心动图；(B)彩色多普勒得到证实；(C)经阴道超声结合彩色多普勒提高了畸形的显示。PA：肺动脉；AO：主动脉；SVC：上腔静脉；TR：气管；L：左。(B,C 见彩图)

弓或者右位主动脉弓合并左位动脉导管(U 形征)相比，右位主动脉弓合并右位动脉导管(呈右 V 形征)更常见合并心内畸形[7]。右位主动脉弓合并的典型心内畸形主要有：法洛四联症，合并室间隔缺损的肺动脉闭锁，共同动脉干，肺动脉瓣缺如，三尖瓣闭锁，右室双出口等[7,12]。右位主动脉弓合并锥干畸形增加了 22q11 微缺失综合征的风险[7,12,13]，也有发现合并心外畸形，但并无合并典型畸形的报道。

鉴别诊断

　　右位主动脉弓不应与异构或是内脏反位时主动脉弓位于右侧相混淆。右位主动脉弓时，主动脉弓位于气管右侧，但腹主动脉位于左侧，不同于异构或是内脏反位时腹主动脉位于右侧。U 形右位主动脉弓与双主动脉弓之间的鉴别比较困难，两者均存在血管环，U 形右位主动脉弓可以孤立存在，对新生儿预后并无影响；而双主动脉弓在食管气管周围形成紧密的血管环，出生后需要进行外科手术治疗。当双主动脉弓左侧主动脉弓较细时，与 U 形右位主动脉弓的左颈总动脉很难鉴别，两者有相似的血管行走特点。

预后与转归

　　双主动脉弓对气管造成压迫，在新生儿时

期就可以导致喘鸣。分娩必须在三级医疗中心进行，在症状出现之前或气管受压导致气管扩张之前，必须计划好干预措施。右位主动脉弓合并左位动脉导管时常导致一个疏松的血管环，很少造成气管受压。当然，必须告知父母，少

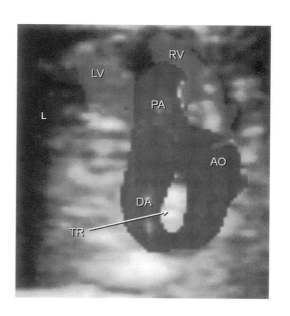

图 21-10　三维超声的 STIC 技术及彩色多普勒玻璃体成像模式显示右位主动脉弓(AO)合并左位动脉导管(DA)呈 U 形征。这个切面是从上胸腔显示彩色多普勒 U 形环绕气管(TR)，其背景可见四腔心切面。RV：右心室；LV：左心室；L：左。(见彩图)

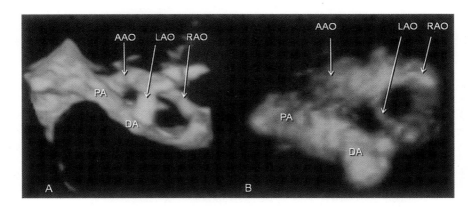

图 21-11 (A)STIC 反转模式显示双主动脉弓分叉形成左、右主动脉弓(LAO,RAO)合并左位动脉导管(DA)。(B)二维灰阶血流成像显示双主动脉弓，左弓发育不良，左位动脉导管增粗。AAO:升主动脉;PA:肺动脉。(A 见彩图)

数情况下，也可能需要通过手术移除动脉韧带（关闭的动脉导管）。动脉导管的关闭减少了迷走左锁骨下动脉的血流，使左上肢的血供减少，因此，需要放置支架以开通关闭的血管[14]。右位主动脉弓合并右位动脉导管通常孤立存在，对预后并无影响。

要点：右位主动脉弓与双主动脉弓

● 胎儿期三血管气管切面有利于右位主动脉弓的显示。

● 右位主动脉弓时，主动脉横弓位于气管右侧。

● 右位主动脉弓合并右位动脉导管时，气管周围并不形成血管环，大约超过90%病例合并心脏畸形。

● 右位主动脉弓合并左位动脉导管时（U 形征），气管周围形成疏松的血管环。

● 右位主动脉弓合并左位动脉导管需与双主动脉弓相鉴别。

● 双主动脉弓时，主动脉弓分叉形成左侧及右侧主动脉弓，环绕气管与食管，双弓汇合为降主动脉。

● 右位主动脉弓常合并染色体非整倍体异常，例如 21-三体综合征和 22q11 微缺失综合征。

迷走右锁骨下动脉

定义、疾病谱功与发病率

左位主动脉弓伴迷走右锁骨下动脉（Aberrant right subclavian artery，ARSA）是主动脉弓最常见的一种异常或变异，其发病率占正常人口约 0.5%到 1.4%[15-17]。正常情况下，左位主动脉弓发出三支血管，而右锁骨下动脉迷走时，主动脉弓发出四支分支，由近及远依次是：右颈总动脉、左颈总动脉、左锁骨下动脉、迷走右锁骨下动脉[18,19]。迷走右锁骨下动脉起源于主动脉弓的远端，在上胸腔从左向右行走于食管气管后方，进入右上肢(图 21-12)。这个迷走血管也被称为食管后右锁骨下动脉，也曾被称为 Lusorian 动脉，其胚胎起源曾在前面胚胎学 B 部分提到。

超声表现

灰阶超声与彩色多普勒

ARSA 较多见，常被认为是一种正常的变异。ARSA 的二维灰阶图像较难显示，当怀疑迷走右锁骨下动脉时，应用彩色多普勒有助于诊断。在三血管气管切面，ARSA 的典型表现为主

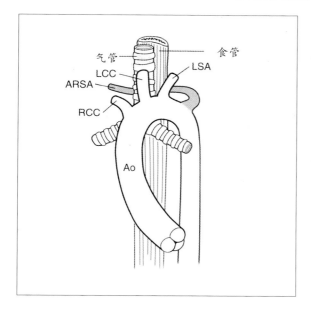

图 21-12 迷走右锁骨下动脉环绕气管食管后方,走向右上肢。Ao:主动脉;RCC:右颈总动脉;LCC:左颈总动脉;LSA:左锁骨下动脉;ARSA:迷走右锁骨下动脉。

动脉弓与动脉导管连接处发出一支血管,经气管后方走向右锁骨及右肩。降低彩色血流标尺至 10~15cm/s,以更好地显示 ARSA 血流(图 21-13)[18,19]。当怀疑 ARSA 时,也可以通过脉冲

多普勒取得动脉频谱而证实。

妊娠早期

超声在孕早期 11~14 周时显示 ARSA[20],经阴道检查能显著提高ARSA的显示(图 21-14)。

三维超声

我们的经验认为,三维超声的多平面显示非常有助于获得显示ARSA走行的理想切面,彩色多普勒超声有助于明确诊断。利用三维后处理程序如玻璃体模式,或二维灰阶血流成像将有助于辨认 ARSA(图 21-15)。

心内及心外并发畸形

ARSA 合并 21-三体综合征在儿科文献中已有报道[2,21]。Chaoui 等最先报道了迷走右锁骨下动脉合并 21-三体综合征[18]。最近报道,14%~20%的 ARSA 胎儿合并 21-三体综合征[19,22],在大部分检查出的病例中,21-三体综合征的另外一些超声指标都显示,如心脏内强回声斑、鼻骨缺失等。ARSA 也出现在其他一些染色体非整倍体异常中[23]。

对 4102 例先天性心脏病的大样本病理结果分析,发现 128 例ARSA,其中 11 例孤立存在,117 例合并其他心脏畸形,最多见的是锥干

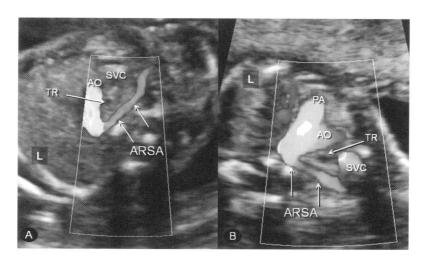

图 21-13 2 例胎儿的三血管气管切面,显示迷走右锁骨下动脉(ARSA)低流速彩色多普勒显像。迷走右锁骨下动脉行走于气管(TR)后方,并走向右上肢。胎儿(A)右上肢位于前面,因此迷走右锁骨下动脉的血流显像为红色。胎儿(B)右上肢位于后方,因此迷走右锁骨下动脉的血流显像为蓝色。AO:主动脉;PA:肺动脉;SVC:上腔静脉;L:左。(见彩图)

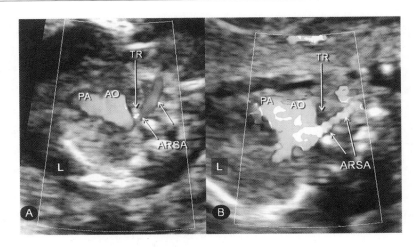

图 21-14 胎儿(A)在孕 13 周测量 NT 时,显示了迷走右锁骨下动脉(ARSA);胎儿(B)于 16 周检查出迷走右锁骨下动脉。AO:主动脉;PA:肺动脉;TR:气管;L:左。(见彩图)

畸形[15]。ARSA 合并锥干畸形将增加 22q11 微缺失综合征的风险[13]。

鉴别诊断

ARSA 需与走行于气管后方汇入上腔静脉前的奇静脉相鉴别,频谱多普勒探测到动脉频谱有助于两者的鉴别。

预后与转归

大多数情况下,ARSA 被认为是血管的正常变异,出生后预后良好。在极少数情况下,ARSA 压迫食管,导致吞咽困难,当行经食管超声心动图与胃镜检查时,必须特别注意,避免对 ARSA 造成压迫,导致右上肢血供的减少。

要点:迷走右锁骨下动脉

- 在三血管气管切面,彩色多普勒超声能够很好地显示迷走右锁骨下动脉(ARSA)。
- ARSA 经食管气管后方,在上胸腔从

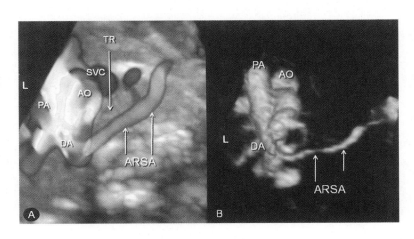

图 21-15 (A)三维超声 STIC 技术玻璃体模式显示,迷走右锁骨下动脉(ARSA)行走于气管(TR)后方。(B)二维灰阶血流成像显示迷走右锁骨下动脉走行的三血管切面。二维灰阶血流成像模式不显示气管。AO:主动脉;PA:肺动脉;DA:动脉导管;SVC:上腔静脉;L:左。(见彩图)

左后方走向右上肢。

- ARSA 较常见，发病率约占总人口的 1.5%，通常认为是一种正常变异。
- ARSA 通常合并 21-三体综合征（14% ~20%）及其他染色体异常。
- ARSA 合并其他心脏畸形时，增加染色体非整倍体异常的风险，尤其是 22q11 微缺失综合征及 21-三体综合征。

（赵博文　译）

参考文献

1. Edwards JE. Malformation of the aortic arch system manifested as 'vascular rings.' *Lab Invest* 1953;2:56–75.
2. Weinberg PM. Aortic arch anomalies. In: Allen HD, Clark EB, Gutgesell HP, et al., eds. *Moss and Adams' congenital heart disease in infants, children and adolescents.* Philadelphia: Lippincott Williams & Wilkins, 2001:707–735.
3. Yoo SJ, Min JY, Lee YH, et al. Sonographic diagnosis of aortic arch anomalies. *Ultrasound Obstet Gynecol* 2003;22:535–546.
4. Yoo SJ, Bradley T, Jaeggi E. Aortic arch anomalies. In: Yagel S, Silvermann N, Gembruch U, eds. *Fetal cardiology.* London: Martin Dunitz, 2003;329–342.
5. Chaoui R, Schneider BES, Kalache KD. Right aortic arch with vascular ring and aberrant left subclavian artery: prenatal diagnosis assisted by three-dimensional power Doppler ultrasound. *Ultrasound Obstet Gynecol* 2003;22:661–663.
6. Achiron R, Rotstein Z, Heggesh J, et al. Anomalies of the fetal aortic arch: a novel sonographic approach to in-utero diagnosis. *Ultrasound Obstet Gynecol* 2002;20:553–557.
7. Berg G, Bender F, Soukup M, et al. Right aortic arch detected in fetal life. *Ultrasound Obstet Gynecol* 2006;28:882–889.
8. Jeanty P, Chaoui R, Tihonenko I, et al. A review of findings in fetal cardiac section drawings. Part 3: the 3-vessel-trachea view and variants. *J Ultrasound Med* 2008;27(1):109–117.
9. Chaoui R, McEwing R. Three cross-sectional planes for fetal color Doppler echocardiography. *Ultrasound Obstet Gynecol* 2003;21(1):81–93.
10. Chaoui R, Hoffmann J, Heling KS. Three-dimensional (3D) and 4D color Doppler fetal echocardiography using spatio-temporal image correlation (STIC). *Ultrasound Obstet Gynecol* 2004;23:535–545.
11. Bronshtein M, Lorber A, Berant M, et al. Sonographic diagnosis of fetal vascular rings in early pregnancy. *Am J Cardiol* 1998;81(1):101–103.
12. Zidere V, Tsapakis G, Huggon D, et al. Right aortic arch in the fetus. *Ultrasound Obstet Gynecol* 2006;28:876–881.
13. Rauch R, Rauch A, Koch A, et al. Laterality of the aortic arch anomalies of the subclavian artery—reliable indicators for 22q11.2 deletion syndrome? *Eur J Pediatr* 2004;163:642–645.
14. Tschirch E, Chaoui R, Wauer RR, et al. Perinatal management of right aortic arch with aberrant left subclavian artery associated with critical stenosis of the subclavian artery in a newborn. *Ultrasound Obstet Gynecol* 2005;25(3):296–298.
15. Zapata H, Edwards JE, Titus JL. Aberrant right subclavian artery with left aortic arch—associated cardiac anomalies. *Pediatr Cardiol* 1993;14(3):159–161.
16. Chaoui R, Thiel G, Heling KS. Prevalence of an aberrant right subclavian artery (ARSA) in normal fetuses: a new soft marker for trisomy 21 risk assessment. *Ultrasound Obstet Gynecol* 2005;26:256.
17. Zalel Y, Achiron R, Yagel S, et al. Fetal aberrant right subclavian artery in normal and Down syndrome fetuses. *Ultrasound Obstet Gynecol* 2008;31:25–29.
18. Chaoui R, Heling KS, Sarioglu N, et al. Aberrant right subclavian artery as a new cardiac sign in second- and third-trimester fetuses with Down syndrome. *Am J Obstet Gynecol* 2005;192:257–263.
19. Chaoui R, Rake A, Heling KS. Aortic arch with four vessels: aberrant right subclavian artery. *Ultrasound Obstet Gynecol* 2008;31(1):115–117.
20. Borenstein M, Cavoretto P, Allan L, et al. Aberrant right subclavian artery at 11+0 to 13+6 weeks of gestation in chromosomally normal and abnormal fetuses. *Ultrasound Obstet Gynecol* 2008;31(1):20–24.
21. Goldstein WB. Aberrant right subclavian artery in mongolism. *Am J Roentgenol Radium Ther Nucl Med* 1965;95:131–134.
22. Vibert-Guigue C, Fredouille C, Gricorescu R, et al. Données foetopathologiques sur une serie de fœtus trisomique 21. *Rev Prat Gynecol Obstet* 2006;103:35–40.
23. Chaoui R, Thiel G, Heling KS. Prevalence of an aberrant right subclavian artery (ARSA) in fetuses with chromosomal aberrations. *Ultrasound Obstet Gynecol* 2006;28:414.

胎儿内脏异位伴左房异构和右房异构

定义、疾病谱与发病率

腹部和胸腔结构的胚胎发育按照空间调控方式,使体内右侧和左侧结构的解剖位置得以恰当的界定。右侧结构包括肝脏的大部分、上下腔静脉、右房及右心耳、三叶肺伴动脉上支气管(表4–1)。左侧结构包括胃、脾、左房及左心耳、肺静脉、二叶肺及动脉下支气管(表4–1)。将正常发育的腹部和胸腔器官位置定义为内脏正位,为最常见的内脏位置,涵盖腹部内脏正位、左位心(心脏在左侧),以及胸腔器官的正常位置排列[1–3]。内脏反位系指腹部和胸腔器官的位置与内脏正位时呈镜像样反位。除了正位和反位以外的任何腹部和(或)胸腔器官的位置异常均称为内脏不定位,指未定位的或复杂的内脏方位。与内脏正位或反位不同的是,内脏不定位常与内脏的多种异常有关,如无脾或多脾。心脾综合征这一名词最初就是用于描述内脏不定位时所伴有的脾脏异常。由于在内脏不定位时脾脏并非一定出现异常,不能作为分类的可靠标准,故目前建议命名为内脏异位综合征[1,2]。Heterotaxy(内脏异位)的词头"hetero"在希腊语中意为"不同的",而词尾"taxy"是"排列"的意思。内脏异位这一名词通常是用于描述所有的腹部脏器排列异常,包括无脾或多脾等多种情况。由于许多病理学者发现按照心房形态可以更好地区分无脾或多脾,因而建议采用右房异构(right atrial isomerism)和左房异构

(left atrial isomerism)来命名(在希腊语中,iso意为"相同的",而"mero"意为"转变"[4](图22–1 A–C)。腹部脏器的异位仅涉及不成对单个器官的异常位置排列,而胸腔脏器异位的特征是非对称性结构(如心脏和肺叶)变为对称排列的结构[3],由此产生了两组典型病变:双侧均为右侧结构的称为右房异构(无脾,Ivemark综合征);双侧均为左侧结构的称为左房异构(多脾)。

内脏异位综合征在患有先天性心脏病的婴儿中占2.2%~4.2%[5,6]。在胎儿系列研究中发现左房异构较右房异构更多见,而产后系列研究显示右房异构更为常见,原因是患有左房异构的胎儿常会合并心脏传导阻滞和水肿,导致其在宫内夭折[3]。胎儿内脏异位增加了以后妊娠时再发的风险性,据报道在某些系列研究中再发的风险高达10%[7]。内脏异位再发的遗传学病因可能包括常染色体显性遗传、常染色体隐性遗传、X连锁及单基因异常等[8–10]。胎儿内脏异位在家族中的再发并不局限于某种特定的异常,而是可以涉及所有的内脏位置异常,包括右房异构、左房异构及内脏反位等。

产前诊断内脏异位伴右房和左房异构

当怀疑有胎儿心房异构时,如果认真检查胎儿的胸腔和腹部,诊断比较容易;但正确的区分右房或左房异构仍比较困难,因为这些异常缺乏典型的心脏畸形病理改变。产前超声在某些情况下可以辨认左右心耳[11](图22–2),但用于判断异构的类型有时并不可靠[3]。与产后超声心动图相似,目前最可靠的鉴别方法仍是观察胎儿上腹部大血管的排列方式[12]。通常情况下,通过评估上腹部大血管的排列方式,再结合

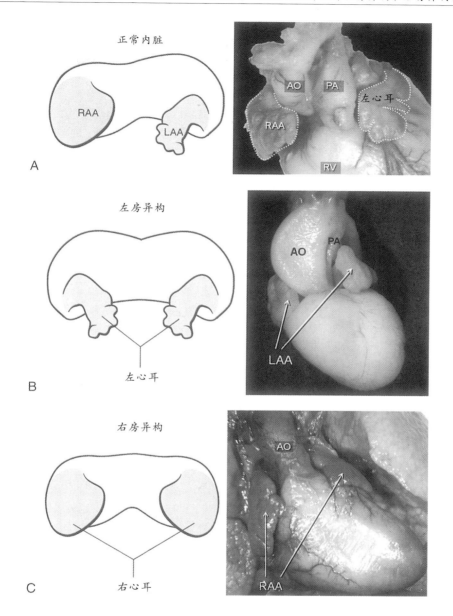

图 22-1 (A)正常胎儿心脏解剖标本的前面观和示意图,显示右心耳(RAA)呈圆钝的锥体状,与右心房的连接部较宽大;左心耳(LAA)呈弯指状,与左心房的连接部较窄小。(B)胎儿左房异构解剖标本的前面观和示意图,显示两侧心耳均为左心耳的形态,呈典型的弯指状,与左心房的连接部较窄小。主动脉(AO)扩张和肺动脉(PA)狭窄是伴发畸形的一部分。(C)胎儿右房异构解剖标本的前面观和示意图,显示两侧心耳均为右心耳的形态,呈典型的圆钝锥体状,与右心房的连接部较宽大。由心脏发出的单根血管为扩张的主动脉,是伴发畸形的一部分。RV:右心室。(见彩图)

胸腔内结构的形态,可以得出右房或左房异构的正确诊断。然而,对预后的影响主要取决于合并的心脏畸形,而不是异构的类型。根据作者的经验,如下三种常用的方法有助于胎儿心房异构的发现和确诊:

1. 胎儿心脏和胃在相反的位置时,提示内脏异常可疑,超声应有针对性的检查胎儿胸腔和腹部(图 22-3)。

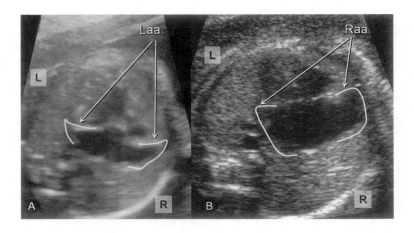

图 22-2 心尖四腔心切面,显示 2 例胎儿分别为左房异构(A)和右房异构(B)。图 A 显示左房异构的对称性两侧心耳(Laa)均呈弯指状;图 B 显示右房异构的对称性两侧心耳(Raa)均呈圆钝锥体状。应用超声辨别心房形态是非常困难的,还应根据其他超声征象做出诊断。L:左;R:右。

2. 超声检查发现复杂心脏畸形时,应对胎儿内脏和心脏进行节段性分析。

3. 超声检查发现存在胎儿完全性房室传导阻滞或其他胎儿心律失常,可伴或不伴胎儿水肿,都应有针对性地进行心脏和腹部脏器的解剖评估(图 22-4)。

左房和右房异构产前超声的主要特征将在以下段落中加以阐述。

左房异构(多脾)的超声表现

左房异构与存在"双侧"左侧结构有关,而右侧的结构发育不全或缺如。左房异构最常见的伴发征象之一是肝段下腔静脉缺如,80%~90%的病例伴发肝段下腔静脉缺如[2,3]。下腔静脉肾上段离断后与奇(或半奇)静脉系相连接,将腹部静脉血引流入心脏。扩张的奇静脉(或半

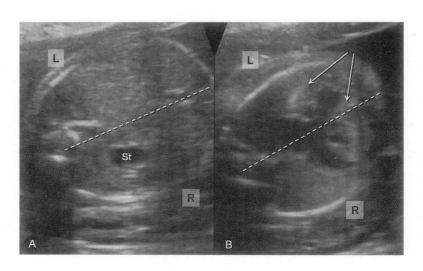

图 22-3 内脏异位综合征的胎儿,超声检查时首先发现胃(St)异位于右上腹(A),心脏在胸腔的左侧(B)。心肌增厚(箭头)伴有共同房室瓣。L:左,R:右。

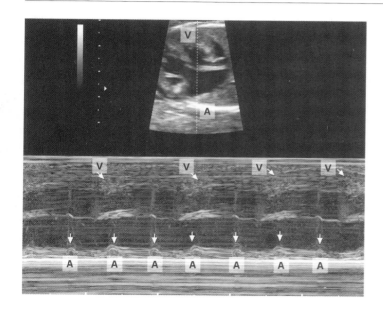

图 22-4　内脏异位综合征胎儿（左房异构），超声检查首先发现房室传导阻滞和先天性心脏病（房室间隔缺损），M 型超声显示规律的心房（A）节律（直箭头），以及缓慢的心室（V）节律（斜箭头）。（见彩图）

奇静脉）沿脊柱旁、在降主动脉略偏后与之并排上行。通常扩张的奇静脉穿过膈肌引流入上腔静脉，偶可见引流入胸腔上部的永存左上腔静脉[1]。这时称为下腔静脉离断并奇静脉连接，在上腹部横切面[12,13]（图 22-5）或者四腔心切面后方（图 22-6）[14]可见"双血管"征。腹部和胸腔的矢状旁切面也能显示奇静脉在降主动脉的后方（图 22-7），彩色多普勒在三血管和胸腔矢状切面可观察到奇静脉注入上腔静脉（图 22-8）。由于下腔静脉离断，肝静脉直接与右房连接。

左房异构的另一个特征是无形态学右心房和窦房结，这往往导致 40%~70% 的病例发生缓慢型心律失常，常为完全性房室传导阻滞[2,3,15]，完全性房室传导阻滞合并复杂性心脏畸形，尤其是伴发下腔静脉离断并奇静脉连接时，是左房异构的典型征象[1]。超过 30% 的完全性房室传导阻滞合并复杂性心脏畸形胎儿会发生心力衰竭和水肿[3,15]（图 22-9B），是这些胎儿发生宫内死亡的元凶。

左房异构的其他异常包括胃在右侧，上消

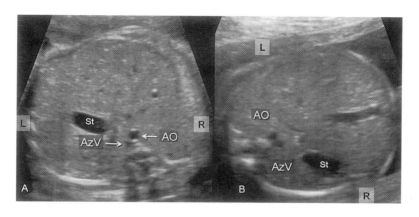

图 22-5　2 例左房异构胎儿，图中显示胃泡在腹腔中不同的位置中：(A) 显示胃泡在左侧，(B) 见胃泡在右侧。胃在腹腔中的位置对于诊断内脏异位综合征意义不大。2 例胎儿均可见扩张的奇静脉（AzV）（脊柱前方双血管征），提示左房异构的诊断。AO：降主动脉；St：胃；L：左；R：右。

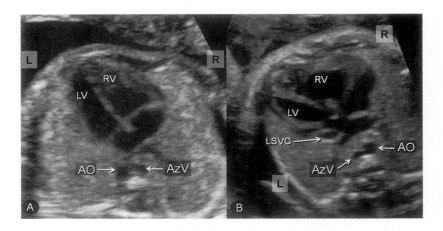

图 22-6　2 例胎儿的四腔心切面：(A) 为正常心脏结构，(B) 为复杂心脏畸形。2 例胎儿均在脊柱的前方可见双血管征（奇静脉 [AzV] 和降主动脉 [AO]），提示均存在下腔静脉离断和左房异构。(B) 胎儿的心脏畸形包括因主动脉缩窄而引起的左室与右室大小不一致，及永存左上腔静脉 (LSVC)。L：左；R：右；RV：右心室；LV：左心室。

化道闭锁（如十二指肠或空肠闭锁），对称性的左位或中位肝脏，罕见胆囊缺如。据报道，高达 96% 的左房异构新生儿存在多脾[3,7]，但产前超声诊断多脾并不可靠。然而，产前彩色多普勒如果发现脾动脉，则可以确定存在单脾或多脾，将有助于左房异构的诊断[16]（图 22-9）。

正常情况下在肺动脉干附近可见左心耳，为狭窄的弯指状（图 22-1A）。在左房异构时，两侧心房均为形态学左房及其相应的心耳，在四腔心切面略向头侧倾斜切面上能够显示（图 22-

1B）。心轴常左偏或向胸腔中线处偏移，偶然可发现右位心。有趣的是，左房异构时可能并不存在心脏畸形，而在右房异构则罕见不合并心脏畸形。当左房异构合并心脏畸形时，常为双心室病变的类型，最常见 (50%) 的是非均衡性房室间隔缺损 (AVSD)[2]（见第 15 章）。在完全性 AVSD 伴完全性房室传导阻滞时，心肌可肥厚并心脏扩大[3]。合并室间隔缺损或 AVSD 时，大动脉的起源通常是一致的，或伴有右室双出口。主动脉和肺动脉可能出现血流通路梗阻（主动脉缩窄、

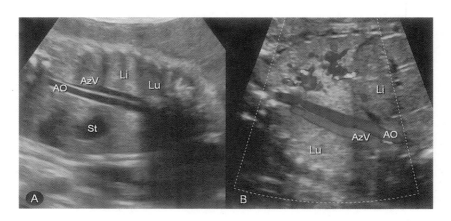

图 22-7　2 例左房异构伴下腔静脉离断胎儿的胸腔与腹部冠状切面，显示奇静脉 (AzV) 平行走行于降主动脉的后方 (AO)。(B) 彩色多普勒显示二者血流方向相反，奇静脉血流朝向心脏方向，而主动脉血流背离心脏方向。St：胃；Li：肝脏；Lu：肺。(B 见彩图)

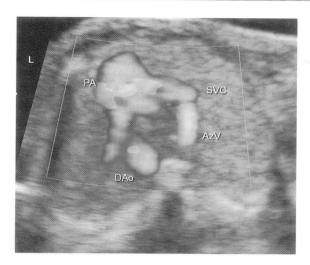

图 22-8　左房异构、下腔静脉离断并奇静脉连接胎儿的三血管切面，此切面可显示奇静脉引流入上腔静脉。PA：肺动脉；DAo：降主动脉。（见彩图）

肺动脉狭窄或闭锁）。50%~60%的病例合并左位上腔静脉（见第 23 章），偶见肺静脉异位引流，但不如右房异构时多见[2]。表 22-1 归纳了左房异构、右房异构和内脏反位时的解剖特征。

右房异构（无脾）的超声表现

右房异构与存在"双侧"右边结构有关，左边的结构发育不全或缺如。以上腹部常见一个

位于中间的大肝脏为特征，胃泡可在左边或右边。典型右房异构时，下腔静脉位于降主动脉的前方和同侧，可同在脊柱的左侧或右侧[12]，这种情况称为主动脉与下腔静脉并列（图 22-10）。解剖学研究发现 74%的右房异构病例无脾[3]，而且，作者们观察到无脾时胃泡的位置移至腹腔的后部，彩色多普勒不能找到脾动脉[16]。由于对称性的肝脏和不固定的消化道，肠道可出现异常扭转和闭锁。高达 25%的右房异构病例并发膈疝，中位胃泡疝入胸腔，在晚孕期可被超声检查发现[1,2,17]。

心轴常右偏，但也可左偏或居中，右房异构时右位心比左房异构时更常见。几乎所有的右房异构均合并心内畸形，而且比左房异构时更严重（图 22-11）[18]。目前右房异构缺乏特异性的、能确定诊断的并发心内畸形，但高达 80%~90%的病例伴有非均衡性 AVSD，它的特征是以一侧心室为优势的单一心房心室连接[2,3,19]（图 22-11）。伴有肺动脉狭窄或闭锁的心室与大动脉连接异常（心室双出口，大动脉转位）在右房异位时较常见。右房异构所合并的最复杂的心脏畸形之一是部分性或完全性肺静脉异位连接（Total abnormal pulmonary venous connection，TAPVC）（见第 23 章），因为此时不存在肺静脉

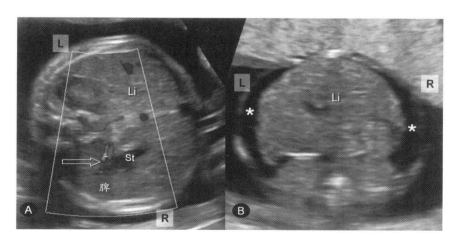

图 22-9　2 例疑诊左房异构的胎儿。**(A)** 胎儿的腹围切面，彩色多普勒显示其胃泡(St)位于右侧，根据脾动脉和脾静脉（空心箭头）可以确定存在一个或多个脾脏，从而排除无脾。**(B)**左房异构胎儿伴有房室传导阻滞和胎儿水肿，上腹部横切面可见对称性肝脏(Li)和腹水（星号），腹水的出现提示预后不良。L：左；R 右。（A 见彩图）

表 22-1 胎儿左房异构、右房异构和内脏反位的解剖特征

	左房异构	右房异构	内脏反位
内脏改变			
肝脏	对称,常见左侧	对称,肿大,中位或右侧	左侧
下腔静脉和腹	奇静脉与离断的	二者前后并列于	主动脉位于右后方,下腔静脉
主动脉位置	下腔静脉相连接	脊柱左侧或右侧	在左前方
胃肠道	胃常在右侧,也可在左侧。上消化道梗阻	胃可在中间、左侧或右侧,亦可疝入胸腔下部	胃在右侧
脾脏 [a]	多脾	无脾	正常脾脏,或右侧
胸腔改变			
支气管 [a]	较长的支气管,在双肺动脉下	较短的支气管,在双肺动脉上	动脉下左支气管,动脉上右支气管
肺 [a]	双肺均二叶	双肺均三叶	右肺二叶,左肺三叶
心房 [a]	双侧均为左房,心耳呈弯指状,伴狭小的连接部常见	双侧均为右房,心耳呈圆钝的锥状,宽大的连接部	右心耳呈弯指状,左心耳呈圆钝的锥状
房室连接	常见双心室型连接	常见单心室型连接	正常连接
房室间隔缺损	80%~90%的病例为非均衡型	40%~50%的病例为非均衡型	不存在
心室大动脉连接	通常连接一致,常见左右心室流出道梗阻	常见连接不一致,常见肺动脉瓣闭锁或狭窄	连接一致
肺静脉异位连接	偶见	常见	不存在
左位上腔静脉	常见	常见	罕见
心动过缓、房室传导阻滞	常见	不存在	不存在
水肿和宫内死胎	常见	不存在	不存在

[a] 产前超声很难发现。

正常进入的左心房(图 22-12)。在右房异构的一系列研究报道中,心上型 TAPVC 占 30%,心下型占 25%,心内型占 30%,混合型占 15%[3]。TAPVC 容易在产前被忽略,但它的存在常提示预后不良[19,20]。

右房异构时存在两个右心耳,呈圆钝的锥体状,与右房的连接部较宽大(图 22-1A)。右房异构时,两侧右心房及心耳的形态即使比较困难(图 22-1C),但仍可被超声检查发现[11]。高达60%的右房异构病例合并永存左上腔静脉,它直接引流入左侧的心房[3]。表 22-1 列举了左房异构、右房异构和内脏反位时的解剖特征。

彩色多普勒

彩色多普勒有助于诊断心脏畸形和血管排列,从而可以帮助鉴别右房异构或左房异构。包括评价静脉的连接、大血管的位置关系及其开放性、房室瓣反流,以及在相关章节中提到的其他用途(见第 15、17、20 和 23 章)。进一步应用彩色多普勒可以显示脾动脉,将有助于确定脾脏的存在[16]。

妊娠早期

右房异构或左房异构可以在早孕期被发现,主要通过 11~14 孕周时做超声检查发现胎儿颈项透明层增厚,其与心脏畸形或完全型房室传导阻滞引发的水肿有关[3,21]。早孕期超声的显示胎儿内脏位置异常可能是发现右房或左房异构的最初线索(图 22-13)。由于 Sjögren 抗体很少见是早孕期缓慢型心律失常的原因,故

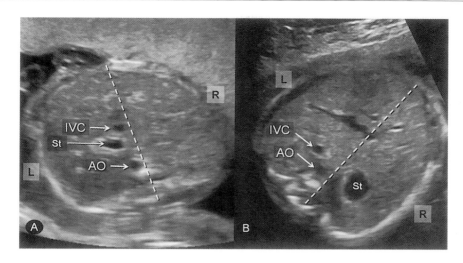

图 22-10　2 例右房异构胎儿不同胃泡位置的超声图像，(A) 显示胎儿的胃泡(St)位于左侧(或偏中间)，(B) 显示胎儿的胃泡位于右侧，因此胃泡的位置对于内脏异位综合征的诊断没有帮助。右房异构的一个重要病理征象是腹部血管并列征(下腔静脉[IVC]和主动脉[AO]这两条大血管在同侧)，2 例胎儿都存在此征象。L：左；R：右。

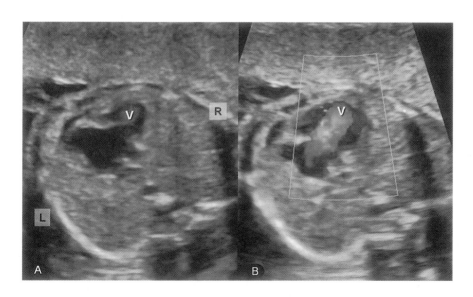

图 22-11　胎儿右房异构并复杂心脏畸形"单心室"(V)和右位心。(A) 为二维图像，(B) 为彩色多普勒图像。右房异构合并严重心脏畸形(最常见的是单心室)，较左房异构时更为常见。L：左；R：右。(B 见彩图)

早孕期出现完全型房室传导阻滞应高度怀疑是左房异构所引起。AVSD 和单心室在早孕期是可以被检测出来的，怀疑存在这些异常，尤其伴有胃泡在右侧时，应提示内脏异位。无论是主动脉与下腔静脉的并列位置，或是下腔静脉脉离断与奇静脉连接，腹部大血管的排列情

况在早孕期很难界定，但彩色多普勒将有助于诊断。肺静脉的连接有可能显示，但相当困难，在早孕期诊断肺静脉异位引流尚未见报道。

三维超声

已有报道采用三维能量多普勒反转成像或玻璃体成像显示下腔静脉离断并奇静脉连

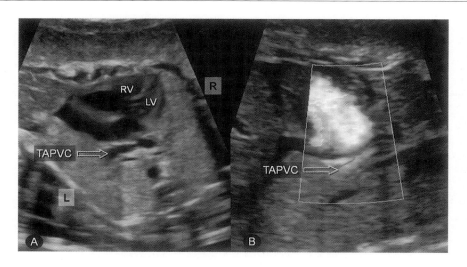

图 22-12 右房异构胎儿伴有右位心、非均衡型房室隔缺损和完全性肺静脉异位引流(TAPVC)。(A)显示一条汇合的管腔(空心箭头)位于心房的后方，此为 TAPVC 的超声表现，是右房异构的常见并发症。(B)彩色多普勒可见汇合静脉的前向血流信号并不与心房相连接。L：左，R：右，RV：右心室，LV：左心室。(B 见彩图)

接[22](图 22-14A)。表面成像可以通过显示心耳的形状来鉴别心房的形态。而最小成像模式有助于确定胸腔内心脏和腹腔内胃泡的关系(图 22-14B)。

心内及心外并发畸形

相关的心脏畸形种类繁多，已在本章前面详述(表 22-1)。相关的心外异常主要涉及腹腔和胃肠道各种病变，如肠道闭锁或肠扭转[23]。胃的不固定可导致其疝入胸腔。左房异构时最严重的心外畸形是肝外胆道闭锁伴胆囊缺如。但作者们并未在产前用超声发现此病征。面部、脑和肢体的异常可能存在，但并不典型。有趣的是，三体染色体畸变在本组疾病中几乎不存

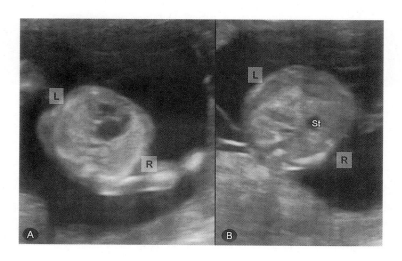

图 22-13 孕 14 周胎儿，因心脏(A)和胃泡(St)(B)的位置不一致而被发现存在异构。图 A 四腔心切面显示心脏有异常。L：左；R：右。

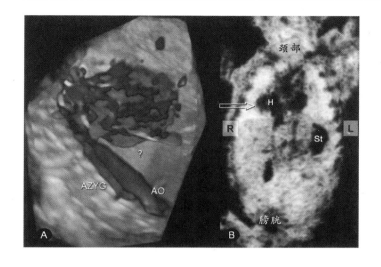

图 22-14　(A)三维超声玻璃体模式矢状旁切面，显示左房异构胎儿的下腔静脉离断和奇静脉连接。主动脉(AO)和奇静脉(AZYG)平行排列，但血流方向相反。不能显示下腔静脉(以？标记处)。(B)左房异构胎儿的最小模式透明成像，在前后位上显示心脏(H)与胃泡(St)的位置不一致：心脏位于右侧胸腔(空心箭头)，而胃泡位于左上腹。L：左，R：右。(见彩图)

在，仅偶见其他类型的染色体异常报道，例如二体或 22q11 微缺失等。

鉴别诊断

心房异构的鉴别诊断包括内脏反位伴右位心和内脏反位伴左位心。AVSD 伴异构需要与单纯 AVSD 相鉴别，二者在合并非整倍体染色体异常的风险方面相差甚远。另一个需要鉴别的疾病是右位心伴矫正型大动脉转位，它很罕见合并房室传导阻滞。

预后与转归

由于在产前发现的左房或右房异构胎儿的病情多较严重，故预后通常较差。左房异构伴房室传导阻滞的胎儿易产生水肿而导致宫内死胎[24]。另一方面，左房异构的新生儿如伴有轻型的心脏异常则预后良好。在轻型病例中，如能观察到胆囊，则可排除胆道闭锁[25]。

典型胎儿右房异构常合并多种复杂畸形，通常预后较差，主要取决于合并畸形的种类，如肺静脉异位引流、肺动脉闭锁或单心室[24]。在一组 71 例内脏异位综合征的胎儿研究中，包括 48 例左房异构和 23 例右房异构。其中，有 46 例(32 例左房异构和 14 例右房异构)的母亲选择继续妊娠，占 65%[24]。在对 48 个母亲的追踪调查中发现，左房异构胎儿的死亡

率约为 31%，14 例右房异构胎儿中仅有 3 例存活[24]。此外，右房异构伴有无脾增加了新生儿感染的危险性，得到正确处理的左房异构儿童的存活率显著高于右房异构[26]。绝大多数左房异构的新生儿可获得成功的双心室外科治疗，较之右房异构合并相应病变的手术效果好得多[26]。

要点：左房异构

● 左房异构时，存在"双侧"左侧结构，右侧的结构发育不全或缺如。

● 80%~90% 的病例下腔静脉肝内段缺如。

● 当下腔静脉离断时，腹部的静脉血流经奇静脉系引流回心脏。

● 奇静脉走行在降主动脉略偏后方(双血管征)。

● 40%~70% 的病例合并完全性房室传导阻滞。

● 多数左房异构的新生儿存在多个脾脏(多脾)。

● 50%~70% 的病例合并左位上腔静脉。

要点：右房异构

● 右房异构时，存在"双侧"右侧结构，

左侧的结构发育不全或缺如。
- 右房异构时主动脉与下腔静脉并行排列。
- 74%的病例未见脾脏（无脾）。
- 高达25%的病例中位胃泡疝入胸腔。
- 几乎所有的病例均合并心内畸形，且程度较左房异构时严重。
- 常合并肺静脉异位连接。
- 高达60%的病例有永存左上腔静脉。
- 通常预后较左房异构差。

内脏反位

定义、疾病谱与发病率

内脏反位的定义是：胸腔和腹腔器官的位置与正常解剖状态呈"镜像"反位。部分性内脏反位可以仅局限于腹腔器官，通常称为内脏反位伴左位心；也可以仅局限于胸腔器官反位，则称为右位心。内脏反位胎儿和新生儿的心脏畸形发病率上升了0.3%~5%[27]。然而，内脏反位时心脏畸形的发病率较之左房异构或右房异构时要低得多，且并不影响静脉–心房的连接。内脏反位也常与Kartagener综合征有关，它是一种常染色体显性遗传疾病，可引起原发性纤毛运动障碍导致反复呼吸道感染，以及成年后生育能力下降[28,29]。大约50%的Kartagener综合征患者合并内脏反位[28,29]。

目前尚不清楚内脏反位的确切发病率，但估计在活产儿中占1/2500~1/20 000之间[2]。患者在生活中常常并不知晓自己内脏反位，多因无关的原因进行影像学体检时偶然被发现。

超声表现

在中孕和晚孕期的每次超声检查时都应确定胎儿内脏的位置，超声确定内脏位置的技术方法已在第4章中详细阐述。内脏反位时，肝脏和下腔静脉在胎儿的左边，而胃泡、降主动脉和心脏在右边（图22–15）。心轴指向胸腔的右前方，即所谓镜像右位心，由于下腔静脉和右房的连接是一致的，所以右房和心室在胸腔的左前方，而左房和心室在胸腔的右后方。

彩色多普勒

在怀疑有结构畸形时，彩色多普勒有助于诊断，可清楚地观察到静脉的连接情况。

妊娠早期

早孕期能够检出部分性或完全性内脏反位。可应用经阴道超声检查确定胎儿的内脏，但因探头在阴道内定位困难而不便于操作。怀

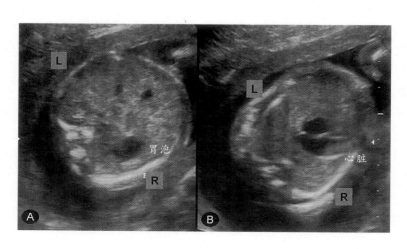

图22–15 内脏反位胎儿的胃泡（A）和心脏（B）在右侧，未见其他心脏畸形或静脉连接异常。L：左，R：右。

疑有内脏位置异常时应在稍后的孕期内再予以确定。

三维超声

三维超声的容积数据在分析心腔和上腹部结构的连接是否一致方面可有所帮助。此外，最小成像模式可用于在单个切面上显示心脏和胃泡的关系。

心内及心外并发畸形

与内脏反位有关的心脏畸形包括室间隔缺损、法洛四联症、右室双出口，以及完全型或矫正型大动脉转位。内脏反位时除了较常合并本章前述的 Kartagener 综合征以外，通常不合并其他心外畸形。

鉴别诊断

内脏反位主要应与右房异构或左房异构鉴别。此外需要鉴别的是正常内脏位置被误判为内脏反位，原因是探头定位错误，或缺乏超声操作经验。右位心与内脏反位的鉴别诊断已在第4章中讨论。

预后与转归

预后主要取决于是否合并心内与心外畸形。单纯的内脏反位病例产前与产后均进程平稳，预后很好。伴发 Kartagener 综合征的病例可在产后确诊，会对反复呼吸道感染和不育症有长期影响。

要点：内脏反位

- 内脏反位的定义是：胸腔和腹腔器官的位置与正常解剖状态呈"镜像"样反位。

- 部分性内脏反位可以仅累及腹腔器官，称为内脏反位伴左位心；如仅心脏反位，则称为右位心。

- 内脏反位的胎儿和新生儿，心脏畸形的发病率增高。

- 内脏反位常伴发 Kartagener 综合征。

- 在中孕和晚孕期的每次超声检查时都应确定胎儿内脏的方位。

- 预后主要取决于是否合并心内与心外畸形。

（吴瑛 译）

参考文献

1. Chaoui R. Cardiac malpositions and syndromes with right or left atrial isomerism. In: Yagel S, Silvermann N, Gembruch U, eds. *Fetal cardiology*. London, New York: Martin Dunitz, 2003;173–182.
2. Yoo SJ, Friedberg MK, Jaeggi E. Abnormal visceral and atrial situs and congenital heart disease. In: Yagel S, Silvermann N, Gembruch U, eds. *Fetal cardiology,* 2nd ed. London, New York: Martin Dunitz, 2003;265–280.
3. Sharland GK, Cook A. Heterotaxy syndromes/isomerism of the atrial appendages. In: Allan L, Hornberger LK, Sharland GK, eds. *Textbook of fetal cardiology*. London: Greenwich Medical Media Limited, 2000;333–346.
4. Sapire DW, Ho SY, Anderson RH, et al. Diagnosis and significance of atrial isomerism. *Am J Cardiol* 1986;58(3):342–346.
5. Ferencz C, Rubin JD, Loffredo CA, et al. *The epidemiology of congenital heart disease: the Baltimore–Washington Infant Study 1981–1989. Perspectives in pediatric cardiology*, Vol. 4. Mount Kisco, NY: Futura Publishing, 1993.
6. Fyler DC, Buckley LP, Hellenbrand WE, et al. Report of the New England Regional Infant Cardiac Programme. *Pediatrics* 1980;65(suppl):376–461.
7. Allan LD, Crawford DC, Chitta SK, et al. The familial recurrence of congenital heart disease in a prospective series of mothers referred for fetal echocardiography. *Am J Cardiol* 1986;58:334–337.
8. Bowers PN, Martina M, Yost HJ. The genes of left-right development and heterotaxia. *Semin Perinatol* 1996;20:577–588.
9. Zhu L, Belmont JW, Ware SM. Genetics of human heterotaxias. *Eur J Hum Genet* 2006;14:17–25.
10. Morelli SH, Young L, Reid B, et al. Clinical analysis of families with heart, midline and laterality defects. *Am J Med Genet* 2001;101:388–392.
11. Berg C, Geipel A, Kohl T, et al. Fetal echocardiographic evaluation of atrial morphology and the prediction of laterality in cases of heterotaxy syndromes. *Ultrasound Obstet Gynecol* 2005;26:538–545.
12. Huhta J, Smallhorn JF, Macartney FJ. Two-dimensional echocardiographic diagnosis of situs. *Br Heart J* 1982;48:97–108.

13. Sheley RC, Nyberg DA, Kapur R. Azygous continuation of the interrupted inferior vena cava: a clue to prenatal diagnosis of the cardiosplenic syndromes. *J Ultrasound Med* 1995;14:381–387.

14. Berg C, Georgiadis M, Geipel A, et al. The area behind the heart in the four-chamber view and the quest for congenital heart defects. *Ultrasound Obstet Gynecol* 2007;30(5):721–727.

15. Berg C, Geipel A, Kamil D, et al. The syndrome of left isomerism: sonographic findings and outcome in prenatally diagnosed cases. *J Ultrasound Med* 2005;24:921–931.

16. Abuhamad AZ, Robinson JN, Bogdan D, et al. Color Doppler of the splenic artery in the prenatal diagnosis of heterotaxic syndromes. *Am J Perinatol* 1999;16(9):469–473.

17. Wang JK, Chang MH, Li YW, et al. Association of hiatus hernia with asplenia syndrome. *Eur J Pediatr* 1993;152:418–420.

18. Freedom RM, Jaeggi ET, Lim JS, et al. Hearts with isomerism of the right atrial appendages—one of the worst forms of disease in 2005. *Cardiol Young* 2005;15:554–567.

19. Berg C, Geipel A, Kamil D, et al. The syndrome of right isomerism—prenatal diagnosis and outcome. *Ultraschall Med* 2006;27:225–233.

20. Batukan C, Schwabe M, Heling KS, et al. Prenatal diagnosis of right atrial isomerism (asplenia syndrome): case report. *Ultraschall Med* 2005;26:234–238.

21. Baschat A, Gembruch U, Knöpfle G, et al. First trimester heart block: a marker for cardiac anomaly. *Ultrasound Obstet Gynecol* 1999;14:311–314.

22. Espinoza J, Concalves LF, Lee W, et al. A novel method to improve prenatal diagnosis of abnormal systemic venous connections using three- and four-dimensional ultrasonography and 'inversion mode'. *Ultrasound Obstet Gynecol* 2005;25:428–434.

23. Ticho BS, Goldstein AM, Van Praagh R. Extracardiac anomalies in the heterotaxy syndromes with focus on anomalies of midline-associated structures. *Am J Cardiol* 2000;85:729–734.

24. Taketazu M, Lougheed J, Yoo SJ, et al. Spectrum of cardiovascular disease, accuracy of diagnosis, and outcome in fetal heterotaxy syndrome. *Am J Cardiol* 2006;97:720–724.

25. Carmi R, Magee CA, Neill CA, et al. Extrahepatic biliary atresia and associated anomalies: etiologic heterogeneity suggested by distinctive patterns of associations. *Am J Med Genet* 1993;45:683–693.

26. Lim JSL, McCrindle BW, Smallhorn JF, et al. Clinical features, management, and outcome of children with fetal and postnatal diagnoses of isomerism syndromes. *Circulation* 2005;112:2454–2461.

27. De Vore GS, Sarti DA, Siassi B, et al. Prenatal diagnosis of cardiovascular malformations in the fetus with situs inversus viscerum during the second trimester of pregnancy. *J Clin Ultrasound* 1986;14:454–457.

28. Bush A, Cole P, Hariri M, et al. Primary ciliary dyskinesia: diagnosis and standards of care. *Eur Respir J* 1998;12:982–988.

29. Holzmann D, Ott PM, Felix H. Diagnostic approach to primary ciliary dyskinesia: a review. *Eur J Pediatr* 2000;159(1–2):95–98.

概 述

体静脉与肺静脉连接异常可以独立发生抑或伴发于简单的(房间隔缺损)或复杂的(内脏异位综合征等)心脏畸形。近几年随着高分辨率灰阶超声及彩色多普勒超声的出现,静脉连接异常在产前诊断中的检出率逐渐上升。体静脉畸形包括上下腔静脉及冠状静脉窦的异常。在本章节中提到的永存左上腔静脉及第 22 章所述下腔静脉离断经奇静脉引流是胎儿期与新生儿期常见的两种体静脉畸形。其他的体静脉畸形包括右上腔静脉缺失[1]、无顶冠状静脉窦等极少见,在本章中未予讨论。静脉导管或脐静脉等胎儿腹部静脉的异常[2,3]超出本书所述范围。肺静脉系统异常包括完全型及部分型肺静脉异位连接,将在本章节中予以讨论。

永存左上腔静脉

定义、疾病谱与发病率

在胚胎发育的第 7 周, 随着左无名静脉发育,左上腔静脉逐渐退化,残留一个纤维韧带,即 Marshall 韧带[4]。永存左上腔静脉(LSVC)是由于左前主静脉退化异常所导致的[4]。永存LSVC,简称为 LSVC, 起始于左颈静脉与左锁骨下静脉的连接处, 走行于主动脉弓与左肺动脉前方及左心房侧缘,经过左房室沟后方引流入冠状静脉窦(图 23-1)。92%的病例最终引流入右心房,剩余的冠状静脉窦部分无顶或完全无顶少数病例最终引流入左心房[5]。LSVC 是胸腔静脉系

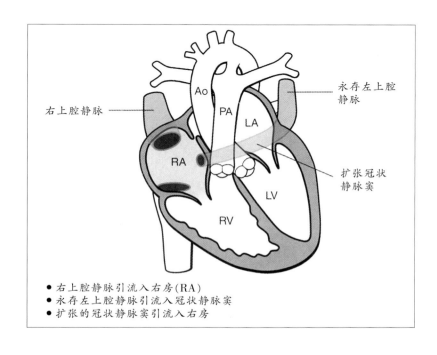

- 右上腔静脉引流入右房(RA)
- 永存左上腔静脉引流入冠状静脉窦
- 扩张的冠状静脉窦引流入右房

右上腔静脉 ——

永存左上腔静脉

Ao

PA

LA

RA

扩张冠状静脉窦

LV

RV

图 23-1 永存左上腔静脉。RV:右心室;LV:左心室;LA:左心房;PA:肺动脉;Ao:主动脉。

统最常见的变异，据报道人群发病率 0.3%~0.5%[6-8]。合并先天性心脏病的婴儿 LSVC 发病率高达 5%~9%，先天性心脏畸形的胎儿发病率高达 9%[6-9]。常伴发 LSVC 的心脏畸形包括内脏异位综合征、左室流出道梗阻、圆锥动脉干畸形[9-12]。右上腔静脉缺失可与 LSVC 同时发生[13,14]。

超声表现

灰阶超声

如果检查者熟练掌握了 LSVC 的解剖及诊断切面，LSVC 的诊断并不困难。主要采用三横一纵 4 个切面进行诊断（图 23-2A）。四腔心下切面（图 23-2B）、四腔心切面（图 23-3）、三血管气管切面（图 23-4）、左矢状旁切面（图 23-5）。四腔心切面在左心房左缘可见 LSVC 横断面（图 23-3）。在四腔心下切面，二尖瓣区可见扩张的冠状静脉窦（图 23-2B）[12]。正常情况冠状静脉窦直径约 1~3mm，垂直走行于房间隔，开口于右心房后壁。发生 LSVC 时，伴或不伴心脏畸形，均显示冠状静脉窦扩张，直径约 3~7mm[12]。在三血管气管切面，LSVC 作为第 4 支血管位于肺动脉左侧（图 23-4 和图 23-6）[11]。胸颈部的左矢状旁切面显示 LSVC 汇入冠状静脉窦（图 23-5）。

彩色多普勒

确诊 LSVC 彩色多普勒虽然不是必须，但有助于在矢状旁切面显示 LSVC 的向心性血流（图 23-5），经扩张的冠状静脉窦引流入右心房。彩色多普勒亦可帮助确定走行于左右上腔静脉之间的左无名静脉的缺失。

妊娠早期

在孕 11~15 周扫查 LSVC 较困难，若怀疑 LSVC，三血管气管切面是孕早期进行诊断的最佳切面（图 23-7）。无论是否合并有内脏异位综合征的其他心脏畸形，约有 29% 的存在 LSVC 的胎儿颈项透明层增厚[9]。

三维超声

由于 LSVC 可在多个横切面显示，三维断层成像可以从多切面显示病变。四腔心切面或三血管切面的表面成像模式可以显示异常的 LSVC 及其内部的血流信号。彩色多普勒或反转成像模式可显示 LSVC 位于肺动脉左侧。

心内及心外并发畸形

常见伴发的心脏畸形主要包括内脏异位综

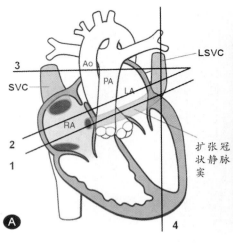
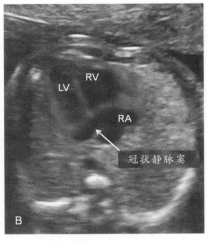

图 23-2 （A）（切面 1，2，3）显示可疑左上腔静脉（LSVC），矢状旁切面（切面 4）确诊为 LSVC。（B）与（A）中切面 1 一致。切面 1 是四腔心下切面，显示 LSVC 最终汇入扩张的冠状静脉窦。与图 5-2 所示的正常冠状静脉窦相比较。切面 2 是四腔心切面。切面 3 是三血管气管切面。切面 4 是旁矢状切面（详见文内）。RA：右心房；LA：左心房；RV：右心室；LV：左心室；PA：肺动脉；Ao：主动脉；SVC：上腔静脉。

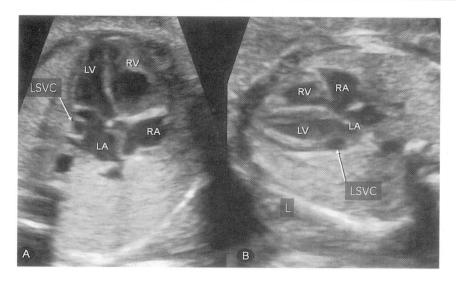

图 23-3　LSVC 胎儿的心尖和横向四腔心切面。此四腔心切面与图 23-2A 中切面 2 一致,LSVC 显示于左心房(LA)左缘(箭头)。RA:右心房;RV:右心室;LV:左心室;L:左。

合征、左室流出道梗阻、圆锥动脉干畸形[9-12]。在 2 项有关胎儿的研究中, 共计 136 例胎儿经超声心动图诊断存在 LSVC,其中 17 例(12.5%)不伴有先天心脏畸形[9,15];内脏异位作为最常见的伴发畸形, 在总共 136 例 LSVC 患儿中检出 55 例(40%),在 119 例 LSVC 伴先天性心脏畸形的患儿中比例为 46%[9,15]。房室间隔缺损是内脏异位组中最常见的先天性心脏畸形,室间隔缺损及主动脉缩窄是非内脏异位组中最常见的心脏畸形[9,15]。依据我们的诊断经验,LSVC 可同时伴有胎儿的右位心或中位心而不伴有其他的内脏异位。 伴有完全性或部分性肺静脉异常连接的 LSVC 通常诊断困难。偶尔,右上腔静脉缺如时, 左上腔静脉则成为上部肢体体静脉回流

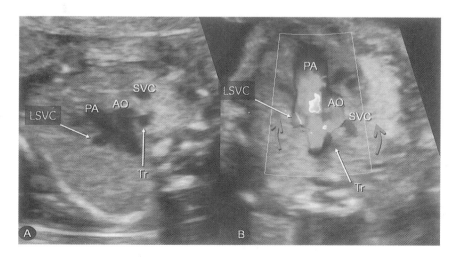

图 23-4　灰阶超声(A)和彩色多普勒(B)超声均于三血管气管切面显示胎儿左上腔静脉(LSVC)。此切面与图 23-2A 中的切面 3 一致,是诊断 LSVC 的最佳切面。可见 LSVC 作为第 4 支血管走行于肺动脉(PA)左侧。低流速彩色多普勒(B)显示在导管和主动脉弓两侧的 LSVC 和上腔静脉(SVC)血流方向一致(红色箭头)。AO:主动脉;Tr:气管。(B 见彩图)

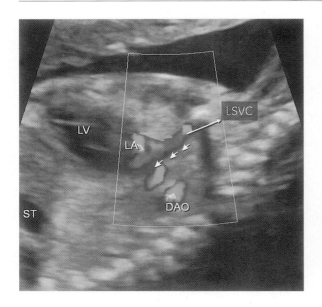

图 23-5 左矢状旁切面彩色多普勒确诊左上腔静脉 (LSVC)，与图 23-2A 中的切面 4 一致，彩色多普勒显示 LSVC 血流走行方向为自头和左上臂朝向心脏方向的下行血流束(小箭头)。ST:胃;LV:左心室;DAO:降主动脉。(见彩图)

的唯一路径[13,14]。

伴发的心外畸形常见，主要包括内脏异位综合征胎儿脾和肠管的异常[15]。其他常见的心外畸形包括单脐动脉和脐静脉系统的异常[9,15]。在一项研究中，报道约 9% 的 LSVC 患儿伴有 21-三体综合征、18-三体综合征等染色体异常[15]。

鉴别诊断

在大多数病例中 LSVC 常常被漏诊，尤其是当其独立存在时。极易将 LSVC 合并冠状静脉窦扩张误诊为房间隔缺损、房室间隔缺损[16]或肺静脉异位连接[17]。对 LSVC 的鉴别诊断包括心上型肺静脉异位连接中的垂直静脉(见肺

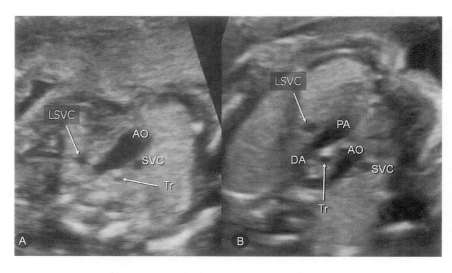

图 23-6 2 例左上腔静脉(LSVC)合并先天性心脏病胎儿的三血管气管切面。胎儿(A)患三尖瓣闭锁、室间隔缺损、肺动脉狭窄(此切面未显示)。右上腔静脉(SVC)与左上腔静脉(LSVC)分别位于增宽的横向主动脉弓两侧。胎儿(B)右位主动脉弓；左动脉导管，呈 U 型征围绕气管(见第 21 章)，可同时显示左(LSVC)右上腔静脉(SVC)。AO:主动脉;PA:肺动脉;DA:动脉导管;Tr:气管。

静脉异位连接章节)。彩色多普勒可以帮助鉴别此二者,LSVC 的血流为向心方向而垂直静脉的血流方向与此相反。

预后与转归

妊娠期间患 LSVC 胎儿预后取决于该胎儿是否伴发其他潜在的心脏畸形。在仅患 LSVC 的病例中,应密切观察左心室与主动脉峡部的生长,因为此类 LSVC 患儿易发生主动脉缩窄。仅患有 LSVC 的胎儿在出生后临床表现并无异常,但我们仍建议此类胎儿出生后进行新生儿超声心动图的检查以除外其他异常。产前诊断胎儿患孤立性 LSVC 时,应告知其父母胎儿预后良好,但建议出生后复查超声心动图。

要点:永存左上腔静脉

- 永存左上腔静脉(LSVC)是胚胎期左

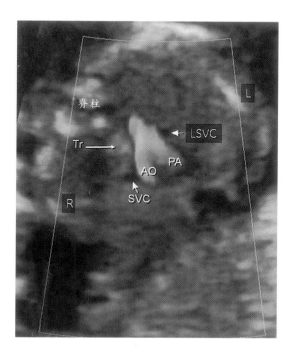

图 23-7 孕 15 周 LSVC 胎儿的彩色多普勒三血管气管切面。当检查中采用高速标尺时,左右上腔静脉内并未显示彩色血流信号。PA:肺动脉;AO:主动脉;Tr:气管;L:左;R:右。(见彩图)

前主静脉退化失败所致。

- 92%的 LSVC 经冠状静脉窦引流入右心房,其余 8%引流入左心房。
- 对于 LSVC 的超声诊断通常采用三横一纵 4 个切面:四腔心切面、四腔心下切面、三血管气管切面、左矢状旁切面。
- 29%的 LSVC 胎儿超声发现颈项透明层增厚。
- 在 LSVC 相关心脏畸形中,内脏异位占有最大的比例。
- 在非内脏异位组中,LSVC 最常伴发室间隔缺损及主动脉缩窄。
- 研究报道约 9%的 LSVC 胎儿发现有染色体异常。
- 单纯 LSVC 的胎儿在出生后临床表现并无异常。

完全性和部分性肺静脉异位连接

定义、疾病谱与发病率

正常情况下, 胎儿的 4 支肺静脉全部汇入左心房后壁(图 23-8A)。完全性肺静脉异位连接(TAPVC)指 4 支肺静脉均未与左心房相连,全部直接或间接引流入右心房 (图 23-8B-D)[18]。部分性肺静脉异位连接(PAPVC)指一至三支肺静脉未与左心房相连,直接或间接汇入右心房[18]。本病的其他名称包括肺静脉异位引流及肺静脉异常回流, 缩写为 TAPVD/PAPVD 或 TAPVR/PAPVR。根据异常连接解剖部位的不同一般分为下列 4 型(图 23-8):Ⅰ 型,心上型(图 23-8B);Ⅱ 型,心内型(图 23-8C);Ⅲ 型,心下型(图 23-8D));Ⅳ 型,混合型。心上型肺静脉异常连接占所有肺静脉异常连接总数的约 45%,是最主要发病类型[19,20]。肺静脉回流受阻是 TAPVC 的常见伴发病。

由于发生不同程度的肺循环和体循环血液混流,肺静脉异位连接所造成的血流动力学变

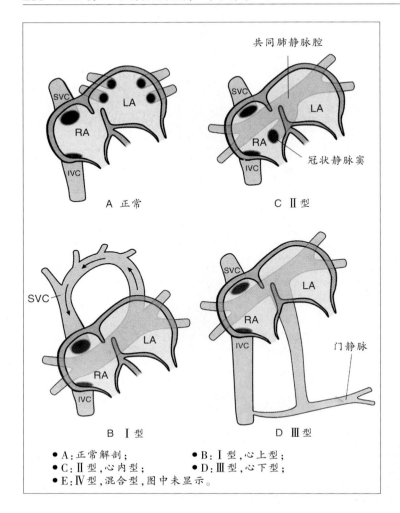

- A：正常解剖；
- B：Ⅰ型，心上型；
- C：Ⅱ型，心内型；
- D：Ⅲ型，心下型；
- E：Ⅳ型，混合型，图中未显示。

图 23-8 完全性肺静脉异位连接（TAPVC）的类型。LA：左心房；RA：右心房；IVC：下腔静脉；SVC：上腔静脉。

化对于婴儿的影响显著，并引起紫绀。胎儿TAPVC 或者 PAPVC 的诊断非常困难，以致大多数病例产前都被漏诊。近期随着超声诊断技术的进步，少量个案报道准确诊断出单独发病的胎儿期肺静脉异位连接或内脏心房异位综合征中伴有肺静脉异位连接的病例[21-32]。TAPVC 占先天性心脏病活产婴儿的 2%，占活产婴儿总发病率万分之 0.9[33,34]。TAPVC 和 PAPVC 常见于内脏异位综合征，尤其常见于右房异构[35]（见第 22 章）。

超声表现

灰阶超声

产前超声诊断 TAPVC 的表现如表 23-1所示。四腔心切面显示左右心大小差异显著，由于静脉回流的增多引起右心房、右心室增大（图 23-9）。超声示房间隔凸向左心房，在妊娠晚期患儿中表现尤著。在很多病例中，四腔心切面可在左心房后显示静脉汇合腔，肺静脉与左心房后壁并无直接连接（图 23-9）。在三血管

表 23-1 产前超声诊断 TAPVC 表现
四腔心切面显示扩大的右心房及右心室
房间隔向左房膨出
左心房后可见共同肺静脉腔
肺静脉与左心房间无直接连接
三血管气管切面可见扩张的肺动脉
在三血管气管切面可显示第四支血管——垂直静脉

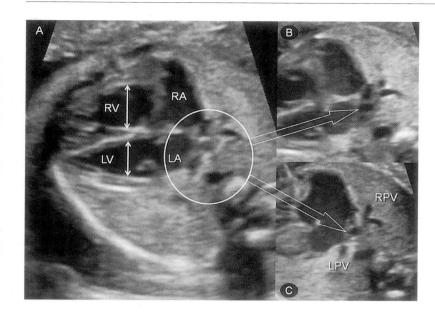

图 23-9 　(**A**) 为胎儿心上型完全性肺静脉异位连接 (TAPVC) 的横位四腔心切面, (**B**)、(**C**) 显示左心房 (LA) 后区扩大。注意由于肺静脉间接汇入右心房 (RA) 引起 (**A**) 中右心室 (RV) 扩大。左肺静脉 (LPV)、右肺静脉 (RPV) 汇集入共同的静脉腔 (空心箭头), 但均未汇入左心房。凭此切面并不能确定 TAPVC 的分型。LV: 左心室。

气管切面可显示肺动脉增宽, 有时可见垂直静脉 [25]。伴发左房或右房异构的 TAPVC 患儿中, 四腔心切面的异常发现取决于伴发的心脏病变。

彩色多普勒

当怀疑有 TAPVC 出现时, 运用彩色多普勒评价肺静脉与心房的连接是必须的 (图 23-10)。为避免误诊, 应当将彩色多普勒超声诊断仪调整至最佳条件。脉冲多普勒显示 TAPVC 的肺静脉血流频谱与正常连接的肺静脉相反 [23,25,31]。肺静脉长轴切面有助于判断肺静脉是否与左心房正常连接 (图 23-10)。关于 TAPVC 诊断的要点是在产前诊断肺静脉回流受阻的能力。经验表明, 肺静脉回流受阻在产前不能被准确预测; 汇合血管处检测到连续非搏动性血流可能提示肺静脉回流受阻。

Ⅰ型: 心上型 TAPVC

Ⅰ型: 心上型 TAPVC, 是肺静脉异位连接

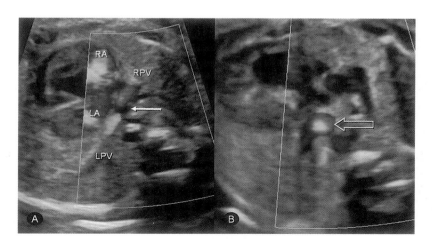

图 23-10 　为图 23-9 胎儿的胸部横切面彩色多普勒。注意在 (**A**) 中左肺静脉 (LPV)、右肺静脉 (RPV) 未汇入左心房 (LA), 而汇入共同肺静脉腔 (实箭头), 可见一隔膜将其与左房分开。如 (**B**) 所示, 将探头稍向头侧移动可显示共同静脉上升至上胸部 (空心箭头)。RA: 右心房。(见彩图)

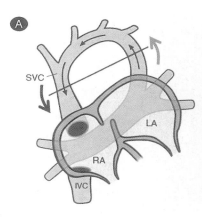
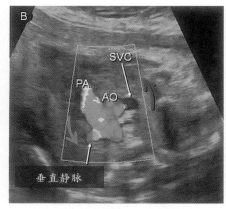

图23-11　(A)图中蓝线显示了超声横切面水平。(B)图中的彩色多普勒显示垂直静脉和上腔静脉(SVC)分别在肺动脉(PA)和主动脉(AO)左右侧。垂直静脉中的血流方向与SVC和LSVC相反(如图23-4B)。彩色箭头显示SVC和垂直静脉的血流方向。LA:左心房;RA:右心房;IVC:下腔静脉。(见彩图)

最常见的类型。4支肺静脉于左心房后方汇合，经垂直静脉汇入左无名静脉(左头臂干)，进而引流到上腔静脉(图23-8B)。这种情况可以扫查出左房后方的共同静脉腔。

在三血管气管切面，垂直静脉作为第4支血管而被显示，与永存左上腔静脉(LSVC)的解剖位置相同(图23-11)，需要对二者进行鉴别。首先，左颈静脉血经LSVC流向心脏，但心上型TAPVC中垂直静脉的血流则朝向相反方向，离

心性流向上胸部[18]。其次，在TAPVC中可见左无名静脉(左头臂干)明显扩张，而LSVC的无名静脉却非常小或缺失。

彩色多普勒胸腔纵切面显示肺静脉血流向汇合静脉腔，最终汇入迂曲的垂直静脉(图23-13)。脉冲多普勒显示TAPVC中的异常肺静脉波形(图23-14)。另一种心上型TAPVC指4支肺静脉的直接与上腔静脉连接。三血管气管切面可见增宽的上腔静脉。

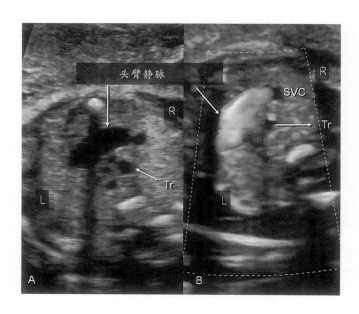

图23-12　上胸部横断面头臂静脉(或无名静脉)水平显示全部肺静脉汇入扩张的共同静脉(A)彩色多普勒(B)显示朝向右上腔静脉(SVC)的左向右的血流。Tr:气管;L:左;R:右。(见彩图)

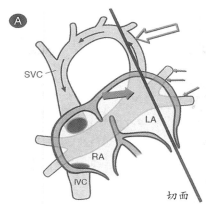

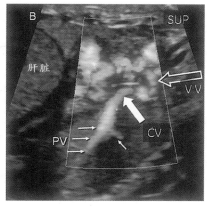

图 23-13 彩色多普勒胸部长轴切面(B)对应于 A 中的实线,示肺静脉(PV)注入汇合静脉(CV)(大实箭头),进而流入迂曲的垂直静脉(VV)(大空心箭头),最终进入上胸部并非流入左心房。与图 23-20A 相似的病例。RA:右心房;IVC:下腔静脉;SVC:上腔静脉;SUP:上段。(见彩图)

Ⅱ型:心内型 TAPVC

Ⅱ型:心内型 TAPVC,多支肺静脉直接连接至扩张的冠状静脉窦(图 23-8C),或直接连接到右心房后壁(图 23-15)。肺静脉连接于冠状静脉窦引起冠状窦扩张。在受检胎儿未患 LSVC 的情况下,发现冠状静脉窦扩张应当怀疑 TAPVC 的存在。冠状静脉窦在横位四腔心切面下方(图 23-3)最易显示。通过高分辨力二维、彩色多普勒及脉冲多普勒超声,能够显示肺静脉与右心房的直接连接。

Ⅲ型:心下型 TAPVC

Ⅲ型:心下型 TAPVC,4 支肺静脉在心房后汇集(图 23-16A)。汇集后的血管连到异常下行静脉,该静脉与食道伴行穿过膈肌,并流入门静脉系统。这种类型通常易发生引流静脉梗阻。静脉汇合处及下行血管都非常小,常规灰阶超声难以显示[28]。胸部及上腹部长轴切面彩色多普勒可显示穿越膈肌的小血管,以从头到尾的方向流入肝脏(图 23-16B)。脉冲多普勒显示连续静脉血流频谱[31]。在过去的几年里,作者诊断出 5 例心下型 TAPVC 胎儿,所有的 5 例均合并右房异构。图 23-17 是心下型 TAPVC 胎儿的解剖标本。

Ⅳ型:混合型 TAPVC

Ⅳ型:混合型 TAPVC 非常罕见,包含多种肺静脉引流路径,左肺静脉通过垂直静脉流入左无名静脉,右肺静脉流入冠状静脉窦或直接流入右房。

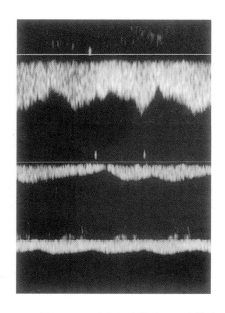

图 23-14 3 例 TAPVC 胎儿的肺静脉,汇合静脉及垂直静脉的脉冲多普勒频谱。请与图 8-25 中正常肺静脉血流频谱对照,注意此图中多普勒血流频谱的异常。非脉动性连续血流,与图8-25 的正常肺静脉血流相比较。(见彩图)

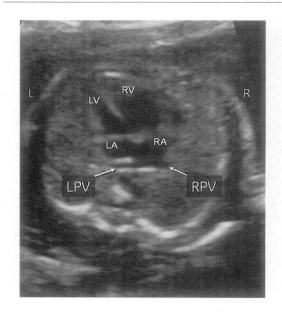

图 23-15 心内型 TAPVC 胎儿的四腔心切面,伴复杂心脏畸形(右心室双出口,室间隔缺损及心房异构)。可见左(LPV)右肺静脉(RPV)于左心房(LA)后汇入右心房。LV:左心室;RV:右心室。

部分性肺静脉异位连接(PAPVC)和弯刀综合征

PAPVC 指 4 支肺静脉中的 1~3 支直接或间接流入右房(图 23-18)。PAPVC 非常难检出并且产前很少被报道[25]。有研究报道胎儿 PAPVC 与弯刀综合征伴发,因此值得介绍和认识[25,26]。

弯刀综合征是右肺发育不全合并右肺动脉发育不全,并伴随 PAPVC。四腔心切面由于发现右位心和右肺发育不全而考虑此病(图 23-19 和图 4-8D)。右下肺静脉流入下腔静脉并非左房,在长轴切面显示最佳(图 23-18 和图 23-19)。

血管造影时右下肺静脉形似于弯刀,所以命名为"弯刀综合征"。另外,体循环动脉血流到发育不良的右肺被诊断为肺隔离症。

妊娠早期

由于静脉连接太细小,TAPVC 或 PAPVC 在孕早期很难诊断。

三维超声

三维超声联合体层成像可在相邻的不同切面显示血管异常。彩色多普勒或二维灰阶血流成像与三维投影模式联合可以更好地显示静脉异常走行[32,36]。近期三维超声联合二维灰阶血流成像技术用于检测胎儿的 TAPVC[32]。图 23-20 和图 23-21 示完全性或部分性肺静脉异位连接的三维容积成像。

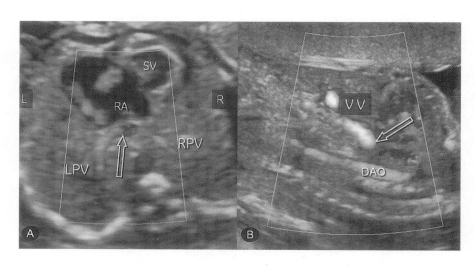

图 23-16 胎儿心下型 TAPVC-Ⅲ型。(A)彩色多普勒在四腔心切面显示左(LPV)右肺静脉(RPV)流入垂直静脉(箭头)。(B)胸腹部长轴切面彩色多普勒显示降主动脉(DAO)以及另一平行于 DAO 的血管(箭头),该血管起源于胸部并汇入肝脏。这支血管代表 A 图中的垂直静脉(VV)(箭头)。SV:单心室;RA:右心房;L:左;R:右。(见彩图)

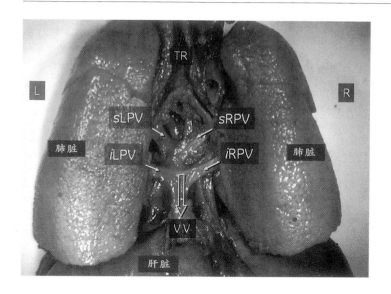

图 23-17　Ⅲ型-心下型 TAPVC 胎儿的后面观解剖标本。注意 4 支上下肺静脉流入垂直静脉(VV)(空心箭头),并引流入肝脏。该解剖标本气管(TR)被剖开。sRPV:右上肺静脉;sLPV:左上肺静脉;iRPV:右下肺静脉;iLPV:左下肺静脉;R:右;L:左。(见彩图)

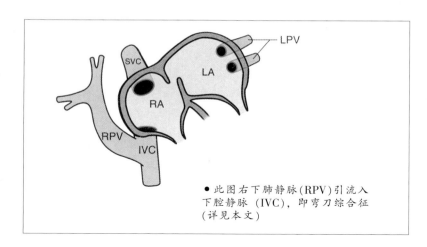

● 此图右下肺静脉(RPV)引流入下腔静脉 (IVC),即弯刀综合征(详见本文)

图 23-18　在弯刀综合征中的部分肺静脉异位连接。LA:左心房;SVC:上腔静脉;LPV:左肺静脉。

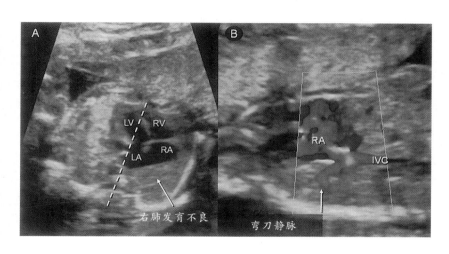

图 23-19　患有弯刀综合征和 PAPVC 胎儿。四腔心切面(A) 显示右肺发育不良及心脏向右移位。注意在 A 中胸腔中心脏的位置,虚线将胸腔平分为两部分。长轴切面(B)显示右肺静脉(弯刀静脉)与下腔静脉连接(IVC)。RV:右心室;LV:左心室;RA:右心房;LA:左心房。(B 见彩图)

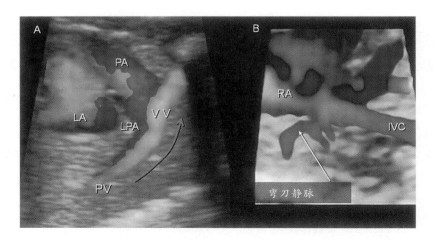

图 23-20　Ⅰ 型 TAPVC(A)和 PAPVC(弯刀综合征)(B)胎儿的彩色多普勒三维图与玻璃体模式三维图。A 图示肺静脉(PV)流入垂直静脉(VV)，垂直静脉与头臂静脉连接，而不是与左心房(LA)连接。B 图与图 23-19 所示为同一病例，显示右肺静脉(弯刀静脉)连接至下腔静脉(IVC)。LPA：左肺动脉；PA：肺动脉；RA：右心房。(见彩图)

心内及心外并发畸形

TAPVC 和 PAPVC 可独立发生，亦可与其他心脏畸形同时发生。最常见的心脏畸形之一是内脏异位综合征，主要是右房异构。静脉窦型房间隔缺损可伴发 TAPVC 及 PAPVC，但这类型房间隔缺损在产前很难检测。其他相关心脏畸形包括房室间隔缺损、单心室、主动脉缩窄、左心发育不良综合征等。

除内脏异位综合征外，相关心外畸形非常罕见。右肺发育不全是弯刀综合征的一部分。Noonan 综合征和猫眼综合征也可伴发 PAPVC[37,38]。相关染色体畸变很少见。

鉴别诊断

导致左右心大小差异的心脏疾病应与肺静脉异位连接进行鉴别。

预后与转归

预后取决于肺静脉异位连接的类型、是否

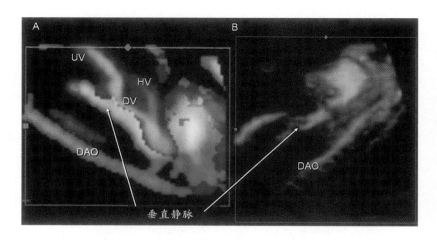

图 23-21　胎儿 Ⅲ 型–心下型 TAPVC 胸腔容积彩色多普勒和二维灰阶血流成像的三维图。垂直静脉平行于降主动脉走行(DAO)。HV：肝静脉；DV：静脉导管；UV：脐静脉。(见彩图)

存在肺静脉梗阻，以及右向左分流量的多少。产前诊断的肺静脉异位连接的预后比产后诊断出的病例预后差，主要是因为伴发的心脏异常[25]。Ⅲ型–心下型 TAPVC 比其他类型的预后更糟糕，因为此型中肺静脉梗阻的发生率较高。经外科手术后存活的新生儿预后总体较好。

要点：完全性及部分性肺静脉异位连接

- TAPVC 是所有的肺静脉直接或间接流入右房。
- PAPVC 是 4 支肺静脉中的 1~3 支直接或间接流入右房。
- TAPVC 分 4 型：Ⅰ型，心上型；Ⅱ型，心内型；Ⅲ型，心下型；Ⅳ型，混合型。
- Ⅰ型–心上型最为常见。
- 肺静脉回流受阻常见于 TAPVC。

- TAPVC 与 PAPVC 常见于内脏异位综合征，主要为右房异构。
- TAPVC 的四腔心切面可显示扩大的右房和右室，以及左房后的静脉汇合腔。
- 三血管气管切面显示扩张的肺动脉和作为第 4 支血管的垂直静脉。
- 在Ⅰ型–心上型 TAPVC 中，肺静脉连接于左心房后的共同静脉腔，经此流入垂直静脉并汇入左无名静脉。
- 在Ⅱ型–心内型 TAPVC 中，肺静脉连接于冠状静脉窦或直接连接于右房后壁。
- 在Ⅲ型–心下型 TAPVC 中，肺静脉连接到垂直静脉，此垂直静脉穿过膈肌并连接于肝静脉。
- 弯刀综合征为 PAPVC 的特殊情况。
- 本病预后取决于肺静脉异位连接的类型，是否出现肺静脉梗阻，以及右向左分流量的多少。

（郭君　译）

参考文献

1. Romer S, Opgen-Rhein B, Chaoui R, et al. Bilateral agenesis of the superior vena cava associated with congenital hydrothorax. *Ultrasound Obstet Gynecol* 2006;28(6):842–844.
2. Berg C, Kamil D, Geipel A, et al. Absence of ductus venosus-importance of umbilical venous drainage site. *Ultrasound Obstet Gynecol* 2006;28(3):275–281.
3. Hille H, Chaoui R, Renz S, et al. Distended azygos and hemiazygos vein without interrupted inferior vena cava in a case of agenesis of the ductus venosus. *Ultrasound Obstet Gynecol* 2008;31(5):589–591.
4. Streeter GL. Developmental horizons in human embryos: description of age group XV, XVI, XVII, XVIII, third issue. *Contrib Embryol Canegie Inst* 1948;32:145–146.
5. Hughes C, Rumore P. Anomalous pulmonary veins. *Arch Pathol* 1944;37:364–366.
6. Cha EM, Khoury GH. Persistent left superior vena cava. Radiologic and clinical significance. *Radiology* 1972;103(2):375–381.
7. Nsah EN, Moore GW, Hutchins GM. Pathogenesis of persistent left superior vena cava with a coronary sinus connection. *Pediatr Pathol* 1991;11(2):261–269.
8. Biffi M, Boriani G, Frabetti L, et al. Left superior vena cava persistence in patients undergoing pacemaker or cardioverter-defibrillator implantation: a 10-year experience. *Chest* 2001;120(1):139–144.
9. Galindo A, Gutierrez-Larraya F, Escribano D, et al. Clinical significance of persistent left superior vena cava diagnosed in fetal life. *Ultrasound Obstet Gynecol* 2007;30(2):152–161.
10. Pasquini L, Fichera A, Tan T, et al. Left superior caval vein: a powerful indicator of fetal coarctation. *Heart* 2005;91(4):539–540.
11. Yoo SJ, Lee YH, Kim ES, et al. Three-vessel view of the fetal upper mediastinum: an easy means of detecting abnormalities of the ventricular outflow tracts and great arteries during obstetric screening. *Ultrasound Obstet Gynecol* 1997;9(3):173–182.
12. Chaoui R, Heling KS, Kalache KD. Caliber of the coronary sinus in fetuses with cardiac defects with and without left persistent superior vena cava and in growth-restricted fetuses with heart-sparing effect. *Prenat Diagn* 2003;23:552–557.
13. Pasquini L, Belmar C, Seale A, et al. Prenatal diagnosis of absent right and persistent left superior vena cava. *Prenat Diagn* 2006;26(8):700–702.
14. Freund M, Stoutenbeek P, ter Heide H, et al. "Tobacco pipe" sign in the fetus: patent left superior vena cava with absent right superior vena cava. *Ultrasound Obstet Gynecol* 2008;32(4):593–594.
15. Berg C, Knuppel M, Geipel A, et al. Prenatal diagnosis of persistent left superior vena cava and its associated congenital anomalies. *Ultrasound Obstet Gynecol* 2006;27(3):274–280.
16. Park JK, Taylor DK, Skeels M, et al. Dilated coronary sinus in the fetus: misinterpretation as an atrioventricular canal defect. *Ultrasound Obstet Gynecol* 1997;10(2):126–129.

17. Papa M, Camesasca C, Santoro F, et al. Fetal echocardiography in detecting anomalous pulmonary venous connection: four false positive cases. *Br Heart J* 1995;73(4):355–358.

18. Chaoui R, Lenz F, Heling KS. Doppler examination of the fetal pulmonary venous circulation. In: Maulik D, eds. *Doppler ultrasound in obstetrics and gynecology*. Heidelberg: Springer Verlag, 2003:451–463.

19. Borroughs JT, Edwards JE. Total anomalous pulmonary venous connection. *Am Heart J* 1960;59:913–931.

20. Karamlou T, Gurofsky R, Al Sukhni E, et al. Factors associated with mortality and reoperation in 377 children with total anomalous pulmonary venous connection. *Pediatr Cardiol* 2007;115:1591–1598.

21. DiSessa TG, Emerson DS, Felker RE, et al. Anomalous systemic and pulmonary venous pathways diagnosed in utero by ultrasound. *J Ultrasound Med* 1990;9:311–317.

22. Wessels MW, Frohn-Mulder IM, Cromme-Dijkhuis AH, et al. In utero diagnosis of infra-diaphragmatic total anomalous pulmonary venous return. *Ultrasound Obstet Gynecol* 1996;8:206–209.

23. Feller PB, Allan LD. Abnormal pulmonary venous return diagnosed prenatally by pulsed Doppler flow imaging. *Ultrasound Obstet Gynecol* 1997;9:347–349.

24. Allan LD, Sharland GK. The echocardiographic diagnosis of totally anomalous pulmonary venous connection in the fetus. *Heart* 2001;85:433–437.

25. Valsangiacomo ER, Hornberger LK, Barrea C, et al. Partial and total anomalous pulmonary venous connection in the fetus: two-dimensional and Doppler echocardiographic findings. *Ultrasound Obstet Gynecol* 2003:22:257–263.

26. Boopathy VS, Rao AR, Padmashree G, et al. Prenatal diagnosis of total anomalous pulmonary venous connection to the portal vein associated with right atrial isomerism. *Ultrasound Obstet Gynecol* 2003;21:393–396.

27. Patel CR, Lane JR, Spector ML, et al. Totally anomalous pulmonary venous connection and complex congenital heart disease: Prenatal echocardiographic diagnosis and prognosis. *J Ultrasound Med* 2005;24:1191–1198.

28. Batukan C, Schwabe M, Heling KS, et al. Prenatal diagnosis of right atrial isomerism (asplenia-syndrome): case report. *Ultraschall Med* 2005;26:234–238.

29. Inamura N, Kado Y, Kita T, et al. Fetal echocardiographic imaging of total anomalous pulmonary venous connection. *Pediatr Cardiol* 2006;27:391–392.

30. Law KM, Leung KY, Tang MH, et al. Prenatal two- and three-dimensional sonographic diagnosis of total anomalous pulmonary venous connection. *Ultrasound Obstet Gynecol* 2007;30:788–789.

31. Lenz F, Chaoui R. Changes in pulmonary venous Doppler parameters in fetal cardiac defects. *Ultrasound Obstet Gynecol* 2006;28:63–70.

32. Volpe P, Campobasso G, De Robertis V, et al. Two- and four-dimensional echocardiography with B-flow imaging and spatiotemporal image correlation in prenatal diagnosis of isolated total anomalous pulmonary venous connection. *Ultrasound Obstet Gynecol* 2007;30:830–837.

33. Ferencz C, Rubin JD, Loffredo CA, et al. *The epidemiology of congenital heart disease: the Baltimore–Washington Infant Study 1981–1989. Perspectives in pediatric cardiology*, Vol 4. Mount Kisco, NY: Futura Publishing, 1993.

34. Grabitz RG, Joffres MR, Collins-Nakai RL. Congenital heart disease: Incidence in the first year of life. Alberta Heritage Pediatric Cardiology Program. *Am J Epidemiol* 1988;128:381–388.

35. Berg C, Geipel A, Kamil D, et al. The syndrome of right isomerism—prenatal diagnosis and outcome. *Ultraschall Med* 2006;27(3):225–233.

36. Michailidis GD, Simpson JM, Tulloh RM, et al. Retrospective prenatal diagnosis of scimitar syndrome aided by three- dimensional power Doppler imaging. *Ultrasound Obstet Gynecol* 2001;17(5):449–452.

37. Noonan JA. Syndromes associated with cardiac defects. In: Engle MA, ed. *Pediatric cardiovascular disease*. Philadelphia: FA Davis, 1981:97–116.

38. Volpe P, Buonadonna AL, Campobasso G, et al. Cat-eye syndrome in a fetus with increased nuchal translucency: three-dimensional ultrasound and echocardiographic evaluation of the fetal phenotype. *Ultrasound Obstet Gynecol* 2004;24:485–487.

扩张型及肥厚型心肌病

心肌病是左、右心室或双心室的心脏肌层疾病,常伴心脏功能异常。心肌病的心肌改变通常并不是心脏结构异常所致。

常见两种心肌病:扩张型和肥厚型。胎儿和新生儿心肌病是非常罕见的,目前文献报道该人群中的患病率和发病原因不同[1]。有些胎儿心肌病的形成与产后期关联不大,而产后患儿的心肌病也不一定是在胎儿期形成的[2]。对于患先天性心脏病的新生儿,心肌病的发病率不足 1%。

扩张型心肌病

超声表现

扩张型心肌病通常表现为左心室、右心室或双心室扩大的全心扩大(图 24-1)。心室扩张可以用心脏测量来量化(如心腔内径、心胸比例)(图 24-2)[3]。超声显示心室壁收缩幅度减低,用 M 型超声测量可以客观评价,表现为短轴缩短率减少,通常伴心包积液(图 24-1)。全面检查四腔心切面和大血管切面通常不会发现显著的结构异常,会有偶发的小的室间隔缺损。彩色多普勒显示,许多病例受累心室的瓣膜轻度或重度关闭不全。随着妊娠期进展,心腔扩大和瓣膜关闭不全加重会导致严重的心功能障碍和胎儿水肿。有时合并胎儿水肿的心力衰竭最先被发现,最终诊断扩张型心肌病[4]。

心内及心外并发畸形

当怀疑扩张型心肌病时,最大的难题是发现潜在病因。建议结合胎儿动脉和心前区静脉多普勒检查,对胎儿进行的全面超声检查。但仍有相当数量的病例都是"原发性"。结合心外表现也许会对潜在原因提供一些启示,如肝内或扩张脑室系统的出现回声病灶,可能提示存在感染因素。单绒毛膜双胎中的心肌病通常出现在双胎输血综合征中的受血者,此输血综合征主要影响右心室[5]。贫血(同种免疫作用或细小病毒)有可能是心肌病伴积水和大脑中动脉峰值流速增加的原因。心脏传导阻滞伴心动过缓表明母体自身抗体存在[6]。母体自身抗体能引起心肌病而不伴心脏传导阻滞[6]。建议进行染色体检测,包括染色体 22q11 微缺失。家族史和基因咨询可以揭示是否存在家族遗传。用彩色血流成像对胎儿和胎盘进行系统的,有针对性的检查可能会意外发现动静脉畸形。随访可以发现阵发性心动过速的存在,有时在初次心脏评估时心动过速并不存在。代谢类疾病很少见并且如果家族史不明,通常不能在产前诊断时被排除[1,2,4]。

鉴别诊断

多种疾病可导致严重心腔扩张,应考虑鉴别诊断。右室扩张可见于 Ebstein 畸形和三尖瓣发育不全。合并二尖瓣关闭不全的左室心内膜纤维弹性组织增生是一个主要的鉴别诊断。在心肌炎、容量负荷过重以及其他情况,会发现双侧房室瓣关闭不全,其中一些情况可能会导致心肌病的发生。某些胎儿期的心肌病会随着孕期的发展而痊愈,并且出生后的心功能完全正

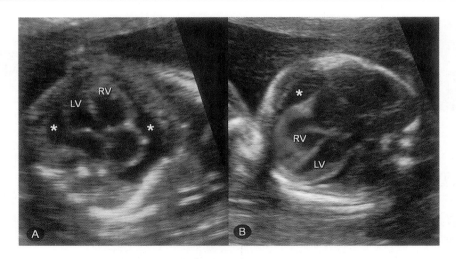

图 24-1　2 例患扩张型心肌病胎儿四腔心切面图。孕 20 周胎儿（A）心腔扩张伴心包积液（星号）。没有发现心肌病病因，胎儿出现水肿并在随访中死亡。胎儿（B）扩张型心肌病伴心室壁回声增强及心包积液（星号）。研究期间发现该胎儿弓形体虫感染。LV：左心室；RV：右心室。

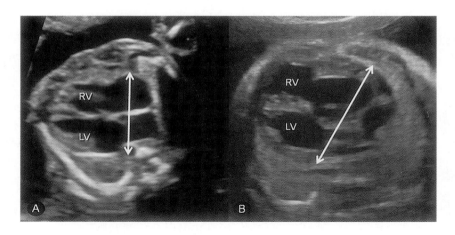

图 24-2　2 例患扩张型心肌病胎儿四腔心切面（箭头）：胎儿（A），心腔扩大是由于 Galen 静脉瘤而容量负荷过度。胎儿 B 有家族性心肌病，在妊娠晚期很显著，出生后需要心脏移植。胎儿（B）的母亲患有扩张型心肌病并在胎儿确诊后接受了治疗。LV：左心室；RV：右心室。

常。如果在出生前心肌病就已经痊愈，提示孕期胎儿可能出现了一过性感染。

肥厚型心肌病

超声表现

肥厚型心肌病通常表现为全心的扩大伴单侧或双侧心室壁肥厚（图 24-3 和图 24-4）。受累心室腔减小并伴发心包积液（图 24-3）。四腔心切面和大血管的全面检查，没有发现任何主要结构异常。流入道或流出道的梗阻，导致彩色多普勒的混叠和脉冲多普勒流速增加。也可以出现房室瓣的反流，但这一现象并不像在扩张型心肌病中那样常见。心室肥厚和心脏损害会随孕期的进展而加重，并由此导致心力衰竭，

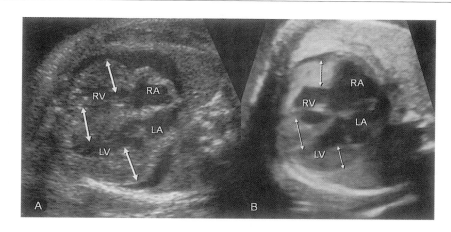

图 24-3　2 例患肥厚型心肌病(箭头)胎儿四腔心切面。胎儿(**A**)患肥厚型心肌病,伴心包积液和室壁增厚,产后诊断为肉毒碱缺乏症。胎儿(**B**)是特发性心肌病。LV:左心室;RV:右心室;LA:左心房;RA:右心房。

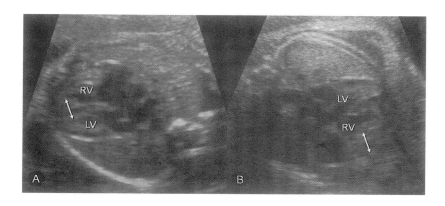

图 24-4　胎儿 22 周和 33 周患有与肥厚型心肌病相关的窦性心动过缓和室壁增厚(箭头)。LV:左心室;RV:右心室。

胎儿水肿及宫内死亡。

心内及心外并发畸形

　　与扩张型心肌病相似,确认肥厚型心肌病的潜在病因是很难的。全面的胎儿检查能够帮助发现其他有助于诊断的信息。宫内胎儿贮积病是罕见的并且很难发现,该病可引起肥厚型心肌病并伴肝肿大,引起腹围增加或肝回声改变。肥厚型心肌病的许多病因仍是"原发性",最常见的病因是糖尿病,尤其是在孕晚期血糖控制不佳的情况下。另一个已知病因就是双侧肾脏发育不良伴羊水过少,从而导致心肌肥厚。其中的发病机理尚未明晰,但可能是源于肾性

高血压或肺发育不全导致肺动脉高压。推荐染色体 22q11 检测,该病患儿可有染色体 22q11 的微小缺失,但其他遗传综合征也应予以考虑。据报道 Noonan 综合征可能也与肥厚型心肌病有关。家族史与遗传咨询可以揭示是否存在家族遗传。当存在血缘近亲时,应考虑贮积病的发生。肥厚型心肌病也发生在双胎输血综合征中,尤其是受血者,可能是因为慢性的容量负荷过度。

鉴别诊断

　　半月瓣狭窄或心脏结构缺陷可导致心室肥厚的发生。对心肌病的检查中应使用脉冲多普

勒对心脏瓣膜进行检测。小的心脏肿瘤，例如横纹肌瘤，与心室肥大类似，但是高分辨率胎儿超声心动图能够对肿瘤回声及肥厚心肌回声进行鉴别。

预后与转归

预后取决于心肌病的潜在病因。彼此差别很大，预后好的可在出生前后心肌病会消失，预后很差的可发生胎死宫内。胎死宫内或新生儿死亡的风险随着水肿，心室壁硬化和早产的发生而增加。部分患心肌病胎儿（家族性）需出生后进行心脏移植。由于一些特发性心肌病属于特异性遗传疾病，因此最好同家长就保留血液和（或）胎儿组织进行协商，以便日后评估使用。某些病例表现为常染色体隐性遗传，但当家族性发病出现时，可能考虑为常染色体显性遗传。

要点：扩张型及肥厚型心肌病

- 心肌病是左心室、右心室或双侧心室心肌受累疾病，通常伴有心脏功能的异常。
- 扩张型心肌病的诊断通常是根据心脏扩大，为左室或右室扩张，或双心室扩张。
- 彩色多普勒显示在很多病例中受累心室瓣膜出现或轻或重的反流。
- 有相当数量的扩张型和肥厚型心肌病仍然是"原发性"的。
- 肥厚型心肌病的诊断通常是根据心脏的扩大并伴有一侧或双侧心室壁的增厚。
- 最常见的与肥厚型心肌病相关的病因是糖尿病。

心脏肿瘤和横纹肌瘤

发病率与疾病谱

胎儿心脏肿瘤一般在产前较容易诊断，并且由于可能出现的血流动力学损伤，需要紧急转诊到围产中心治疗。胎儿心脏肿瘤的患病率很少见，但比产后常见。有中心报道所有胎儿心脏畸形的病例中，心脏肿瘤占 2.8%[10]。

横纹肌瘤占心脏肿瘤的 80%~90%[7,9,10,11]，其他包括：畸胎瘤、纤维瘤、黏液瘤、错构瘤、横纹肌肉瘤等等。本章主要讨论横纹肌瘤。

横纹肌瘤

回声密度 二维超声显示圆形或卵圆形，边界清晰的实性肿块，与室壁回声相比较回声增强，可诊断为横纹肌瘤（图 24-5 和图 24-6）。

肿瘤数量及大小 横纹肌瘤可以单发，但在大多数情况下是多发[7-11]。即使诊断为单发的横纹肌瘤，随后高分辨率超声复查也会发现其他横纹肌瘤的存在。横纹肌瘤可以发生在室壁、室间隔、心尖，甚至是圆锥流出道。肿瘤的大小不等（5~10mm），大的可达到或超过 40mm[7]。

部位 横纹肌瘤发生在室间隔或心室游离壁，也会发生在心房。横纹肌瘤常常会突向心腔内生长，因而会造成血流梗阻。心脏的外生性肿瘤不会是横纹肌瘤。

胎龄 横纹肌瘤在胎儿时期形成，通常在孕 20~30 周可以被检测到，此前无法查出[10]。目前尚没有在孕早期 11~14 周诊断的文献报道。妊娠期母体激素有可能影响横纹肌瘤，因此横纹肌瘤通常在出生前逐渐长大，在出生后缩小[8]。

并发症 有趣的是尽管观察到大的横纹肌瘤并引起血流梗阻，胎儿血流动力学的损伤是很少见的。曾有少数关于胎儿心律不齐、胎儿水肿和自发性胎儿死亡的报道，冠状动脉系统受累也可能引起自发性死亡[10]。

伴结节性硬化症（Bourneville-Pringle病） 横纹肌瘤常伴结节性硬化症，尤其是多发肿瘤存在时[10,12,13]。表 24-1 列出了结节性硬化症的特征。结节性硬化症疾病谱很广，可能没有典型的面部结节（图 24-7A）、肾或脑的受累及牛奶咖啡斑。当出生后临床诊断结节性硬化症时，50%~80%的患儿伴发横纹肌瘤。妊娠

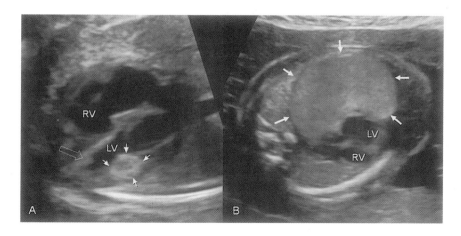

图 24-5 (A)四腔心切面显示左室壁单发横纹肌瘤(箭头)。空心箭头指向最初未发现的室间隔上小的横纹肌瘤。(B)是孕 22 周胎儿伴可疑肺回声和肺囊状病变。经超声心动图诊断,该回声是一个大的横纹肌瘤(箭头)。经脐穿刺确诊该胎儿患结节性硬化症。LV:左心室;RV:右心室。

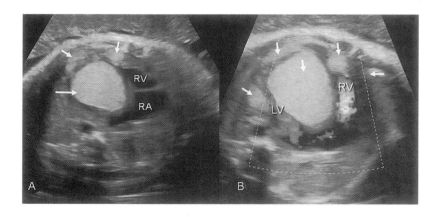

图 24-6 孕 35 周胎儿多发大肿瘤(A)(箭头)。彩色多普勒显示左心室(LV)和右心室(RV)充盈受限。(B)产后平稳,确诊是新生儿结节性硬化症。LV:左心室;RV:右心室;RA:右心房。(B 见彩图)

表 24-1　结节性硬化症
● 常染色体显性遗传和高外显率遗传疾病
● 肿瘤抑制基因 Hamartin (*TSC-1*) (9q34)和 Tuberin (*TSC-2*) (16p13) 基因变异所致
● 有创性检查使分子诊断成为可能
● 结节性硬化症临床谱广泛
● 颅脑、肾脏、内脏器官存在错构瘤结节(团块),导致慢性肾衰竭
● 心脏肿瘤为横纹肌瘤
● 癫痫发作
● 智力发育迟缓
● 皮肤色素减退(牛奶咖啡斑),皮肤结节

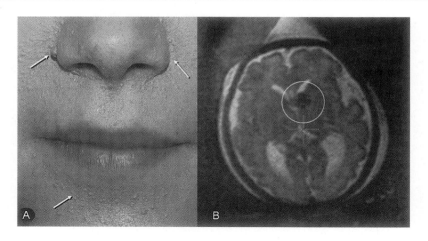

图 24-7 患有横纹肌瘤胎儿,应该高度怀疑结节性硬化症(A)胎儿产前超声诊断为横纹肌瘤,孕妇表现鼻唇结节(箭头),进而确诊为结节性硬化症。(B)胎儿磁共振显示大脑结节(圆圈)。(A 见彩图)

期的磁共振扫描可以通过发现胎儿颅内病变来支持心脏诊断[14],有颅内病变的病例可以达到40%[15](图 24-7B),但未发现颅内病变并不能排除此病。近些年来,可以在脐带穿刺、绒毛膜取样或羊膜穿刺术后通过分子基因检测的方法检测结节性硬化症复合物 *TSC-1*(Hamartin 基因)和 *TSC-2*(Tuberin 基因),从而诊断结节性硬化症[16]。在我们最近研究的连续 6 个病例中,通过分子遗传检测的方法,对患

有横纹肌瘤胎儿同时伴有结节性硬化症进行了确诊。这种方法的优势在于,由于是常染色体显性遗传,因此再次妊娠时绒毛膜取样可以早期诊断。由于是常染色体显性遗传,结节性硬化症可以不同的表现形式在父方或母方显现,若患有癫痫家族史、慢性头痛或者是轻微的皮肤病变(结节、牛奶咖啡斑)(图 24-7)也可以确诊。我们建议所有患横纹肌瘤的胎儿都进行基因咨询。图 24-8 是一名患有横纹肌瘤的胎心

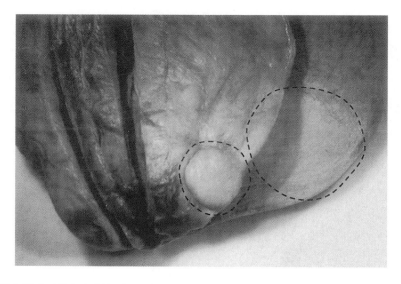

图 24-8 胎心横纹肌瘤(圆圈)解剖标本,注意标本中横纹肌瘤有与正常心肌一致的颜色与均一性。(见彩图)

解剖标本。

预后　胎儿的预后取决于肿瘤大小,是否出现血流动力学障碍及心脏节律异常。一般来说,横纹肌瘤会在胎儿出生后缩小,因此很少需要手术治疗[8]。患有此病的新生儿及儿童的主要问题是不可预测的神经系统异常,尤其是有些儿童会出现癫痫和其他相关并发症。

要点:心脏肿瘤

● 心脏肿瘤中 80%~90% 为横纹肌瘤。

● 横纹肌瘤在胚胎期形成并且通常在孕 20~30 周可以检测到,此前则无法查出。

● 即使肿瘤体积增大,造成心脏压迫和血流梗阻,患有横纹肌瘤的胎儿血流动力损害却非常罕见。

● 横纹肌瘤常见于结节硬化症,尤其是肿瘤多发时。

● 40%横纹肌瘤病例中发现有胎儿颅内病变。

● 目前结节硬化症诊断可以通过分子基因检测来实现。

（郭君　译）

参考文献

1. Pedra SR, Smallhorn JF, Ryan G, et al. Fetal cardiomyopathies: pathogenic mechanisms, hemodynamic findings, and clinical outcome. *Circulation* 2002;106(5):585–591.
2. Boldt T, Andersson S, Eronen M. Etiology and outcome of fetuses with functional heart disease. *Acta Obstet Gynecol Scand* 2004;83(6):531–535.
3. Chaoui R, Bollmann R, Goldner B, et al. Fetal cardiomegaly: echocardiographic findings and outcome in 19 cases. *Fetal Diagn Ther* 1994;9(2):92–104.
4. Sivasankaran S, Sharland GK, Simpson JM. Dilated cardiomyopathy presenting during fetal life. *Cardiol Young* 2005;15(4):409–416.
5. Michelfelder E, Gottliebson W, Border W, et al. Early manifestations and spectrum of recipient twin cardiomyopathy in twin-twin transfusion syndrome: relation to Quintero stage. *Ultrasound Obstet Gynecol* 2007;30(7):965–971.
6. Nield LE, Silverman ED, Smallhorn JF, et al. Endocardial fibroelastosis associated with maternal anti-Ro and anti-La antibodies in the absence of atrioventricular block. *J Am Coll Cardiol* 2002;40(4):796–802.
7. D'Addario V, Pinto V, Di Naro E, et al. Prenatal diagnosis and postnatal outcome of cardiac rhabdomyomas. *J Perinat Med* 2002;30(2):170–175.
8. Fesslova V, Villa L, Rizzuti T, et al. Natural history and long-term outcome of cardiac rhabdomyomas detected prenatally. *Prenat Diagn* 2004;24(4):241–248.
9. Geipel A, Krapp M, Germer U, et al. Perinatal diagnosis of cardiac tumors. *Ultrasound Obstet Gynecol* 2001;17:17–21.
10. Allan L. Fetal cardiac tumors. In: Allan L, Hornberger LK, Sharland GK, eds. *Textbook of fetal cardiology*. London: Greenwich Medical Media Limited, 2000;358–365.
11. Holley DG, Martin GR, Brenner JI, et al. Diagnosis and management of fetal cardiac tumors: A multicenter experience and review of published reports. *J Am Coll Cardiol* 1995;26:516–520.
12. Tworetzky W, McElhinney DB, Margossian R, et al. Association between cardiac tumors and tuberous sclerosis in the fetus and neonate. *Am J Cardiol* 2003;92(4):487–489.
13. Bader RS, Chitayat D, Kelly E, et al. Fetal rhabdomyoma: prenatal diagnosis, clinical outcome, and incidence of associated tuberous sclerosis complex. *J Pediatr* 2003;143(5):620–624.
14. Kivelitz DE, Muhler M, Rake A, et al. MRI of cardiac rhabdomyoma in the fetus. *Eur Radiol* 2004;14(8):1513–1516.
15. Muhler MR, Rake A, Schwabe M, et al. Value of fetal cerebral MRI in sonographically proven cardiac rhabdomyoma. *Pediatr Radiol* 2007;37(5):467–474.
16. Milunsky A, Ito M, Maher TA, et al. Prenatal molecular diagnosis of tuberous sclerosis complex. *Am J Obstet Gynecol* 2009;200:321.e1–6.

第 25 章　胎儿心律失常

概　述

随着超声技术的进步,产前超声诊断胎儿心律失常已成为可能。除了彩色多普勒和脉冲多普勒超声心动图,M 型超声心动图在诊断复杂胎儿心律失常中起了重要的作用并可用于监测产前的干预治疗。最近,组织多普勒超声和心磁图描记术的加入对常规的超声检查将毫无疑问地有助于对胎儿心律失常病理生理的分析理解,并可针对这些情况进行具体处理。

胎儿心律失常临床较常见,约占胎儿总数 1%~2%[1]。胎儿超声心动图中心检查发现的心律失常主要是根据胎儿心脏节律不规则,而其中绝大多数是良性的心房异位激动。持续性胎儿心动过缓或快速性心律失常是与新生儿死亡率关联的,但其相关性不到 10%[2]。本章将复习目前已有的诊断胎儿心律失常的方法、分析心律失常的类型以及心律失常对胎儿和新生儿的影响及治疗。

胎儿心律检测

M 型超声心动图

M 型超声心动图(动态模式)是通过记录与探头发射超声波的深度和时间相关的反射超声波。因此 M 型模式是线性显示相邻心脏结构的时间函数。在临床实践中,首先获得胎儿心脏的二维(2-D)的图像,然后将 M 型取样线放置在心脏需要检测的位置。M 型超声心动图的线性显示可以更准确重复测量各心腔和大血管的直径。此外,因为 M 型超声心动图能检测心脏结构随时间变化的改变,故常用于评估胎儿心律失常和各心脏瓣膜的运动。常将 M 型取样线放在房室交界处,以便记录心房心室的收缩关系(图 25-1)。M 型超声不能明确心脏房室收缩的起点和最高峰,从而限制了它用于房室传导(AV)时间间期的测量,这是 M 型超声评价胎儿心律失常的主要局限性。同时,也经常会遇到信号质量不佳和胎位不理想,限制了 M 型超声的应用。在更先进的超声诊断仪中已实现了将彩色多普勒与 M 型超声技术融合(图 25-2)以及调节 M 型超声束,增强其功能。

脉冲多普勒超声心动图

脉冲多普勒超声心动图能够提供胎儿心脏心律异常的重要信息,目前是除了 M 型超声心动图之外的首选的方法。脉冲多普勒能获取心脏房室收缩的同步信号,确定房室活动发生的时间和测量各时间间期,所测数据可用于区别各类心律失常。将脉冲多普勒取样框置于二尖瓣和主动脉瓣(图 25-3)及肺动静脉(图 25-4),肾动脉和静脉(图 25-5)或者上腔静脉和主动脉处(图 25-6)[3-5],可获得各自的信息。如果脉冲多普勒同时检测上腔静脉和主动脉,上腔静脉反向血流标志着心房收缩开始,主动脉血流前向运动标志着心室收缩开始(图 25-6)。脉冲多普勒也可用于评价机械性 PR 间期(图 25-3)[6]。

胎儿心电图

10 年前已有人报道和介绍了胎儿心电图,此技术是经孕妇腹部记录胎儿心脏电信号。此

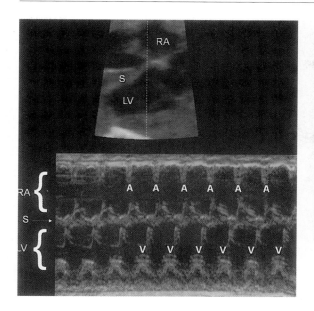

图 25-1 应用 M 型超声心动图记录胎儿的正常窦性节律。M 型取样线穿过右心房(RA)、室间隔(S)和左心室(LV)。M 型记录显示心房收缩(A)和相应的心室收缩(V)。(见彩图)

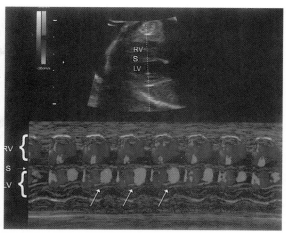

图 25-2 彩色多普勒 M 型记录正常胎儿的窦性节律。M 型取样线穿过右心室(RV)、室间隔(S)和左心室(LV)。在左室流入和流出道,分别呈红色和蓝色血流信号(斜箭头)。(见彩图)

技术的困难在于将胎儿和孕妇重叠的心电信号区分开。但这一领域会有重大进展,未来技术的发展无疑将有助于胎儿心电图应用于心律失常分类和诊断。

组织多普勒成像

组织多普勒成像是一门新的技术,可分析同一心动周期中胎儿心脏任一区域中节段室壁的运动(心肌速度)[7]。这种技术编码心脏结构和运动的彩色编码图(图 25-7),在评估心房和心室收缩活动的时间顺序比脉冲多普勒超声心动图更有优势。脉冲多普勒超声心动图通过血流间接测量 AV 时间间期,结果受负荷情况、心肌固有特性、心率和传播速度的影响[8]。组织多普勒超声通过取样心房和心室室壁运动,可准确测量心脏时间间期和室壁运动速度(图 25-8A、B)[8]。但组织多普勒超声应用范围较窄,限制了临床应用。通过调整增益和彩色、脉冲多普勒超声速度,心肌组织多普勒成像可用标准超声设备取得[9]。为在常规超声设备获取组织多普勒图

像,推荐应用彩色多普勒设置,如表 25-1。

心磁图描记术

心磁图描记术(MCG)记录胎儿心脏电活动产生的磁场,并使用信号平均技术产生类似于心电图的波形。该技术的缺点包括在许多检查中心不能使用和需要一个磁屏蔽室[10,11]。有报道称已经在非屏蔽的环境下成功应用该技术[12]。

心律失常的分类和处理

新生儿、儿童和成人的心律失常分类主要依据心电图建立的标准。但这项技术在胎儿并不可行。胎儿心律失常的分类需要更具实用价值的方法,主要依据若干超声技术,如 M 型超声、脉冲多普勒和组织多普勒。胎儿心律失常分为 3 类:不规则心律、胎儿心动过缓(低于100次/分)和胎儿心动过速(超过 180 次/分)。

不规则心律

胎儿心律失常的最常见表现是不规则心

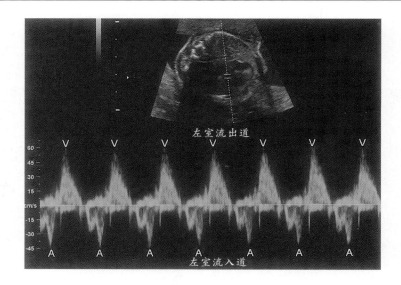

图 25-3 脉冲多普勒记录正常的窦性心律胎儿的左心室(LV)的流入道(二尖瓣)和流出道(主动脉瓣)血流信号。二尖瓣 A 波的起始为心房收缩，主动脉射血的起始(V)为心室收缩。(见彩图)

律，多数心律不规则的胎儿为房性早搏(PAC)(图 25-9)。PAC 是由于心房异位激动所导致，多在妊娠中期末发生，通常为良性。PAC 可以下传或被阻滞分别引起的不规则心律或暂停。PAC 与先天性心脏病的相关性高达 1%~2%[13]，在胚胎发育的第 3 至第 4 周可在宫内发展成持续性

心动过速的概率高达 2%~3%[14,15]。PAC 进展成心动过速的危险因素包括多发因阻滞未下传的心房异位激动导致的心室率低，以及复杂早搏如二联律(图 25-10)或者三联律(图 25-11)[13-16]。胎儿 PAC 同时发现伴有心功能不全时，应警惕有发生室上性心动过速的可能。对此类胎儿应

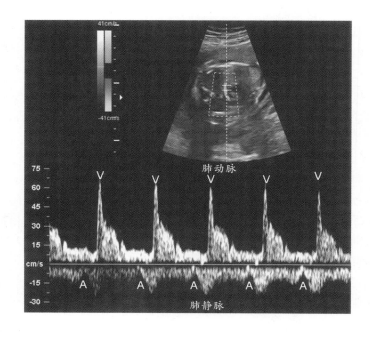

图 25-4 脉冲多普勒记录正常窦性心律的胎儿肺动、静脉。肺静脉多普勒 A 波的起始为心房收缩(A)，肺动脉血流的起始(V)为心室收缩。(见彩图)

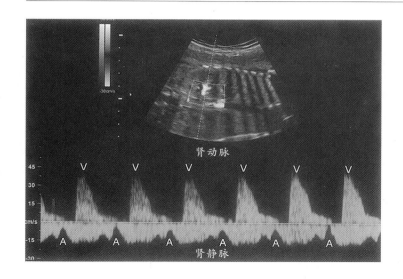

图 25-5　脉冲多普勒记录正常窦性心律的胎儿肾动、静脉。肾静脉多普勒 A 波的开始为心房收缩(A)，肾动脉血流波形(V)的起始是心室收缩。(见彩图)

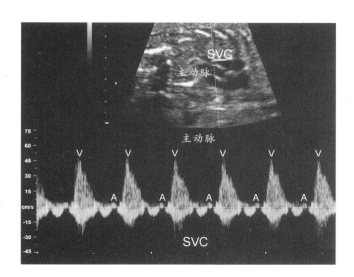

图 25-6　脉冲多普勒记录正常窦性心律的胎儿主动脉及上腔静脉 (SVC)。上腔静脉反向 A 波为心房收缩(A)，主动脉波形(V)的起始为心室收缩。(见彩图)

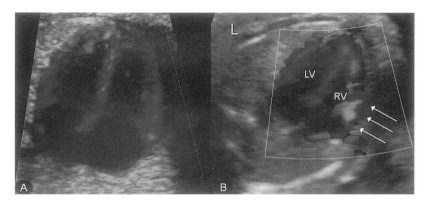

图 25-7　组织多普勒记录正常胎儿(A)四腔心切面和贫血胎儿(B)四腔心切面。胎儿(B)右心室(RV)绿色血流(箭头)，提示右心室功能不全。L:左;LV:左心室。(见彩图)

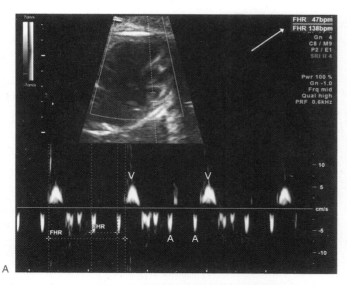

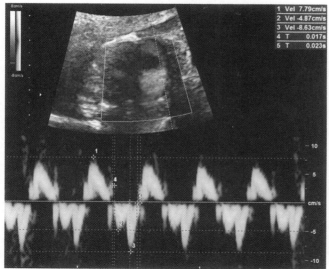

图 25-8　(A)组织多普勒记录完全性房室传导阻滞的胎儿的心房与心室的心率。正常的心房率为 138 次/分,但心室率仅为 47 次/分(箭头)。(B)组织多普勒测量第 20 孕周的正常胎儿瓣环纵向运动速度。V:心室;A:心房。(见彩图)

表 25-1　常规超声设备上彩色多普勒、脉冲多普勒和组织多普勒应用技术
1. 放大胎儿心脏,应占据整幅图像的 75%
2. 彩色取样框应调整至仅包括心脏
3. 减小彩色增益,确保彩色多普勒无外溢
4. 降低脉冲重复频率(PRF)以检测低流速血流
5. 降低壁滤波器以检测低流速血流
6. 调整参数以维持组织运动检测和帧频间的平衡

(From Tutschek B, Zimmermann T, Buck T, et al. Fetal tissue Doppler echocardiography: detection rates of cardiac structures and quantitative assessment of the fetal heart. *Ultrasound Obstet Gynecol* 2003; 21:26-32)

每 1~2 周经超声诊断仪或者手持式多普勒设备监测胎儿心律直至 PAC 消失或胎儿出生。

在极少数情况下，早搏起源于心室而非心房，因而被称为室性早搏(PVC)。大多数情况下 PVC 也为良性。当 PVC 出现时，有必要详细检测胎儿心脏。

胎儿时鉴别 PAC 或 PVC 比较困难，彩色多普勒三尖瓣反流或脉冲多普勒下腔静脉小 A 波伴异位搏动可能提示为室性早搏[13]。

不规则心律的处理

大多数不规则心律胎儿，当原因是心房或心室异位激动时没有必要治疗，因为多数可以自愈。作者建议母体尽可能避免已知或可疑因素，比如吸烟、过量摄入咖啡因、应用心脏活性药物(致早搏的 β-类似物)。每 1~2 周的随访监测胎儿心率和节律，以检测胎儿心律失常的发展，如果病情发展到心动过速，胎儿有必要治疗。如不规则心律一直持续到分娩，作者建议新生儿应做心电图检查。

胎儿心动过缓

胎儿心动过缓是指胎儿心率持续小于 100 次/分。短暂性发作胎儿心率小于 100 次/分，

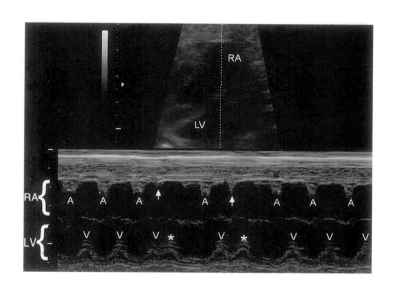

图 25-9　M 型记录胎儿下传的房性早搏。M 型取样线经过胎儿右心房(RA)和左心室(LV)。正常心房的收缩之后记录到正常心室的收缩。2 次房性早搏后见 2 次心室早搏(星号)。(见彩图)

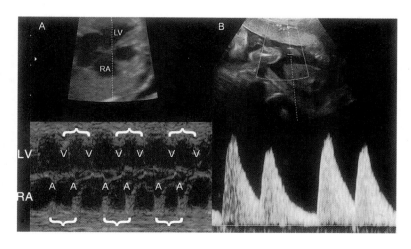

图 25-10　一例早搏二联律胎儿的 M 型超声(A)和脐动脉的脉冲多普勒(B)记录。M 型取样线穿过胎儿右心房(RA)和左心室(LV)。心房和心室的收缩均成对出现(括弧)，在成对搏动之间有一个较长的间歇。在脐动脉脉冲多普勒频谱中也可清晰地看到二联律。RA:右心房;LV:左心室;V:心室;A:心房。(见彩图)

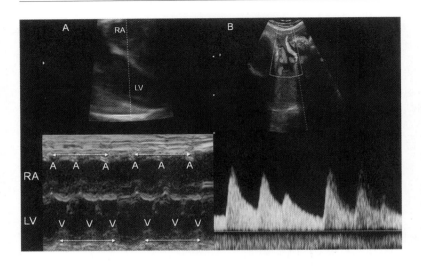

图 25-11　M 型超声（A）和脐动脉血流脉冲多普勒（B）显示胎儿早搏三联律。M 型取样线穿过的右心房（RA）和左心室（LV）。心房（A）和心室（V）的收缩是呈三次一组（双向箭头），两组之间有一长间歇。通过脐动脉的脉冲多普勒频谱（B）也可清楚看到这种三联律。（见彩图）

常常是良性的，通常与超声探头压迫胎儿腹部致迷走神经刺激增加有关。胎儿心动过缓的原因包括窦性心动过缓、阻滞性心房二联律/三联律及高度房室传导阻滞[17]。

窦性心动过缓

窦性心动过缓较少见，可能与窦房结功能不全、胎儿酸血症、先天性长 QT 综合征或先天性异常比如内脏异位综合征有关[18]。长 QT 综合征一般有家族史或出现阵发性室性心动过速伴 2:1 房室传导阻滞[18,19]。窦性心动过缓的特征包括超声心动图显示心房率慢的 1:1 房室传导。

持续性房性早搏二联或三联律

伴有阻滞性早搏的持续性二联律房性早搏是造成胎儿心动过缓的另一个原因。将这类心动过缓与房室传导阻滞区别是至关重要的，因为它们有着迥然不同的预后。阻滞性早搏和房室传导阻滞，心房率均大于心室率。在房室传导阻滞中心房激动的时间间期相对恒定连续，而相对于二联律、三联律中每第二个冲动或第三个冲动心房激动时间是提前的。阻滞性早搏通常是良性的，而且往往随着胎儿活动的增加逐渐缓解。

先天性房室（AV）传导阻滞

高达 40% 先天性房室传导阻滞（CAVB）病例（图 25-12）发生在胎儿先天性心脏畸形，尤其是左心房异构（内脏异位）（见第 22 章）或先天性矫正性大动脉转位（见第 20 章）。在剩下的 60% 没有结构异常的胎儿，胎儿心脏传导阻滞几乎总是由母亲的结缔组织病（免疫介导）引起的。在多数情况下，胎儿期并不知母体患此类疾病，应仔细检查。在活产婴儿中 CAVB 的发生率约占 1:11 000 至 1:22 000，而其中 1%~2% 的活产婴儿具有抗 SSA/Ro 抗体，在这些婴儿中有 14%~17% 的复发风险[20-23]。Ⅰ 度、Ⅱ 度或 Ⅲ 度（完全性）心脏传导阻滞的特征见表 25-2。

免疫介导的 CAVB 的发病被认为是易感胎儿的心肌和心脏传导系统出现的炎症反应和受损伤的影响。免疫介导的 CAVB 的心脏损伤是由母体循环中的抗体所引发，包括心肌功能受损、心肌病，心内膜弹力纤维增生症和传导系统异常[24,25]。高达 11% 的由免疫介导引起的 CAVB 的儿童，尽管起搏治疗成功，但仍有迟发扩张型心肌病的可能[24]。CAVB 如同时伴有心脏畸形具有较高的死亡率，超过 70%，反之，由免疫介导所致 CAVB 病例不伴有心脏畸形的仅有 19% 的死亡率[26]。

多普勒超声测量机械性 PR 间期，可尝试预测具有抗 SSA 抗体的胎儿患心脏阻滞的风险。机械性 PR 间期（包括心室等容收缩期时

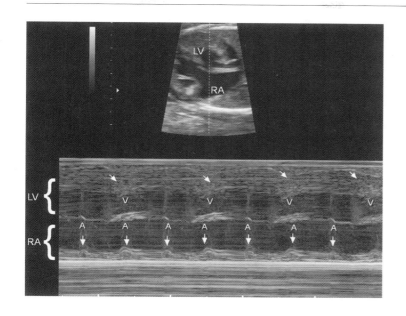

图 25-12　完全性传导阻滞胎儿的 M 型超声。M 型取样线穿过胎儿左心室（LV）和右心房（RA）。心房收缩（A）是由直线箭头显示，为规律、正常的心房率。心室收缩（V）是由斜箭头显示，为较慢的心室率，与心房活动分离。（见彩图）

间），比电生理的 PR 间期长[27]。从胎儿心脏二尖瓣/主动脉瓣测量机械性 PR 间期，正常值为 0.12±0.02s（图 25-13A、B）[28]。30%抗 SSA 抗体妊娠胎儿机械性 PR 间期延长超过上限 0.14s[29]。其他可能的特点包括三尖瓣反流、心功能降低、室性心动过速、心内膜弹力纤维增生症等出现[10,30]。尽管有这些发现，但仍没有可靠监测具有抗 SSA 抗体的胎儿心脏传导阻滞进展的检验方法。

心动过缓的治疗

大多数情况下，胎儿窦性心动过缓和阻滞性房性异位激动没有必要治疗。遗憾的是伴有心脏畸形的完全性心脏传导阻滞的胎儿不能在宫内治疗，如果加上心室率小于 50 次/分，则与胎儿水肿发生的相关性增加（见第 22 章胎儿异构）。

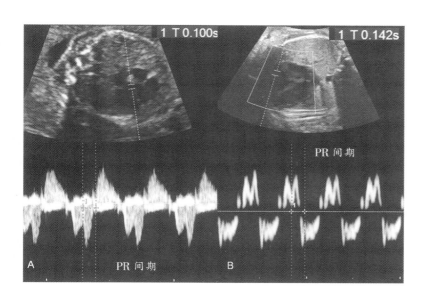

图 25-13　2 例正常胎儿的 PR 间期。在 A 胎儿的二尖瓣-主动脉瓣区脉冲多普勒测量 PR 间期为 0.100s。在 B 胎儿二尖瓣-主动脉瓣区组织多普勒测量 PR 间期为 0.142s，如图所示。（见彩图）

表 25-2	一度、二度和三度(完全性)的心脏房室(AV)传导阻滞的特征	

房室传导阻滞等级	房室间期/房室传导	心率
一度	延长/房室传导比为 1:1	正常
二度(Ⅰ型-文氏型)	逐渐延长的 AV 间期直到有一冲动阻滞	通常不规则
二度(Ⅱ型-莫氏型)	伴有冲动阻滞的正常房室间期,通常传导比为 2:1	慢而规则
三度完全性心脏传导阻滞	房室传导完全中断,心房和心室各自独立活动	慢而规则的心室率

应用氟化类固醇如倍他米松或地塞米松治疗孕妇因免疫介导的所致的心脏阻滞,系统地用药治疗可有效增加 1 年生存率,从 47% 增加到 95%[31]。治疗有效的原因是氟化类固醇穿过胎盘起消炎作用,可改善心脏传导功能异常及提高心功能,同时也有报道可改善胎儿水肿。此外,即使在心脏传导异常没有明显改善的情况下,氟化类固醇可能会显著改善完全性心脏传导阻滞胎儿的存活率[31]。目前,宫内治疗先天性心脏传导阻滞的指南已建立[32]。然而,因对氟化类固醇大样本前瞻性治疗研究或者临床试验研究结果客观有效性缺乏确切的数据。但是已证实重复剂量的类固醇会损害动物胎儿的生长,减少动物脑重量[33]。当患者咨询胎儿 CAVB 治疗的风险或获益应进行解答,不推荐使用氟化类固醇对高危妊娠进行预防治疗。此外,已有作者建议用 β 类药物治疗心脏传导阻滞,以提高胎儿心率,但长期疗效还没有明确的结论。

胎儿快速型心律失常

胎儿心动过速是指胎儿心室率持续大于 180 次/分,持续胎儿心动过速可显著的增加胎儿的病死率,如需要立即作进一步评估和处理。在做出准确的诊断后确保进行合适的治疗。胎儿先天性心脏畸形与胎儿心动过速的相关性很小,有报道约 1%~5%[34]。超声心动图可帮助鉴别诊断胎儿心动过速,包括房性或室性心动过速、心率变化和房室(AV)及室房(VA)的时间间期。

窦性心动过速

窦性心动过速是指胎儿心室率持续大于 180~200 次/分,呈正常的 1:1 房室传导,正常的 AV 间期及可见心率变化。其病因包括产妇发热,感染,服用药物如 β 类药物和胎儿窘迫。窦性心动过速处理主要是确诊疾病和尽可能治疗病因。

室上性心动过速

室上性心动过速(SVT)是胎儿心动过速最常见的类型,占 66%~90%[35]。SVT 发作时心率约为 220~240 次/分,1:1 房室传导,胎儿心率无变化,不伴有心房率或心室率的变化。(图 25-14)。SVT 最常见的是由房室旁路传导即室房逆向折返传导。回路是这样形成的,通过房室结进行正常房室正向传导和通过旁路快速逆行从心室折返进入心房(VA)。因为经旁路的从心室到心房逆向折返时间比顺向房室传导时间短,因此,典型 SVT 的 VA 间期很短或 VA/AV<1。在胎儿 SVT 中这一机制占 90%[36],其中出生后约 10% 为预激症候群。SVT 的其他类型包括长的 VA 间期（使心室和心房波叠加）,房性折返性心动过速[37]。VA 间期长的 SVT,包括窦性心动过速、异位房性心动过速、持续性交界区反复性心动过速,在交界区异位心动过速,心房波是叠加在心室波上。和典型的胎儿快速 V-A 折返性 SVT 不同,长 VA 间期的 SVT 很少见,且难以治疗,并可能与先天

性畸形如横纹肌瘤有关[38,39]。

心房扑动

胎儿房扑是指规律整齐 300~600 次/分的心房率并伴变化的房室传导阻滞，造成慢的心室率，通常心室率为 220~240 次/分之间（图 25-15）。在此类胎儿中 80% 的病例的房室传导阻滞是以 2:1 传导，其余病例以 3:1 比例传导[40]。心房扑动是另一种类型的阵发性室上性心动过速，涉及心房内旁路回路导致心房折返性心动过速。胎儿快速心律失常中，心房扑动占 10%~30%[35]而且往往发生在妊娠晚期。心房扑动与染色体异常和结构性心脏病或其他缺陷的相关性高达 30%[41]。与快速折返性 SVT 相似，心房扑动时胎儿水肿的发生率为 35%~40%[40]。

室性心动过速

室性心动过速罕见，是指心室率超过 180 次/分的房室脱节。心房率通常正常。可能的病因包括胎儿心肌炎或长 QT 综合征[42,43]。心室率与心房率没有时间关联，心房率通常比心室率更慢。在极少数情况下会发生逆行心房激动和房室以 1:1 的比例传导。在这类心律失常中组织多普勒成像和胎儿心磁图描记术可能有助于诊断。

心房纤颤

房颤是一种罕见的胎儿心动过速包括快速而不规则的心房率和房室传导阻滞，心室率快且无规律变化。胎儿期往往不能明确地区分房颤与房扑。

胎儿快速心律失常的处理

当胎儿肺成熟时发生胎儿心律失常，分娩是治疗的首选方法。此外，当胎儿快速性心律失常是间歇发作，无胎儿血流动力学受损的证据时，通常不需要治疗，建议密切监护和随访。但是持续快速性心律失常可能会导致胎儿血流动力学受损，如心脏舒张期充盈受损所致的静脉充血，心输出量的减少。在这种情况下，抗心律失常药物治疗是必要的。最好住院药物治疗并密切观察血清含量及孕妇对药物的反应。

目前仍然认为地高辛是治疗胎儿快速心律失常的一线使用药物。非水肿胎儿的血清中地高辛含量为孕妇的 70%~100%[44]。水肿胎儿血清中地高辛含量是不可靠的，尽管接近孕妇中毒水平[45]，但仍然无法取得好的治疗效果。地

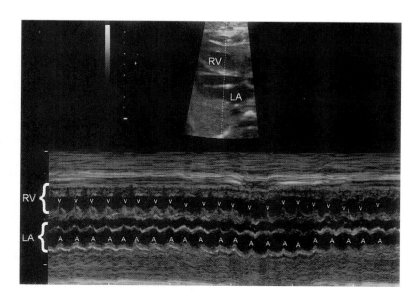

图 25-14　室上性心动过速胎儿的 M 型超声。M 型取样线穿过胎儿右心室（RV）和左心房（LA）。心房收缩以 A 标注，心室收缩以 V 标注。提示房室传导比为 1:1 的心动过速，心率无变化不伴有房性或室性心率变异性。（见彩图）

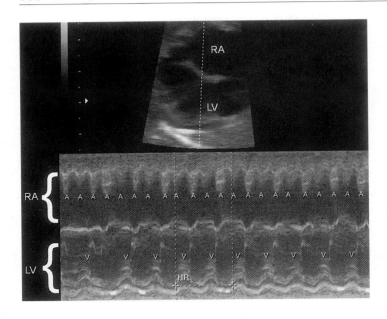

图 25-15　心房扑动胎儿的 M 型超声。M 型取样线穿过胎儿右心房(RA)和左心室(LV)。心房收缩以 A 标注，心室收缩以 V 标注，提示房室传导比为 2:1。(见彩图)

高辛治疗 SVT 或心房扑动伴胎儿水肿的转复率在 6%~7% 之间[40]。此外，地高辛对治疗长 VA 间期的 SVT 如异位性房性心动过速和持续性交界区反复性心动过速无效[39]。然而，地高辛似乎对治疗非水肿胎儿短 VA 间期的 SVT 和房扑有效(约占 90% 的胎儿快速心律失常)，有报道称转复率约为 40%~60%[40]。

在一些中心，口服 β-阻滞剂索他洛尔作为治疗快速性心律失常的一线药物[28]。推荐单独口服索他洛尔或者联合地高辛治疗 SVT 合并长 VA 间期和胎儿水肿。胎儿血清中的索他洛尔含量与母体是相同的，穿透胎盘运送至胎儿可基本达到母体水平。开始治疗后应密切监测孕妇 QT 间期。

氟卡尼、胺碘酮和其他抗心律失常药物通常作为二线药物治疗对地高辛和/或索他洛尔无反应的胎儿。当用单一药物地高辛未能有效治疗胎儿心律失常时[46]，氟卡尼可能有效，在一些治疗中心氟卡尼亦作为一线药物治疗心律失常。有报道称严重水肿的胎儿常规治疗失败后，可以经胎儿脐静脉或者肌肉直接注射药物治疗[47,48]。为有效治疗通常需要多次注射。

要点：胎儿心律失常

● 胎儿超声心动图中发现的心律失常其主要异常是胎儿心脏节律不规则，而其中绝大多数是良性的房性早搏。

● 1%~2% 的胎儿房性早搏是与先天性心脏病有关，房性早搏胎儿可在宫内发展为持续性心动过速或在早孕 3~4 周有 2%~3% 的发病率。

● 胎儿心动过缓是指持续低于 100 次/分的胎儿心率。

● 胎儿心动过缓的原因包括窦性心动过缓，房性早搏伴阻滞型二联、三联律或高度房室传导阻滞。

● 高达 40% 的先天性房室传导阻滞的病例发生在先天性心脏畸形胎儿，其余 60% 其母亲患有结缔组织疾病。

● 胎儿心动过速是指胎儿心室心率持续大于 180 次/分。

● 窦性心动过速的特点是平均心房和心室率在 180~220 次/分以内的，房室传导比为 1:1，正常房室间期和心率变异性。

● 室上性心动过速(SVT)是胎儿心动过速最常见类型，占 66%~90%。

● 在 SVT 中，心率范围一般为 220~240 次/分，房室传导比例通常为 1:1，律齐，无心房或心室心率变异性。

● 胎儿心房扑动是指心房率规则迅速可达 300~600 次/分，伴有不同程度的房室传导阻滞，导致心室率较慢，一般在 220~240 次/分。

● 在胎儿心动过速中室性心动过速实属罕见，呈现房室分离，心室率超过 180 次/分。

● 房颤在胎儿心动过速中较罕见，表现为快速不规则的心房率伴有房室传导阻滞。

● 地高辛仍然认为作为非水肿胎儿的首选一线治疗快速心律失常的药物。

（王鸿　译）

参考文献

1. Southall DP, Richards J, Hardwick RA, et al. Prospective study of fetal heart rate and rhythm patterns. *Arch Dis Child* 1980;55:506–511.
2. Reed KL. Fetal arrhythmias: etiology, diagnosis, pathophysiology, and treatment. *Semin Perinatol* 1989;13:294–304.
3. Dancea A, Fouron JC, Miro J, et al. Correlation between electrocardiographic and ultrasonographic time-interval measurements in fetal lamb heart. *Pediatr Res* 2000;47:324–328.
4. Fouron JC, Fournier A, Proulx F, et al. Management of fetal tachyarrhythmia based on superior vena cava/aorta Doppler flow recordings. *Heart* 2003;89:1211–1216.
5. Carvalho JS, Perfumo F, Ciardelli V, et al. Evaluation of fetal arrhythmias from simultaneous pulsed wave Doppler in pulmonary artery and vein. *Heart* 2007;93:1448–1453.
6. Friedman DM, Kim MY, Copel JA, et al. Utility of cardiac monitoring in fetuses at risk for congenital heart block. The PR Interval and Dexamethasone Evaluation (PRIDE) prospective study. *Circulation* 2008;117:485–493.
7. Rein AJ, O'Donnell C, Geva T et al. Use of tissue velocity imaging in the diagnosis of fetal cardiac arrhythmias. *Circulation* 2002;106:1827–1833.
8. Nii M, Shimizu M, Roman KS, et al. Doppler tissue imaging in the assessment of atrioventricular conduction time: validation of a novel technique and comparison with electrophysiologic and pulsed wave Doppler-derived equivalents in an animal model. *J Am Soc Echocardiogr* 2006;19:314–321.
9. Tutschek B, Zimmermann T, Buck T, et al. Fetal tissue Doppler echocardiography: detection rates of cardiac structures and quantitative assessment of the fetal heart. *Ultrasound Obstet Gynecol* 2003;21:26–32.
10. Zhao H, Cuneo BF, Strasburger JF, et al. Electrophysiological characteristics of fetal atrioventricular block. *J Am Coll Cardiol* 2008;51:77–84.
11. Hornberger LK, Collins K. New insights into fetal atrioventricular block using fetal magenetocardiography. *J Am Coll Cardiol* 2008;51:85–86.
12. Seki Y, Kandori A, Kumagai Y, et al. Unshielded fetal magnetocardiography system using two-dimensional gradiometers. *Rev Sci Instruments* 2008;79:036106.
13. Simpson JM, Yates RW, Sharland GK. Irregular heart rate in the fetus—not always benign. *Cardiol Young* 1996;6:28–31.
14. Simpson LL. Fetal supraventricular tachycardias: diagnosis and management. *Semin Perinatol* 2000;24:360–372.
15. Vergani P, Mariani E, Ciriello E, et al. Fetal arrhythmias: natural history and management. *Ultrasound Med Biol* 2005;31:1–6.
16. Fish F, Benson DJ. Disorders of cardiac rhythm and conduction. In: Allen HD, Gutgesell H, Clark EB, et al., eds. *Heart disease in infants, children, and adolescents*, 6th ed. Philadelphia: Lippincott William & Wilkins, 2001;482–533.
17. Larmay HJ, Strasburger JF. Differential diagnosis and management of the fetus and newborn with an irregular or abnormal heart rate. *Pediatr Clin North Am* 2004;51:1033–1050.
18. Hofbeck M, Ulmer H, Beinder E, et al. Prenatal findings in patients with prolonged QT interval in the neonatal period. *Heart* 1997;77:198–204.
19. Beinder E, Grancay T, Menendez T, et al. Fetal sinus bradycardia and the long QT syndrome. *Am J Obstet Gynecol* 2001;185:743–747.
20. Michaelsson M, Engle MA. Congenital complete heart block: an international study of the natural history. *Cardiovasc Clin* 1972;4:85–101.
21. Siren MK, Julkunen H, Kaaja R. The increasing incidence of isolated congenital heart block in Finland. *J Rheumatol* 1998;25:1862–1864.
22. Brucato A, Frassi M, Franceschini F, et al. Risk of congenital complete heart block in newborns of mothers with anti-Ro/SSA antibodies detected by counterimmunoelectrophoresis: a prospective study of 100 women. *Arthritis Rheum* 2001;44:1832–1835.
23. Costedoat-Chalumeau N, Amoura Z, Lupoglazoff JM, et al. Outcome of pregnancies in patients with anti-SSA/Ro antibodies: a study of 165 pregnancies, with special focus on electrocardiographic variations in the children and comparison with a control group. *Arthritis Rheum* 2004;50:3187–3194.
24. Moak JP, Barron KS, Hougen TJ, et al. Congenital heart block: development of late-onset cardiomyopathy, a previously underappreciated sequela. *J Am Coll Cardiol* 2001;37:238–242.
25. Villain E, Marijon E, Georgin S. Is isolated congenital heart block with maternal antibodies a distinct and more severe form of the disease in childhood? *Heart Rhythm* 2005;2(1S):S45.

26. Buyon JP, Hiebert R, Copel J, et al. Autoimmune-associated congenital heart block: demographics, mortality, morbidity and recurrence rates obtained from a national neonatal lupus registry. *J Am Coll Cardiol* 1998;31:1658–1666.

27. Nii M, Hamilton RM, Fenwick L, et al. Assessment of fetal atrioventricular time intervals by tissue Doppler and pulse Doppler echocardiography: normal values and correlation with fetal electrocardiography. *Heart* 2006;92:1831–1837.

28. Jaeggi ET, Nii M. Fetal brady- and tachyarrhythmias: new and accepted diagnostic and treatment methods. *Semin Fetal Neonatal Med* 2005;10:504–514.

29. Sonesson SE, Salomonsson S, Jacobsson LA, et al. Signs of first degree heart block occur in one-third of fetuses of pregnant women with anti-SSA/Ro 52 kd antibodies. *Arthritis Rheum* 2004;50:1253–1261.

30. Friedman DM, Kim MY, Copel JA, et al. Utility of cardiac monitoring in fetuses at risk for congenital heart block: the PR interval and Dexamethasone Evaluation (PRIDE) prospective study. *Circulation* 2008;117:485–493.

31. Jaeggi ET, Fouron JC, Silverman ED, et al. Transplacental fetal treatment improves the outcome of prenatally diagnosed complete atrioventricular block without structural heart disease. *Circulation* 2004;110:1542–1548.

32. Buyon JP, Clancy RM. Maternal autoantibodies and congenital heart block: mediators, markers and therapeutic approach. *Semin Arthritis Rheum* 2003;33:140–154.

33. Kutzler MA, Ruane EK, Coksaygan T, et al. Effects of three courses of maternally administered dexamethasone at 0.7, 0.75 and 0.8 of gestation on prenatal and postnatal growth in sheep. *Pediatrics* 2004;113:313–319.

34. Simpson J, Silverman NH. Diagnosis of cardiac arrhythmias during fetal life. In: Yagel S, Silverman NH, Gembruch U, eds. *Fetal cardiology*. London: Martin Dunitz, 2003;333–344.

35. Van Engelen AD, Weitjens O, Brenner JI, et al. Management outcome and follow up of fetal tachycardia. *J Am Coll Cardiol* 1994;24:1371–1375.

36. Kleinman CS, Nehgme RA. Cardiac arrhythmias in the human fetus. *Pediatr Cardiol* 2004;25:234–251.

37. Fouron JC. Fetal arrhythmias: the Sainte-Justine hospital experience. *Prenat Diagn* 2004;24:1068–1080.

38. Jaeggi E, Fouron JC, Fournier A, et al. Ventriculo-atrial time interval measured on M mode echocardiography: a determining element in diagnosis, treatment, and prognosis of fetal supraventricular tachycardia. *Heart* 1998;79:582–587.

39. Strasburger JF. Prenatal diagnosis of fetal arrhythmias. *Clin Perinatol* 2005;32:891–912.

40. Krapp M, Kohl T, Simpson JM, et al. Review of diagnosis, treatment and outcome of fetal atrial flutter compared with supraventricular tachycardia. *Heart* 2003;89:913–917.

41. Larmay HJ, Strasburger JF. Differential diagnosis and management of the fetus and newborn with an irregular or abnormal heart rate. *Pediatr Clin North Am* 2004;51:1033–1050.

42. Cuneo BF, Ovadia M, Strasburger JF, et al. Prenatal diagnosis and in utero treatment of torsades de pointes associated with congenital long QT syndrome. *Am J Cardiol* 2003;91:1395–1398.

43. Zhao H, Strasburger JF, Cuneo BF, et al. Fetal cardiac repolarization abnormalities. *Am J Cardiol* 2006;98:491–496.

44. Api O, Carvalho J. Fetal dysrhythmias. *Best Pract Res Clin Obstet Gynaecol* 2008;22(1):31–48.

45. Frohn-Mulder IM, Stewart PA, Witsenburg M, et al. The efficacy of flecainide versus digoxin in the management of fetal supraventricular tachycardia. *Prenat Diagn* 1995;15:1297–1302.

46. Krapp M, Baschat AA, Gembruch U, et al. Flecainide in the intrauterine treatment of fetal supraventricular tachycardia. *Ultrasound Obstet Gynecol* 2002;19:158–164.

47. Leiria TL, Lima GG, Dillenburg RF, et al. Fetal tachyarrhythmia with 1:1 atrioventricular conduction. Adenosine infusion in the umbilical vein as a diagnostic test. *Arq Bras Cardiol* 2000;75:65–68.

48. Mangione R, Guyon F, Vergnaud A, et al. Successful treatment of refractory supraventricular tachycardia by repeat intravascular injection of amiodarone in a fetus with hydrops. *Eur J Obstet Gynecol Reprod Biol* 1999;86:105–107.